DR. AMY MYERS

DIE SCHILDDRÜSEN REVOLUTION

DR. AMY MYERS

DIE SCHILDDRÜSEN REVOLUTION

Das ganzheitliche
Selbsthilfeprogramm
bei Hashimoto,
Über- und Unterfunktion

Aus dem amerikanischen Englisch
übersetzt von Claudia Callies

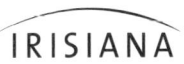

Die amerikanische Originalausgabe erschien 2016 unter dem Titel
»The Thyroid Connection«.

Weitere Bücher von Dr. Amy Myers
Die Autoimmun-Lösung: Ein gesundes Immunsystem beginnt im Darm

Die Informationen in diesem Buch sind von Autorin und Verlag
sorgfältig erwogen und geprüft, dennoch kann eine Garantie
nicht übernommen werden. Eine Haftung der Autorin
bzw. des Verlags und seiner Beauftragten für Personen-,
Sach- und Vermögensschäden ist ausgeschlossen.

Alle Rechte vorbehalten. Vollständige oder auszugsweise Reproduktion,
gleich welcher Form (Fotokopie, Mikrofilm, elektronische Datenverarbeitung
oder andere Verfahren), Vervielfältigung und Weitergabe von Vervielfältigungen
nur mit schriftlicher Genehmigung des Verlags.

Der Verlag weist ausdrücklich darauf hin, dass im Text enthaltene
externe Links vom Verlag nur bis zum Zeitpunkt der Buchveröffentlichung
eingesehen werden konnten. Auf spätere Veränderungen hat der Verlag
keinerlei Einfluss. Eine Haftung des Verlags ist daher ausgeschlossen.

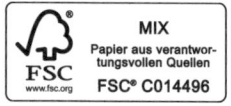

Verlagsgruppe Random House FSC® N001967

2. Auflage
© 2016 by Amy Myers, MD
© 2017 der deutschsprachigen Ausgabe by Irisiana Verlag,
einem Unternehmen der Verlagsgruppe Random House GmbH,
Neumarkter Straße 28, 81673 München
Umschlaggestaltung: Geviert, Grafik & Typografie
Satz: Leingärtner, Nabburg
Druck und Bindung: GGP Media GmbH, Pößneck
Printed in Germany
ISBN: 978-3-424-15325-5

Für alle,
denen die Schulmedizin nicht helfen konnte

Inhalt

Einführung 9

TEIL I: Schilddrüsenerkrankungen – eine neue Epidemie 27

Kapitel 1: Die Schilddrüsen-Krise 29
Kapitel 2: Ihnen KANN geholfen werden 51

TEIL II: Wie Ihre Schilddrüse funktioniert 79

Kapitel 3: Die Schilddrüse kurz erklärt 81
Kapitel 4: Die Autoimmun-Revolution 104

TEIL III: Wie Sie mit Ihrem Arzt zusammenarbeiten ... 123

Kapitel 5: Warum Ärzte manchmal falschliegen 125
Kapitel 6: Ratschläge für das Gespräch mit Ihrem Arzt 149

TEIL IV: Die Myers-Methode 179

Kapitel 7: Die Kraft der Ernährung 181
Kapitel 8: Der Kampf gegen die Toxine 207
Kapitel 9: Die Sache mit den Infektionen 239
Kapitel 10: Die Stress-Lösung 253

TEIL V: Die Myers-Methode Schritt für Schritt 283

Kapitel 11: Das Schilddrüsen-Programm nach der Myers-Methode in der Praxis 285

Kapitel 12: Der 28-Tage-Plan zum Schilddrüsen-Programm nach der Myers-Methode 328

Kapitel 13: Das Schilddrüsen-Programm nach der Myers-Methode als Lebensstil 392

Kapitel 14: Rezepte zum Schilddrüsen-Programm nach der Myers-Methode 398

Adressen und Bezugsquellen 444

Danksagung 452

Anhang A: Brief an Ihren Arzt 456

Anhang B: Entgiften Sie Ihr Zuhause 459

Anhang C: Biologische Zahnmedizin 461

Anhang D: Chelat-Therapie 464

Anhang E: Schimmel und Mykotoxine 466

Ausgewählte Literatur 470

Rezeptverzeichnis 502

Sachregister 504

Meine Geschichte 508

Einführung

Hallo!
Dieses Buch halten Sie möglicherweise in Händen, weil Sie glauben oder sogar *wissen*, dass Sie ein Problem mit der Schilddrüse haben. Ihr Besuch beim Hausarzt oder der Hausärztin hat Sie mit einem mulmigen Gefühl zurückgelassen. Schließlich kennen Sie Ihren Körper und spüren genau, dass irgendetwas nicht stimmt, auch wenn der Arzt keinen krankhaften Befund feststellen konnte. Hat er oder sie vielleicht nicht doch etwas übersehen?
Vielleicht haben Sie in letzter Zeit an Gewicht zugelegt, obwohl Sie das Gleiche essen wie immer und auch Ihr übliches Sportprogramm durchziehen. Das ist Ihnen noch nie passiert, Ihr Körpergewicht war immer ziemlich stabil. Oder Sie halten sich strikt an einen Diätplan, weil Sie früher übergewichtig waren, und nehmen plötzlich trotzdem wieder zu.
Es könnte aber auch sein, dass Sie genau das entgegengesetzte Problem haben: Sie verlieren Gewicht, obwohl Sie sogar mehr als üblich essen und sich selbst nach einer umfangreichen Mahlzeit nicht richtig satt fühlen. Womöglich leiden Sie auch immer wieder an Herzrasen oder Herzstolpern – oder an Stimmungsschwankungen, unterschwelligen Angstzuständen und/oder innerer Unruhe und Nervosität.
Vielleicht sind Sie erst knapp unter dreißig und haben bereits mit Gedächtnisstörungen zu kämpfen. Oder Ihr 60. Geburtstag liegt schon hinter Ihnen, aber Sie *wissen*, dass Ihr Gehirn noch weit besser funktionieren sollte, als dies derzeit der Fall ist.
Möglicherweise fühlen Sie sich die ganze Zeit müde, antriebslos und melancholisch. Oder Ihre Hormone spielen verrückt. Oder Sie werden einfach nicht schwanger. Oder Sie haben die Lust am Sex verloren. Vielleicht haben Sie Probleme mit der Verdauung – Magen-

verstimmungen, Verstopfung oder Durchfall. Oder Ihre Angstgefühle wachsen sich zu regelrechten Panikattacken aus, die plötzlich wie aus dem Nichts auftreten können.

Sie könnten auch an schmerzenden Gelenken, zitternden Händen, Muskelschwäche oder schuppiger Haut leiden. Vielleicht frieren Sie ständig. Oder – für viele eine besonders schreckliche Vorstellung – Sie haben plötzlich mit Haarausfall zu kämpfen.

Jedes der aufgezählten Symptome kann auf ein Schilddrüsenproblem hindeuten, genauer gesagt auf eine *Über*- oder eine *Unter*funktion der Schilddrüse (manche Symptome können in beiden Fällen auftreten, andere sind nur typisch für einen davon). Sollte Ihr Arzt Ihnen versichert haben, dass Ihre Schilddrüse einwandfrei funktioniert – dass die Laborwerte vollkommen normal sind oder die Menge des Ihnen schon verschriebenen Schilddrüsenhormonpräparats für Sie genau stimmt oder die Symptome von Ihren Östrogenen (wenn Sie eine Frau sind) bzw. einem zu niedrigen Testosteronspiegel (wenn Sie ein Mann sind) verursacht werden oder damit zu tun haben, dass Sie depressiv oder gestresst sind oder an einer Angststörung leiden oder Ihre Diät nicht diszipliniert einhalten – so sei Ihnen gesagt: Dies kann alles oder zum Teil durchaus zutreffen, aber Sie könnten trotzdem ein Problem mit der Schilddrüse haben.

Es ist möglich, dass Ihr Arzt Ihnen sagt, mit Ihrer Schilddrüse sei alles in Ordnung, aber in Wirklichkeit waren die Testergebnisse ungenau oder der Arzt hat sie falsch interpretiert, oder Sie nehmen das falsche Hormonmedikament oder eine zu geringe Menge davon – oder eine Kombination dieser Faktoren trifft zu.

Und während der ganzen Zeit fühlen Sie sich schlecht: erschöpft, zu früh gealtert und (vom Arzt) nicht ernst genommen. Jetzt aber, mit diesem Buch in der Hand, können Sie erst einmal einen tiefen Seufzer der Erleichterung ausstoßen und sich darauf einstellen, dass es Ihnen bald wieder besser gehen wird. Bei der Lektüre werden Sie nämlich merken, dass Sie recht hatten. Etwas stimmt nicht. Sie leiden *wirklich* an einer Schilddrüsenstörung. Aber Sie können diese behandeln und werden sich danach wie ein neuer Mensch fühlen.

Ihre ganz persönliche Schilddrüsen-Revolution

Es ist bemerkenswert, wie viele Symptome – schwere, mittlere und leichte – von der Schilddrüse herrühren. Eigentlich hängt jede unserer Körperfunktionen irgendwie mit diesem Organ zusammen. Wenn die Schilddrüse nicht richtig funktioniert, fühlt der ganze Körper sich nicht wohl. Die Schilddrüse zu heilen und zu unterstützen ist eine der wichtigsten Möglichkeiten, sich mit dem eigenen Körper zu verbinden und zu optimaler Gesundheit zu gelangen.
In diesem Buch lernen Sie alles über Ihre Schilddrüse – wie sie arbeitet, warum sie die Ursache sein kann, dass Sie sich schlecht fühlen, und was Sie tun können, um vom Arzt eine präzisere Diagnose zu bekommen. Sie erfahren, welche Untersuchungen Sie verlangen und nach welchen Behandlungen Sie fragen sollten.
Darüber hinaus lernen Sie, wie Sie durch die richtige Ernährung und einen gesunden Lebensstil Ihre körperliche Verfassung verbessern können: wie Sie Ihren Darm heilen, den Körper entgiften, Stressbelastung wirksam reduzieren, entzündungsfördernde Nahrungsmittel vermeiden und die Nährstoffe aufnehmen, die Ihre Schilddrüse benötigt. Außerdem erhalten Sie Informationen, wie viel Sport Sie treiben sollten, denn ein zu intensives Training kann in manchen Fällen auch kontraproduktiv für die Schilddrüse sein.
Das Beste aber ist: Sie wissen nach der Lektüre dieses Buches, wie Sie Ihre Symptome loswerden können. Wie Ihre Konzentrationsschwierigkeiten verschwinden, wie Sie Ängste und depressive Verstimmungen zumindest abmildern und schmerzende Gelenke und wild gewordene Hormone in den Griff bekommen. Wie Sie wieder Schwung in Ihr Sexualleben bringen und überschüssige Pfunde loswerden. Wie Ihre Haarpracht wieder sprießt, dichter als zuvor, und Ihre Haut wunderschön glänzt. Und wie Sie obendrein Ihr Energieniveau in nie dagewesene Höhen schrauben.
Eine gute Gesundheit und Lebensfreude, mit weniger sollten Sie sich nicht zufriedengeben. Und genau darauf dürfen Sie sich freuen, wenn Ihre Schilddrüse bestmöglich funktioniert und Sie eine Ernährungs- und Lebensweise pflegen, die eine ausgezeichnete Gesundheit

fördern. Ich weiß, dass Sie das schaffen können, Tausende meiner Patienten haben es bereits vorgemacht!

Die Verantwortung für Ihre Gesundheit

Was die Gesundheit der Schilddrüse angeht, gibt es zwei Hauptaspekte.

Den wichtigsten beeinflussen Sie selbst. Das Schilddrüsen-Programm nach der Myers-Methode®, wie ich es in diesem Buch beschreibe, wird Ihnen zu einer enormen Verbesserung Ihrer Gesundheit, Vitalität und Ihres Wohlbefindens verhelfen. Ich praktiziere dieses von mir entwickelte Programm seit zehn Jahren bei mir selbst und meinen Patienten und kann Ihnen versprechen, dass nichts – wirklich *nichts* – Ihr Wohlgefühl mehr erhöht, als dem Körper das zu geben, was er braucht.

In Bezug auf den zweiten Aspekt der Schilddrüsengesundheit sollten Sie mit Ihrem Arzt oder Ihrer Ärztin zusammenarbeiten. In diesem Buch lernen Sie alles, was Sie dazu wissen müssen, sodass Sie mit hundertprozentiger Sicherheit die richtige Diagnose und wirksamste Behandlung erhalten. Danach werden Sie sich so viel besser fühlen!

Eine Schilddrüsenstörung in Kombination mit einem Arzt, der einem nicht glaubt, das ist etwas Furchtbares. Woher ich das weiß? Weil ich, bevor ich eine Schilddrüsen-Ärztin wurde, eine Schilddrüsen-Patientin war. Ich kann nachvollziehen, wie sich eine aus den Fugen geratene Schilddrüse auf die Lebensqualität auswirkt und wie frustrierend es ist, wenn Ihr Arzt Sie nicht ernst nimmt und Ihnen sagt, dass »alles in Ordnung« sei, auch wenn Sie *wissen*, dass das nicht stimmt.

Ich habe selbst erfahren, wie niederschmetternd es sein kann, keinen Ausweg zu sehen, zu resignieren und zu glauben, man müsse sich mit den Stimmungsschwankungen, Ängsten und Depressionen, der Konzentrationsschwäche und Müdigkeit, Gewichtszunahme und dem Haarverlust eben abfinden.

Das alles weiß ich, weil ich es selbst durchlebt habe. Im Alter von 32 Jahren hatte ich mit einer außer Rand und Band geratenen Schilddrüse zu kämpfen, einer schrecklichen Störung, die mir das Gefühl gab, dass mein Körper nicht zu mir gehört und ich meinen Verstand nicht mehr kontrollieren kann. Damals studierte ich im zweiten Jahr Medizin und verfügte damit sicherlich über mehr Anatomiekenntnisse als die meisten anderen Menschen. Meine Ärztin aber glaubte mir trotzdem nicht. Sie sagte: »Das sind einfach nur Stresssymptome. Ihr Medizinstudenten bildet euch immer ein, alle Krankheiten zu haben, die in euren Lehrbüchern beschrieben sind.«
Nein. Ich litt an einer echten Funktionsstörung der Schilddrüse und meine Ärztin hatte mir zunächst die entsprechenden Tests verweigert. Nachdem ich aber darauf bestanden hatte und dann tatsächlich auch die von mir vorhergeahnte Diagnose erhielt, wurde die Situation nicht besser, denn die schulmedizinischen Behandlungen verschlimmerten meinen Gesundheitszustand eher noch. Es ist eine traurige Wahrheit, dass die meisten Schulmediziner – nicht alle, aber die meisten – bei Schilddrüsenproblemen keine sonderlich gute Arbeit leisten. Sie sind schlichtweg nicht auf dem neuesten Stand.
Ich möchte Ihnen meine ganz persönliche Schilddrüsen-Revolution schildern, denn sie hat mich immer wieder inspiriert, meinen Patienten zuzuhören, zu verstehen, worum es wirklich geht und die bestmöglichen Behandlungen herauszufinden, nämlich diejenigen, die auf der natürlichen Fähigkeit des Körpers gründen, optimale Gesundheit zu erlangen. Die konventionelle Medizin konnte mir nicht helfen und meine Aufgabe besteht nun darin, Sie vor ähnlich schlechten Erfahrungen zu bewahren.

Wenn Ihr Arzt Ihnen nicht glaubt

»Sie haben doch gar kein Problem mit der Schilddrüse.«
So wie Millionen anderer Patienten vor und nach mir vernahm ich diese abschätzigen Worte. Gerade war ich ins dritte Semester Medizinstudium gestartet. Ich war immer kerngesund gewesen. Ich wusste,

wie man hart arbeitet, und ich liebe Herausforderungen, wovon sowohl mein zweijähriger Einsatz für das Friedenskorps – eine US-amerikanische Entwicklungsorganisation – als auch das erste Jahr Studium an der medizinischen Fakultät zeugten. Irgendwie hatte ich auch die langen, zermürbenden Monate überstanden, in denen meine Mutter gegen den Krebs kämpfte, um am Ende dann doch viel zu früh zu sterben. Nach ihrem Tod begann ich in einem Forschungslabor zu arbeiten, in dem ich ein natürliches Präparat entwickelte, das ich mir patentieren ließ und das in Fällen wie dem meiner Mutter von Nutzen sein könnte.

Doch plötzlich, ohne merkbare Vorankündigung, war mein Körper außer Kontrolle geraten. Ich litt unter Angstzuständen, die sich an manchen Tagen zu richtigen Panikattacken auswuchsen, begleitet von einem rasenden Puls, Schnappatmung und einem sich steigernden Gefühl der Verzweiflung. Nachts lag ich lange wach und spürte mein Herz, das synchron zur tickenden Uhr heftig klopfte.

Außerdem verlor ich in einem alarmierenden Tempo Gewicht. Wenn ich vor dem Zu-Bett-Gehen nicht noch zwei dick mit Butter bestrichene Vollkorntoastscheiben aß, war ich am nächsten Morgen schon wieder ein Kilo leichter. Wo denn da das Problem liegt, fragen Sie jetzt vielleicht, falls Sie eher mit überschüssigen Pfunden zu kämpfen haben. Nun, dann stellen Sie sich eine völlig ausgemergelte, klapprige und angegriffen wirkende Gestalt vor – ich bin sicher, so möchten Sie niemals aussehen. Meine Muskeln zitterten, sodass ich mich beim Treppensteigen förmlich am Geländer festkrallen musste, um nicht herunterzufallen. Ich war permanent hungrig, auch nach den Mahlzeiten. Irgendwann ging es mir so schlecht, dass ich wegen des Zitterns meiner Hand in den Vorlesungen kaum mehr mitschreiben konnte.

In so einem Fall machen sich Freunde Sorgen. Meine Freunde waren noch dazu Medizinstudenten, die meine Symptome unmittelbar mitbekamen. »Amy«, drängten sie mich, »hol dir endlich ärztlichen Rat.« Ich tat ihnen den Gefallen, nur um von der Ärztin die Diagnose »Medizinstudentsyndrom« zu erhalten, also angeblich jedes Symptom zu entwickeln, von dem ich im Studium gehört hatte.

Ich verneinte dies aber beharrlich. Ich kannte meinen Körper. Irgendetwas stimmte nicht.

»Vielleicht ist es einfach Stress«, meinte die Ärztin und legte bereits die Unterlagen für den nächsten Patienten bereit. »Das zweite Jahr des Medizinstudiums ist ja bekanntlich sehr hart.«

Stress? Ich hatte meine sterbende Mutter gepflegt und ihre Beerdigung überstanden. Ich war als Freiwillige für das Friedenskorps mehr als zwei Jahre in einem kleinen paraguayischen Dorf tätig gewesen, das nicht mal auf der Landkarte eingezeichnet war und in dem es kein fließend Wasser und ein Telefon erst in acht Stunden Entfernung gab. Ich hatte meine ersten beiden Medizinsemester erfolgreich abgeschlossen. All das war wahrlich mit sehr viel Stress verbunden, aber mein Körper hatte niemals auch nur ansatzweise mit Symptomen wie Gewichtsverlust, Schlaflosigkeit, Panik und Zittern darauf reagiert.

Es war nicht leicht, auf mein Gefühl zu vertrauen und mich nicht von der Bestimmtheit der Ärztin einschüchtern zu lassen, zumal ich ja sehr geschwächt war. Aber eine resolute Frau aus Louisiana – und zu der hatte mich meine Mutter erzogen – lässt sich nicht so einfach mit einer falschen Diagnose abspeisen.

»Bitte, ich möchte eine vollständige diagnostische Abklärung«, insistierte ich. Meine Standhaftigkeit zahlte sich aus und die Ärztin schickte mich zum Blutabnehmen ins Labor und veranlasste die Erstellung eines großen Blutbildes.

Eine Woche später, während eines Kurzurlaubs im Haus meiner Tante an der Golfküste, erhielt ich einen Anruf von der Ärztin. Ich erinnere mich nicht, dass sie sich entschuldigte. Aber sie teilte mir mit, dass ich an einer ernsten Erkrankung der Schilddrüse litt.

Wie Sie später in diesem Buch noch öfters lesen werden, unterscheidet man im Wesentlichen zwischen zwei Schilddrüsenstörungen. Am häufigsten ist eine *Unter*funktion der Schilddrüse (*Hypothyreose*). Es gibt autoimmune und nicht autoimmune Hypothyreosen. Die autoimmune Variante wird Hashimoto-Thyreoiditis oder einfach Hashimoto genannt und ist die weitverbreiteste Form der Schilddrüsenunterfunktion.

Bei mir hingegen wurde eine *Über*funktion der Schilddrüse (*Hyperthyreose*) diagnostiziert. Auch eine solche Überfunktion kann, muss aber nicht, die Folge einer Autoimmunerkrankung sein und heißt dann Morbus Basedow oder Basedowkrankheit.

Bei einer Autoimmunerkrankung – welcher Art auch immer – greift sich der Körper selbst an. In der Mehrzahl der Fälle handelt es sich bei Schilddrüsenstörungen um autoimmune Formen: Das Immunsystem attackiert die Schilddrüse. Um die Wurzel des Problems anzugehen, müssten die Schilddrüse *und* das Immunsystem behandelt werden, aber leider ignorieren die meisten Schulmediziner in einem solchen Fall das Immunsystem. Auch ich wusste damals als junge Medizinstudentin noch nicht, dass sowohl Hashimoto als auch Morbus Basedow auf die konventionelle Art nur unvollständig geheilt werden.

Hätte ich damals schon über mein heutiges Wissen verfügt, hätte ich mich mit einer Kombination aus gesunder Ernährung, qualitativ hochwertigen Zusatzstoffen und Änderungen im Lebensstil behandelt, mit anderen Worten mit dem Schilddrüsen-Programm nach der Myers-Methode. Doch ich war noch nicht so weit und suchte brav einen Facharzt für Endokrinologie, einen Schilddrüsenarzt, auf, an den mich die Hausärztin überwiesen hatte.

Dieser Arzt sagte mir: »Sie haben drei Möglichkeiten: Sie können Propylthiouracil (PTU) einnehmen, das die Bildung der Schilddrüsenhormone hemmt. Oder Sie nehmen radioaktives Jod (I-131), das nach und nach das Schilddrüsengewebe zerstört« (klingt nach Atombombe, dachte ich mit Schaudern) »oder Sie lassen sich die Schilddrüse ganz oder teilweise operativ entfernen.«

Keine dieser Wahlmöglichkeiten gefiel mir. Meine Eltern waren immer Anhänger der ganzheitlichen und der Traditionellen Chinesischen Medizin gewesen. Bei uns zu Hause kam viel Selbstgemachtes aus biologisch angebauten Nahrungsmitteln auf den Tisch. Meine Mutter zog ihre eigenen Tomaten und Sprossen heran, buk Brot aus Vollkornmehl und bereitete auch Naturjoghurt selbst zu. Geschälten weißen Reis kannte ich als Kind gar nicht, wir aßen nur Naturreis. Mit 14 wurde ich sogar Vegetarierin. Und auch das Medizinstudium begann ich mit dem Ziel, als Ärztin einmal einen ganzheitlichen

Ansatz zu verfolgen, meinen Patienten die heilenden Eigenschaften guter Nahrung zu vermitteln und den Körper in seiner Gesamtheit zu betrachten anstatt nur seine einzelnen Teile.
Inzwischen weiß ich, dass Milchprodukte, Gluten, Getreide, Hülsenfrüchte und Nachtschattengewächse (Tomaten, Paprika, Auberginen, Kartoffeln) *Entzündungen* auslösen können – Reaktionen des Immunsystems, die Autoimmun-, Schilddrüsen- und vielen anderen chronischen Krankheiten zugrunde liegen. Ich weiß heute auch, dass mein Körper die Nährstoffe tierischer Proteine benötigt, die mein Immunsystem, die Gesundheit der Schilddrüse und viele andere Körperfunktionen unterstützen. Paradoxerweise hatten das gesunde Essen zu Hause sowie der Vegetarismus zu meiner Krankheit beigetragen.
All das war mir damals aber noch nicht klar. Trotzdem hegte ich ein beträchtliches Misstrauen gegen die drei schulmedizinischen Therapien, die mir der Arzt angeboten hatte. Starke Medikamente mit beträchtlichen Nebenwirkungen? Ein Angriff auf meine Schilddrüse mit radioaktivem Gift? Eine Operation? Eigentlich wollte ich meinem Körper nichts von alledem zumuten.
Ich versuchte es erst einmal anders und wandte mich an eine Ärztin für Traditionelle Chinesische Medizin, die eigene Kräutertinkturen herstellte und außerdem auf Diätvorschriften setzte. Sie »verschrieb« mir fermentierte Lebensmittel, gekeimtes Getreide sowie grässlich schmeckende Pülverchen und Tees und Tinkturen. Fermentierte Nahrung ist ja eigentlich wirklich sehr gesund, aber für einen überbeanspruchten Körper wie meinen damals einfach zu anstrengend. Kurz gesagt: In diesem Fall machte mich die chinesische Medizin eher noch kränker.
Ich suchte also reumütig erneut die Praxis des Endokrinologen auf. Meine Symptome hatten sich zwischenzeitlich noch weiter verschlimmert. Die Schlaflosigkeit war extrem – wenn ich Glück hatte, konnte ich nachts drei Stunden schlafen. Mein Herzrasen fühlte sich so an, als ob das Herz gleich aus der Brust davonrennen würde. Inzwischen nahm ich sogar schon Betablocker dagegen, was meine Müdigkeit und Konzentrationsschwierigkeiten noch verstärkte. Mir wurde bange

ums Herz bei dem Gedanken, dass der Arzt all meine Symptome immer nur mit Medikamenten behandeln würde. Ich würde also nicht mehr nur mit meiner kranken Schilddrüse, sondern auch noch mit allen möglichen Nebenwirkungen zu kämpfen haben. Wegen meiner schlaflosen Nächte wurde es allmählich schwierig für mich, konzentriert an den Studienveranstaltungen teilzunehmen, aber andererseits konnte ich es mir nicht leisten, bei den Prüfungen durchzufallen. Deshalb ließ ich mich widerwillig auf eine lange Reihe schulmedizinischer, medikamentöser Behandlungen ein, die an meinen Lebensgeistern zehrten.

Zuerst versuchte ich es mit PTU, denn die Verabreichung dieses Arzneistoffes schien mir die am wenigsten extreme und invasive Behandlungsform zu sein. Trotzdem war sie brutal. Mund- und Nasenschleimhäute trockneten als Nebenwirkung in einem für mich fast unerträglichen Maße aus. Aber die schlimmste Folge war, dass sich die *Über*funktion in eine *Unter*funktion der Schilddrüse verwandelte, die mich nun mit anderen Symptomen plagte: extreme Müdigkeit, konstantes Frieren, ausgetrocknete Haut und büschelweise ausfallendes Haar.

Nachdem ich mich mehrere Wochen schrecklich gefühlt hatte, suchte ich wieder die Endokrinologie-Praxis auf. Der Arzt war vor allem wegen meiner chronischen Müdigkeit beunruhigt und führte einige Bluttests durch. Ein paar Stunden später sagte er mir, dass das PTU zu einer Leberfunktionsstörung geführt hatte, einer toxischen Hepatitis. Eine extrem seltene Nebenwirkung, aber genau bei mir war sie aufgetreten. Wenn ich das Medikament nicht sofort absetzen würde, meinte der Arzt, könnte ich letztendlich an einem Leberversagen sterben. Er verordnete mir strikte Bettruhe, bis sich die Leber erholt habe, was Wochen oder gar Monate dauern konnte.

Nun blieben mir also nur noch zwei Wahlmöglichkeiten: Operation oder Zerstörung meiner Schilddrüse durch Einnahme radioaktiver Jodtabletten. Für Letzteres konnte ich mich zwar auch nicht gerade begeistern, aber eine operative Entfernung der Schilddrüse schien mir die noch furchterregendere Option zu sein. Ich war inzwischen so geschwächt und zermürbt, dass ich mir nicht mehr zutraute, mich ins Leben zurück zu kämpfen, sollte auf dem OP-Tisch etwas schiefgehen. Meine Suche nach alternativen Behandlungsformen blieb ohne Erfolg. Ich entschloss mich also, eine *ablative Radiojodtherapie* durchführen zu lassen, das heißt mein Schilddrüsengewebe von radioaktivem Jod zerstören zu lassen.

Bei dieser Art von Behandlung kann es passieren, dass die Schilddrüse – sozusagen in einem letzten Aufbäumen – große Mengen von Schilddrüsenhormonen in den Blutkreislauf freisetzt. Nach Abschluss der Therapie müssen die Patienten lebenslang Schilddrüsenhormontabletten einnehmen, da ja keine Schilddrüse mehr da ist, die das Hormon produziert. Bevor ich an diesen Punkt kam, verursachten die plötzlichen, massiven Hormonausschüttungen während der Behandlung noch heftigere Panikanfälle bei mir, die besonders verstörend waren, weil sie jederzeit auftreten konnten. Ich musste immer ein Beruhigungsmittel dabeihaben, weil ich nie wusste, wo ich das nächste Mal ausflippen würde: Im Stadtpark? Im Supermarkt? In der Kirche? Es kam so weit, dass ich das Haus nicht mehr verlassen wollte, aus Angst, in der Öffentlichkeit eine Panikattacke zu erleiden. Dann schoss mich der medizinische Flipperautomat in die entgegengesetzte Richtung: Schilddrüsenunterfunktion. Ich fühlte mich extrem erschöpft und fror fast ständig. Es dauerte nicht lange und ich hatte fünf Kilo zugenommen. Auch der Haarausfall stellte sich schnell wieder ein. Und zu allem Überfluss erkrankte ich noch am Reizdarmsyndrom.

Da meine Schilddrüse durch die Behandlung letztendlich ja zerstört worden war, verschrieb mir der Arzt nun Hormontabletten. Die Symptome aber blieben, ich fühlte mich allmählich wie der lebendige Tod. Der Arzt ließ meine Blutwerte testen, und das Resultat war? *Ganz normale Schilddrüsenhormonwerte.*

Und so begann das Spielchen von Neuem. Ich bettelte den Arzt förmlich an, mir zu glauben, zählte ihm alle Symptome auf und schilderte, wie schlecht ich mich fühlte. Er warf lediglich einen Blick auf den Laborbericht und meinte, alles sei in Ordnung. Das klang wie Hohn in meinen Ohren.

Aber *ich* glaube Ihnen

Ich weiß schon, meine Geschichte ist besonders extrem. Aber auch Ihre Probleme werden wahrscheinlich von einer Schilddrüsenschwäche verursacht. Vielleicht ist außerdem Ihr Immunsystem stark geschwächt, und Ihr Körper kämpft mit einem geschädigten Darm, einer toxischen Last und einer hohen Stressbelastung. So wie ich damals haben Sie es wahrscheinlich mit einem Arzt zu tun, der Ihnen entweder nicht glaubt oder Sie einfach nicht richtig behandelt.

Es tut mir sehr leid, dass Sie das alles erleben müssen. Sie verdienen es nämlich, sich großartig zu fühlen! Und mithilfe der Informationen in diesem Buch können Sie wieder an diesen Punkt kommen.

Wie ich mir da so sicher sein kann? Weil ich in den letzten zehn Jahren so ziemlich alle Arten von Schilddrüsenerkrankungen behandelt habe, bei Tausenden von Patienten und Patientinnen. Darunter waren welche, deren Symptome so schleichend (die gelegentlichen Konzentrationsschwierigkeiten, der langsame Energieverlust, die leichten Depressionen, die hartnäckigen überschüssigen Pfunde) und deren Laborwerte so »normal« waren, dass sie kaum an eine Funktionsstörung ihrer Schilddrüse glauben mochten. Ich habe Frauen behandelt, die nicht schwanger wurden, und Männer, die keinerlei Lust am Sex mehr hatten. Und ich habe mit Patienten gearbeitet, die wie ich an Morbus Basedow litten. Am Ende der Therapie waren ihre Symptome verschwunden, sie konnten ihre Arzneimittelrezepte wegwerfen, und ihre Schilddrüse funktionierte ganz normal. Und das alles ohne die starken Medikamente und extremen Behandlungen, denen ich mich einst unterziehen musste.

Jede Patientengeschichte ist einmalig, auch Ihre. Aber eines haben sie alle gemeinsam: Das Leben eines Menschen ist beeinträchtigt, weil seine Schilddrüse nicht so funktioniert, wie sie sollte.

Und dann gibt es noch eine Gemeinsamkeit: Ein Arzt, der die Schilddrüsenfehlfunktion nicht als solche erkennt und behandelt. Oh ja, ich weiß nur zu gut, wie frustrierend, wie schlimm das sein kann. Meine Patienten erzählen mir, wie herablassend manche Ärzte mit ihnen umgegangen sind. Wie solche Ärzte einfach behaupten, das

Problem sei durch Stress, Ängste oder depressive Verstimmungen verursacht, die Symptome seien »eingebildet«. So etwas ist einfach nur beleidigend.

Haarsträubend, aber wahr: Eine rein schulmedizinische Herangehensweise ist fast eine Garantie für eine Fehldiagnose und/oder falsche Behandlung. Die meisten konventionellen Ärzte führen schlichtweg nicht genügend Untersuchungen durch, sie interpretieren Testergebnisse falsch, sie bieten nicht genügend Behandlungsoptionen und sie geben keine Ratschläge, welche Ernährungs- und Lebensweise zur Gesundung der Schilddrüse beitragen können.

Deshalb war ich über alle Maßen erleichtert, als ich bessere Behandlungsmethoden fand. Die *Functional Medicine* hat mein Leben verändert.

Bessere Methoden

Mit der Functional Medicine kam ich erstmals 2009 in Berührung, bei einem Symposium über integrative Gesundheit. Das war für mich, als ob in einem finsteren Raum ein helles Licht angeht. Ich saß im Auditorium und hörte einem Arzt zu, der einen Vortrag über die Ursache chronischer Krankheiten, die Wurzel des Übels, hielt. Es fiel mir wie Schuppen von den Augen. »Endlich«, dachte ich. »*Das* ist die Antwort auf so viele meiner Fragen.«

Zum ersten Mal verstand ich, welche Rolle Ernährung, Darmgesundheit, Giftstoffe und Stress für meine Gesundheit gespielt hatten. Mir wurde klar, dass Lebensmittel, von denen ich immer gedacht hatte, dass sie gesund für mich seien, in Wirklichkeit meinen Darm, mein Immunsystem und meine Schilddrüse schwächten. Dies galt insbesondere für Gluten, Getreide und Hülsenfrüchte, die bis dahin den Hauptbestandteil meiner Nahrung bildeten. Ich lernte den Begriff »Leaky-Gut-Syndrom« kennen und erfuhr, dass Menschen, die daran leiden, eine durchlässige Darmwand haben, durch die halb verdautes Essen in den Blutkreislauf gelangt und ihn mit Giftstoffen attackiert, wodurch das Immunsystem geschwächt wird. Und ich realisierte, dass meine Gesundheit von zahlreichen weiteren Toxinen beeinträchtigt worden war, dass sich selbst scheinbar kleine Infektionen nachteilig auf das Immunsystem auswirken und dass psychologischer Stress in der Tat eine Hauptursache für Autoimmunkrankheiten ist.

Diese Konferenz war der Auslöser für mein neues Leben. Danach nahm ich meine Gesundheit selbst in die Hand. Ich strich die problematischen Lebensmittel vom Speiseplan und beschaffte mir hochwertige Nahrungsergänzungsmittel mit positiven Effekten für meine Schilddrüse. Ich heilte meinen Darm, entgiftete meinen Körper und begann mit stressabbauenden Maßnahmen. Schon nach wenigen Wochen fühlte ich mich zum ersten Mal seit sieben Jahren wieder richtig gesund.

Es war unglaublich, was für einen Unterschied mein neues Selbsthilfeprogramm ausmachte. Angst- und Panikanfälle gehörten von nun an der Vergangenheit an. Meine Lebensgeister kehrten zurück, Haare und Haut sahen wieder richtig gut aus. Aber am besten war mein grandioses Wohlgefühl, das man nur haben kann, wenn der Körper genau das bekommt, was er braucht. Willkommen im Land der optimalen Gesundheit!

Ich verabschiedete mich von den Schulmedizinern, die sich weigern, den Körper als zusammenhängendes System und nicht lediglich als eine Ansammlung von Organen zu sehen. Stattdessen begab ich mich vertrauensvoll in die Hände eines Arztes, der Functional Medicine praktizierte. Darüber hinaus meldete ich mich selbst zu Ausbildungskursen beim Institute of Functional Medicine an. Ich wollte alles nur Mögliche über diesen medizinischen Ansatz lernen und es den Ärzten nachmachen, mit deren Hilfe meine Gesundheit wiederhergestellt wurde.

Hätte ich die Functional Medicine bereits gekannt, als ich mit der Diagnose Morbus Basedow konfrontiert wurde, hätte ich mir wahrscheinlich all die giftigen Medikamente und vor allem die Zerstörung meiner Schilddrüse erspart. Ich hätte meine überaktive Schilddrüse mit Kräutern behandelt, meinen Darm geheilt und meinen Körper vor allen Giften, entzündungsfördernden Nahrungsmitteln und Stressfaktoren geschützt, die meine Leiden ausgelöst hatten. Es ist frappierend, aber wahr, dass sich durch eine passende Lebens- und Ernährungsweise Krankheiten besiegen lassen, gegen die die Schulmedizin kein Mittel kennt. Leider hatte ich die Functional Medicine nicht schon früher entdeckt. Aber zumindest würde ich nun mit meiner neuen Zertifizierung diese Heilmethoden mit anderen teilen können. Im Jahr 2010 kündigte ich meine Stelle als Notfallärztin und eröffnete in Austin, Texas, meine eigene Praxis für Functional Medicine. Mein Schwerpunkt waren Autoimmun- und Schilddrüsenerkrankungen. Ich entwickelte die Myers-Methode, mein Selbsthilfeheilprogramm, das in der Zwischenzeit schon Tausenden von Menschen geholfen hat. Mein erstes Buch, *Die Autoimmun-Lösung*, stand schon bald auf der Bestsellerliste der *New York Times*. Und jetzt schreibe ich dieses Buch, weil ich möchte, dass auch Sie von allem, was ich gelernt habe, profitieren können.

Eine ganz neue Welt

Als ich die Functional Medicine entdeckte, eröffnete sich mir eine neue Welt. Eine Welt, in der Ärzte ihren Patienten *zuhören*. Eine Welt, in der jeder Patient als Individuum betrachtet wird, eine Art der personalisierten Medizin, die den großen Unterschied ausmachen kann zwischen sich irgendwie durchs Leben schleppen – nicht wirklich krank, aber auch nicht wirklich gesund – oder aufrecht und in Bestform durchs Leben schreiten. Eine Welt, in der Schilddrüsenstörungen nicht einfach auf »Depressionen«, »Angstzustände«, »Übergewicht« oder »Hormonprobleme« geschoben, sondern korrekt diagnostiziert und behandelt werden, mit den richtigen Schilddrüsenhormonpräparaten plus einer Lebensweise, die Schilddrüse und Immunsystem unterstützt. Eine Welt, in der der Körper das bekommt, was er braucht, um rundum gesund zu bleiben. Auf der Basis der Functional Medicine konnte ich innerhalb von fünfzehn Jahren Tausenden von Patienten in meiner Praxis helfen – und darüber hinaus auch mich selbst heilen.

Jetzt sind Sie an der Reihe. Sie sollten keinen einzigen Tag mehr erleben, an dem Ihre Symptome falsch diagnostiziert und behandelt werden. Ich werde Sie deshalb anleiten, zu verstehen, was in Ihrem Körper, der Schilddrüse, dem Darm und dem Immunsystem vor sich geht. Ich zeige Ihnen auch, wie Sie einen die Functional Medicine praktizierenden Arzt finden. Wenn Sie aber bei Ihrem alten Arzt bleiben wollen, zeige ich Ihnen zumindest auf, wie Sie effektiver mit ihm oder ihr zusammenarbeiten können, damit Sie die Tests, Diagnosen und Behandlungen erhalten, die Sie brauchen.

Aus diesem Buch lernen Sie, welche Blutuntersuchungen in der Regel durchgeführt werden und wie Sie die Zahlen und Ergebnisse interpretieren. Sie erfahren, welche weiteren Tests Sie verlangen können, damit Sie und Ihr Arzt ein umfassenderes Bild bekommen, was wirklich los ist (die Mehrzahl der Schulmediziner veranlasst nicht genügend Tests; die meisten, die ich Ihnen empfehle, sind nichtsdestotrotz Standardtests, die in jeder ärztlichen Praxis bzw. jedem Labor durchgeführt werden können).

Außerdem erkläre ich Ihnen, welche Arten von Schilddrüsenhormonpräparaten typischerweise verabreicht werden, und was Sie sonst für Optionen haben. Die meisten Ärzte verschreiben ein synthetisches Schilddrüsenhormon, ein »Levothyroxin«. Dieser Wirkstoff hat Stärken und Schwächen, und ich helfe Ihnen beim Verstehen, welche das sind. Daneben gibt es natürliche Schilddrüsenhormonpräparate, die aus getrockneten Schweineschilddrüsen hergestellt werden *(Anm. d. Übers.: Solche Medikamente sind in Deutschland nicht zugelassen, können aber nach Verordnung durch einen in Deutschland niedergelassenen Arzt auf Privatrezept über internationale Apotheken besorgt werden)*. Auch dazu und zu weiteren Optionen, wie beispielsweise individuell auf Sie abgestimmte Hormonpräparate, erhalten Sie in diesem Buch alle wichtigen Informationen.

Ganz nach Art der Functional Medicine helfe ich Ihnen dabei, einen *personalisierten* Gesundheitsplan zur Unterstützung von Schilddrüse, Immunsystem und Darm zu erstellen. Mit den Informationen in Teil V können Sie herausfinden, ob Sie an verbreiteten Darmproblemen wie Candida und Dünndarmfehlbesiedlung (DDFB; manchmal wird

auch die englische Abkürzung SIBO verwendet) oder an einer Nebennierenschwäche leiden. Gegebenenfalls können Sie dann meine spezifischen Empfehlungen zu diesen Problemen befolgen.
Und schließlich erhalten Sie eine ausführliche Anleitung zum Schilddrüsen-Programm nach der Myers-Methode: Speisepläne, Rezepte, Nahrungszusätze und Lebensstil-Empfehlungen, die Ihre Schilddrüsengesundheit auf Touren bringen, Ihr Immunsystem unterstützen und Sie ganz allgemein gesünder machen. Sollte Ihre Schilddrüsenfehlfunktion die Folge einer Autoimmunstörung sein, ist die Myers-Methode besonders wichtig für Sie, denn wer schon eine Autoimmunkrankheit hat, bekommt mit einer dreifach höheren Wahrscheinlichkeit als andere Menschen eine weitere. Mittels der Myers-Methode können Sie Ihr Immunsystem revitalisieren und Ihre Symptome zum Verschwinden bringen, während Sie gleichzeitig weiteren Störungen vorbeugen.
Sie sollen keinen einzigen Tag mehr leiden, weil Ihnen Ihr Arzt oder Ihre Ärztin nicht die richtige Diagnose oder Behandlung gegeben hat. Ihnen soll das erspart bleiben, was ich erdulden musste: giftige Medikamente und eine ärztlichen Behandlung, deren Folgen sich nicht rückgängig machen lassen. Sie sollen sich keinen Moment mehr darüber Gedanken machen, ob Ihr Problem »eingebildet« ist, oder sich darüber ärgern müssen, dass Sie nicht abnehmen. Wissen ist Macht – ein Klischee, das aber zutrifft. In diesem Buch finden Sie das Wissen, das Sie brauchen, um auf Augenhöhe mit Ihrem Arzt reden zu können und mit dem Sie die Kontrolle über Ihre Gesundheit übernehmen können. Ich freue mich für Sie, weil ich weiß, dass Sie sich schon bald blendend fühlen werden – schlank, voller Energie und selbstbestimmt.
Blättern Sie also um und beginnen Sie mit Ihrem neuen Leben!

Teil I

Schilddrüsenerkrankungen – eine neue Epidemie

KAPITEL 1

Die Schilddrüsenkrise

Eine neue Epidemie fegt durchs Land – und Ihr Arzt weiß wahrscheinlich nicht einmal etwas davon.
Diese Epidemie ist möglicherweise der Grund, dass Sie ein paar Kilo zunehmen, die sie dann trotz aller Anstrengungen nicht mehr loswerden. Vielleicht ist sie aber auch der Grund, dass Sie in einem alarmierenden Tempo Gewicht verlieren, obwohl Sie eigentlich permanent hungrig sind und essen.
Die eine Version der Epidemie sorgt dafür, dass Sie sich müde, erschöpft und ausgelaugt fühlen und sich zu nichts wirklich aufraffen können. Zu den Symptomen der anderen Version gehören Verzweiflung und Hoffnungslosigkeit ebenso wie plötzliche Panikattacken.
Einige Betroffene dieser Epidemie leiden an einer Verdunkelung des Bewusstseins – Konzentrationsschwierigkeiten und frustrierenden Gedächtnislücken. Andere kämpfen mit depressiven Verstimmungen. Oder mit Haarausfall. Schmerzenden Gelenken und Muskeln. Herzrasen. Zittrigen Händen. Muskelschwäche. Ein- und/oder Durchschlafstörungen. Sie fühlen sich irgendwie greisenhaft, auch wenn sie vielleicht erst Ende zwanzig sind.
Auch Fehlgeburten werden durch diese Epidemie wahrscheinlicher. Frauen werden trotz Kinderwunsch nicht schwanger. Die Lust am Sex leidet, bei Männern durch Erektionsstörungen und bei Frauen

durch Scheidentrockenheit. Darüber hinaus sind die Betroffenen anfällig dafür, Autoimmunkrankheiten zu entwickeln.

Das Schlimmste an dem Ganzen ist, dass die beschriebenen Symptome von Schulmedizinern oft falsch diagnostiziert werden. Ein Schulmediziner sagt dann vielleicht: »Die Laborwerte sind unauffällig. Bei Ihren Symptomen handelt es sich einfach um erste Alterserscheinungen.« Oder: »Alle Ihre Werte bewegen sich im Normalbereich, wenn Sie sich also unwohl fühlen, liegt das sicher daran, dass Sie gestresst sind.« Oder: »Das Blutbild ist einwandfrei. Sie müssen sich damit abfinden, dass Sie bald in die Wechseljahre kommen, da sind solche Symptome normal.«

In solchen Fällen wird Patienten oft fälschlicherweise ein Antidepressivum oder ein Beruhigungsmittel verschrieben. Frauen erhalten auch gerne die Antibabypille zur Regulierung des Monatszyklus oder eine Hormonersatztherapie gegen die Stimmungsschwankungen. Oder der Arzt sagt: »Machen Sie mal eine Pause, arbeiten Sie nicht so viel. Am besten Sie nehmen Urlaub.«

Selbst, wenn die Diagnose korrekt ist, die Behandlung ist es oft nicht. Nehmen wir an, Sie kommen in die Praxis, weil es Ihnen immer noch schlecht geht und Sie sich fühlen, als seien Sie ein anderer Mensch geworden, den Sie selbst nicht mehr wiedererkennen. Und dann meint der Arzt dazu: »Also, was immer mit Ihnen nicht stimmt, in Ihrem Blutbild zeigt es sich nicht. Die Ergebnisse sind vollkommen normal. Tut mir leid, dass es Ihnen nicht gut geht, aber ich kann nichts dagegen machen.«

Diese grassierende Epidemie betrifft weltweit etwa zweihundert Millionen Menschen – und das sind nur die diagnostizierten Fälle, die tatsächliche Krankheitshäufigkeit liegt mit Sicherheit noch um einige Millionen darüber. Am meisten betroffen sind Frauen über vierzig, aber die Krankheit kann jeden treffen. Meine Kollegen und ich beobachten derzeit ein starkes Ansteigen der Fälle, besonders bei jüngeren Frauen.

Der Name der Krankheitswelle lautet *Schilddrüsenfehlfunktion*. Und wenn eine solche Funktionsstörung nicht behandelt wird, kann sie ein Leben zerstören.

Typische Symptome einer Schilddrüsenunterfunktion:

- Kälteempfindlichkeit; Gefühl, dass man nicht schwitzen kann
- Verstopfung
- Gewichtszunahme
- Verdunkelung des Bewusstseins: Gedächtnisstörungen, Konzentrationsschwäche
- Gefühl von Lustlosigkeit; Antriebsarmut
- Müdigkeit
- Gesteigertes Schlafbedürfnis
- Depressionen; Stimmungsschwankungen
- Haarausfall
- Glanzlose und trockene Haut
- Hormonschwankungen
- Unfruchtbarkeit; Fehlgeburten
- Kropf oder andere Halsschwellungen
- Allgemeines Unwohlsein; man ist nicht man selbst
- Verlangsamter Herzschlag
- Hoher Cholesterinspiegel

Typische Symptome einer Schilddrüsenüberfunktion:

- Starkes Schwitzen; den Betroffenen ist oft zu warm
- Innere Unruhe; Stimmungsschwankungen
- Schlaflosigkeit
- Panikattacken
- Herzrasen und -stolpern
- Dünner Stuhl oder Durchfall
- Zittern
- Gewichtsverlust trotz großen Appetits
- Muskelschwäche
- Hervortretende Augäpfel
- Kropf oder andere Halsschwellungen
- Unregelmäßige Periode oder Unfruchtbarkeit

- Hautausschlag oder Verdickung der Haut vorne am Schienbein
- Haarausfall
- Chronische Nesselsucht mit Ausschlägen

Eine Schilddrüsenstörung kann sich auch durch Symptome aus *beiden* Kategorien bemerkbar machen, die gleichzeitig oder abwechselnd auftreten. Sie könnten also an Müdigkeit *und* innerer Unruhe, Erschöpfung *und* Schlaflosigkeit, Ängsten *und* Depressionen leiden. Ich hatte Patienten, die trotz einer Schilddrüsenunterfunktion nicht zu-, sondern *abnahmen,* weil ihre Nebennieren das Schilddrüsenproblem durch Bildung von zu vielen Stresshormonen überkompensierten. Das Signalsystem (der Regelkreis) der Schilddrüse ist superkomplex, und es gibt viele Möglichkeiten, wie etwas schiefgehen kann. Deshalb ist es so wichtig, dass wirklich ein vollständiges Blutbild hinsichtlich der Schilddrüse erstellt wird: damit die manchmal verwirrenden Symptome eingeordnet werden können und eine verlässliche Diagnose möglich ist.

Die Schilddrüsenepidemie

Die Sache ist also die: *Die Schulmedizin versagt bei zu vielen Menschen.* Und in kaum einem Bereich ist das offensichtlicher als bei Schilddrüsenstörungen.

Laut der American Thyroid Association leiden mindestens 12 Prozent der US-amerikanischen Bevölkerung im Laufe ihres Lebens an einer Erkrankung der Schilddrüse. Also eine von acht Personen. Bei Frauen ist die Wahrscheinlichkeit fünf- bis achtmal so hoch wie bei Männern. Bis zu 60 Prozent der Menschen mit einer Schilddrüsenfehlfunktion wissen aber gar nicht, dass ihre Symptome davon verursacht werden. Im Falle einer so hohen Erkrankungsrate würde man meinen, dass bei den Schulmedizinern die Alarmglocken läuten. Dass Ihr Arzt bei vielen Symptomen sofort an ein Schilddrüsenproblem denken würde, Sie regelmäßig testen würde, Ihnen das richtige Medikament bzw. Hormonersatzpräparat in der richtigen Menge verschreiben würde.

Und dass er Ihnen Ratschläge hinsichtlich Nahrung, Nahrungsergänzungsmitteln und Stressbewältigung geben würde.
Aber leider passiert das in aller Regel nicht. Schilddrüsenfehlfunktion ist eine der am meisten unterdiagnostizierten und unterbehandelten Erkrankungen. Konventionelle Ärzte versagen in diesem Feld auf so vielerlei Weise, dass man kaum alles auflisten kann. Hier sind nur die häufigsten Fehler:

- Selbst wenn ein Patient mit Schilddrüsensymptomen in die Praxis kommt, erkennen viele Ärzte dies nicht und führen keine entsprechenden Tests durch. Das gilt besonders bei männlichen Patienten und Patienten unter vierzig.
- Wenn doch Tests durchgeführt werden, dann nicht alle, die notwendig wären.
- Patienten mit Schilddrüsenunterfunktion erhalten oft nicht das richtige Schilddrüsenhormonpräparat oder nicht die richtige Menge davon.
- Patienten mit Schilddrüsenüberfunktion erhalten schulmedizinische Behandlungen mit schweren Nebenwirkungen, die teilweise irreversible Schäden verursachen. Sie werden nicht auf die Möglichkeit einer Behandlung mit natürlichen Kräutern hingewiesen, die unter Umständen gleich wirksam ist, ohne dass unerwünschte Nebenwirkungen auftreten.
- Die Patienten werden nicht darüber informiert, wie außerordentlich positiv sich Veränderungen in Ernährungs- und Lebensweise auf die Krankheit auswirken könnten: Zuführung von Nährstoffen, die die Schilddrüse benötigt; Vermeiden von Lebensmitteln, die *Entzündungen* (eine manchmal hochproblematische Reaktion des Immunsystems) auslösen können; Darmsanierung und Entgiftung des Körpers; Vermeidung von sportlicher Überbelastung; ausreichend Schlaf und Stressabbau.
- Beim Arztgespräch kommt nicht zur Sprache, wie sich Autoimmunkrankheiten heilen lassen und wie das Immunsystem gestärkt werden kann – beides wäre sehr wichtig, da Schilddrüsenerkrankungen zum größten Teil autoimmun sind.

Sowohl als Ärztin, die Functional Medicine praktiziert, als auch als Schilddrüsenpatientin ärgert es mich, wie die Schulmedizin Menschen mit Schilddrüsenproblemen im Stich lässt, weil ich *weiß*, wie schrecklich es ist, wenn man durch die medizinische Mühle muss: die Ärzte, die einem sagen, alles sei nur eingebildet; die Behandlungen, die keine oder nur unzureichende Wirkung zeigen oder Nebenwirkungen zur Folge haben; die Symptome, die immer schlimmer werden und vom Arzt doch nur als irrelevant abgetan werden, weil angeblich bereits alle Behandlungsmöglichkeiten ausgeschöpft sind.

All das ist schon schlimm genug. Ganz fürchterlich finde ich aber, dass den Patienten Dinge vorgegaukelt werden. Uns wird gesagt, dass Gewichtszunahme, depressive Verstimmungen und Konzentrationsschwierigkeiten eine normale Alterserscheinung seien; dass man mit einer schwindenden Libido, Energiemangel und Gedächtnisstörungen halt leben müsse. Wir sollen uns dem Irrglauben hingeben, dass es auch schon für junge Menschen nicht ungewöhnlich sei, sich gestresst, ausgebrannt und elend zu fühlen. Das Ideal optimaler Gesundheit und reibungslos ablaufender Körperfunktionen wird als unerfüllbarer Traum abgetan, als eine Art New-Age-Fantasie, anstatt als ein durchaus erreichbares Ziel, das wir alle anstreben sollten.

Meine Aufgabe ist es nun, Sie wissen zu lassen, dass eine ausgezeichnete Gesundheit nichts Unerreichbares ist. Meine Patienten sind alle auf dem besten Weg dahin und Sie können diesen Weg auch beschreiten. Wenn Ihre Schilddrüse wieder im Gleichgewicht ist, werden Sie kaum glauben können, wie vital Sie sich fühlen.

Willkommen bei der *Schilddrüsen-Revolution* – dieses Buch wird Ihr Leben verändern, und zwar in eine absolute positive Richtung.

Warum ist die Schilddrüse so wichtig?

Wenn Ihre Schilddrüse nicht (richtig) funktioniert, geht es Ihnen schlecht. Funktioniert sie dagegen optimal, fühlen Sie sich grandios: vital, voller Energie, optimistisch. Wie ist es möglich, dass eine so kleine Drüse so immense Auswirkungen auf Ihr Wohlbefinden hat?

Die Schilddrüse wirkt sich auf jede Zelle in Ihrem Körper aus. Sämtliche Zellen verfügen über einen Rezeptor für Schilddrüsenhormone, was bedeutet, dass keine Zelle ohne diese Hormone überleben kann. So wie Automotoren nur mit Benzin laufen, benötigen die Körperzellen eine ständige Versorgung mit Schilddrüsenhormonen.
Auch die Dosis ist wichtig. Jede Zelle muss *exakt mit der richtigen Menge* versorgt werden. Zellen, die nicht die für sie vorgesehene Menge erhalten, flippen förmlich aus.
Werden zu wenige Schilddrüsenhormone produziert, verlangsamt sich Ihr Stoffwechsel. Sie frieren, sind schwermütig, leiden an Verstopfung. Sie fühlen sich irgendwie benebelt im Kopf, geschwächt, energielos. Sie nehmen schnell zu und Ihre Sexualhormone stellen sozusagen den Betrieb ein.
Zu viele Schilddrüsenhormone … und Ihr Stoffwechsel geht ab wie eine Rakete. Sie entwickeln Angst- und Panikgefühle und müssen ständig auf die Toilette. Sie verlieren Gewicht, auch wenn Sie die ganze Zeit essen. Ihre Muskeln sind schwach und Ihre Hände zittern.
Die beschriebenen Symptome treten erst auf, wenn die Störung schon weit fortgeschritten ist. Aber auch, wenn Sie (noch) nicht an solchen extremen Symptomen leiden, kann die falsche Menge von Schilddrüsenhormonen Ihr Wohlbefinden beeinträchtigen. Stellen Sie sich einen kleinen Vampir vor, der Ihnen Tropfen für Tropfen langsam Ihre Gesundheit aussaugt.
Von einer Störung ist nicht nur die Schilddrüse als einzelnes Organ betroffen. Sie ist nämlich das Zentrum eines komplexen Kommunikationsnetzes, zu dem neben ihr der Hypothalamus, die Hypophyse und darüber hinaus jede einzelne Körperzelle gehören. Im Rahmen dieses Systems sorgen mehrere Regelkreise für einen konstanten Informationsfluss, damit jede Zelle genau die richtige Menge an Schilddrüsenhormonen abbekommt. Dieses Netz wird das *Signalsystem der Schilddrüse* genannt und ist ein so ausgefeilter und komplexer Regelkreis, dass das Internet dagegen einpacken kann.
Dieses Signalsystem steht in Wechselwirkung mit allen Hormonen eines Menschen, einschließlich Stresshormonen, Geschlechtshormonen und jenen, die es Ihrem Gehirn ermöglichen, Gedanken und

Emotionen zu verarbeiten. Wenn Ihre Schilddrüse ausfällt, können Sie Stress nicht richtig verarbeiten. Ihre Sexualfunktionen können auf viele verschiedene Weisen beeinträchtigt sein: verminderte Libido, Nachlassen der sexuellen Leistungsfähigkeit, Menstruationsstörungen, Probleme, schwanger zu werden oder zu bleiben. Auch Ihr Gehirn ist betroffen: das Angstniveau und die Schwere von Depressionen ebenso wie die Denk-, Erinnerungs- und Konzentrationsfähigkeit.

Okay. Sie wissen jetzt also, was Ihr Ziel sein muss: eine optimale Schilddrüsenfunktion zu erreichen. Wie schaffen Sie das?

In der Regel werden Sie doppelgleisig fahren müssen. Halten Sie sich an das Schilddrüsen-Programm nach der Myers-Methode und pflegen Sie dadurch eine gesunde Ernährungs- und Lebensweise. Daneben unterziehen Sie sich einer für Sie maßgeschneiderten medizinischen Behandlung.

Das Schilddrüsen-Programm nach der Myers-Methode

- Nehmen Sie die Nährstoffe auf, die Ihr Körper für eine optimale Funktion der Schilddrüse benötigt: Jod, Proteine (vor allem wegen der darin enthaltenen Aminosäure Tyrosin), Selen, Zink, Eisen, Vitamin D, Omega-3-Fettsäuren und zahlreiche B-Vitamine.
- Vermeiden Sie Nahrungsmittel, die zu Entzündungsprozessen im Körper führen, insbesondere Gluten und Milchprodukte.
- Falls Sie an einer Autoimmunkrankheit leiden, essen Sie außerdem kein Getreide und keine Hülsenfrüchte.
- Sanieren Sie Ihren Darm.
- Befreien Sie Ihren Körper von toxischen Belastungen:
  - Vermeiden Sie Belastungen durch Giftstoffe.
  - Unterstützen Sie die natürliche Entgiftungsfähigkeit des Körpers.
- Bauen Sie Stress ab:
  - Es gibt viele mögliche Methoden zur Stressbewältigung: Atemübungen, Neurofeedback, Akupunktur, Yoga, Meditation, Saunabesuche, Spaziergänge in der Natur, allgemein Spaß und Genuss,

wählen Sie selbst. Treiben Sie Sport, aber achten Sie darauf, Ihren Körper nicht überzubelasten.
- Achten Sie darauf, ausreichend zu schlafen.

Ich empfehle Ihnen bei jeder Art von Schilddrüsenfehlfunktion, ob Unter- oder Überfunktion (Hypo- oder Hyperthyreose), im Großen und Ganzen die gleiche Ernährungsweise und den gleichen Lebensstil (lediglich meine Trainingsempfehlungen weichen etwas voneinander ab). Die medizinischen Behandlungen für Unter- und Überfunktion unterscheiden sich allerdings erheblich. Nachstehend gebe ich Ihnen einen Überblick über die Behandlungsmöglichkeiten.

*Unter*funktion der Schilddrüse

Zunächst ist es wichtig zu wissen, *wodurch* die Schilddrüsenunterfunktion bedingt ist. Im Grunde gibt es zwei Formen: autoimmune Unterfunktionen und andere.

Autoimmunhypothyreose

Dies ist die häufigste Schilddrüsenstörung. Eine Autoimmunerkrankung, bei der das Immunsystem im Laufe der Zeit einen so großen Teil der Schilddrüse zerstört, dass diese nicht mehr genügend Hormone produziert.
Bei Vorliegen dieses Problems muss das Immunsystem beruhigt werden, damit es die Schilddrüse nicht mehr angreift. Dies können Sie durch Einhalten der Ernährungs- und Lebensstilempfehlungen der Myers-Methode erreichen.
Wenn die Fehlfunktion früh genug behandelt wird, kann die Schilddrüse fast oder ganz erhalten bleiben. Dann kann sie weiterhin alle Hormone produzieren, die Sie brauchen, und Sie müssen keine Hormonpräparate einnehmen.
Die meisten Schulmediziner aber versuchen erst gar nicht, eine Autoimmunerkrankung zu heilen – sie glauben schlichtweg nicht, dass

dies möglich ist. Sie verschreiben Ihnen keine entzündungshemmende Ernährung und eine entsprechende Lebensweise, sondern stattdessen Tabletten, die die fehlenden Hormone ersetzen sollen.

Wenn Sie also schon länger in schulmedizinischer Behandlung stehen, ist Ihre Schilddrüse vielleicht bereits teilweise zerstört. Leider lässt sich dies nicht mehr rückgängig machen, die Forscher haben bisher noch keine Möglichkeit gefunden, wie Schilddrüsengewebe wiederhergestellt werden kann. Je nachdem, wie lange Sie schon an der Autoimmunkrankheit leiden und welchen Lebensstil Sie bisher gepflegt haben, werden Sie wahrscheinlich nicht um die Einnahme von Hormonpräparaten herumkommen. In solchen Fällen muss das Ziel sein, dass der Arzt Ihnen die richtige Art und exakt die richtige Menge verschreibt. In Teil III dieses Buches werden Sie lernen, wie Sie mit Ihrem Arzt auf effektive Weise zusammenarbeiten.

Das Schilddrüsen-Programm nach der Myers-Methode kann Ihnen auf jeden Fall dabei helfen, weiteren Schaden von Ihrer Schilddrüse abzuwenden und nicht noch eine Autoimmunerkrankung zu entwickeln. Denken Sie daran: Wer schon eine Autoimmunkrankheit hat, bekommt mit einer dreifach höheren Wahrscheinlichkeit eine weitere.

Hypothyreose ohne Autoimmunstörung

Zu den möglichen Ursachen dieser selteneren Form der Schilddrüsenunterfunktion zählen:

- Die Schilddrüse wird nicht ausreichend mit den Nährstoffen versorgt, die sie zur Produktion des Schilddrüsenhormons benötigt.
- Der Körper wird nicht ausreichend mit den Nährstoffen versorgt, die er braucht, um die Schilddrüsenhormone so umzuwandeln, dass er sie wirklich nutzen kann.
- Der Körper wird nicht ausreichend mit den Nährstoffen versorgt, die nötig sind, damit die Schilddrüsenhormone in die Zellen gelangen können.

- Ein anderes Ungleichgewicht in den Stress- oder Sexualhormonen stört die Schilddrüsenfunktion.
- Zu viele Schilddrüsenhormone sind an die Eiweiße im Blut angebunden und stehen den Zellen somit nicht zur Verfügung.

Auch in diesen Fällen können Ihnen Veränderungen der Ernährungs- und Lebensweise helfen.
Wenn Sie noch nie Schilddrüsenhormonpräparate nehmen mussten, ist die Wahrscheinlichkeit hoch, dass Ihnen das Schilddrüsen-Programm nach der Myers-Methode dazu verhilft, die Fehlfunktion zu heilen und Sie wieder auf Gesundheitskurs zu bringen. Sollten Ihnen aber bereits entsprechende Tabletten verschrieben worden sein, rate ich Ihnen, den Hormonersatz erst einmal weiterhin einzunehmen. In solchen Fällen besteht das Ziel darin, sicherzustellen, dass der Arzt das richtige Präparat und in der richtigen Dosis verschreibt. Es ist aber durchaus möglich, dass Sie die Myers-Methode im Laufe der Zeit so weit gesunden lässt, dass Sie auf die Medikamente ganz oder teilweise verzichten können.

*Über*funktion der Schilddrüse

Wenn Sie an einer Überfunktion der Schilddrüse (Hyperthyreose) leiden, kann Ihnen die Myers-Methode ganz sicher zu einer besseren Gesundheit verhelfen. Der ganze Prozess dauert nur etwas länger – manchmal viel länger – als bei einer Unterfunktion. Meinen Patienten versuche ich den Unterschied wie folgt zu veranschaulichen: Die Behandlung einer Unterfunktion gleicht dem langsamen Führen eines ängstlichen Pferdes von der Pferdebox auf die Weide. Bei einer Überfunktion ist das Pferd aus der Koppel ausgebrochen und galoppiert in rasendem Tempo davon.
Ein zögerliches Pferd herauszulocken ist in der Regel einfacher als ein schnelles Pferd wieder einzufangen, aber in beiden Fällen kann man sich am Ende über ein Tier auf der Weide freuen, wie man es sich gewünscht hat.

Schilddrüsenüberfunktionen haben wie die -unterfunktionen ihren Ursprung meistens – aber nicht immer – in einer Autoimmunstörung. Das Schilddrüsen-Programm nach der Myers-Methode kann Ihnen auf jeden Fall helfen, egal welche Ursache die Hyperthyreose hat. Unter anderem nehmen Sie Kräuter ein, die Ihre Schilddrüse beruhigen. Es kann mehrere Monate dauern, bis Ihr »Wildpferd« sich beruhigt hat, aber danach werden Sie vor Gesundheit nur so strotzen. Wenn es so weit ist, müssen Sie die Kräuter nicht mehr nehmen, sollten sich aber weiterhin an die Empfehlungen der Myers-Methode halten, und zwar ganz besonders, wenn Sie an einem Autoimmunproblem leiden. Gehen Sie regelmäßig zum Arzt, um Ihre Werte überprüfen zu lassen, da eine überaktive Schilddrüse eine Reihe von Risiken mit sich bringt, darunter Osteoporose, Herzrhythmusstörungen und sogar Herzversagen. Die Myers-Methode hilft Ihnen, einer weiteren Autoimmunstörung vorzubeugen, und unterstützt die Schilddrüse und den ganzen Körper.

Große Erwartungen: Ist Heilung möglich?

Bei einer *Unter*funktion der Schilddrüse

Wenn Sie einmal medikamentös richtig eingestellt wurden und außerdem Ihre Ernährungs- und Lebensweise gemäß meinen Empfehlungen geändert haben, können Sie sich darauf verlassen, dass Ihr Gesundheitszustand sich dramatisch verbessern wird.
Ihr Übergewicht löst sich in Luft auf. Ihre abhandengekommene Energie kehrt zurück. Die Verdunkelung Ihres Bewusstseins verflüchtigt sich. Ihr Haar fällt nicht mehr aus, sondern ist im Gegenteil dicker und schöner als je zuvor. Ihre Depressionen und Ängste verschwinden. Sie haben wieder Lust auf Sex. Sie fühlen sich vital, kraftvoll, wach und konzentriert, sehen aus wie das blühende Leben. Und all das nicht aufgrund eines medizinischen Wunders, sondern lediglich einiger einfacher Veränderungen.

Bei einer *Über*funktion der Schilddrüse

Hier ist der Heilungsprozess langsamer, aber langfristig mindestens genauso verblüffend. Es kann einige Monate dauern, bis sich Ihre Gesundheit verbessert, aber glauben Sie mir, Sie werden Ihre Panikattacken, das Herzrasen und die zitternden Hände am Ende los sein. Sie werden wieder gut schlafen, sich entspannen, aber auch konzentrieren können und einfach wieder Spaß am Leben haben. Sie werden sich fantastisch fühlen: ruhig und voller Energie, vital und ausgeruht, einfach kerngesund. Ihre Reise dauert vielleicht etwas länger, aber das Ziel einer ausgezeichneten Gesundheit werden auch Sie erreichen.

Die sieben größten Irrtümer rund um die Schilddrüse

In Teil II dieses Buches erkläre ich Ihnen detailliert, wie Schilddrüse und Immunsystem funktionieren. In Teil III zeige ich Ihnen auf, was die meisten Ärzte übersehen und wie Sie effektiver mit Ihrem Arzt zusammenarbeiten. Und in Teil IV erfahren Sie, wie Sie auf der Grundlage des Schilddrüsen-Programms nach der Myers-Methode Ihre Ernährungs- und Lebensweise umstellen und auf diese Weise erreichen können, dass sich gewisse Symptome zurückbilden.

Zunächst einmal aber möchte ich in diesem Kapitel mit den Irrtümern in Zusammenhang mit der Funktion der Schilddrüse aufräumen und Ihnen stattdessen solide Fakten vermitteln. Wenn Ihr Arzt Ihnen sagt, dass Sie gar kein Problem mit der Schilddrüse haben, dass Sie ausreichend behandelt werden, wird Sie das verunsichern, obwohl Sie eigentlich das Gegenteil glauben. Und wenn sogar mehrere Ärzte unisono behaupten, dass mit Ihrer Schilddrüse alles in Ordnung sei, wird es ganz schwierig. Gängige Lehrmeinungen sind mächtig!

Aber nur weil viele Menschen etwas glauben, heißt das noch lange nicht, dass es wahr ist. Das gilt auch, wenn diese Menschen Ärzte sind. In meinem ersten Buch (*Die Autoimmun-Lösung*) habe ich die Geschichte von Ignaz Semmelweis erzählt, dem ungarischen Arzt, der jahrzehntelang seine Kollegen in der Geburtshilfe zu überzeugen versuchte, sich zwischen mehreren Entbindungen die Hände zu waschen, um nicht die Bakterien von der einen Mutter auf die andere zu übertragen. Es dauerte letztendlich mehr als fünfzig Jahre, bevor die von ihm vorgeschlagenen Hygienemaßnahmen, die heute ganz selbstverständlich sind, umgesetzt wurden. Ich schätze mal, dass die Mythen über die Schilddrüse in der Fachwelt in schon weniger als fünfzig Jahren als genauso befremdlich angesehen werden wie mangelnde Hygiene. Auf jeden Fall sollen Sie zu den Pionieren gehören, die bereits jetzt gut informiert sind. Fangen wir also an:

IRRTUM NR. 1: Gewichtszunahme, Energieverlust und ein geringeres Verlangen nach Sex sind alles normale Alterserscheinungen, dagegen kann man nicht viel machen.

TATSACHE: Diese Symptome sind oft Anzeichen einer Schilddrüsenerkrankung und man kann sehr wohl etwas dagegen tun.

Genau das ist der Grund, warum die Functional Medicine so viel besser ist als die Schulmedizin. Für die Schulmedizin ist es einfach unvermeidlich, dass der Körper mit zunehmendem Alter mehr und mehr abbaut.
Natürlich stimmt das bis zu einem gewissen Grad. Aber bei Weitem nicht in dem Maße, wie einem konventionelle Ärzte glauben machen wollen. Wenn Sie nämlich Ihren Körper unterstützen, wenn Sie wissen, was die Organe und Körpersysteme brauchen, um optimal zu funktionieren, können Sie Ihr ganzes Leben lang von einem aktiven Stoffwechsel, einer starken Libido und einem schlanken Körper, kurz gesagt von Gesundheit und Vitalität, profitieren. Ja, vielleicht geht im Laufe der Jahrzehnte wirklich alles immer etwas langsamer, aber die Betonung liegt dabei auf »etwas«. Nicht Alter ist das Thema, sondern die Funktion des Körpers.
Die meisten Menschen wissen leider nicht, wie sie die optimale Funktion des Körpers aufrechterhalten, und so passiert es tatsächlich, dass ihr Körper mit zunehmendem Alter schwächelt. Das liegt aber

nicht am Alter. Das liegt an der falschen Ernährung, einer durchlässigen Darmwand, zu wenig oder falscher Bewegung, zu viel Stress und zu vielen Giftstoffen in einer Welt, die mit Schwermetallen, Industriechemikalien und fabrikmäßig hergestellten Lebensmitteln überschwemmt ist. Auch zu viele Medikamente tragen dazu bei, dass der Körper leidet – das gilt übrigens auch für Antibiotika, die den Darm und die nützlichen Darmbakterien schädigen und Gewichtzunahme zur Folge haben können.

Die gute Neuigkeit ist, dass angegriffene Körperbereiche durch die richtigen Entscheidungen wieder gestärkt werden können. Das ist besonders interessant für alle, die an einer Schilddrüsenfehlfunktion, einer Autoimmunstörung oder gar an beidem leiden. Sie können die Funktionsfähigkeit des Körpers verbessern und Symptome beseitigen, und zwar in jedem Alter. Ich werde wahrscheinlich nie das Vergnügen haben, Sie persönlich zu treffen, aber ich kann meine Erfahrungen auf diesen Buchseiten mit Ihnen teilen.

IRRTUM NR. 2: Sie haben vor Kurzem ein Baby bekommen oder aber Sie befinden sich in den Wechseljahren. Da sind Beschwerden wie Gedächtnis- und Konzentrationsschwäche, Gewichtszunahme und depressive Verstimmungen nicht ungewöhnlich. Das beste Mittel dagegen ist die Antibabypille oder eine Hormonersatztherapie.

TATSACHE: Während der Wechseljahre oder nach einer Geburt kommt es häufiger zu Schilddrüsenstörungen. Werden diese aber richtig behandelt, so bleiben Sie weiterhin geistig hellwach, nehmen nicht zu und behalten Ihr positives Lebensgefühl.

Zu dem, was mich an der Schulmedizin besonders aufregt, gehört der Pessimismus der Ärzte gegenüber den gesundheitlichen Aussichten der Patienten. Sie streben für ihre Patienten viel weniger an als ich für meine. Ich möchte, dass Sie körperlich gesund und von neuem Antrieb erfüllt sind, schlank und fit und geistig klar bleiben, sich gelassen und glücklich fühlen. Ich weiß, dass Sie diesen Zustand erreichen können, wenn Ihre Schilddrüse und auch der Rest des Körpers die nötige Unterstützung erhalten.

So viele Symptome, die angeblich auf weiblichen Hormonen basieren, werden in Wirklichkeit von einer kranken Schilddrüse verursacht. Es stimmt, die hormonellen Veränderungen in der Schwangerschaft, nach einer Geburt und in den Wechseljahren lösen öfters ein Problem mit der Schilddrüse aus, aber umgekehrt führt manchmal auch eine Fehlfunktion der Schilddrüse zu einer Sexualhormonstörung. Wenn ich bei einer Patientin ein Hormonproblem feststelle, untersuche ich immer auch ihre Schilddrüse, und meistens hat beides miteinander zu tun. Es ist wichtig, sowohl das Schilddrüsenproblem als auch das Östrogen-/Progesteronproblem anzugehen, denn andernfalls wird das unbehandelte Problem das jeweils andere noch schlimmer machen.

Wenn Sie also vor Kurzem ein Kind geboren haben oder in die Wechseljahre kommen, heißt das nicht, dass eventuelle Symptome nicht auch von der Schilddrüse verursacht sein können. Es ist durchaus möglich, dass Sie Ihre Hormonprobleme mittels der Myers-Methode und einer Behandlung der Schilddrüse wieder in den Griff bekommen, ohne die Antibabypille oder ein Östrogenpräparat nehmen zu müssen. Und selbst wenn Sie sich doch einer bioidentischen Hormonersatztherapie unterziehen, sollten Sie darüber hinaus Ihre Schilddrüse behandeln und Ihre Ernährungs- und Lebensweise anpassen. Seien Sie gewiss, dass die Behebung des Schilddrüsenproblems und die Unterstützung Ihres ganzen Körpers auch Ihre Körperhormone positiv beeinflussen werden.

IRRTUM NR. 3: Ernährung und Schilddrüsenfunktion haben nichts miteinander zu tun.

TATSACHE: Oh doch, das haben sie, ganz besonders wenn es sich um eine autoimmune Schilddrüsenfehlfunktion handelt.

In Teil II dieses Buches werden Sie lernen, dass ein wesentlicher Aspekt von Autoimmunstörungen ein *molekulare Mimikry* genanntes Phänomen ist, das auftritt, wenn das Immunsystem einen bestimmten Nahrungsmittelbestandteil und einen Bestandteil Ihres Körpers nicht unterscheiden kann.

Beschäftigen wir uns kurz mit Nahrungsmittelunverträglichkeiten. Dieses Problem tritt auf, wenn das Immunsystem entscheidet, dass ein bestimmtes Nahrungsmittel gefährlich für den Körper ist. Oft wird eine solche Unverträglichkeit von Gluten ausgelöst (Glutene sind Proteine, die im Samen von Weizen, Roggen und anderen Getreidearten vorkommen). Wenn das Immunsystem Gluten als gefährlichen Eindringling betrachtet, mobilisiert es jedes Mal, wenn Sie ein glutenhaltiges Nahrungsmittel verzehren, eine Armee von Killerchemikalien dagegen. Gluten ist hauptsächlich in Brot, anderen Backwaren und Nudeln enthalten. Außerdem wird es von Lebensmittelherstellern als Konservierungsstoff und Verdickungsmittel verwendet, ist also auch ein Bestandteil vieler Fertigprodukte aus dem Supermarkt. Die heftige Reaktion auf eine »Gluteninvasion« kann Nebenwirkungen wie ein Anschwellen der Nasenschleimhäute, Konzentrationsstörungen, Gelenkschmerzen, chronische Müdigkeit, Hautausschlag, Kopfweh und Verdauungsbeschwerden zur Folge haben. Da die molekulare Struktur von Gluten nun anscheinend aber der Struktur einer Schilddrüsenzelle ähnelt, kann der Verzehr von Gluten auch zu einem Angriff auf die Schilddrüse führen.

Das ist der Grund, warum die Schilddrüsenprobleme meiner Patienten vielfach sehr schnell nachlassen, sobald sie auf eine glutenfreie Ernährung umstellen. Messbar ist dann jeweils ein drastischer Rückgang der Schilddrüsenantikörper (die sich bilden, wenn das Immunsystem die Schilddrüse angreift). Die Ernährung wirkt sich mit Sicherheit auf die Schilddrüsenfunktion aus – und wenn Sie an einer autoimmunen Schilddrüsenstörung leiden, wird sich mit der veränderten Ernährung auch Ihre allgemeine Gesundheit wieder stark verbessern.

In Teil IV werden Sie erfahren, in welcher Weise die Schilddrüsengesundheit ansonsten noch von der Ernährung beeinflusst wird. Und in Teil V erkläre ich Ihnen das Schilddrüsen-Programm nach der Myers-Methode, bei dessen Umsetzung Sie ebenfalls schnell bemerken werden, wie sich eine veränderte Ernährungsweise auswirkt.

IRRTUM NR. 4: Die Darmgesundheit wirkt sich nicht auf die Schilddrüse aus.

TATSACHE: Ein gesunder Darm ist einer der wichtigsten Faktoren für eine gesunde Schilddrüse.

Den Darm gesund zu erhalten ist aus vielen Gründen wichtig, ganz besonders aber, um Autoimmunstörungen zu behandeln oder vorzubeugen. Rund 80 Prozent des Immunsystems befinden sich im Magen-Darm-Trakt. Wenn die Darmwand durchlässig ist, wenn also unverdaute Nahrungsbestandteile und Toxine durchsickern und in den Blutkreislauf gelangen, beeinträchtigt dies das Immunsystem. Wie wir in Teil II dieses Buches noch sehen werden, kann ein solcher »Leaky Gut« eine Autoimmunstörung sowie eine Reihe weiterer Symptome auslösen. Meinen Patienten mit Autoimmunkrankheiten wie Hashimoto und Basedow geht es sehr schnell besser, wenn ihr Darm gesundet.

In den Teilen II und IV lernen Sie noch mehr über die wichtige Rolle des Darms. Und wenn Sie Teil V durcharbeiten, können Sie herausfinden, ob Sie an einer der relativ verbreiteten Darminfektionen wie Candida-Überwucherung und bakterielle Fehlbesiedlung des Dünndarms leiden. Falls das der Fall ist, erhalten Sie Anweisungen, wie Sie diese behandeln und ihr Wiederauftreten verhindern. Und Sie werden verstehen, wie das Schilddrüsen-Programm nach der Myers-Methode Ihnen bei der Darmsanierung und damit der Gesundung Ihrer Schilddrüse und des ganzen Körpers helfen kann. Fürs Erste reicht es zu wissen, dass dies ein wichtiger Gesundheitsaspekt ist, der von der Schulmedizin gerne übersehen wird. Für die Functional Medicine hingegen ist der Magen-Darm-Trakt ein Arbeitsfeld, das zentral für das allgemeine Wohlbefinden eines Menschen ist.

IRRTUM NR. 5: Heutzutage leiden wir alle an Stress und Schlafmangel. *Das* ist das Problem – nicht die Schilddrüse.

TATSACHE: Ein Grund dafür, warum uns Stress- und Schlafprobleme so zu schaffen machen, besteht darin, dass sie die Schilddrüsenfunktion beeinträchtigen.

In Teil IV dieses Buches wird es auch um Ihre Schlafgewohnheiten und Ihre Stressprobleme gehen. Wer nämlich nicht ausreichend gut schläft und keinen Weg findet, Stress abzubauen, zieht dadurch seine Schilddrüse und das Immunsystem in Mitleidenschaft. Schlaf und Stressbewältigung sind wesentliche Komponenten der Myers-Methode und wichtig für jede wirksame Behandlung von Schilddrüsen- und Immunfehlfunktionen.

Aber – und das ist sehr wichtig – es kann umgekehrt auch möglich sein, dass Sie unter Stress und Schlaflosigkeit leiden, *weil* Ihre Schilddrüse aus dem Gleichgewicht geraten ist. Wenn die Schilddrüse nicht gut funktioniert, wirkt sich das auf den ganzen Körper aus. In Teil II werden Sie lernen, dass sämtliche Körperzellen für ihren Energiestoffwechsel auf Schilddrüsenhormone angewiesen sind. Schlaf ist eine wunderbar entspannende Angelegenheit, aber das Gehirn muss erst arbeiten, um Sie schlafbereit zu machen. Wird das Gehirn nicht ausreichend mit Schilddrüsenhormonen versorgt, ist es dazu möglicherweise nicht in der Lage.

Ihre Schilddrüsen und Ihre Nebennierendrüsen, die Stresshormone produzieren, sind ebenfalls eng miteinander verbunden. Wenn die Schilddrüse aus dem Gleichgewicht ist, leiden darunter auch die Nebennieren. Dann haben Sie weniger Reserven, um mit Stress umzugehen, und neigen dazu, schon beim geringsten Anlass aus der Haut zu fahren. Oder aber Sie fühlen sich extrem antriebsschwach. Zu allem Übel kann es auch passieren, dass die Stresshormone die zu geringe Schilddrüsenhormonproduktion überkompensieren, sodass Sie bis spät in die Nacht wach liegen und nicht einschlafen können. Schlaflosigkeit, Reizbarkeit, Lustlosigkeit und Anspannung sind also oft das Ergebnis einer Fehlfunktion von Schilddrüse und Nebennieren – wenn Sie in einem solchen Fall ein Schilddrüsenhormonpräparat in der richtigen Dosierung nehmen, werden Sie sich wieder wie neu fühlen.

Schlafprobleme und andere Stresssymptome können auch die Folge einer ungesunden Ernährungs- und Lebensweise sein. Wenn die Organe, Drüsen und Körpersysteme nicht das bekommen, was sie zum Funktionieren brauchen, wenn der Körper mit Giftstoffen überschwemmt ist und Sie keine Möglichkeit zum Stressabbau finden, wird Ihr Schlaf darunter leiden, und Ihre Schilddrüse und die Nebennieren sind ebenfalls betroffen. Und Letzteres macht wie in einem Teufelskreis die ganze Situation noch mal schlimmer. Die gute Nachricht ist, dass es in Ihrer Macht steht, aus diesem Teufelskreis auszubrechen. Unterstützen Sie Ihre Schilddrüse und die Nebennieren mit dem Schilddrüsen-Programm nach der Myers-Methode, und Sie werden verblüfft sein, wie sich Ihre Schlafmangel- und Stressprobleme förmlich in Luft auflösen.

IRRTUM NR. 6: Wer sich depressiv, ängstlich, unmotiviert oder lustlos fühlt, leidet an einer Depression, nicht an einer Schilddrüsenfehlfunktion.

TATSACHE: Eine mangelhafte Schilddrüsenfunktion *verursacht* Depressionen, Angst und Antriebsschwäche – Probleme, die sich mit einer effektiven Schilddrüsentherapie lösen lassen.

Selbstverständlich sind Depressionen sehr komplexe Angelegenheiten, ebenso wie Angstzustände, die Verdunkelung des Bewusstseins und Antriebsschwäche. In einer komplizierten Mischung spielen dabei viele Faktoren des seelischen und körperlichen Wohlergehens eine Rolle. Gleichwohl stellt sich immer wieder heraus, dass die Körperfunktionen einen großen Einfluss auf die Psyche eines Menschen haben. Eigentlich sollte es deshalb nicht erstaunen, wie sich bei Einnahme von Schilddrüsenhormonpräparaten auch die Fähigkeit eines Menschen zur Verarbeitung von Emotionen verändert. Ich habe es immer wieder bei Patienten erlebt, die sich selbst schon als lebenslange Depressionspatienten gesehen hatten (teilweise lag diese Krankheit bereits in der Familie), dass sie sich nach einer richtigen Einstellung ihrer Hormone psychisch plötzlich komplett verwandelten.

Ebenfalls eine wichtige Rolle hinsichtlich der Entwicklung von Depressionen, Angststörungen und Konzentrationsschwierigkeiten spielt die Darmgesundheit. Immerhin werden 95 Prozent des körpereigenen Serotonins, das ein wichtiges natürliches Antidepressivum ist, im Darm produziert. Bei einem niedrigen Serotoninspiegel fühlen Sie sich ängstlich, niedergeschlagen und pessimistisch und leiden vielleicht auch unter Schlafproblemen. Ist der Serotoninspiegel optimal, strotzen Sie vor Optimismus, Selbstbewusstsein, Gelassenheit und Vitalität. Ein wichtiger Aspekt des Schilddrüsen-Programms nach der Myers-Methode ist deshalb eine Darmsanierung, die viel zur Heilung von depressiven Verstimmungen und Angstzuständen beitragen kann.

Wenn Sie also unter Depressionen, Angstgefühlen, Konzentrationsschwierigkeiten oder einer allgemeinen Antriebslosigkeit zu leiden haben, behalten Sie bitte immer im Hinterkopf, dass Ihre Schilddrüse ein wichtiger Auslöser dafür sein könnte. Lesen Sie dieses Buch. Sprechen Sie mit Ihrem Arzt. Bestehen Sie auf der bestmöglichen Diagnose und Behandlung. Und dann geht es vielleicht ganz schnell, dass Sie auf dem Weg in eine hellere, glücklichere Welt sind.

IRRTUM NR. 7: Wenn man in schlechter Stimmung ist oder sich irgendwie mies fühlt, muss man das so hinnehmen, das ist dann eben einfach so.

TATSACHE: Wenn Sie verstehen, wie Sie Ihre Körperfunktionen unterstützen können, werden Sie sich sehr schnell nicht mehr *mies*, sondern *großartig* fühlen.

Diesen Punkt möchte ich Ihnen ganz besonders ans Herz legen. Wie oft passiert es, dass wenn man die Praxis eines Schulmediziners aufsucht und ihm sagt, dass es einem schlecht geht, dieser nur mit den Schultern zuckt. Es gibt so viele Probleme, die solche Ärzte gar nicht auf dem Radarschirm haben. Egal wie lausig Sie sich fühlen, solange Ihre Blutwerte sich im Normbereich bewegen, ist alles in Ordnung. Die konventionelle Medizin verfügt gar nicht über die Mittel zur

Behandlung bestimmter Unannehmlichkeiten (außer chemischen Arzneimitteln mit all ihren Nebenwirkungen). Für die meisten Schulmediziner stellt es schlichtweg kein wirkliches Problem dar, wenn sich jemand »nicht besonders« fühlt.

Für mich ist »nicht besonders« aber ein Problem, und zwar ein großes. Wenn man sich nämlich nicht hervorragend fühlt – also nicht energiegeladen, vital, klar denkend, mit einem gesunden Körpergewicht –, dann schwächelt ein Teil der Körperfunktionen. Vielleicht ist die Schilddrüse aus den Fugen. Oder die Sexualhormone sind nicht im Gleichgewicht. Es kann auch sein, dass die Nebennieren nicht so funktionieren, wie sie sollten. Oder dass etwas mit dem Darm nicht stimmt, er möglicherweise porös geworden ist. All diese Probleme wirken sich auf Ihre Neurotransmitter, Ihr Immunsystem, Ihre Gelenke, Ihre Muskeln und all Ihre inneren Organe aus. Das scheinbar kleine Problem »Ich fühle mich oft nicht besonders« weist auf viel größere Probleme in Ihrem Körper hin.

Vielleicht gehen Sie viele Jahre so durchs Leben und nehmen es hin, sich »nicht besonders« zu fühlen. Vielleicht manifestiert sich »nicht besonders« aber früher oder später auch in einer Herzkrankheit, Diabetes, einer Autoimmunstörung oder einer anderen chronischen Erkrankung.

Glauben Sie mir, eine Schilddrüsenstörung kann Ihr Leben zur Qual machen. Wenn Ihre Schilddrüse aber einwandfrei funktioniert, fühlen Sie sich konzentriert, voller Energie und Tatendrang. Dieses Buch habe ich geschrieben, um Sie auf den Weg zu einer gesunden Schilddrüse zu bringen. Ich zeige Ihnen, wie die Schilddrüse funktioniert, was schiefgehen kann und wie sich ein eventuelles Problem wieder beheben lässt. Einiges können Sie in Zusammenarbeit mit Ihrem Arzt erreichen. Auf jeden Fall möchte ich Ihnen Hilfestellungen geben, wie Sie »nicht besonders« in »großartig« verwandeln können. Ich werde Sie dabei unterstützen, dass Ihre Schilddrüse, Ihr Darm, Ihr Immunsystem und alle anderen Bestandteile Ihrer Anatomie bestmöglich funktionieren. So bleiben Sie schlank, energiegeladen, dynamisch und optimistisch. Kurzum, Sie sind rundum gesund – und das ist ja schließlich ein Recht, das Sie von Geburt an haben.

KAPITEL 2

Ihnen KANN geholfen werden

Wenn Sie, wie so viele Ihrer Leidensgenossen, schon lange damit zu kämpfen haben, dass Ihnen Ihr Arzt nicht glaubt, dann bin ich im Herzen bei Ihnen. Wer sich nämlich krank und erschöpft fühlt und Angst hat, der braucht nichts weniger als einen Arzt, der nur Sätze wie »Das bilden Sie sich ein«, »Das ist eine ganz normale Alterserscheinung« und »Mehr kann ich nicht für Sie tun« zu bieten hat. Solche eigentlich unzumutbaren Antworten von jemandem, von dem man sich verzweifelt Hilfe erhofft, machen mich wütend. Leider sind sie bei Schulmedizinern gar nicht so ungewöhnlich und die meisten Patienten schenken ihnen Glauben und kommen somit einer Heilung nicht näher.

Damit ist jetzt Schluss! In diesem Kapitel stelle ich Ihnen Patienten vor, die von ihrem Arzt gesagt bekamen, dass ihnen *schulmedizinisch* nicht zu helfen sei und denen die *Functional Medicine* dann aber eben doch helfen konnte. Sie sollen wissen, dass Sie nicht allein sind, dass Heilung möglich ist und dass ein Arzt, der Ihre Sorgen nicht ernst nimmt, seinen professionellen Pflichten nicht nachkommt.

Von Ärzten nicht ernst genommen zu werden, kann traumatisch sein – ich habe das bei vielen Patienten erlebt und kann es selbst nachvollziehen. In diesem Kapitel soll es darum gehen, ein solches Trauma zu verstehen und zu überwinden. Vielleicht finden Sie sich in meinen Patientengeschichten wieder. Am Ende werden wir untersuchen, warum und wie die Schulmedizin so viele Schilddrüsenpatienten im Stich lässt.

Ich möchte Ihnen in diesem Kapitel auch klarmachen, wie durchschlagend sich bestimmte Veränderungen auswirken können: Wenn Sie die Nährstoffe, Vitamine und Mineralien zu sich nehmen, die Ihre Schilddrüse benötigt, um Hormone zu produzieren; wenn Sie Ihren Darm sanieren und die Entzündungsaktivitäten in Ihrem Körper reduzieren; wenn Sie Ihrem Körper das richtige Maß an Bewegung zumuten; wenn Sie Giftstoffe von Ihrem Körper fernhalten und seine Fähigkeit zum Entgiften verbessern; wenn Sie dem Stress in Ihrem Leben mit Entspannungsaktivitäten begegnen und somit den Stresshormonpegel auf einem optimalen Niveau halten. Diese Elemente des Schilddrüsen-Programms nach der Myers-Methode wären für eine Arztserie im Fernsehen wahrscheinlich nicht spannend genug und werden von vielen Schulmedizinern als nicht ernst zu nehmend abgetan.

Machen Sie sich nichts daraus, denn Sie werden die Unterschiede bemerken: Ihre Symptome gehen zurück, die Energie kehrt wieder, Ängste und Depressionen verschwinden und Ihr gesamter Körper strahlt wieder Lebensfreude und Vitalität aus.

Sie werden es spüren, wenn Sie das 28-Tage-Programm absolviert haben. Je nachdem, wie schlecht Ihr körperlicher Zustand vorher war, werden Sie sich schon gleich danach hundertprozentig besser fühlen oder es wird noch einige Monate dauern, bis Sie optimale Gesundheit erlangt haben. Bei einer Überfunktion können Sie zusätzlich Kräuter anwenden, um Ihre überaktive Schilddrüse zu beruhigen; bei einer Unterfunktion können Sie zusammen mit Ihrem Arzt die richtige Art und Menge eines einzunehmenden Hormonpräparats bestimmen. Wie auch immer, die Patienten, von denen ich Ihnen in diesem Kapitel erzähle, haben es Ihnen vorgemacht: Die Myers-Methode kann Ihre Gesundheit verändern – und damit Ihr Leben.

Worin zeigt sich der Erfolg?

Die gute Nachricht ist: Wenn Sie das Schilddrüsen-Programm nach der Myers-Methode durchführen und, falls erforderlich, mit Ihrem Arzt zusammenarbeiten (Empfehlungen dazu finden Sie in Teil III), dürfen Sie damit rechnen, die auf den Seiten 31 und 32 beschriebenen Symptome loszuwerden, sich schlank, energiegeladen und vital zu fühlen und sich einer ausgeglichenen und optimistisch-gelassenen Stimmungslage zu erfreuen.

Es gibt viele Wege zu diesem Ziel, die unter anderem davon abhängen, ob und wie lange Sie an einer Unter- oder an einer Überfunktion der Schilddrüse leiden und ob Sie noch andere chronische Beschwerden haben. Daraus ergibt sich, wie lange der Heilungsprozess bei Ihnen dauert und was Sie alles tun müssen, um vorwärtszukommen. Eines dürfen Sie nicht vergessen: Ihre Schilddrüse ist ein absolut lebenswichtiges Organ. Falls sie mit Jod abladiert, chirurgisch entfernt oder »nur« durch eine chronische Entzündung geschädigt wurde, werden Sie nicht ganz darum herumkommen, ein Schilddrüsenhormonpräparat einzunehmen.

In meinem Buch *Die Autoimmun-Lösung* beschreibe ich, wie sich ohne die Einnahme irgendwelcher Medikamente oder Hormonpräparate Autoimmunsymptome rückgängig machen lassen und so die Gesundheit eines Menschen wiederhergestellt werden kann. Aber diesbezüglich gibt es eben einen Unterschied zwischen Schilddrüse und Immunsystem. Das Immunsystem umfasst biochemische Vorgänge, die relativ flexibel und leicht veränderbar sind. Die Schilddrüse dagegen ist ein lebenswichtiges Organ, und wenn sie einmal beschädigt ist, bleibt dieser Schaden dauerhaft. In einem solchen Fall muss das Hormon, das die Schilddrüse nicht mehr produzieren kann, von außen zugeführt werden.

Wie auch immer: Wenn Sie Ihre Ernährungs- und Lebensweise gemäß den Bedürfnissen Ihres Körpers ändern und falls notwendig ein Hormonpräparat in der für Sie genau richtigen Menge nehmen, können Sie sich auf ein vitales, gesundes Leben freuen. Nachstehend finden Sie alle Möglichkeiten für ein gutes Ergebnis aufgelistet.

- Sie leiden an einer Unterfunktion und haben schon seit dem Kindesalter Probleme mit der Schilddrüse: Mit dem Schilddrüsen-Programm nach der Myers-Methode können Sie die Störung eventuell komplett beheben. Es ist möglich, dass Sie nie wieder irgendein Schilddrüsenhormonpräparat oder andere Medikamente nehmen und lediglich Ihre Ernährungs- und Lebensweise ändern müssen.
- Sie leiden seit ein paar Jahren an einer Unterfunktion: Vielleicht ist Ihre Schilddrüse schon so geschädigt, dass sie nicht mehr genügend Hormone für Ihren Bedarf produziert. Die Myers-Methode ermöglicht Ihnen auch in diesem Fall, sich gesund und großartig zu fühlen – aber nur dann, wenn Ihr Arzt Ihnen außerdem die richtige Art und die richtige Menge von Hormontabletten verschreibt, um die fehlenden Schilddrüsenhormone zu ersetzen.
- Sie leiden an einer Überfunktion und bisher wurden weder eine Ablation mit Jod noch eine operative Entfernung der Schilddrüse durchgeführt: Es ist sehr gut möglich, dass Sie mit dem Schilddrüsen-Programm nach der Myers-Methode plus der Einnahme einiger Kräuter zur Beruhigung der Schilddrüse Ihre Krankheit zum Guten wenden können. Das gilt in jedem Fall, egal ob Sie nun derzeit Hormonbremser-Medikamente nehmen oder nicht. Je nach Ihrer körperlichen Verfassung dauert es vielleicht mehrere Wochen oder Monate, bis Sie Ihre Medikamente absetzen und optimale Gesundheit erlangen können. Wenn es so weit ist, müssen Sie danach nichts anderes mehr tun als sich an die Myers-Methode halten – keine Arzneien, keine Kräuter, einfach nur die richtige Ernährungs- und Lebensweise.
- Sie leiden an einer Überfunktion und die Schilddrüse wurde mittels einer Radiojodtherapie oder Operation ganz oder teilweise zerstört (oder die Schilddrüse ist aus anderen Gründen geschädigt): Sie werden auf jeden Fall irgendein Schilddrüsenhormonpräparat nehmen müssen, um den Ausfall Ihrer Schilddrüse zu kompensieren. Mit der Myers-Methode können Sie zwar nicht die Schilddrüse wiederherstellen, aber zumindest Ihre Symptome so weit abmildern, dass langfristig eventuell eine weit geringere Dosis des Medikaments ausreichend ist.

Wenn ich von jetzt ab in diesem Buch *zurückbilden* oder *rückgängig machen* schreibe, beziehe ich mich damit auf die Schäden an Ihrem Körper und Ihrem Immunsystem, nicht auf die Schilddrüse. *Symptome* und eine *Autoimmunreaktion* können sich zurückbilden, rückgängig gemacht werden, Schäden an der Schilddrüse jedoch nicht. Glücklicherweise können solche Schäden aber mit dem richtigen Hormonpräparat zumindest kompensiert werden.

Das Schilddrüsen-Programm nach der Myers-Methode *kann* ...

… bei der Beseitigung von Symptomen helfen.
… eine überaktive Schilddrüse beruhigen.
… Ihren Körper mit den Nährstoffen versorgen, die er für eine optimale Funktion der Schilddrüse benötigt.
… Hindernisse für eine optimale Funktion der Schilddrüse beseitigen, zum Beispiel körperliche oder berufliche Überbelastung oder Giftstoffe im Körper.
… Entzündungen in der Schilddrüse und im Körper beruhigen.
… Schädigungen des Immunsystems rückgängig machen und ihm eine optimale Funktion ermöglichen.

Das Schilddrüsen-Programm nach der Myers-Methode *kann nicht* ...

… Schäden an Ihrer Schilddrüse beheben.
… Ihre Autoimmunerkrankung heilen.

Martina: »Ihre Blutwerte sind perfekt. Sie leiden einfach an den ersten Altersbeschwerden«

Martina war immer eine vitale, energiegeladene Frau. Sie arbeitete als Anwältin in einer texanischen Kleinstadt und war dort bekannt und beliebt. Als sie auf die fünfzig zuging, entschloss sie sich, bei den Stadtratswahlen zu kandidieren.

Martinas Ehepartner, ein Geschäftsmann, unterstützte seine Frau bei diesem Vorhaben so gut er nur konnte, und ihre zwei Kinder, die höhere Schulen besuchten, waren stolz auf ihre Mutter. Trotzdem machte sich der Stress einer Wahlkampagne und ihre Berufstätigkeit bei Martina bemerkbar und äußerte sich in körperlichen Symptomen, die sie bis dahin nicht gekannt hatte: Müdigkeit, Konzentrationsschwierigkeiten, ständiges Frieren, eine plötzliche Gewichtszunahme von fünf Kilo und, das empfand sie besonders schlimm, Haarausfall.

Nach der Geburt ihres zweiten Kindes war bei Martina eine Unterfunktion der Schilddrüse diagnostiziert worden. Deshalb nahm sie bereits seit achtzehn Jahren ein Hormonpräparat, in einer kleinen Dosis. Ihre Schilddrüse produzierte nicht genügend Hormone und durch das Medikament konnte dies ausgeglichen werden. So weit, so gut.

Doch nun zeigten sich bei Martina die genannten Symptome. Nach all den Jahren stimmte plötzlich irgendetwas nicht mehr. Sie bat ihren Arzt darum, noch einmal eine Blutuntersuchung vorzunehmen. Er kam ihrem Wunsch nach und sagte ihr dann, dass die Werte alle in Ordnung seien.

»Ich konnte nichts feststellen«, meinte der Arzt. »Es ist ganz normal, dass alles etwas langsamer geht, wenn man älter wird. Schonen Sie sich in den nächsten Wochen mal etwas.«

Martina wollte es aber nicht akzeptieren, dass sie bereits mit 48 Jahren keinen Ehrgeiz und keine hochgesteckten Ziele mehr haben sollte. Sie kannte ihren Körper gut und deshalb *wusste* sie, dass etwas nicht in Ordnung war. Sie wollte eine bessere Lösung als »einfach mal entspannen«.

»Sie können die Laborwerte nicht einfach bestreiten«, erwiderte der Arzt. »Das sind Fakten. Vergessen Sie nicht, dass Sie fast fünfzig sind, Ihre Menopause wird bald eintreten und da sind solche Symptome nicht ungewöhnlich.« Er verschrieb ihr Antibabypillen zur Regulierung eventueller Sexualhormonschwankungen.

Doch anstatt zu helfen, machten die Pillen alles nur noch schlimmer. Nach ein paar Wochen ging Martina förmlich die Wände hoch. Zu ihren schon bestehenden Symptomen kamen Stimmungsschwankungen, Schlaflosigkeit und Angstzustände hinzu. Sie nahm weitere drei Kilo zu und der Haarausfall verstärkte sich sogar noch.

Martina hatte einige Podcasts von mir gehört, in denen ich darüber sprach, wie wichtig es ist, Patienten wirklich zuzuhören. Das gefiel ihr und so kam sie in meine Praxis.

»Diese Symptome machen mir mein Leben unerträglich«, erzählte sie mir. »Ich bin überhaupt nicht mehr leistungsfähig. Ich wollte *zusammen* mit meinem Arzt eine Lösung finden, aber der nahm mich überhaupt nicht ernst. So als ob ich mich an die Behandlung anpassen müsse, anstatt dass er die Behandlung an mich anpasst.«

Es war offensichtlich, wie Martina litt, und ich wollte ihr helfen. Als Erstes veranlasste ich zahlreiche Bluttests, insbesondere auch hinsichtlich ihrer Schilddrüsenwerte. Diese Untersuchungen waren viel genauer als jene, die ihr Arzt in Auftrag gegeben hatte.

Ich empfahl Martina, sich bis zum Eintreffen der Testergebnisse schon mal mit dem Schilddrüsen-Programm nach der Myers-Methode zu befassen und die Empfehlungen zu einer veränderten Ernährungs- und Lebensweise und zu Nahrungszusätzen für eine verbesserte Funktion ihrer Schilddrüse zu befolgen.

Außerdem wollte ich, dass Martina die Antibabypille absetzte. Ich erklärte ihr, dass wenn sich im Körpersystem zu viel Östrogen befindet (besonders die synthetischen Östrogene, wie sie in der Pille und bei Hormonersatztherapien zur Anwendung kommen), der Körper vermehrt *Thyroxin-bindendes Globulin (TBG)* produziert, ein Protein für Schilddrüsenhormone. Normalerweise bindet sich der größte Teil der Schilddrüsenhormone an die Proteine im Blut; der Rest kann in die Körperzellen wandern. Ist nun aber die TBG-Konzentration im Blut zu hoch, wird ein zu großer Anteil der Schilddrüsenhormone gebunden und für die Zellen ist nicht mehr genug übrig. Deshalb können Kontrazeptiva und Hormonersatztherapien eine bestehende Schilddrüsenfehlfunktion weiter verschlimmern.

Genau genommen können jegliche Schwankungen bei den Östrogenen oder den anderen Sexualhormonen die Funktion der Schilddrüse beeinflussen, so wie umgekehrt eine Fehlfunktion der Schilddrüse die Sexualhormone durcheinanderbringen kann. Das ist der Grund, warum sich ein vorher vergeblicher Kinderwunsch einer Frau oft erfüllt, wenn ihre Schilddrüse behandelt wird. Und es ist der Grund, warum während einer Schwangerschaft, nach der Entbindung und in den Wechseljahren die Schilddrüsenfunktion aus dem Gleichgewicht geraten kann. Ich dachte mir, dass genau dies Martina passiert war. Mit dem zweiten Kind hatte sich ihr Hormonsystem so weit verschlechtert, dass sie eine kleine Dosis Schilddrüsenhormone zur Substitution benötigte. Im Wechsel gab es einen weiteren Schub und die geringe Dosis reichte nicht mehr aus.

Noch dazu war auch der Stress aufgrund von Martinas Wahlkampagne eine Belastung für ihre Schilddrüse. Stress wird ja vielfach als rein psychologisches Problem erachtet, aber ich kann Ihnen versichern, dass auch Ihr Körper darauf reagiert, wenn Sie sich angespannt, verängstigt oder überlastet fühlen, indem er zum Beispiel Stresshormone ausschüttet. Stress-, Schilddrüsen- und Sexualhormone beeinflussen sich gegenseitig, und wenn sich an einer Stelle in diesem ganzen System etwas verändert, wirkt sich das auch auf die anderen Elemente aus.

Als ich Martina auf das Stressproblem ansprach, erwiderte sie, dass sie ihre Kampagne deshalb ganz bestimmt nicht aufgeben würde. Das sei auch gar nicht nötig, meinte ich dazu. Ich selbst führe ja auch ein arbeitsreiches und forderndes Leben und das gilt für die meisten meiner Patienten. Das Ziel besteht nicht darin, jeglichen Stress zu meiden, sondern ihn abzuschwächen. Das geht zum Beispiel, indem man stressige Phasen mit entspannenden Phasen abwechselt. Dann hat der Körper eine Chance, sich zwischendurch zu erholen, und die Stresshormone kommen wieder ins Gleichgewicht. Die Schilddrüse ebenso wie das Immunsystem profitieren enorm davon. Deshalb ist

Stressbewältigung ein ganz wichtiger Teil des Schilddrüsen-Programms nach der Myers-Methode.

Körperliche und emotionale Stressfaktoren mit Auswirkung auf die Schilddrüse

Emotionale Stressoren
- Missbrauch
- Alternde Eltern
- Geburt eines Kindes
- Kinder, die Probleme durchmachen
- Tod eines geliebten Menschen
- Scheidung oder schmerzhafte Trennung; Verlust eines Freundes
- Streitigkeiten innerhalb der Familie
- Finanzielle Schwierigkeiten
- Krankheit
- Entlassung oder anderer Verlust des Arbeitsplatzes
- Heirat
- Umzug
- Neue Stelle, Beförderung, neues Projekt, neue Arbeitskollegen
- Neue Beziehung, Sich-Verlieben (ja, auch das kann stressig sein!)
- Trauma
- Arbeitsdruck

Körperliche Stressoren
- Krankheit
- Ein- und/oder Durchschlafprobleme
- Auslassen von Mahlzeiten
- Zu intensives oder zu langes Training
- Körperlich anstrengende Arbeit, die Hebetätigkeiten, langes Stehen oder
- andere Strapazen mit sich bringt
- Schwangerschaft und die Zeit danach
- Trauma

Ihnen KANN geholfen werden

Zwei Wochen später schickte mir Martina eine E-Mail, in der sie schrieb, dass sie bereits eineinhalb Kilogramm abgenommen hatte und sich jetzt viel ruhiger fühlte. Sie würde besser schlafen und über mehr Energie verfügen. »Und das alles ohne Medikamente!«, staunte sie. Ungefähr zu diesem Zeitpunkt erhielt ich auch die Ergebnisse der Blutuntersuchungen. Martinas Arzt hätte sie wahrscheinlich wieder als »normal« bewertet, aber für mich waren sie das überhaupt nicht. Das lag zum einen daran, dass mir mehr Daten vorlagen als ihrem Arzt. Die meisten Schulmediziner führen Tests nur hinsichtlich einiger weniger Schilddrüsenhormone durch, wohingegen ich ein viel genaueres Blutbild erstellen lasse.

Außerdem interpretiere ich die Laborwerte anders. Konventionelle Ärzte orientieren sich an »normalen Referenzbereichen«, die ziemlich weit sein können. Meine Gesundheitsstandards sind höher: Ich suche die *optimalen*, viel engeren Bereiche. Ich möchte nicht einfach, dass der Körper funktioniert, sondern ich möchte, dass er auf möglichst hohem Niveau funktioniert.

Wäre Martina nach der Geburt ihres zweiten Kindes bei mir in Behandlung gewesen, hätten wir damals noch durch Veränderungen in ihrer Ernährungs- und Lebensweise auf die Produktion der Schilddrüsenhormone Einfluss nehmen können. Inzwischen aber, nach achtzehn Jahren Fehlfunktion, war die Schilddrüse nicht mehr in der Lage, von selbst die richtigen Hormonmengen zu produzieren. Ich musste Martina jetzt deshalb nicht mehr nur die Myers-Methode »verschreiben«, sondern außerdem das passende Hormonpräparat mit der richtigen Dosierung. Auf der Grundlage der Laborbefunde wurde mir klar, dass es bei Martina nicht die Menge der einzunehmenden Schilddrüsenhormone zu erhöhen galt, sondern dass sie ein natürlicheres und wirksameres Präparat einnehmen musste.

Martinas Geschichte ist ein klassisches Beispiel dafür, warum es so wichtig ist, ein komplettes Schilddrüsenblutbild zu erstellen und sich nicht auf nur einen oder zwei Tests zu verlassen. Sie zeigt auch auf, wie veränderlich Schilddrüsenprobleme sein können und warum Ihr Arzt Sie unbedingt in regelmäßigen Abständen untersuchen muss. Martina war jahrelang gut mit ihren Schilddrüsenhormontabletten zurechtgekommen. Aber dann geriet sie in eine neue Lebenslage mit vermehrtem Stress, einerseits durch die einsetzenden Wechseljahre und andererseits durch ihre politische Kandidatur. Ihr Körper reagierte darauf und dementsprechend waren Art und Dosis des Medikaments nicht mehr passend.

Außerdem zeigt Martinas Geschichte, wie die Schulmedizin bei Menschen mit einer Schilddrüsenfehlfunktion oft versagt. Sobald eine Frau Hormonprobleme hat, wird fast reflexartig die Antibabypille oder eine Hormonersatztherapie verschrieben. Falls nun aber die Probleme von der Schilddrüse herrühren, verschlimmert eine solche Behandlung die Situation nur noch weiter. Das ist ein gutes Beispiel dafür, was passiert, wenn man ein Problem nicht an der Wurzel packt.

Martina bekam von mir ein anderes Hormonpräparat verschrieben und schon nach ein paar Tagen teilte sie mir mit, dass sie das Gefühl habe, als sei in ihrem Gehirn eine Lampe angeknipst worden. Sie wurde wieder klarer im Kopf und in den darauffolgenden Wochen hatte sie so viel Energie wie schon lange nicht mehr. Sie fühlte sich wohl, fror nicht mehr so viel und freute sich darauf, dass die neue Behandlung ihr guttun würde. Innerhalb von nur acht Wochen war sie ihre überschüssigen Pfunde wieder los, und nach drei Monaten war ihr Haar so gesund und dicht wie nie zuvor. Sie sagte, sie fühle sich zwanzig Jahre jünger.

»Mein vorheriger Arzt hatte mir immer das Gefühl vermittelt, als sei ich ein wenig hysterisch und würde übertreiben«, erzählte mir Martina bei ihrem letzten Besuch in der Praxis. »Ich *wusste*, dass etwas nicht in Ordnung war, aber er beachtete mich gar nicht, sondern nur das Blatt Papier mit den Laborergebnissen. Ich bin eine kompetente Frau, berufstätig und in ein offizielles Amt gewählt. Von meinem Arzt jedoch wurde ich wie ein dummes Schulmädchen behandelt, das keine Ahnung hat.«

Sie atmete tief durch. »Eigentlich hatte ich mich nie wirklich mit meiner Gesundheit beschäftigt. Ich nahm die Hormontabletten und war froh, dass sie irgendwie wirkten. Das Gute an der neuen Situation ist, dass ich jetzt verstehe, was in meinem Körper vorgeht und was ich selbst tun kann, um gesund zu bleiben.«

Thomas: »Sie sind doch ein Mann, da können Sie keine Probleme mit der Schilddrüse haben«

Thomas arbeitete als Leiter des Rechnungswesens in einem Maklerunternehmen. Er war ein methodisch und sorgfältig arbeitender Angestellter und daran gewöhnt, selbst die kleinsten Vorkommnisse zu dokumentieren und zu analysieren. In Bezug auf seine Gesundheit war er genauso aufmerksam. Bei jedem Arztbesuch wollte er ganz genau wissen, was getestet worden war, wie die Ergebnisse lauteten und was der Arzt empfahl. Und er verlangte, dass genau erfasst werden solle, wie sich die jeweiligen Maßnahmen ausgewirkt hatten und ob sie vielleicht angepasst werden müssten.

Nach seinem 42. Geburtstag ging Thomas zum Arzt und schilderte ihm seine Symptome wie Müdigkeit, Rückgang des Muskeltonus und nachlassende Libido. Er hatte das Gefühl, sich für nichts mehr richtig motivieren zu können und körperlich und emotional viel weniger robust als früher zu sein.

»Ich laufe gewöhnlich zwei Marathons pro Jahr und trainiere regelmäßig dafür. Aber seit einiger Zeit bin ich schon nach eineinhalb Kilometern Laufen vollkommen erschöpft und freue mich überhaupt nicht mehr auf das Training.«

Außerdem erzählte Thomas, dass er in den drei Monaten vor dem Arztbesuch fast vier Kilo zugelegt hatte, obwohl er mittels seines Essenstagebuchs seine Ernährung genau kontrollierte und nicht mehr Kalorien aufgenommen hatte als früher. Im Gegenteil, er hatte letztendlich sogar Süßspeisen, Alkohol, Nudeln und Kartoffeln ganz weggelassen, aber schaffte es trotz allem nicht mehr, wieder abzunehmen. Und schließlich fügte Thomas noch hinzu: »Mein Sexleben ist fast inexistent. Meine Frau und ich hatten immer eine sexuell sehr aktive Beziehung, aber jetzt schlafen wir noch maximal einmal pro Monat miteinander.«

Der Arzt untersuchte Thomas' Testosteronspiegel, der wie vermutet sehr niedrig war. Er verschrieb Thomas daraufhin geringdosiertes Testosteron, das ihm in den nächsten Wochen zu etwas mehr Energie und gesteigertem sexuellem Interesse verhalf. Sein Gewicht stieg aber weiter, und außerdem klagte er über ein verdunkeltes Bewusstsein – sein Kurzzeitgedächtnis wurde schlechter, er konnte nicht mehr als drei Dinge auf einmal im Kopf behalten und verwechselte bei der Arbeit manchmal sogar Zahlenreihen.

»Das sind normale Erscheinungen, wenn man älter wird«, meinte der Arzt dazu. »Ich kann Ihnen höhere Dosen Testosteron verschreiben, aber manche Leute bekommen davon Kopfschmerzen oder Akne. Ein Antidepressivum wäre eine andere Möglichkeit, das wird allerdings Ihre Konzentrationsschwäche eher verschlimmern. Sonst wüsste ich nicht, wie ich Ihnen noch helfen könnte.«

Eine solche Antwort war für Thomas nicht akzeptabel. Er verdiente nicht nur seinen Lebensunterhalt mit Zahlen und Genauigkeit, sondern es ging ihm auch um seinen Stolz. »Wenn ich meine Arbeit nicht gut machen kann, dann lasse ich sie lieber ganz sein«, sagte er mir, als er zum ersten Mal in meine Praxis kam. »Und wenn mein Körper und mein Gehirn nicht mehr richtig funktionieren, kann ich einfach keine gute Arbeit leisten!«

Thomas war auf die Empfehlung eines Freundes gekommen, der einen meiner Blogs über Schilddrüsengesundheit gelesen und diesem entnommen hatte, dass ich eine umfangreichere Anzahl von Tests anbot als normale Ärzte und dementsprechend auch manchmal bessere Lösungen fand. Thomas dachte, dass es einen Versuch wert sein könnte.

Als er mir seine Geschichte erzählte, dachte ich sofort an eine Schilddrüsenerkrankung. Beim Durchblättern seiner Patientenunterlagen sah ich dann, dass sein Hausarzt die Schilddrüsenwerte überhaupt nicht kontrolliert hatte. Ich fand das unmöglich, aber es verwunderte mich nicht. Ärzte nehmen bei Männern, vor allem solchen unter sechzig, einfach nicht an, dass sie ein Problem mit der Schilddrüse haben könnten. Dementsprechend lassen sie keine diesbezüglichen Tests durchführen.

Es stimmt auch wirklich, dass Frauen etwa siebenmal häufiger von Funktionsstörungen der Schilddrüse betroffen sind als Männer. Aber das heißt natürlich nicht, dass man Männer grundsätzlich nicht daraufhin testen sollte.

Meiner Ansicht nach kommt ein solches Versäumnis einem Behandlungsfehler nahe. Bei jedem Patient und jeder Patientin sollte grundsätzlich ein komplettes Schilddrüsenblutbild erstellt werden, wenn er oder sie an einem der auf den Seiten 31 und 32 oder einer der nachstehend aufgelisteten Störungen leidet. In der Functional Medicine ist das Standard, in der Schulmedizin leider nicht. Konventionelle Ärzte achten viel weniger auf Anzeichen von Schilddrüsenerkrankungen, besonders wenn der Patient keine Frau mittleren Alters ist.

Symptome, die auf eine Schilddrüsenerkrankung hinweisen

Wenn ein Patient, egal welchen Alters oder Geschlechts, eine der folgenden Erkrankungen bzw. Beschwerden aufweist, lasse ich routinemäßig sämtliche verfügbaren Bluttests hinsichtlich der Schilddrüse durchführen.

- ADHS
- Adipositas
- Angstzustände
- Anorexie (Magersucht)
- Autismus
- Autoimmunkrankheit
- Chronische Verstopfung
- Demenz
- Depression
- Diabetes
- Dünndarmfehlbesiedlung (DDFB/SIBO)
- Ein- und/oder Durchschlafstörungen
- Erektionsstörungen
- Herz-Kreislauf-Erkrankung
- Hormonungleichgewicht
- Konzentrations-/Gedächtnisschwäche
- Kropf oder Schwellung am Hals
- Lernschwäche oder Entwicklungsverzögerungen
- Nebennierenschwäche
- Nesselausschlag (Nesselsucht)

- Neurologische Probleme
- Reizdarmsyndrom
- »Senilität« – alle scheinbar altersbedingten mentalen oder emotionalen Probleme
- Unfruchtbarkeit oder Neigung zu Fehlgeburten

Während die Ergebnisse der Blutuntersuchungen noch auf sich warten ließen, begann Thomas schon einmal mit dem Schilddrüsen-Programm nach der Myers-Methode. Ich sagte ihm, dass sich bereits damit sein Energieniveau, seine Stimmung und sein allgemeines hormonelles Gleichgewicht verbessern würden. Anhand der Testergebnisse würden wir dann später überlegen, ob noch die Gabe eines Schilddrüsenhormonpräparats notwendig sei.

Thomas gefiel die Idee mit der Myers-Methode, weil er nie ein Freund davon war, jeden Tag seines Lebens Medikamente zu nehmen. »Kann ich denn alles mit Ernährung und Lebensstil beeinflussen? Reicht das?«, fragte er.

Ich erklärte ihm, dass wenn eine Schilddrüsenfehlfunktion früh genug entdeckt wird, eine Änderung der Ernährungs- und Lebensweise genug sein *kann*. Wir können die Funktion der Schilddrüse unterstützen, indem wir ihr das geben, was sie braucht (Nährstoffe, Vitamine, Mineralien) und indem wir das weglassen, was sie hemmt (Übertraining, Toxine, Stress). Nicht möglich ist es, die Schilddrüse wieder aufzubauen – wenn sie einmal geschädigt ist, bleibt dieser Schaden bestehen und dann müssen Schilddrüsenhormone eingenommen werden.

»Jetzt fangen Sie mal mit dem Programm an«, sagte ich Thomas, »und dann sehen wir, was passiert. Ich denke, wir werden bald wissen, ob Sie zusätzlich ein Hormonpräparat benötigen.«

Thomas war begeistert davon, seine Gesundheit selbst in die Hand zu nehmen, und hielt sich gewissenhaft an die Myers-Methode. Allerdings war er etwas überrascht von meinem Rat, eine weniger intensive Sportart auszuüben. Meiner Meinung nach hatte er mit seinen langen Läufen seine Schilddrüse überbelastet.

»Aber Sport ist doch gesund!«, protestierte Thomas. »Ich habe mich darauf gefreut, wieder mehr Energie zu haben, um wieder laufen gehen zu können.«

Auf seinen Einwand erwiderte ich Thomas, dass der menschliche Körper bis zu einem gewissen Grad Herausforderungen – Stress – braucht, aber dass es einen Punkt gibt, ab dem der Nutzen abnimmt und es eventuell sogar zu Schäden kommen kann. Wenn der Körper zu stark beansprucht wird, rebellieren Schilddrüse und Nebennieren. Es passiert dann oft, dass zu viel Cortisol produziert wird, ein starkes Stresshormon, welches die Funktion von Schilddrüse und Immunsystem stört. Zu intensives Training kann die Schilddrüse schwächen und den Stoffwechsel verlangsamen, sodass man am Ende sogar Gewicht zulegt. Manche Menschen verfügen über einen Körper, der starke Beanspruchungen gut verträgt, aber für die meisten von uns ist etwas weniger strapaziöses Training besser. Ich hatte schon eine Reihe von Patienten, die Marathons oder Triathlons (sogar Ironmans) oder CrossFit-Wettkämpfe absolviert hatten und dann feststellen mussten, dass diese intensive sportliche Betätigung ihre Schilddrüse angreift. Sie wandten sich anderen Sportarten zu, mit denen sie ihren Körper nicht so stark strapazierten, und fühlten sich im Endeffekt leistungsfähiger und fitter.

Thomas erklärte sich nach meinen Ausführungen bereit, auf Walking und Pilates umzustellen, beides Sportarten, die die Rumpfstabilität stärken und den Körper nicht zu stark beanspruchen. Zu seiner Überraschung waren seine Lebensgeister sehr schnell wieder geweckt, und seine überschüssigen Pfunde schmolzen. Nach den ersten zwei Wochen Myers-Methode war klar, dass Thomas die Testosterontabletten ganz weglassen konnte, er brauchte sie schlichtweg nicht mehr. Am Ende des Monats war er hinsichtlich Vitalität und sexuellen Verlangens wieder ganz der Alte. Er hatte keinerlei Konzentrationsschwierigkeiten und fühlte sich so klar im Kopf wie schon lange nicht mehr. Und während Thomas mit der Myers-Methode weitermachte, verbesserte sich seine Gesundheit stetig, was auch anhand seiner Laborwerte sichtbar wurde. Seine Schilddrüsenfunktion hatte sich nach einer Weile normalisiert und er musste kein Hormonpräparat einnehmen. Thomas freute sich riesig über seine wiederhergestellte Gesundheit und darüber, dass er die Kontrolle über seinen Körper wiedergewonnen hatte.

»Ein guter Arzt ist für mich jemand, der oder die mir Hilfe zur Selbsthilfe gibt«, meinte Thomas bei seinem letzten Besuch in meiner Praxis. »An der Myers-Methode gefällt mir deshalb besonders, dass sie es mir ermöglicht, meine Gesundheit selbst in die Hand zu nehmen.«

Gloria: »Wir konzentrieren uns auf Ihren Lupus«

Manchmal passiert es, dass ein Arzt einen Patient wegen eines sehr schweren gesundheitlichen Problems behandelt und dabei vergisst, daneben auch mal die Schilddrüsenwerte bestimmen zu lassen. So geschah es Gloria, einer freiberuflichen Grafikdesignerin, die schulmedizinisch wegen eines Lupus therapiert wurde, einer auch Schmetterlingsflechte genannten Autoimmunerkrankung. Die Medikamente, die sie bekam, waren nicht sonderlich wirksam und hatten dafür schwere Nebenwirkungen. Viele Autoimmunpatienten erhalten alle sechs bis zwölf Monate immer neue immunsuppressive Medikamente verschrieben, jeweils in der Hoffnung, dass das nächste Medikament besser und länger wirkt als das vorherige.

Gloria war es ebenso ergangen. In den zehn Jahren, bevor sie mich aufsuchte, war sie in einigen der angesehensten ärztlichen Zentren des Landes behandelt worden. Irgendwann bekam sie mein Buch *Die Autoimmun-Lösung* in die Hand und vereinbarte nach der Lektüre einen Termin. Als sie dann kam, war sie etwas skeptisch, aber auch voller Hoffnung, vor allem, weil sie bemerkte, dass ich viel umfangreichere Tests durchführte als all ihre früheren Ärzte.

Dass Gloria an Lupus litt, war ja bereits klar. Zu ihren Krankheitssymptomen gehörten Müdigkeitsgefühle und Antriebslosigkeit. Obwohl dies auch typische Symptome einer Schilddrüsenstörung sind, nahmen die Ärzte einfach an, dass sie durch den Lupus hervorgerufen worden waren. Zwar untersuchten sie ab und zu routinemäßig einige Aspekte von Glorias Schilddrüsenfunktion, aber so wie der

Arzt von Martina wendeten sie ein nur sehr begrenztes Testfeld an – viel weniger Tests, als ich sie immer in Auftrag gebe. Am schlimmsten war das Versäumnis, Glorias Schilddrüsen-*Antikörper* zu überprüfen.

Die meisten Schilddrüsenstörungen sind ihrem Wesen nach autoimmun; das heißt, das Immunsystem scheint außer Kontrolle zu sein und greift die Schilddrüse an. Einer der Bestandteile des Immunsystems sind Antikörper, die Eindringlinge von außen, wie Bakterien oder Viren, aufspüren. Bei einer Autoimmunerkrankung erkennen die Antikörper aber irrtümlicherweise körpereigenes Gewebe, wie zum Beispiel die Schilddrüse, als zu bekämpfenden Fremdkörper. Deshalb lasse ich das Blut meiner Patienten immer auf die beiden häufigsten Arten von Schilddrüsenantikörpern untersuchen: Thyroperoxidase- und Thyroglobulin-Antikörper (TPO- und Tg-AK). Wenn ich das Vorhandensein dieser Antikörper feststelle, weiß ich, dass sich eine Autoimmunerkrankung abzeichnet. Manchmal zeigen sich die Antikörper schon Jahre vor dem Ausbruch einer autoimmunen Schilddrüsenstörung. Zu einem solchen Zeitpunkt wurde die Schilddrüse noch nicht so stark vom Immunsystem angegriffen, dass schon Schäden entstanden waren. Wenn man sich als Betroffener dann die Myers-Methode zu eigen macht, kann man oftmals Schilddrüsenschäden noch verhindern und die Autoimmunstörung rückgängig machen. Glorias Blutbild entnahm ich, dass die meisten ihrer Schilddrüsenwerte normal, wenn nicht sogar optimal waren – mit Ausnahme der hohen Konzentration an Antikörpern. Als ich Gloria dies mitteilte, zeigte sie sich erstaunt.

»Das verstehe ich einfach nicht«, sagte sie mehrmals. »Ich war bei so vielen renommierten Experten. Und keiner soll das bisher bemerkt haben?«

Auch für mich war das eigentlich unentschuldbar, aber ich konnte nachvollziehen, wie es passieren konnte. Die Lehrmeinung der herkömmlichen Medizin lautet ja, dass, da für Autoimmunerkrankungen wie Lupus ein überaktives Immunsystem verantwortlich ist, die korrekte Reaktion darin bestehe, das Immunsystem mittels eines *Immunosuppressivums* zu unterdrücken. Glorias Ärzte waren voll und ganz darauf konzentriert, ihr Immunsystem und ihre Lupus-Symptome zu überwachen. An das Vorhandensein von Schilddrüsenantikörpern dachten sie somit überhaupt nicht.

Zum Glück hatte ich die Antikörper früh genug entdeckt, dass Schäden an Glorias Schilddrüse noch abgewendet werden konnten. Darüber hinaus war es mittels der Myers-Methode möglich, die Zahl der Antikörper beträchtlich zu reduzieren, sodass das Immunsystem nicht mehr die Schilddrüse attackierte, sowie zum Rückgang der Lupus-Symptome beizutragen und generell die Immunsystemfunktion zu verbessern.

Zur Freude von Gloria zahlte es sich mehr als aus, dass wir die Aufmerksamkeit auf ihr Immunsystem, ihren Darm und ihre Schilddrüse gerichtet hatten. Bei der nächsten Blutuntersuchung hatte sich die Konzentration der Schilddrüsenantikörper bereits halbiert. Drei Monate später waren praktisch keine mehr feststellbar, und damit einhergehend hatten sich auch die Lupus-Symptome stark verbessert. Gloria war zum ersten Mal seit dem Teenageralter schmerzfrei und fühlte sich, als könne sie Bäume ausreißen. Sie konnte es kaum fassen, dass sie keine Medikamente mehr nehmen musste. Und ihre revitalisierte Schilddrüse verhalf ihr zu einer inneren Ruhe und geistigen Klarheit, wie sie sie so noch niemals erlebt hatte.

»Zum ersten Mal, seit ich zurückdenken kann, fühle ich mich wirklich *gesund*«, sagte Gloria zu mir. »Es haben sich nicht nur ein paar Symptome oder eine Krankheit zurückgebildet, sondern es hat sich ein richtiger Gesundheitsspeicher gebildet.«

Taylor: »Sie müssen einfach mehr abschalten«

Taylor, eine engagierte junge Frau Ende zwanzig, arbeitete als Anwaltsgehilfin in einer großen Kanzlei. Sie hatte ihre Stelle mit Begeisterung angetreten und liebte ihren Beruf trotz der hohen Arbeitsbelastung. Im Laufe der Zeit verschlechterte sich jedoch ihr körperlicher Zustand. Als Taylor zu mir in die Praxis kam, war sie unruhig und nervös, und schaffte es kaum, ruhig auf dem Stuhl zu sitzen.

Ihr Hausarzt hatte eine Hyperthyreose, also eine Schilddrüsenüberfunktion, diagnostiziert. Aufgrund der überaktiven Schilddrüse litt sie an Händezittern und Muskelschwäche, an Nervosität und Reizbarkeit; schon der kleinste Konflikt, das geringste Problem brachte sie aus der Fassung. Im Laufe der Zeit hatte sie an Gewicht abgenommen, obwohl sie mir versicherte: »Ich bin die ganze Zeit hungrig und ständig am Essen.«

Auch ihre Stuhlgewohnheiten hatten sich verändert, sie musste jetzt viel häufiger zur Toilette als früher. Was sie aber am meisten irritierte, war die Tatsache, dass sie nicht mehr in ihrem gewohnt flotten Tempo unterwegs sein konnte und zwischendurch beim Gehen immer wieder pausieren musste, »weil mein Herz wie verrückt heftig und schnell schlägt«.

Taylors Arzt war ein Schulmediziner und konfrontierte sie mit denselben drei Wahlmöglichkeiten, die mir einst auch mein Arzt angeboten hatte: starke Medikamente, ablative Radiojodtherapie der Schilddrüse oder eine Operation, bei der die Schilddrüse ganz oder teilweise entfernt wurde. Taylor war entsetzt, so wie ich damals. Als sie im Internet als Suchbegriffe *Schilddrüse, natürliche Heilverfahren* eingab, war sie auf den Podcast gestoßen, in dem ich die Geschichte erzählte, die Sie als Einleitung zu diesem Buch gelesen haben. Da sie nun also wusste, dass ich für ihre Lage Verständnis haben würde, entschied sie sich, mich in meiner Praxis aufzusuchen.

Ich empfahl Taylor die Einnahme bestimmter Kräuter zur natürlichen Beruhigung ihrer Schilddrüse. Außerdem erwähnte ich das Schilddrüsen-Programm nach der Myers-Methode und wie es ihre Schilddrüsenfunktion, das Immunsystem und ihre Gesundheit im Allgemeinen unterstützen würde. Ich erklärte ihr, dass die Behandlung einer überaktiven Schilddrüse vielfach schwieriger ist als die einer Schilddrüsenunterfunktion.

Taylor würde sich also auf eine Therapie über mehrere Monate hinweg einstellen müssen. Mir war nur allzu klar, dass es hart für sie werden würde, die Angstzustände, das Zittern und die Schlaflosigkeit noch eine Weile durchzustehen, aber ich war überzeugt, dass ihr die natürlichen Mittel auf lange Sicht helfen würden.

»Sie müssen geduldig sein und sehr sanft mit sich selbst umgehen«, sagte ich ihr. »Wir gehen langsam vor, Schritt für Schritt.«
Taylors Durchhaltewillen zahlte sich aus. Nach acht Monaten waren ihre Symptome verschwunden und sie war wieder gesund und fit. Bei ihrem letzten Besuch in der Praxis sprachen wir über ihre unterschiedlichen Erfahrungen mit der Functional Medicine und der Schulmedizin.
»Die konventionelle Medizin bietet radikale Behandlungsmethoden, die manchmal sehr schnell Wirkung zeigen, aber auch oft schreckliche Nebenwirkungen haben«, meinte Taylor nachdenklich. »Und als Patientin hat man das Gefühl, keinerlei Kontrolle mehr zu haben und diese ganz an den Arzt abgeben zu müssen. Andererseits kann der Arzt aber nicht einmal garantieren, dass alles gut wird. Es können Nebenwirkungen auftreten, die Medikamente wirken plötzlich nicht mehr oder sonst irgendwas.«
Sie atmete tief durch. »Mit Ihrer Methode hat es Monate gedauert, bis es mir wieder gut ging. Aber jetzt habe ich das Gefühl, vollkommen gesund zu sein, und weiß, wie ich mich heilen und gesund erhalten kann. Die Entscheidungen liegen in meiner Hand, ich habe wieder das Gefühl, Kontrolle über mein Leben zu haben. Es hat sich absolut für mich gelohnt, ein wenig Geduld aufzubringen.«

Warum versagt die Schulmedizin so oft?

Natürlich behaupte ich nicht, dass die Schulmedizin bei Schilddrüsenstörungen überhaupt *nie* helfen kann. Manchmal geht ein Patient zum Arzt, erhält eine wirksame Dosis eines Schilddrüsenhormons und die Symptome sind wie weggeblasen.
Aber sehr oft – und so ist es Martina, Thomas, Gloria und Taylor ergangen – schießt die Schulmedizin am Ziel vorbei. Patienten wie Thomas erhalten nicht die richtige Diagnose. Patienten wie Martina erhalten nicht die richtigen Medikamente. Bei einer Patientin wie Gloria werden nicht alle erforderlichen Tests durchgeführt, und einer Patientin wie Taylor werden keine für sie akzeptablen Optionen an-

geboten. Schockierend häufig passiert es außerdem, dass Patienten Medikamente verabreicht bekommen, die sich gar nicht auf die Schilddrüsenfehlfunktion selbst auswirken, sondern nur die Symptome behandeln: die Antibabypille oder eine Hormonersatztherapie gegen Wechseljahresprobleme; Testosteron, um Energie und Libido wieder anzukurbeln; Betablocker gegen Herzrasen; Schlaftabletten gegen Schlaflosigkeit; Antidepressiva gegen Depressionen; Beruhigungsmittel gegen Angstzustände. Und so weiter, und so weiter.

Bei Autoimmunpatienten ist die Lage sogar noch schlimmer. Wer an Hashimoto-Thyreoiditis – einer Autoimmunerkrankung, bei der es auf die Dauer zu einer Schilddrüsenunterfunktion kommt – leidet, erhält fast immer ein Hormonersatzpräparat verschrieben. Nur selten aber erklärt der Arzt solchen Patienten, was genau in ihrem Körper vorgeht und wie sie mittels der richtigen Ernährung und Lebensweise zum Rückgang ihrer Symptome beitragen und eine weitere Autoimmunerkrankung verhindern können (denken Sie daran: Das Risiko für eine zusätzliche Autoimmunkrankheit ist bei solchen Patienten dreimal so groß wie bei der übrigen Bevölkerung). Und sollten Sie gar Morbus Basedow haben, dann wissen Sie ja bereits aus meiner Geschichte, welche schulmedizinischen Therapien dagegen angeboten werden: starke Medikamente, Zerstörung der Schilddrüse mit radioaktivem Jod oder komplette Entfernung der Schilddrüse.

Patienten mit einer Autoimmunerkrankung *und* einer Schilddrüsenfehlfunktion, so wie Gloria, sind besonders schlimm dran. Die immunsuppressiven Medikamente, die für viele Autoimmunstörungen üblicherweise verschrieben werden, lindern zwar manche Symptome, aber leider oft nur unter Inkaufnahme von belastenden Nebenwirkungen. Die meisten dieser Arzneimittel unterdrücken das Immunsystem, wodurch eine höhere Wahrscheinlichkeit besteht, eine weitere Autoimmunkrankheit oder schlimmer noch sogar Krebs zu entwickeln. Je nach Patient wirken solche Medikamente auch gar nicht oder nur ein paar Jahre oder sogar nur ein paar Monate. Danach muss entweder die Dosis erhöht oder ein anderes Immunsuppressivum eingenommen werden. Solche Abläufe können sehr demoralisierend sein und manchmal verheerende Folgen haben.

Fast kein Schulmediziner aber empfiehlt Schilddrüsen- oder Autoimmunpatienten, Änderungen in ihrer Ernährung und ihrem Lebensstil vorzunehmen, um so die Wurzel des Übels anzupacken. Wie ich es in meinem Buch *Die Autoimmun-Lösung* bereits ausführlich dargelegt habe, sind mit einer Ernährungs- und Lebensweise gemäß der Myers-Methode teilweise außerordentliche Heilungserfolge bei Autoimmunkrankheiten möglich. Und wie Thomas und schon viele andere Patienten erfahren durften, gilt das auch für Schilddrüsenkrankheiten (auch wenn in manchen Fällen zusätzlich noch ein Schilddrüsenhormonpräparat eingenommen werden muss).

Was ist also los mit der konventionellen Medizin? Das will ich nachstehend noch etwas beleuchten.

Schulmedizin im Vergleich zur Functional Medicine: Worin liegen die Unterschiede?

Die Schulmedizin (konventionelle Medizin) ist das, was die große Mehrheit der Ärzte praktiziert und was an den medizinischen Fakultäten gelehrt wird. Auch Ihr Hausarzt wird wahrscheinlich ein Schulmediziner sein. Bei der Schulmedizin geht es vor allem darum, eine Diagnose für eine bestimmte Krankheit zu stellen. Dann wird die Krankheit – oder vielleicht auch nur ihre Symptome – mit einem bestimmten Medikament behandelt. Sollte der Patient nach der Einnahme des Medikaments Nebenwirkungen spüren, verabreicht ihm der Schulmediziner vielfach ein weiteres Arzneimittel gegen diese Nebenwirkungen. Leidet ein Patient an zwei verschiedenen Störungen (zum Beispiel an Lupus und einer Schilddrüsenfehlfunktion), wird ihn der Hausarzt normalerweise an zwei verschiedene Spezialisten schicken, also vielleicht einen Rheumatologen und einen Endokrinologen.

Die Functional Medicine bedient sich eines anderen Ansatzes. Anstatt den Körper in verschiedene Systeme und Funktionsbereiche zu unterteilen, betrachtet die Functional Medicine den Körper als ganzes, integriertes System. Es werden nicht nur Symptome behandelt, sondern die Functional Medicine konzentriert sich auf die Ursachen einer Krankheit, auf Vorbeugung und auf das Erreichen umfassender Gesundheit, die sich durch die optimale *Funktion* jedes Aspektes Ihres Körpers auszeichnet.

Um keine Missverständnisse aufkommen zu lassen: Sowohl die Schulmedizin als auch die Functional Medicine verfolgen wissenschaftlich begründete Ansätze. Manche, die Functional Medicine praktizieren, mögen Chiropraktiker, Naturheilkundler und Osteopathen sein, aber viele von uns, auch ich gehöre dazu, haben ganz klassisch Medizin studiert und die entsprechenden Prüfungen abgelegt. Ich absolvierte nach dem Medizinstudium eine dreijährige Weiterbildung zur Fachärztin in der Notfallmedizin und arbeitete dann mehrere Jahre als Ärztin in einem großen Traumazentrum und in der Notfallstation einer Kinderklinik. Und erst nach alldem meldete ich mich zu einer zweijährigen Ausbildung am Institute of Functional Medicine an.

Die Functional Medicine ist vielfach auf dem neuesten Stand der Medizinforschung und setzt Forschungsergebnisse um, die in der Schulmedizin noch lange nicht angekommen sind. In der Regel dauert es nämlich schockierende achtzehn Jahre, bis sich Forschungsarbeiten in der Routine eines Schulmediziners niederschlagen. Ärzte, die Functional Medicine praktizieren, leisten dagegen oft Pionierarbeit und finden Möglichkeiten, wie sie medizinische Entdeckungen in ihrer Praxis umsetzen.

Diagnosen sind für Schulmediziner der Endpunkt. Wenn sie eine Diagnose gestellt haben, suchen sie nach der richtigen Pille, um die Krankheit oder die Symptome zu behandeln. Für uns Ärzte, die Functional Medicine praktizieren, geht es mit der Diagnose erst richtig los. Danach konzentrieren wir uns auf das *Warum*: Warum hat ein Patient die jeweilige Krankheit? Was ist die zugrunde liegende Ursache? Wie können wir diese Grundursache beheben und die Krankheit rückgängig machen? Und wie kann einem zukünftigen Wiederauftreten der Krankheit vorgebeugt werden?

Ein weiterer wichtiger Unterschied ist die Behandlungsweise. Ein Schulmediziner verlässt sich hauptsächlich auf Arzneimittel, die spezifisch für bestimmte Krankheitsbilder und Symptome hergestellt wurden. Wir dagegen versuchen, dem Problem erst einmal so weit wie irgend möglich mit natürlichen Mitteln beizukommen, um einerseits die Gesamtfunktion des Körpers und andererseits die Funktion einzelner Organe und Systeme zu verbessern. Wir »verschreiben« dem Patienten eine bestimmte Ernährung, Ernährungszusätze, Kräuter und Änderungen in der Lebensweise. Das verhilft dem Patienten dazu, dass Giftstoffe ausgeleitet werden, der Darm geheilt und Stress abgebaut wird. Sollten für die Therapie einer Krankheit aber Medikamente und/oder eine Operation die beste Wahl sein, empfehlen wir dem Patienten durchaus auch eine solche Art der Behandlung.

Bei Schilddrüsenerkrankungen wendet die Functional Medicine modernste Labortests an, um eine genauestmögliche Diagnose zu gewährleisten. Wir lassen im Prinzip dieselben Schilddrüsenbluttests durchführen wie Schulmediziner, erstellen aber ein kompletteres Blutbild und interpretieren die Werte außerdem anders. Konventionelle Ärzte sind schon zufrieden, wenn die Laborwerte sich innerhalb eines Standard-Referenzbereichs bewegen, der als »normal« gilt. Ärzte, die Functional Medicine praktizieren, sind nicht mit »normalen« Werten zufrieden, sondern wollen, dass die Werte »ausgezeichnet« oder »optimal« sind. Jeder Körperteil soll so gesund und funktionsfähig wie nur irgend möglich sein.

Die Frage drängt sich auf, warum die Schulmedizin so schockierend schlechte Ergebnisse bei der Behandlung von Schilddrüsenerkrankungen liefert. Warum lassen die Ärzte nicht genau dieselben Tests durchführen wie wir, warum machen sie nicht von einer viel höheren Anzahl von Behandlungsmöglichkeiten Gebrauch? Die zusätzlich verfügbaren Optionen basieren alle auf exakter Wissenschaft, und ihre Anwendung würde einen großen Unterschied zu den Standardtherapien machen, selbst ohne Unterstützung durch eine veränderte Ernährungs- und Lebensweise.

Zu rügen sind sicherlich die medizinischen Fakultäten, in denen fast nichts darüber gelehrt wird, wie sich Veränderungen in der Ernährungs- und Lebensweise auswirken können. Und die Krankenversicherungen, die ausführliche Tests nicht bezahlen wollen und einem Arzt nicht mehr als 15 Minuten Zeit für einen Patienten zugestehen. Ein Problem besteht vielleicht auch darin, dass konventionell praktizierende Ärzte tendenziell extrem beschäftigt und überarbeitet sind und deshalb kaum Zeit finden, sich mit den neuesten Forschungsergebnissen zu beschäftigen. Bereits im Jahr 2003 gab die American Association of Endocrinologists eine Empfehlung zu neuen Referenzwerten ab. Ich weiß nicht warum, aber nur wenige Ärzte haben diese Empfehlungen umgesetzt.

Schilddrüsenkrankheiten sind für uns schwierig zu diagnostizieren. Ihre Symptome können denen anderer Krankheitsbilder ähneln und oft gehen sie Hand in Hand mit weiteren Erkrankungen. Depressionen, Angstzustände, Konzentrationsschwierigkeiten, Müdigkeit, Gewichtszunahme und Schlaflosigkeit können viele Ursachen haben, und das gilt auch für Muskelschwäche, Zittern und Herzklopfen. Erschwerend kommt hinzu, dass viele Medikamente Nebenwirkungen haben, die Schilddrüsensymptomen ähneln. Und wenn Ihr Hausarzt ein Schulmediziner ist, ist es ziemlich wahrscheinlich, dass Sie mindestens ein Arzneimittel regelmäßig einnehmen, besonders, wenn Sie schon etwas älter sind (Amerikaner in der Altersgruppe von 65 bis 69 Jahren bekommen durchschnittlich pro Jahr 14 verschriebene Medikamente verabreicht; in der Altersgruppe von 80 bis 84 sind es im Durchschnitt sogar 18).

Die Functional Medicine ist eine Art *personalisierte* Medizin, das heißt die Behandlung wird auf den einzelnen Patienten zugeschnitten. Wir verbringen viel Zeit damit, unseren Patienten zuzuhören, um sicher sein zu können, die ganze Krankheitsgeschichte und alle möglicherweise bedeutsamen Faktoren zu erfahren. Mein Erstgespräch mit einem neuen Patienten oder einer neuen Patientin dauert 80 Minuten, damit wir wirklich Zeit haben, über jeden möglichen Aspekt zu sprechen, der sich auf seine oder ihre Gesundheit auswirken könnte. Die Schulmedizin ist auf einige wenige unmittelbar bestimmbare Diagnosen ausgerichtet, sodass so mancher überarbeitete Arzt vorschnell urteilt und die Sorgen und Anliegen seiner Patienten nicht ernst nimmt. Dies kann für weibliche Patienten, insbesondere ältere Frauen, ein Problem sein, die von einigen Ärzten dann schnell einen Stempel wie »hysterisch«, »jammert immer« oder »macht sich über jede Kleinigkeit Sorgen« aufgedrückt bekommen.

Und leider vertreten viele Schulmediziner die Ansicht, es sei unausweichlich, dass der menschliche Körper irgendwann nicht mehr gut funktioniert und dass kerngesund zu sein ein unrealistisches Ziel ist, besonders im Alter. Wenn ein Arzt eine solche Vision von Gesundheit hat, dann wird er entsprechend behandeln.

Die Functional Medicine ist dagegen viel optimistischer. Wir wissen, dass Alter nicht unbedingt mit körperlichen Problemen einhergehen muss. Wenn Sie Ihren Körper mit den Lebensmitteln und Aktivitäten versorgen, die ihn stärken, und ihn vor Giftstoffen und ungesunden Lebensmitteln bewahren, die ihn schädigen, dann werden Sie das ganze Leben lang vital und energievoll bleiben. Wir *wissen*, dass Sie in jedem Lebensalter optimale Gesundheit erlangen und eine optimale Funktion des Körpers realisieren können und wir werden Sie nicht davon abhalten!

Besonders bei Autoimmunkrankheiten – und viele Schilddrüsenfehlfunktionen fallen unter diese Rubrik – sind die Unterschiede zwischen Schulmedizin und Functional Medicine augenfällig. Wie ich in meinem Buch *Die Autoimmun-Lösung* erklärt habe, geben sich konventionelle Ärzte bei Autoimmunkrankheiten schnell mit geringen Heilungsfortschritten zufrieden. Sie akzeptieren die gängige Lehrmeinung, dass ein einmal gestörtes Immunsystem nicht mehr vollständig wiederhergestellt werden kann. Deshalb beschränken sie sich darauf, die Symptome mittels der Verabreichung von Medikamenten zu behandeln, die noch nicht einmal immer helfen und deren mögliche Nebenwirkungen ärgerlich oder störend, schlimmstenfalls aber auch verheerend sein können und dann ihrerseits wieder behandelt werden müssen.

Mit der Myers-Methode hingegen lassen sich Autoimmunkrankheiten und -symptome durch natürliche Mittel rückgängig machen, auch wenn Schäden am Schilddrüsenorgan meist irreversibel sind. Aber selbst wenn Sie auch weiterhin ein Schilddrüsenhormonpräparat einnehmen müssen, ermöglicht Ihnen die Myers-Methode ein schmerz- und symptomfreies Leben voller Energie, Vitalität und Wohlbefinden. Mit meiner Methode konnte ich schon Tausenden meiner Patienten und Patientinnen und Zehntausenden meiner Leser und Leserinnen helfen. Auch Sie können bald zu diesem Kreis gehören!

Teil II

Wie Ihre Schilddrüse funktioniert

KAPITEL 3

Die Schilddrüse kurz erklärt

Wenn ich Auszeichnungen an die verschiedenen Körperteile zu vergeben hätte, erhielte die Schilddrüse diejenige mit der Bezeichnung »Am wichtigsten und am meisten unterschätzt«. Diese kleine schmetterlingsförmige Drüse ist das wahre Kraftzentrum des menschlichen Körpers, weil die von ihr produzierten Hormone jede einzelne Körperzelle mit Energie versorgen. Ohne genau die richtige Menge und Art von Schilddrüsenhormonen können die Zellen sich nicht richtig reproduzieren und die Organe nicht optimal funktionieren. In der Folge gerät der Stoffwechsel aus dem Gleichgewicht und arbeitet entweder nur noch im Schneckentempo (*Hypo*thyreose) oder aber in einem fast ungezügelten Tempo (*Hyper*thyreose).

In der Schilddrüse werden vier verschiedene Hormone gebildet, von denen zwei im Endeffekt sich wieder in andere Hormontypen umwandeln. Wir können dankbar für die Komplexität dieses Systems sein, weil es nämlich extrem wichtig ist, dass zu jeder Zelle genau das richtige Schilddrüsenhormon in der richtigen Menge transportiert wird. Sobald das Gleichgewicht nur ein wenig aus den Fugen gerät, fühlen Sie sich schon schlecht.

Ihr Schilddrüsenhormonbedarf ist also komplex und dynamisch. An Tagen, an denen Sie superaktiv oder extrem gestresst sind oder eine Erkältung abwehren müssen, arbeitet die Schilddrüse härter. Wenn Sie nicht genug Schlaf bekommen, hat ihre Schilddrüse zu kämpfen.

Wenn Sie Lebensmittel essen, die Ihren Darm, Ihr Immunsystem oder Ihre Nebennieren belasten, leidet auch die Schilddrüse. Und wenn sich Ihr Hormonhaushalt verändert (während einer Schwangerschaft, nach einer Geburt oder in den Wechseljahren), hinterlässt das bei der Schilddrüse ebenfalls Spuren.

Die gute Nachricht lautet: Wenn Sie einmal verstanden haben, wie Ihre Schilddrüse funktioniert, können Sie sie unterstützen und sicherstellen, dass dieses lebenswichtige Organ alles bekommt, was es zur Durchführung seiner komplexen und anspruchsvollen Aufgabe benötigt. Deshalb wollen wir uns nun einmal genauer anschauen, wie Ihr Körper die Schilddrüsenhormone bildet, reguliert und ausschüttet – ein komplexer Prozess, der in den Tiefen des Gehirns beginnt.

Der Hypothalamus liegt im Gehirn und ist ein wichtiges Steuerzentrum. Er bestimmt, wann Sie hungrig sind und wie sehr. Er reguliert Ihren Durst, Ihren Schlaf und Ihre Körpertemperatur. Außerdem sorgt er dafür, dass immer die richtigen Mengen an Schilddrüsen- und anderen Hormonen ausgeschüttet werden, wie sie der Körper gerade benötigt.

Ich stelle mir den Hypothalamus immer als geschäftigen Mitarbeiter vor, der an einem riesigen Steuerpult sitzt. Ständig kommen Daten in das Steuerzentrum, die er beurteilen muss. Auf der Grundlage seiner Interpretation der Daten gibt er Befehle, mit denen bestimmte biochemische Reaktionen angestoßen werden. Vielleicht ließe sich seine Arbeit auch mit der eines Fluglotsen vergleichen, der je nach Situation zum Beispiel einen veränderten Flugweg einer ankommenden Maschine anordnet.

Der Hypothalamus verfügt über Messfühler, die ständig den Schilddrüsenhormongehalt im Blut überwachen. Wenn der Hormongehalt absinkt, setzt er einen biochemischen Botenstoff frei, *Thyreoliberin* (TRH), der indirekt die Abgabe von Schilddrüsenhormonen in die Blutbahn stimuliert. Der Hypothalamus kann mit der Schilddrüse nicht direkt kommunizieren. Die Kommunikation erfolgt über ein anderes lebenswichtiges Organ, die *Hypophyse,* auch Hirnanhangsdrüse genannt.

DER HYPOTHALAMUS: ÜBERGEORDNETE SCHALTZENTRALE

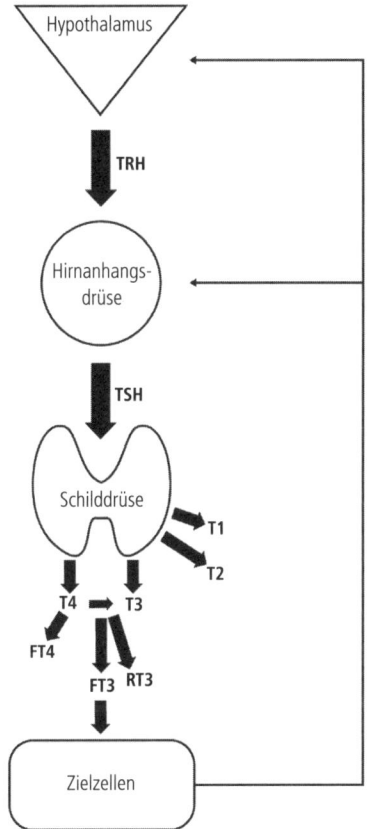

Die Hypophyse: Die zweite Kommandierende

Die Hypophyse, eine erbsengroße Hormondrüse, liegt unterhalb des Hypothalamus, mit dem sie über einen Stiel verbunden ist. Sie setzt die Befehle des Hypothalamus zur Ausschüttung von Hormonen um und reguliert auf diese Weise Vorgänge wie Wachstum, Fortpflanzung, Stoffwechsel, Milchabsonderung und Stressreaktionen. Wenn vom Hypothalamus das Freisetzungshormon TRH an die Hypophyse geschickt wird, schüttet diese ein eigenes Hormon aus, nämlich das schilddrüsenanregende Hormon *Thyreotropin* (TSH). TSH übermittelt der Schilddrüse die Botschaft »Hormone produzieren«. Merken Sie sich Folgendes:

- *Ihre Schilddrüse können Sie sich als ein ganzes System aus Organen, Drüsen und biochemischen Stoffen vorstellen.* Die Funktion der Schilddrüse hängt nicht nur von einem Körperteil ab, sondern von dreien: der Schilddrüse selbst, dem Hypothalamus und der Hypophyse. Wie wir noch später in diesem Kapitel sehen werden, spielen auch Sexual- und Stresshormone eine Rolle. Und in Kapitel 4 behandeln wir die wichtige Funktion von Immunsystem und Darm in dem ganzen Geflecht. Stellen Sie sich unter dem Begriff *Schilddrüse* also kein einzelnes Organ vor, sondern ein ganzes *System*. Das hilft Ihnen beim Verständnis, auf wie viele Arten Ihre Schilddrüse Unterstützung benötigt und welche Möglichkeiten Sie haben, ihr diese Unterstützung zu geben.
- *Ihre TSH-Werte geben wichtige Informationen über Ihre Schilddrüse.* Auch wenn das TSH von der Hypophyse produziert wird, ist der TSH-Wert ein entscheidender Indikator für das richtige Funktionieren der Schilddrüse. Aus einer TSH-Überproduktion resultiert eine gesteigerte Schilddrüsenhormonproduktion, was den Verdacht nahelegt, dass etwas mit dem System nicht in Ordnung ist. Aus diesem Grund wird bei einer ärztlichen Untersuchung hinsichtlich der Schilddrüse vielfach auch der TSH-Wert getestet.

Das Schilddrüsen-Glossar:
Die wichtigsten Begriffe auf einen Blick

TSH (auch Thyreotropin oder Thyreoidea-stimulierendes Hormon genannt): Das von der Hypophyse freigesetzte Hormon, welches dafür sorgt, dass Ihre Schilddrüse Hormone produziert.

T4 (Thyroxin): Die Speicherungsform des Schilddrüsenhormons.

Freies T4: Die Speicherungsform des Schilddrüsenhormons, die *frei* im Blut zirkuliert und nicht an Proteine gebunden ist.

T3 (Trijodthyronin): Die aktive Form des Schilddrüsenhormons.

Freies T3: Die aktive Form des Schilddrüsenhormons, die *frei* im Blut zirkuliert und nicht an Proteine gebunden ist.

TBG (Thyroxid-bindendes Globulin): Protein, das Schilddrüsenhormone bindet und durch die Blutbahnen transportiert.

Reverses T3: Schilddrüsenhormon, das freies T3 daran hindert, sich an die Körperzellen anzuhaften und dadurch seine Wirksamkeit schwächt oder verhindert.

Schilddrüsenhormonresistenz: Eine Störung, bei der freies T3 nicht in den Zellen des Körpers wirken kann, obwohl genügend freies T3 produziert wird.

Schilddrüsenantikörper (TPO-AK und Tg-AK): Vom Immunsystem gebildete biochemische Stoffe, die die Schilddrüse angreifen.

Die Schilddrüse: Antrieb und Energie für Ihren Körper

Was passiert also nun, wenn TSH an die Schilddrüse ausgeschüttet wird? Sie holt sich aus den Blutgefäßen die Hormonbausteine *Jod* (Mineralstoff) und *Tyrosin* (Aminosäure) und bildet damit *Schilddrüsenhormone*, die sie dann in den Blutkreislauf abgibt.

Genauer gesagt: Die Schilddrüse wandelt das Tyrosin in *Thyreoglobulin* um und bindet ein, zwei, drei oder vier Jod-Atome daran. Dementsprechend werden die vier Schilddrüsenhormonarten als T1, T2, T3 und T4 bezeichnet.

Über die Hormone T1 und T2 ist noch nicht viel bekannt. Sie bilden auch nur einen sehr kleinen Anteil der Schilddrüsenhormone. Ich persönlich finde es schade, dass sie noch nicht genauer erforscht wurden, denn schließlich produziert der Körper nichts ohne Grund. Vielleicht können eines Tages ganz neue Therapien für Schilddrüsenerkrankungen entwickelt werden, wenn wir mehr über diese mysteriösen Hormone erfahren. In der Zwischenzeit aber konzentrieren wir uns (auch in diesem Buch) nur auf T3 und T4.

T4 – Thyreoglobulin plus vier Jodatome – ist das in der Schilddrüse hauptsächlich gebildete Hormon. Es zirkuliert durch den Blutkreislauf und wird in den Körpergeweben *gespeichert*. T4 ist eigentlich ein sogenanntes Prohormon, ein Hormonvorläufer. Es gelangt nicht wirklich in die Körperzellen hinein und zeigt deshalb keine Wirkung auf Ihre Energie, Ihren Stoffwechsel oder eventuelle Krankheitssymptome. Dafür ist T3 zuständig, die *aktive* Hormonform: Thyreoglobulin plus drei Jodatome (weshalb T3 auch Trijodthyronin genannt wird).

Es gibt zwei Möglichkeiten, wie T3 entsteht. Ein Teil wird direkt von der Schilddrüse freigesetzt, ein anderer Teil aus dem Prohormon T4 zu einem Hormon umgewandelt. Dies ist ein sehr effizientes System. Durch das konstante Vorhandensein von T4 in Blutstrom und den Körpergeweben kann sich der Körper, sobald er mehr T3 benötigt, etwas T4 holen und in T3 umwandeln. Stellen Sie sich T4 als Bankguthaben und T3 als Bargeld vor. Wenn das Schilddrüsen-Signalsystem optimal funktioniert, haben Sie bei akutem Bedarf sofort Bargeld zur Hand, aber nie *mehr*, als Sie wirklich brauchen. Wie jeder gute Vermögensverwalter belassen Sie aktuell nicht benötigtes Geld in Ihrem Bankdepot.

Sollten Ihre Körperzellen zu wenig T3 aufweisen, besteht die Gefahr einer Schilddrüsen*unter*funktion mit den auf den Seiten 31–32 beschriebenen Symptomen. Zu viel T3 kann eine *Über*funktion zur Folge haben (siehe Seiten 31–32). (Symptome sind aber nicht immer zu hundert Prozent aussagekräftig; es kann zum Beispiel durchaus vorkommen, dass jemand trotz Unterfunktion Gewicht verliert. Das Signalsystem der Schilddrüse ist eben sehr komplex.).

Gebunden oder frei: Wie viele Schilddrüsenhormone sind wirklich verfügbar?

Ich könnte jetzt noch viele Seiten über all die Details des Hormonsystems schreiben, aber wirklich wichtig für Sie ist vor allem die Frage, wie viel T3 verfügbar ist, um Ihren Zellen Energie zu geben, und wie viel T4 verfügbar ist, um in T3 umgewandelt zu werden. Diese Frage ist eine recht vielschichtige Angelegenheit.

Könnte man nicht einfach mittels eines Bluttests messen, wie viel T4 und T3 vorhanden ist? Das Ergebnis einer solchen Messung wäre leider nicht sehr aussagekräftig. Wir wüssten danach immer noch nicht, wie viele Schilddrüsenhormone für die Energieversorgung Ihrer Zellen verfügbar sind, weil nämlich viele Schilddrüsenhormone *gebunden* und nicht frei verfügbar sind. Sie sind an Proteine gebunden, die sie durch das Blut transportieren.

Die Schilddrüsenhormone werden vor allem von *Thyroxin-bindendem Globulin* (TBG) gebunden. Wenn sich T4 und T3 an TBG (bzw. an eines von noch zwei anderen Transportproteinen) binden, sind sie so lange für Zellen und Gewebe nicht verfügbar, bis der Körper sie wirklich benötigt. Tatsächlich sind 99 Prozent der Schilddrüsenhormone in den Blutbahnen gebunden, was eine sehr elegante Methode ist, um sicherzustellen, dass dem Körper die Hormone *niemals* ausgehen. Dies mag darauf zurückgehen, dass sich der Mensch in der Frühzeit seiner Entwicklung nicht darauf verlassen konnte, immer die Nährstoffe verfügbar zu haben, die der Körper zur Bildung von Schilddrüsenhormonen benötigt.

In einem gesunden Körper liegt TBG in genau der richtigen Konzentration vor – das heißt in einer Menge, die es den Schilddrüsenhormonen ermöglicht, die Körperzellen auf effiziente Weise mit Energie zu versorgen. Allerdings können bestimmte Faktoren die TBG-Produktion im Körper beeinflussen. Auch hier muss das Gleichgewicht wieder stimmen: Bei einem TBG-Mangel werden *nicht genug* Hormone gebunden und in der Folge könnte eine Schilddrüsenüberfunktion auftreten. Bei einem TBG-Überfluss werden *zu viele* Hormone gebunden und es könnte zu einer Unterfunktion kommen.

Der TBG-Spiegel im Körper ist von einer Reihe von Faktoren abhängig, insbesondere den folgenden:

- **Östrogen.** Dies ist leider ein häufiges Problem, da wir alle – Männer wie Frauen – Östrogen übermäßig ausgesetzt sind. Nicht nur Frauen, die die Antibabypille nehmen oder eine Hormonersatztherapie machen, tragen das Risiko eines zu hohen Östrogenspiegels. Wir alle sind im Alltag künstlich hergestellten *Xenoöstrogenen*, chemischen Verbindungen mit östrogenartiger Wirkung auf das Hormonsystem, ausgesetzt. Solche synthetischen Östrogene sind zum Beispiel in Körperpflegeprodukten (Shampoo, Deos, Feuchtigkeitscremes, Lotionen und anderen Kosmetika) enthalten, wurden aber auch schon in der Luft, in Trinkwasser und in Lebensmitteln nachgewiesen.

- **Corticosteroide.** Falls Sie mit künstlichen *Corticosteroiden* – starke entzündungshemmende Medikamente wie Cortison, Hydrocortison und Prednison – behandelt werden, wirkt sich das ebenfalls auf Ihren TBG-Spiegel aus. *Corticosteroide* werden insbesondere bei zahlreichen Autoimmunerkrankungen eingesetzt und bei solchen Patienten kann es dann zu einem Rückgang bzw. sogar der Einstellung der körpereigenen TBG-Produktion kommen.

Da gebundene Hormone sich auf den Körper nicht unmittelbar auswirken, bestimme ich jeweils den *freien*, nicht an Proteine gebundenen Hormonanteil (T4 und T3). Es gibt einige Schulmediziner, die das auch so halten, die meisten aber messen nur die Gesamtmenge der vorhandenen Hormone. Unter anderem deshalb ist es so wichtig, dass Sie sich bei Ihrem Arzt oder Ihrer Ärztin danach erkundigen, welche Tests er oder sie in Auftrag gibt, und gegebenenfalls andere oder weitere Blutuntersuchungen fordern.

Der Umwandlungsprozess

T4 wird also in der Schilddrüse gebildet und dann im Körpergewebe eingelagert. Wie gelangt es aber nun aus dem Speicher heraus, um dann in T3 umgewandelt zu werden?
Zunächst muss man verstehen, dass der Umwandlungsprozess *lokal* erfolgt. Dadurch sind fein abgestimmte Reaktionen auf eine Reihe von körperlichen Zuständen möglich. Wenn zum Beispiel Ihr Magen durch ein bestimmtes Lebensmittel, das Sie gegessen haben, bean-

sprucht wird, brauchen Ihre Magenzellen mehr Schilddrüsenhormone als üblich. Wird Ihr Gehirn in einer anstrengenden Situation besonders gefordert – Ihr nerviger Kollege sagt etwas Beleidigendes und Sie versuchen, nicht die Selbstbeherrschung zu verlieren –, dann benötigen Ihre Gehirnzellen mehr Schilddrüsenhormone. Und wenn Ihre Beine bei einer ungewöhnlich intensiven Spinning-Stunde an die Grenze ihrer Belastbarkeit gebracht werden, sind es die Zellen in den Beinmuskeln, die Schilddrüsenhormone anfordern. Weil Schilddrüsenhormone allen Körperzellen Energie geben, ist der diesbezügliche Bedarf Ihres Körpers dringend, spezifisch und ständig wechselnd.

Das ist auch der Grund, warum das Schilddrüsen-Signalsystem so komplex ist: Die verschiedenen Teile Ihres Körpers sehen sich tagsüber und nachts vor unterschiedliche Herausforderungen gestellt, für die unterschiedliche Mengen an Schilddrüsenhormonen benötigt werden. Für das Verdauen eines Salats benötigen Sie weniger Energie als für das Verdauen eines Steaks. Für einen Spaziergang mit dem Hund weniger als für einen Marathonlauf. Für eine Diskussion mit einem Kollegen weniger als für einen heftigen Streit mit dem Ehepartner. Ihr Körper hat dementsprechend dieses bemerkenswerte System ausgebildet, mit dem er vielfältigen körperlichen, geistigen und emotionalen Anforderungen gerecht werden kann.

Aber genauso wie ein Computer pannenanfälliger ist als ein Rechenschieber, kann es an vielen Stellen im Schilddrüsen-Signalsystem zu Störungen kommen. Wegen der Komplexität, Flexibilität und Genauigkeit des Systems gibt es zahlreiche Möglichkeiten, dass etwas schiefgeht.

Ach ja, die ursprüngliche Frage lautete, wie es vor sich geht, dass der Körper T4 in T3 umwandelt. Für den Prozess unverzichtbar ist das Enzym *Dejodase*. Dieses Enzym benötigt Selen, Zink und Eisen, um seine Aufgaben wahrnehmen zu können – was einer der Gründe dafür ist, dass die Schilddrüse nur mit der richtigen Ernährung gut funktioniert. Dejodase entfernt eines der Jodatome am äußeren Ring von T4 und überführt es damit in freies T3. Und dieses freie T3 ist dann bereit, in Ihre Körperzellen einzuwandern und sie mit Energie zu versorgen.

Die Einwanderung

Warten Sie, nicht so schnell! T3 ist zwar jetzt grundsätzlich verfügbar, um sich in Ihre Zellen hineinzubegeben, aber auch das ist wieder ein komplexer Prozess.

Um die Zellwände zu durchdringen, benötigt T3 Unterstützung durch *Cortisol*. Mit diesem wichtigen, ja lebensnotwendigen Stresshormon werden wir uns noch eingehender beschäftigen, wenn ich auf die Beziehung zwischen Schilddrüsenfunktion, Nebennieren und Stress zu sprechen komme. Vorerst reicht es für Sie zu wissen, dass es bei einem niedrigen Cortisolspiegel im Körper für das T3 schwieriger ist, in die Zellen hineinzugelangen, um dort seine hilfreiche Wirkung zu entfalten. Merken Sie sich Folgendes:

- **Cortisol ist unabdingbar für eine gesunde Schilddrüsenfunktion.** Wenn im Körper nicht ausreichend Cortisol vorhanden ist, gelangt nicht genug T3 in Ihre Zellen und Sie bekommen es am Ende mit den lästigen Symptomen einer Schilddrüsenunterfunktion zu tun.

Ein weiterer wichtiger Faktor bei der Einwanderung in die Zellen ist die Gesundheit der Zellwände. Intakte Zellwände oder *Membrane* verbessern die Zellfunktion deutlich. Sie erlauben es Ihren Zellen, die benötigten Hormone und Nährstoffe aufzunehmen, während gleichzeitig Giftstoffe und andere Substanzen, die die Zellfunktion stören könnten, draußen bleiben.

Es gibt eine Reihe von Nährstoffen, die die Zellgesundheit unterstützen. Besonders wichtig aber sind gesunde Fettsäuren. Der Grund ist, dass Ihre Zellwände aus Fett bestehen und Sie sie mit qualitativ hochwertigem Baumaterial unterstützen sollten. Ungesunde Nahrungsfette wie Transfettsäuren und gehärtete Fette wirken sich negativ auf die Zellwände ebenso wie auf Ihre Darmgesundheit aus. Mehr zu diesem Thema erfahren Sie in Teil IV.

Die Energie in Ihren Zellen

Sie haben erfolgreich T4 in T3 umgewandelt und mit der Unterstützung von Cortisol das T3 in Ihre Zellen hineinwandern lassen. Und nun?

Jetzt geht es sozusagen ans Eingemachte, denn die Schilddrüse beeinflusst den Stoffwechsel über die Zellen. Jede Zelle enthält sogenannte *Mitochondrien*. Diese faden- oder kugelförmigen Gebilde werden oft »Kraftwerk der Zelle« genannt. Sie nehmen Sauerstoff und Glukose (eine Zuckerart) aus dem Organismus auf und gewinnen Energie daraus. T3 hilft bei der Regulierung dieses Vorgangs.

Nehmen Sie sich einen Moment Zeit und stellen Sie sich die Billiarden von Mitochondrien vor, die in den Zellen Zucker und Sauerstoff aus Ihrem Blut ziehen und beides in Energie verwandeln. Wie diese kleinen Kraftwerke zusammenarbeiten, um Sie mit Energie zu versorgen. Stellen Sie sich dann Ihre Schilddrüse vor, wie sie in jede Zelle genau die richtige Menge Schilddrüsenhormone schickt, sodass die Mitochondrien ihre Arbeit verrichten können. Das sind Sie, vital und voller Energie!

Diese Reaktionen auf Mikroebene wirken zusammen, um lebenswichtige Stoffwechselvorgänge wie Herzfrequenz, Gewichtsregulierung, Energieniveau und Gehirnfunktion zu steuern. Wenn Ihre Schilddrüse nun nicht richtig funktioniert, wird dadurch die Zellfunktion in einzelnen oder all diesen Systemen beeinträchtigt. In der Folge können mehrere Symptome auftreten, die auf den ersten Blick gar nichts miteinander zu tun haben (was der Grund ist, warum Schilddrüsenerkrankungen oft nicht erkannt werden), aber im Endeffekt alle auf Ihre Schilddrüse zurückgehen.

Reverses T3 (rT3): die Bremse

Das Schilddrüsen-Signalsystem kann das fragile Gleichgewicht zwischen Schilddrüse und Energieproduktion in Ihren Zellen auf mehrere Arten regulieren. Es gibt noch ein weiteres Hormon, das reverse

T3, ebenso wie T3 ein Abbauprodukt des T4. Wie oben beschrieben entsteht T3, wenn eines der *äußeren* Jodatome von T4 abgespalten wird. Reverses T3 dagegen entsteht durch Entfernung eines der *inneren* Hormonatome von T4.

Wie T4 ist auch reverses T3 *biologisch inaktiv*, was bedeutet, dass es nicht die Energieproduktion in Ihren Zellen stimuliert. Es besetzt stattdessen die Rezeptoren für das eigentliche T3. Auf diese Weise reguliert der Körper die Menge des freien T3 in den Zellen. Stellen Sie sich freies T3 als Treibstoff für die Mitochondrien-Motoren vor, reverses T3 als Bremspedal, durch das das Tempo aus dem Prozess etwas herausgenommen wird.

Sie verstehen jetzt sicherlich, warum es wichtig ist, auch den Wert des reversen T3 sowie das Verhältnis von freiem T3 zu reversem T3 zu bestimmen. Beide Werte sind ein entscheidender Indikator dafür, was in Ihren Zellen vor sich geht, ob sie die richtige Menge Treibstoff bekommen oder zu sehr gebremst werden. Leider messen die meisten Schulmediziner das reverse T3 nicht.

Gründe dafür, dass der Körper reverses T3 bildet

- **Schwermetalle,** insbesondere Arsen, Cadmium, Blei und Quecksilber, die ihren Weg über die Umwelt in unseren Körper finden. Mehr zum Thema Schwermetalle und andere Toxine steht in Kapitel 8.
- **Übertraining,** weil der Körper nicht unterscheiden kann zwischen Cross-Fit, Iron Man oder Marathons und den mörderischen Anstrengungen, die das Überleben unserer primitiven Vorfahren gefährdeten.
- **»Hungerkuren«,** das heißt alle extremen Abnehmprogramme. Der Körper glaubt, dass er am Verhungern ist und mobilisiert seine Ressourcen, um das vorhandene Körperfett zu behalten und möglichst wenig Energie zu verbrauchen.
- **Stress** und damit ein Übermaß an Stresshormonen. Umfasst körperlichen, mentalen und psychischen Stress. Mehr zu diesem Thema finden Sie in Kapitel 10.

Wie Sie Ihr Schilddrüsen-Signalsystem unterstützen

Sie haben ja bereits gemerkt, dass ich die Schönheit und Komplexität des Schilddrüsen-Signalsystems sehr bewundere. Bei meinen Patienten überprüfe ich jeden Aspekt dieses Systems um festzustellen, ob irgendwo vielleicht etwas nicht stimmt:

- Ihre Hypophyse könnte die falsche Menge TSH freisetzen – zu viel oder zu wenig.
- Sie könnten zu viel TBG im Blutkreislauf haben, sodass zu viel T4 und T3 gebunden und nicht genug frei ist.
- Ihre Schilddrüse könnte zu viel oder zu wenig T3 freisetzen.
- Ihre Schilddrüse könnte zu viel oder zu wenig T4 freisetzen.
- Ihr Körper könnte Probleme bei der Umwandlung von T4 in T3 haben, mit der Folge eines Mangels an freiem, aktivem T3.
- Ihre Zellen könnten Probleme mit der Aufnahme von T3 haben und deshalb nicht in der Lage sein, die in ausreichender Zahl erhaltenen Hormone richtig zu verwerten. Man nennt dies *Schilddrüsenhormonresistenz*; alle möglichen Krankheitsbilder können daraus resultieren.
- Ihr Körper könnte zu viel T4 in reverses T3 umwandeln, sodass das überschüssige reverse T3 die Wirksamkeit Ihres freien T3 blockiert.

Und hier kommt die gute Nachricht: Auch wenn Sie wegen einer angeschlagenen Schilddrüse Hormonpräparate einnehmen müssen (oder Kräuter, um eine überaktive Schilddrüse auszugleichen), können Sie mithilfe des Schilddrüsen-Programms nach der Myers-Methode viel dafür tun, um Ihr gesamtes Schilddrüsen-Signalsystem im Allgemeinen und die Schilddrüsen-, Zell- und Mitochondrienfunktionen im Besonderen zu unterstützen. Mit diesem Programm geben Sie der Schilddrüse alles, was sie braucht, um bestmöglich zu funktionieren, und beseitigen die Hindernisse auf dem Weg zu einer optimalen Gesundheit.

Wie das Schilddrüsen-Programm nach der Myers-Methode Ihr Schilddrüsen-Signalsystem unterstützt

- Gibt dem Körper die Nährstoffe, die er benötigt, um Schilddrüsenhormone zu bilden, umzuwandeln und zu regulieren: *Jod, Selen, Zink* und *Eisen*. Außerdem wird der Körper ausreichend mit Proteinen versorgt, damit er die Aminosäure *Tyrosin* herstellen kann.
- Unterstützt mittels gesunder Fette die Zellfunktion.
- Fördert das hormonelle Gleichgewicht (damit die Schilddrüse nicht mit überschüssigem Östrogen fertig werden muss, das die Bildung von TBG und damit von zu vielen gebundenen Hormonen anregen könnte).
- Vermindert die Belastung durch Giftstoffe und fördert die Fähigkeit des Körpers zur Entgiftung (was ebenfalls das Risiko eines Östrogenüberschusses senkt).
- Wirkt entzündungshemmend (damit Sie keine synthetischen Corticosteroide oder ähnliche Medikamente einnehmen müssen).
- Fördert die Darmheilung – ein wichtiger Faktor bei der Reduzierung von Entzündungen.
- Unterstützt Ihr Immunsystem (wichtig bei autoimmunen Schilddrüsenerkrankungen).
- Heilt Infektionen – ein weiterer wesentlicher Faktor für die Reduzierung von Entzündungen und die Unterstützung von Immunantworten.
- Sorgt dafür, dass Sie so viel Schlaf bekommen, wie die Schilddrüse benötigt.
- Stellt sicher, dass Sie sich im richtigen Maß bewegen und die für Sie richtige Trainingsart finden.
- Fördert Stressabbau.

Wenn die Schilddrüsenfunktion aus den Fugen gerät

Wie wir bereits gesehen haben, kann die Schilddrüse auf zwei Arten aus dem Gleichgewicht geraten:

- **Hypothyreose:** Schilddrüsenunterfunktion. Siehe Symptomliste auf S. 20–21.
- **Hyperthyreose:** Schilddrüsenüberfunktion. Siehe Symptomliste auf S. 21.

Über- und Unterfunktion sind Erscheinungsformen einer Schilddrüsenerkrankung, die aber noch nichts über die eigentlichen Ursachen aussagen. In den meisten Fällen liegt der Erkrankung eine Autoimmunstörung zugrunde, ein Thema, das ich in Kapitel 4 ausführlich behandeln werde. Es gibt aber durchaus auch noch andere mögliche Ursachen:

- Mangel an einem oder mehreren der folgenden Nährstoffe:
  - Tyrosin oder Jod (notwendig für die Bildung der Schilddrüsenhormone)
  - Selen, Zink oder Eisen (notwendig für die Umwandlung von T4 in T3)
  - Vitamine B oder D (notwendig für die Regulierung des Stoffwechsels und von Hormonen)
- Störung der Nebennierenfunktion (darauf gehe ich gleich noch näher ein)
- Erkrankung der Hypophyse (Näheres dazu in Teil III)
- Schilddrüsenknötchen oder -zysten (Näheres dazu in Teil III)
- Nahrungsmittel, die entzündungsfördernd oder schädlich für das Immunsystem sind (Näheres dazu im nächsten Kapitel)
- Durchlässiger Darm (Näheres dazu im nächsten Kapitel)
- Schlafmangel (Näheres dazu in Teil IV)
- Übertraining (siehe Teil IV)
- Überbelastung mit Giften (noch mal Teil IV)
- Chronische, niedriggradige Entzündungen (Teil IV)

Stress

Ein weiterer sehr wichtiger Faktor der Schilddrüsenfunktion sind Ihre *Nebennieren*, die Stresshormone produzieren. Diese Hormone sind ein wichtiger Teil Ihres Stoffwechsels und beeinflussen ihn sowohl direkt als auch über die Auswirkung auf die Schilddrüse indirekt.

Was beeinflussen die Stresshormone?

Blutdruck

Blutzuckerspiegel

Verdauung

Elektrolythaushalt

Immunantworten

Stimmung und Wahrnehmung

Stressreaktionen: Ihre Reaktion auf eine akute Stresssituation (Kampf oder Flucht) oder auf chronischen, andauernden Stress

So wie die Schilddrüse werden auch die Nebennieren vom Hypothalamus und der Hypophyse reguliert, und zwar über die sogenannte Hypothalamus-Hypophysen-Nebennierenrinden-Achse. Wenn Sie Stress erleben, egal ob es sich dabei um körperlichen, mentalen oder psychischen Stress handelt, setzt der Hypothalamus einen chemischen Stoff frei, der ein Signal an die Hypophyse sendet. Die Hypophyse wiederum sendet ein Signal an die Nebennierendrüsen, die durch Ausschüttung einer Kaskade von Stresshormonen darauf reagiert.

Ihr Körper produziert eine Reihe von verschiedenen Stresshormonen. Dazu gehören Adrenalin und Noradrenalin (auch Epinephrin und Norepinephrin genannt), Dopamin und Cortisol. Dies sind die Hormone, die Ihre körperlichen, geistigen und psychischen Stresserfahrungen bestimmen.

Was aber ist Stress eigentlich genau? Dieser Zustand ist so ein wesentlicher Faktor für Ihre Schilddrüsen- und Immungesundheit, dass ich bei der Definition etwas länger ausholen will, um die zahlreich kursierenden Missverständnisse auszuräumen.

Wie ich es im vorherigen Kapitel bereits erwähnt habe, kann Stress positiv oder negativ sein. Er kann sich auf die Psyche, den Geist oder den Körper auswirken. Jede Herausforderung, die sich Ihnen stellt, ist ein potenzieller Stressfaktor, auch Stressor genannt: eine beruflich einzuhaltende Frist (emotional), Multitasking (mental), schwere Einkaufstaschen (körperlich). Vielfach wirken sich Stressfaktoren schmerzhaft oder unangenehm aus: einen Altersheimplatz für einen Elternteil finden müssen; dem Sohn oder der Tochter helfen, sich gegen Mobbing zu wehren; mit einem anstrengenden Chef zurechtkommen: Es gibt aber auch Stressfaktoren, die mit Spaß und Freude einhergehen: Eine Beförderung, auf die Sie lange gewartet haben; bei herrlichem Wetter auf Pulverschnee Skifahren; die Planung der Flitterwochen mit Ihrer großen Liebe (auf Seite 59 finden Sie eine Liste mit typischen Stressfaktoren).

Allen Stressoren gemeinsam ist die Tatsache, dass sie den Sympathikus, das *sympathische Nervensystem,* aktivieren, der einen Teil des *vegetativen Nervensystems* bildet. Unser vegetatives Nervensystem (auch autonomes Nervensystem genannt) reguliert automatisch ablaufende Vorgänge im Körper, die vom Menschen willentlich nicht beeinflusst werden können. Dazu zählen der Blutdruck und Herzschlag, die Atmung, Verdauung und Fortpflanzung. Wenn diese automatischen Funktionen auf Touren gebracht werden müssen, weil eine besondere Belastung besteht, werden sie vom Sympathikus gesteuert. Wenn sie danach zur Ruhe kommen und sich erholen sollen, übernimmt der Parasympathikus.

Was passiert also genau, wenn Ihr Körper sich anspannt, um auf eine Herausforderung zu reagieren? Das sympathische Nervensystem wird aktiv: Es verringert die Durchblutung des Verdauungssystems – man muss ja nicht essen, wenn es Arbeit zu erledigen gibt oder ein Notfall gemeistert werden muss – und steigert dafür die Durchblutung der Muskulatur, damit Sie wegrennen, drücken, heben oder was sonst wichtig ist tun können (wie wir später noch genauer sehen werden, entwickelte sich das sympathische Nervensystem beim Menschen hauptsächlich zur *Bewältigung* körperlicher Herausforderungen). Das Immunsystem tritt erst mal in die zweite Reihe zurück – klar soll der Körper vor Infektionen und Verletzungen geschützt werden, aber zuerst muss er mit der unmittelbaren Bedrohung zurechtkommen. Die Fortpflanzungsorgane sind in so einem Fall gerade auch nicht so wichtig. Selbiges gilt für die Schilddrüsenfunktion, denn so wichtig die Schilddrüse langfristig für Gesundheit und Vitalität auch ist, hat der Körper in einem Stressmoment eher kurzfristige Ziele: Er schützt Sie, indem er Sie *jetzt* auf Kampf oder Flucht vorbereitet. Das ist die berühmte Fight-or-flight-Reaktion, zu Deutsch *Stressreaktion*.

Durch eine Stressreaktion wird Ihr Blutdruck gesteigert, damit Sie ausreichend leistungsfähig sind, um zu kämpfen oder wegzurennen. Das sympathische Nervensystem verstärkt außerdem Ihre Atmung (wichtig fürs Rennen!) und lässt Sie an den Handflächen schwitzen, um einer Überhitzung des Körpers entgegenzuwirken. Die Stressreaktion sorgt also ganz allgemein dafür, dass Sie angespannt, wach und angriffs- bzw. fluchtbereit sind.

So weit, so gut. Was passiert aber, wenn die stressige Situation vorbei ist? In einem gesunden Körper wird die *Stressreaktion* von einer *Erholungsreaktion* abgelöst. Diese fährt sozusagen das Körpersystem wieder herunter. Das Verdauungssystem ebenso wie die Geschlechtsorgane werden wieder durchblutet, Schilddrüse und Immunsystem aktiviert. Der Blutdruck wird auf den normalen Wert gesenkt, und die Muskeln entspannen sich. Statt »Kampf oder Flucht« heißt es jetzt »Entspannung und Verdauung« und das *parasympathische Nervensystem*, die andere Hälfte des vegetativen Nervensystems, übernimmt das Ruder.

Lehnen Sie sich einen Moment zurück und stellen Sie sich vor, wie diese beiden Hälften ein zufriedenes Ganzes bilden. Visualisieren Sie, wie Sie während Ihres Arbeitstages vom Sympathikus unterstützt werden, der aufs Gaspedal drückt und dafür sorgt, dass Sie wach und konzentriert sind. Spüren Sie den Energieschub, mit dem Sie den

stressigen Herausforderungen des Tages begegnen, und der Ihnen hilft, alle Ihre Ressourcen zu mobilisieren.
Stellen Sie sich danach Ihren Feierabend vor, wenn der Parasympathikus übernimmt. Sie genießen ein feines Abendessen, die Gesellschaft von lieben Menschen, eine Freizeitbeschäftigung, ein entspannendes Bad. Spüren Sie, wie angenehm es ist, dass Sie nichts mehr leisten müssen und dass sich Ihr Körper auf den Schlaf (und vielleicht auch auf Sex) vorbereiten kann.
So ist es gesund – Stress und Erholung, »Kampf oder Flucht« und »Entspannung und Verdauung«, Sympathikus und Parasympathikus wechseln sich ab. Stress ist okay, solange die Erholungsphasen nicht zu kurz kommen. Mit dem Schilddrüsen-Programm nach der Myers-Methode streben wir ein solches Gleichgewicht an, weil dadurch Schilddrüse und Immunsystem optimal unterstützt werden.
Ich möchte es hier betonen: Wenn ich den Begriff Stressabbau verwende, meine ich nicht, dass Sie ein Leben ganz ohne Stress anstreben sollen oder sämtliche Aktivitäten aufgeben sollen, die mit Stress verbunden sind. Erstens lassen sich viele Stressoren sowieso nie ganz vermeiden (Geldsorgen, Anforderungen im Beruf, Kümmern um alt werdende oder kranke Eltern, die Bedürfnisse von Kindern oder Ehepartnern) und zweitens ist ein absolut stressfreies Leben gar nicht notwendig, sofern ein Ausgleich durch Entspannung gewährleistet ist.
Wie ich im vorherigen Kapitel erwähnt habe, führe ich ein geschäftiges und forderndes Leben, das sicherlich nicht frei von Stress ist. Aber das macht überhaupt nichts, denn ich achte sehr darauf, auch erholende Aktivitäten zu pflegen: Akupunktursitzungen, Atem- und andere Entspannungsübungen, Sauna, heiße Bäder, Zeit mit meiner Familie, Zeit in der Natur. In Kapitel 8 verrate ich Ihnen meine Geheimnisse zum Stressabbau. Zunächst aber möchte ich noch ausführen, was passiert, wenn Sie sich nicht regelmäßig »entstressen«.

Stress und die Schilddrüse

Was passiert nun aber, wenn der Stress nicht aufhört? Wenn er nicht die Form eines räuberischen Leoparden annimmt, sondern die Form einer monatelangen Reise durch die Wüste auf der Suche nach einem neuen Heim? Wenn Sie anstatt eines kurzfristigen Termins endlose Aufgaben und Pflichten bei der Arbeit, zu Hause, mit Verwandten, Kollegen und Ihrem ständig fordernden Chef haben? So etwas nennt sich dann *chronischer* Stress und ist so ziemlich das Schlimmste, was Ihrer Hormongesundheit passieren kann.

Die Nebennieren sind in einem solchen Fall überaktiv und schütten kontinuierlich Cortisol aus, bis sie irgendwann dem ständigen Bedarf an Stresshormonen nicht mehr nachkommen können. Dadurch tritt der Zustand einer Nebennierenschwäche ein, in dem die armen, überarbeiteten Nebennieren nicht mehr in der Lage sind, ausreichend Stresshormone zu produzieren oder in dem sie zur falschen Zeit die falschen Hormone bilden.

In einem gesunden Körper wird der größte Teil des Cortisols gleich frühmorgens freigesetzt, damit Sie viel Energie für den Tag haben. Der Cortisolspiegel geht dann tagsüber langsam zurück und ist abends so niedrig, dass Sie leicht in den Schlaf gleiten. Wenn Sie aber an einer Fehlfunktion der Nebennieren leiden, fühlen Sie sich beim Aufwachen nicht richtig ausgeruht und sind morgens schon erschöpft. Irgendwie schleppen Sie sich lustlos durch den Tag – und dann plötzlich, wenn die Zeit zum Schlafengehen da ist, sind Sie hellwach, unruhig und können dementsprechend nicht einschlafen.

Eine Nebennierenschwäche kann sich auch so äußern, dass Sie sich ständig aufgedreht und nervös fühlen. Oder aber dass Sie im Gegenteil total erschöpft sind und nicht die für die Umstände notwendige Energie aufbringen. In all diesen Fällen sind Ihre Nebennieren aus dem Gleichgewicht und Ihr Körper leidet.

Und auch Ihrer Schilddrüse geht es dann nicht gut. Warum? Das hat mit dem Hypothalamus und der Hypophyse zu tun.

Erinnern Sie sich noch, dass diese beiden Drüsen in einen Regelkreis mit der Schilddrüse eingebunden sind? Kommt es zu einem Mangel an Schilddrüsenhormonen im Blut, teilt der Hypothalamus der Hypophyse mit, dass sie der Schilddrüse den Befehl geben soll, mehr Hormone zu bilden.

Bei Cortisol hingegen gibt es eine *negative* Rückkopplung: Wenn der Cortisolspiegel einen gewissen Wert erreicht hat, hemmt dies die Funktion von Hypothalamus und Hypophyse, damit sie keine weiteren Stresshormone mehr freisetzen. Der hohe Cortisolwert signalisiert dem Hypothalamus aber auch, die Hormonproduktion der Schilddrüsen abzubremsen.

Das ergibt Sinn, wenn man die Umstände betrachtet, in denen sich der menschliche Körper ursprünglich entwickelt hat. Stress in prähistorischen Zeiten hieß vor allem zwei Dinge: nicht genug Essen und ein zu hoher Energieverbrauch. Stress bedeutete: »Ich stehe kurz vor dem Hungertod« oder »Vielleicht sterbe ich an einer Unterkühlung, ich habe kaum noch Körperfett« oder »Wir werden mehrere Wochen oder gar Monate in der Wüste unterwegs sein und das wird viel Energie kosten«. Was ist unter solchen Bedingungen wichtig für uns? Ein langsamer Stoffwechsel, der jedes Gramm Fett festhält und uns daran hindert, bedrohlich knappe Kalorien zu verbrennen. Und der Regler des Stoffwechsels ist eben die Schilddrüse.

Wenn Sie sich also gestresst fühlen, sagt das Cortisol in Ihrem Blutkreislauf Ihren Hauptdrüsen, dass noch Gefahr im Verzug ist und das Körperfett gespeichert und so wenig Energie wie nur möglich verbraucht werden sollte. Letztendlich erreicht die Schilddrüse die Nachricht, dass sie nicht mehr so viele Schilddrüsenhormone produzieren soll, damit der Stoffwechsel herunterfahren und langsamer werden kann. Dann werden Ihre Fettdepots bleiben, wenn nicht sogar zunehmen. Sie fühlen sich vielleicht »benebelt«, unmotiviert und müde, aber zumindest hat der ganze Prozess dazu geführt, dass Sie keine Energie verbrauchen, die Sie möglicherweise nicht wieder ersetzen können.

In unseren modernen Zeiten besteht natürlich für die meisten von uns keine Gefahr, zu erfrieren, an Überanstrengung zu sterben oder keinen Zugang zu Nahrungsmitteln zu haben. Aber wenn Sie trotzdem immer unter Stress stehen und es keine regelmäßigen Erholungsphasen gibt, wie sie der Körper gern hat, dann denkt dieser automatisch: »Hunger! Unterkühlung! Erschöpfung!«. Und um sich beziehungsweise Sie vor dem Tod zu bewahren, verlangsamt er die Schilddrüsenfunktion.

Der andauernde Stress schwächt Ihre Verdauung, Ihre Libido und Ihre Immunfunktion, weil der Körper alles versucht, um im »Kampf oder Flucht«-Modus zu bleiben und die genannten Funktionen dafür nicht braucht. Zu den Schilddrüsenstörungen kommen also noch langfristige Störungen des Verdauungsprozesses, ein geschwächtes Immunsystem und bei Männern Impotenz hinzu. Alles hängt zusammen, im Guten wie im Schlechten!

Ich habe aber noch gar nicht alles erwähnt! Stresshormone können sich auf mehrere Arten auf die Schilddrüse auswirken, unter anderem auch noch dadurch, dass sie Einfluss auf die Enzyme nehmen, die T4 in T3 umwandeln. Deshalb bleiben unter Stress mehr von unseren Schilddrüsenhormonen gespeichert und es stehen weniger zur Verfügung, um unsere Zellen mit Energie zu versorgen.

Ihr Körper hat aber für Stresszeiten noch ein Ass im Ärmel. Er wandelt dann mehr T3 in reverses T3 um, also in die »Bremse«, die unseren Stoffwechsel weiter verlangsamt.

Mehr noch: Die Stressantwort aktiviert eine ganze Menge von Entzündungsimmunzellen, sogenannten *Zytokine*. Zytokine haben viele Funktionen; eine davon besteht darin, Schilddrüsenhormonrezeptoren weniger empfindlich zu machen. Wenn die Rezeptoren unempfindlicher sind, bedeutet dies, dass mehr Schilddrüsenhormone als normal benötigt werden, um die gleiche Wirkung zu erzielen. Das ist eine weitere Art, wie die Körperfunktionen verlangsamt werden – *und* eine weitere Art, um Verwirrung bei denjenigen zu stiften, die Ihr Blut analysieren. Falls Sie nämlich an Schilddrüsenhormonresistenz leiden, können Ihre Schilddrüsenhormonwerte völlig normal sein, aber die Zellen sind trotzdem unterversorgt, wodurch Sie mit Schilddrüsensymptomen zu kämpfen haben.

Dies kann selbst dann passieren, wenn Sie bereits ein Schilddrüsenhormonpräparat einnehmen. Ihr Arzt sieht sich die Testergebnisse an und verschreibt Ihnen entsprechende Tabletten. Danach ist das Blut-

bild okay, aber Sie leiden weiterhin – weil die Hormone in Ihren Blutbahnen nicht den Weg in die Zellen finden.
Zum Schluss noch ein letztes mögliches Problem. Durch Stress kann auch der Östrogenspiegel ansteigen. Wie schon einmal erwähnt, sorgt überschüssiges Östrogen dafür, dass der Körper vermehrt Thyroxinbindendes Globulin (TBG) produziert, das Transportprotein für die Schilddrüsenhormone. Wenn Schilddrüsenhormone an TBG gebunden sind, bleiben sie inaktiv, was bedeutet, dass kein T4 im Gewebe gespeichert oder in freies T3 umgewandelt werden kann. Auch auf diese Weise sorgt Stress also für eine Verlangsamung des Stoffwechsels und eine Schwächung der Schilddrüse.
Sie sehen also, dass Stressabbau und die Unterstützung der Nebennieren wichtige Aspekte der Schilddrüsengesundheit sind. In Kapitel 8 erfahren Sie, wie Sie Ihre Nebennierenfunktion testen können und wie Sie die für Sie am besten geeigneten Entspannungsmethoden finden. Egal wie beschäftigt Sie sind, es gibt immer Möglichkeiten, Pausen einzulegen, in denen Sie den Stress loslassen. Ich werde Ihnen Techniken aufzeigen, die bei meinen Patienten und bei mir gut funktioniert haben.
Nachdem die meisten Schilddrüsenfehlfunktionen das Ergebnis einer Autoimmunerkrankung sind, wollen wir uns im nächsten Kapitel mit dem Immunsystem beschäftigen, damit Sie verstehen, warum es für die Gesundheit Ihrer Schilddrüse so wichtig ist.

KAPITEL 4

Die Autoimmun-Revolution

Meine Patientin Vanessa war schon bei vier anderen Ärzten gewesen, bevor sie mich aufsuchte. Aber jeder Arztbesuch hatte sie nur noch frustrierter zurückgelassen. Vanessa war jetzt Mitte vierzig und hatte seit etwa ihrem 30. Lebensjahr mit einer Schilddrüsenunterfunktion zu kämpfen. Ihr damaliger Arzt hatte sie auf 50 µg Synthroid gesetzt, ein synthetisch hergestelltes Schilddrüsenhormon und das von den Schulmedizinern in den USA wahrscheinlich meistverschriebene Arzneimittel bei Unterfunktion.

In den darauffolgenden fünfzehn Jahren verlief Vanessas Leidensgeschichte dann in etwa wie folgt: Sie litt an Müdigkeit, Übergewicht, Konzentrationsschwierigkeiten und depressiven Verstimmungen. Diese Symptome schilderte sie ihrem Arzt, der daraufhin lediglich ihren TSH-Wert testete, Synthroid verschrieb und sie wieder nach Hause schickte.

Das Hormonpräparat half etwas, aber nie so richtig – Vanessa hatte weiterhin acht Kilo zu viel auf den Rippen, fühlte sich »ein wenig« müde, leicht deprimiert und »irgendwie benebelt im Kopf«. Zwei oder drei Jahre später waren die Symptome dann nicht mehr nur »unangenehm«, sondern »unerträglich«. Vanessa schleppte sich erneut in eine Arztpraxis, und das Spielchen begann von vorn: TSH-Test, Synthroid (in höherer Dosis) und weitere mehr schlechte als rechte Lebensjahre für Vanessa.

Und so setzte sich das Jahr für Jahr fort. Vanessa lief von einem Arzt zum anderen, verzweifelt auf der Suche nach jemandem, der ihr zu echtem Wohlbefinden verhelfen konnte und nicht nur dazu, im Alltag einigermaßen zu funktionieren. Aber keiner der Ärzte konnte ihr wirklich helfen.

Vanessa hatte schon von der Krankheit Hashimoto-Thyreoiditis gehört, einer Form der Schilddrüsenunterfunktion, bei der das Immunsystem die Schilddrüse angreift. Sie fragte sich, ob sie nicht vielleicht auch an dieser Autoimmunerkrankung litt und sich deshalb ihre Symptome immer mehr verschlimmerten. Alle Ärzte jedoch versicherten ihr, dass der Autoimmunfaktor nicht wirklich von Belang sei. Zum einen sei die Behandlung bei allen Formen der Unterfunktion ohnehin immer gleich (nämlich die Verabreichung von Synthroid). Zum anderen könne eine Autoimmunstörung nicht rückgängig gemacht werden, man könne nichts dagegen tun. »Wenn man sie einmal hat, bleibt sie«, sagte jeder Schulmediziner, den Vanessa fragte.

Eines Tages sah Vanessa in einem Buchladen mein Buch *Die Autoimmun-Lösung*. Vor allem das Wort »Lösung« fiel ihr auf. Und da sie sowieso in Austin lebte, machte sie gleich einen Termin in meiner Praxis aus, in der Hoffnung, sich nach meiner Behandlung nicht mehr »miserabel«, sondern endlich »richtig gut« zu fühlen.

Mein erster Schritt war, ein großes Blutbild für Vanessa erstellen zu lassen. Und tatsächlich, ihr Gefühl hatte sie nicht getrogen: Sie litt an einer autoimmunen Schilddrüsenerkrankung.

»Dagegen kann man nichts machen«: Der gefährlichste Autoimmun-Mythos, den ich kenne

Von all den destruktiven Halbwahrheiten über Autoimmunerkrankungen ist dies wahrscheinlich die gefährlichste. Wie ich es auch Vanessa erklärte, kann man *natürlich* etwas gegen eine Autoimmunstörung tun – und zwar sogar *ziemlich viel!* Ob es sich bei der Erkrankung nun um Lupus, multiple Sklerose, rheumatische Arthritis, Morbus Basedow, Hashimoto oder eine andere handelt, mit der

Myers-Methode können Sie die Symptome behandeln, das Immunsystem unterstützen und ein vitales, schmerzfreies Leben führen.

Um mich klar auszudrücken: Für Autoimmunerkrankungen gibt es bisher keine echte *Heilung*, auch die Myers-Methode kann dies nicht versprechen. Wenn man einmal daran leidet, wird das Immunsystem immer das Potenzial haben, den eigenen Körper anzugreifen, wichtige Zellen zu zerstören, Organe zu schädigen und anderes Unheil anzurichten.

Wir können jedoch sehr wohl die *Symptome rückgängig machen*. Das geschieht, indem wir die Entzündungen im Körper abschwächen und das Immunsystem unterstützen. Wir erreichen dies durch das Weglassen entzündungsfördernder Lebensmittel, Heilen des Darms, Stressabbau und Verringern der toxischen Last im Körper. Das Immunsystem wird dann zwar immer noch das Potenzial haben, außer Kontrolle zu geraten, aber mit der richtigen Ernährungs- und Lebensweise gemäß der Myers-Methode lässt sich dieses Potenzial eindämmen.

Die Schulmedizin dagegen geht auf zwei Arten gegen Autoimmunstörungen vor – und beide Arten sind problematisch. Zum einen versuchen konventionelle Ärzte oft, die Immunfunktion zu unterdrücken. Ihre Logik ist, dass man ein überaktives System eben dämpfen muss und dann schon alles wieder in Ordnung kommt.

Das Problem ist, dass Immunsuppressiva sehr starke Medikamente mit störenden, manchmal heftigen Nebenwirkungen sind. Und außerdem: Wenn Sie das Immunsystem unterdrücken, damit es Ihren Körper nicht angreift, schwächen Sie es so, dass es auch echte Feinde nicht mehr attackieren kann. Damit meine ich Viren und schädliche Bakterien, die eine wirkliche Bedrohung für Ihre Gesundheit sein können.

Teil zwei einer typisch schulmedizinischen Herangehensweise ist die medikamentöse Behandlung von Symptomen, und zwar sowohl Symptomen der Autoimmunstörung als auch Symptomen der Arzneimittelnebenwirkungen. Schmerz- und Schlaftabletten, Mittel gegen Übelkeit und Durchfall, Abführmittel und alle möglichen anderen pharmazeutischen Zaubermittelchen zählen zu der Polypharmazie zur Milderung der schlimmen Folgen von verschriebenen Medikamenten.

Bezüglich der Schilddrüse weicht die Vorgehensweise der konventionellen Medizin von diesem Standardmuster etwas ab. Bei Hashimoto-Thyreoiditis wird das Immunsystem in Ruhe gelassen. Die Schulmediziner verschreiben lediglich ein Schilddrüsenhormonpräparat, das den durch die Unterfunktion entstandenen Mangel ausgleichen soll. Das war's dann. Keinerlei Empfehlungen zu Veränderungen in der Ernährung oder Lebensweise, die die Schilddrüsen- oder die Immunfunktion unterstützen könnten. Kein Versuch, die Angriffe des Immunsystems auf die Schilddrüse zu stoppen. Stattdessen lässt man das Immunsystem einfach so weitermachen wie bisher. Und wie im Fall von Vanessa deutlich wurde, heißt das, dass die Dosis des Präparats ständig erhöht werden muss, um die Funktion der immer weiter geschwächten Schilddrüse zu kompensieren.

In der Einleitung zu diesem Buch habe ich bereits beschrieben, dass die Vorgehensweise der Schulmedizin bei Morbus Basedow darin besteht, nicht das Immunsystem zu behandeln, sondern die Schilddrüsenfunktion zu unterdrücken, entweder durch starke Medikamente, ablative Radiojodtherapie oder Operation. Wenn die Schilddrüse dann mehr oder weniger außer Gefecht gesetzt ist, wird ebenfalls wieder ein Schilddrüsenhormonpräparat verschrieben, um die mangelnde Hormonproduktion auszugleichen. Eine weitere schulmedizinische Maßnahme ist die Gabe von Arzneimitteln gegen die Nebenerscheinungen von Basedow-Betablockern gegen Herzrasen, Tabletten gegen die Schlaflosigkeit und so weiter.

Diese ewig gleichen Behandlungen, manchmal mit verheerenden Auswirkungen, spiegeln den tiefen Pessimismus der konventionellen Medizin in Bezug auf Autoimmunstörungen wider. Die Functional Medicine ist da viel optimistischer, und ich bin froh, diesen Optimismus teilen zu können. Als mich Vanessa schüchtern fragte, ob ich denn wirklich daran glaube, dass ich ihre Symptome zum Verschwinden bringen und ihre Schilddrüsenfunktion verbessern und sie aus der Abwärtsspirale aus Sich-schlecht-Fühlen und Immer-höhere-Dosen-an-Medikamenten-Nehmen befreien kann, antwortete ich ihr,

dass nach meinem besten Wissen und Gewissen in ihrem Fall große Hoffnung auf Besserung bestand.
Die Myers-Methode bietet richtig gute Aussichten bei Autoimmunstörungen: den Abwärtstrend umkehren, die Symptome beseitigen und ein vitales, energievolles Leben ohne Medikamente führen (wobei Hashimoto-Patienten möglicherweise weiterhin eine gewisse Menge an Schilddrüsenhormonpräparaten einnehmen müssen).

Darf ich vorstellen? Ihr Immunsystem

Um zu verstehen, warum die Functional Medicine bei Autoimmunkrankheiten so wirksam ist, müssen Sie zunächst wissen, wie Ihr Immunsystem funktioniert. Kurz gesagt besteht die Aufgabe Ihres Immunsystems darin, Sie vor Bakterien, Viren und Parasiten zu schützen, die über Ihre Haut und Lunge sowie über die Aufnahme von Essen und Wasser in Ihren Körper gelangen. Zu diesem Zweck gibt es eine angeborene (unspezifische) und eine erworbene (spezifische) Immunabwehr.

Das **angeborene Immunsystem** ist die erste Abwehrlinie. Wenn Sie etwas Giftiges essen oder eine Wunde mit krank machenden Bakterien infiziert wird, kommt das angeborene Immunsystem mit seiner wichtigsten Waffe zu Hilfe: »akute Entzündung«. Eine *Entzündung* ist die Reaktion des Körpers, eindringende Bakterien, Viren und Parasiten zu zerstören. Eine *akute* Entzündung erfolgt gezielt und zeitlich begrenzt. Sie baut sich am Ort des Angriffs auf, bekämpft den Eindringling mit Killerchemikalien und verschwindet wieder.

Eine angeborene Immunantwort reagiert äußerst schnell und wirksam. Allerdings hat dieser Teil des Immunsystems kein »Gedächtnis« und reagiert auf jeden neuen Angriff, als sei es der erste. Das **erworbene Immunsystem** hingegen »erinnert sich« an Krankheitserreger und baut eine Art Alarmsystem auf, sodass es sie das nächste Mal, wenn sie auftauchen, attackieren kann.

Nehmen wir an, Sie erkranken an Masern. Das erste Mal, wenn die Masernviren in Ihren Körper eindringen, merkt der Körper noch nicht, dass es sich um eine Bedrohung handelt. Die Krankheit bricht aus und das erworbene Immunsystem merkt sich: »Oh, das ist nichts, was wir im Körper haben wollen.« Das angeborene Immunsystem mobilisiert seine Truppen, um die Viren wieder zu vertreiben, während das erworbene Immunsystem eine langfristige Verteidigungsstrategie ausarbeitet. Nächstes Mal, wenn das Masernvirus versucht, in den Körper zu gelangen, steht die bewaffnete Verteidigungslinie schon bereit.

Genauso funktionieren auch Impfungen. Der Arzt spritzt Ihnen eine kleine Menge von abgeschwächten Krankheitserregern; das angeborene Immunsystem bekämpft die geringfügige Bedrohung (weshalb Sie vielleicht einige grippeartige Symptome bekommen oder sich die Einstichstelle ein wenig entzündet) und das erworbene Immunsystem baut unterdessen Antikörper auf, die zukünftige Eindringlinge erkennen und ins Visier nehmen. Sollten Sie also zu einem späteren Zeitpunkt in Kontakt mit den krank machenden Viren oder Bakterien kommen, mobilisieren die Antikörper das Immunsystem, damit es Sie schützen kann. Sie sind dann gegen die Krankheit *immun*, eines der Wunder der modernen Wissenschaften.

Einige Antikörper lösen eine Reaktion nicht nur gegen »ihre eigene« Krankheit, sondern auch gegen ähnliche Krankheiten aus. Im 18. Jahrhundert stellte der englische Arzt Edward Jenner fest, dass Menschen, die die unangenehmen, aber nicht tödlichen Kuhpocken gehabt hatten, gegen die eigentlichen Pocken immun waren. So kam er auf die Idee, seine Patienten mit einer kleinen Menge Kuhpocken zu infizieren, um sie gegen die oft tödlichen Pocken immun zu machen. Jenner war damit im Grunde der Erfinder der Schutzimpfung.

Sowohl das angeborene als auch das erworbene Immunsystem verlassen sich auf Entzündungen als ihre Hauptwaffe. Bisher war nur von »guten« Entzündungen die Rede – das sind die akuten Entzündungen, die auftreten, wenn sich ein Angreifer zeigt, und die abklingen, sobald die bösartigen Eindringlinge den Körper wieder verlassen haben. Auch akute Entzündungen machen dem Körper allerdings Probleme: *Rötungen, Schwellungen, Hitze* und *Schmerzen*. Diese

Symptome kennen Sie, weil Ihr Körper bei einer Verletzung, einer Infektion oder einer beliebigen Krankheit so reagiert. Was passiert nun aber, wenn eine Entzündung chronisch wird und diese Symptome nie wirklich verschwinden?

Chronische Entzündungen: DIE Wurzel von Autoimmunerkrankungen

In meinem letzten Buch, *Die Autoimmun-Lösung*, bezeichne ich chronische Entzündungen als Immunsystem im Daueralarmzustand. Wenn eine chronische Entzündung zu lange bestehen bleibt, kann sie eine eventuelle genetische Prädisposition für Autoimmunerkrankungen auslösen. Es kommt dann zu einer überschießenden Reaktion des Immunsystems, das sowohl eingebildete als auch echte Feinde bekämpft, mit verheerenden Folgen für Ihren Körper.

In *Die Autoimmun-Lösung* schreibe ich, der Leser solle sich die Männer eines Sicherheitsdienstes vorstellen, die in einer Kommandozentrale sitzen. Feindliche Eindringlinge – Infektionen, Umweltgifte, Stressfaktoren, schädliche Bakterien und noch vieles andere – halten das Gebäude unter Dauerbeschuss. Die Männer sind erschöpft, sie arbeiten tagelang ohne Pause und können ihren Posten nicht verlassen, nicht einmal zum Essen oder um eine Nacht zu schlafen. Zunächst sind sie noch wählerisch, welche Ziele sie unter Feuer nehmen, denn ihre Waffen (die Immunantwort) sind sehr durchschlagend und können »Gute« ebenso wie »Böse« vernichten. Doch da die Attacken nicht aufhören und die Erschöpfung steigt, verlieren die belagerten Sicherheitsmänner die Kontrolle. Sie feuern jetzt verzweifelt aus allen Rohren überallhin, mit allem was sie haben, und merken nicht, dass einige ihrer Ziele überhaupt nicht gefährlich sind und dass sie selbst durch ihr unkontrolliertes Schießen ein ungeheures Maß an Zerstörung verursachen.

Stellen Sie sich nun statt des Sicherheitsteams Ihr Immunsystem vor, wie es ständig attackiert wird. Und wenn die Angriffe auf das Immunsystem nicht aufhören, feuert auch das Immunsystem immer weiter zurück. Das ist der Punkt, an dem Sie eventuell eine Autoimmunerkrankung entwickeln, bei der das belagerte Immunsystem anfängt, auch *Sie* zu attackieren.

Was könnte die Lösung sein? Die chronischen Entzündungen reduzieren. Entzündungen haben viele mögliche Ursachen – falsche Ernährung, Übertraining, starker Stress, Umweltgifte und Infektionen. Eine sehr wichtige Präventionsmaßnahme ist die Ausheilung des Darms, denn 80 Prozent des Immunsystems befinden sich im Magen-Darm-Trakt (was auch sinnvoll ist, da die Bedrohungen für das Körpersystem in der Mehrzahl mit Nahrungsmitteln und Getränken in den Körper gelangen).

Das Schilddrüsen-Programm nach der Myers-Methode (genauso wie die Autoimmun-Lösung nach der Myers-Methode, wie ich sie in meinem letzten Buch beschrieben habe) hilft Ihnen dabei, Entzündungen bis zu einem Punkt einzudämmen, an dem Ihr Immunsystem die Chance hat, tief durchzuatmen, sich zu beruhigen und seine Überreaktionen zurückzufahren. Autoimmunerkrankungen können nach dem derzeitigen Stand der Forschung nie definitiv besiegt werden. Wenn der Entzündungsgrad im Körper wieder ansteigt, wird das Immunsystem erneut Angriffe starten. Merken Sie sich:

- Chronische Entzündungen können eine Autoimmunreaktion auslösen
- Chronische Entzündungen ermöglichen die Aufrechterhaltung einer Autoimmunreaktion
- Eine Wende zum Besseren bei einer Autoimmunerkrankung können Sie nur erreichen, wenn Sie die Entzündungswerte im Körper senken *und niedrig halten*

Krankheiten und Beschwerden, die mit chronischen Entzündungen einhergehen

Atemwegserkrankungen (Sinusitis, saisonale Allergien, Asthma)
Autoimmunerkrankungen, alle Arten
Emotionale und kognitive Störungen (Angst, Depressionen, Konzentrationsschwierigkeiten)
Hautkrankheiten (Akne, Ekzem, Rosacea)
Herz-Kreislauf-Erkrankungen (Herzerkrankungen, Arteriosklerose)
Hormonstörungen (fibrozystische Brüste, Endometriose, Myome)
Knochen- und Gelenksstörungen (Rückenschmerzen, Muskelschmerzen, Arthritis)
Krebs, alle Arten
Neurologische Störungen (ADS/ADHS, Alzheimer, Autismus, Demenz)
Psychische Störungen (bipolare Störung, Schizophrenie)
Stoffwechselstörungen (Adipositas, Diabetes)
Verdauungsstörungen (Sodbrennen, Reizdarmsyndrom, Geschwüre, Gallensteine, Fettleber, Divertikulitis, Nahrungsmittelempfindlichkeit, Nahrungsmittelallergien)

Diagnose von Autoimmunerkrankungen

Nachdem Sie jetzt also wissen, *warum* es wichtig ist, eine Autoimmunerkrankung zu diagnostizieren, soll es im Folgenden darum gehen, *wie* sie diagnostiziert werden kann.

Vanessa hatte mehr Glück gehabt als viele andere Schilddrüsenpatienten: Zumindest hatte man bei ihr richtigerweise eine Autoimmunstörung diagnostiziert. Die meisten ihrer Leidensgenossen erfahren es niemals, ob ihr Zustand autoimmun ist oder nicht, weil nämlich die Schulmedizin die beiden Arten der Schilddrüsenfehlfunktion auf die gleiche Weise behandelt. Wie Sie ja bereits wissen, gehe ich damit gar nicht konform. Ich freue mich, Ihnen dabei zu helfen, das Fortschreiten Ihrer Krankheit zu stoppen. Sie können sogar eine Wende zum Besseren herbeiführen und sich von Ihren Symptomen befreien. Mein erster Schritt ist die Erstellung einer exakten Diagnose durch eine vollständige Bestimmung der Schilddrüsenwerte, wozu auch ein Test auf *Schilddrüsenantikörper* gehört.

Solche vom erworbenen Immunsystem gebildeten Schilddrüsenantikörper richten sich gegen das eigene Schilddrüsengewebe. Wieso aber »denkt« das Immunsystem, die Schilddrüse sei eine Bedrohung? Das bleibt ein ungelöstes Rätsel, auch wenn wir wissen, dass es etwas mit den konstanten Entzündungsprozessen zu tun hat, die das Immunsystem so überwältigen, dass es anfängt, die falschen Ziele zu attackieren.

Die beiden häufigsten Schilddrüsenantikörper sind TPO-AK (Antikörper gegen Thyreoperoxidase, auch Mikrosomale Antikörper, MAK genannt) und Tg-AK (Antikörper gegen Thyreoglobulin, auch TAK genannt); beide können mittels Labortests nachgewiesen werden.

Vergessen Sie nicht: Wer schon eine Autoimmunerkrankung hat, bekommt mit einer dreifach höheren Wahrscheinlichkeit eine weitere. Wenn bei Ihnen also eine Schilddrüsenfehlfunktion diagnostiziert wird, bitten Sie Ihren Arzt unbedingt darum, dass er nicht nur die Schilddrüsenhormonwerte, sondern auch die Schilddrüsenantikörper bestimmen lässt (mehr zum Thema, wie Sie mit Ihrem Arzt zusammenarbeiten, finden Sie in Teil III dieses Buches).

Der Darm: Schlüssel zum Immunsystem

Vanessa wusste von ihrer Autoimmunstörung, nicht aber, dass sie an dem sogenannten *Leaky Gut-Syndrom (LGS)*, einer Durchlässigkeit der Darmwand, litt. Ich bin nicht allein mit der Meinung, dass jeder Mensch mit einer Autoimmunerkrankung auch eine solche Darmschädigung hat. Deshalb möchte ich mich nachstehend noch etwas über das Thema auslassen, dass ein gesundes Immunsystem im Darm beginnt.

Wie es der englische Begriff *leaky gut* (wörtlich: undichter Darm) schon sagt, ist bei dieser Krankheit die Darmwand, speziell die des Dünndarms, durchlässig. Infolgedessen sickert halbverdaute Nahrung hindurch und Stoffe gelangen in den Blutkreislauf, die dort auf keinen Fall hingehören (fachsprachlich nennt man dies »erhöhte Permeabilität« des Darms).

Was haben Darm und Immunsystem miteinander zu tun? Die Auskleidung der Darmwand, das sogenannte *Epithel*, besteht nur aus einer Zellschicht. Etwa 80 Prozent des Immunsystems befinden sich auf der anderen Seite dieser Wand.

Wenn die Darmwand intakt ist, gibt es keine Probleme und das Immunsystem muss sich nicht mit Giftstoffen oder unvollständig verdauten Partikeln auseinandersetzen. Der Darm lässt dann nur Wasser und die benötigten Nährstoffe in den Blutkreislauf passieren.

Ist die Darmwand aber porös – das heißt insbesondere, sind die *Tight Junctions*, die Verzahnungen zwischen den engen Verbindungen, die die Zellen zusammenhalten, gelockert – können kleine Mengen von nur teilweise verdauten Speisen hindurchsickern. Dann klingeln sämtliche Alarmglocken des Immunsystems, denn es ist nicht darauf trainiert, teilverdaute Milch- oder Gluten- oder andere Lebensmittelprodukte zu erkennen. Nach einer Weile betrachtet es sie als unerwünschte Eindringlinge, so ungefähr wie Masernviren. Sie ahnen es bereits, was dann passiert – das erworbene Immunsystem entwickelt Antikörper gegen die Fremdkörper. Jedes Mal, wenn Sie ab jetzt Milch trinken oder Brot essen oder sonst auch nur geringe Mengen von Milcheiweiß oder Gluten verzehren, gehen die Antikörper in den Alarmzustand und die Sicherheitsleute in der Kommandozentrale drehen wieder durch und überziehen Ihren Körper mit einem Entzündungsfeuer. Das allein ist noch keine Autoimmunreaktion, sondern vielmehr eine *Nahrungsmittelunverträglichkeit*. Wird der Darm aber regelmäßig mit solchen Nahrungsmitteln belastet, ist das Risiko groß, dass sich eine Autoimmunerkrankung entwickelt. Genau aus diesem Grund ist bei der Myers-Methode die richtige Ernährung ein so wichtiger Punkt. Merken Sie sich deshalb: Ein gesundes Immunsystem beginnt mit einem gesunden Darm.

Mögliche Ursachen des Leaky-Gut-Syndroms

Alkohol

Arzneimittel

- Säureblocker
- Antibiotika
- Antibabypille
- nichtsteroidale Antirheumatika (NSAR) und Entzündungshemmer (NSAID) (zum Beispiel Aspirin und Ibuprofen)
- Prednison

Chemotherapie

Darminfektionen und gestörtes Gleichgewicht im Darm

- Parasiten
- Dünndarmfehlbesiedlung (DDFB/SIBO)
- Hefepilze

Mykotoxine (Schimmelpilze)

Operationen

Radioaktive Strahlung

Schwer verdauliche Nahrungsmittel und Nahrungsmittelunverträglichkeiten:

- Milchprodukte
- Eier
- Gluten
- genetisch veränderte Lebensmittel
- Getreide und Pseudogetreide
- Hülsenfrüchte
- Nachtschattengewächse
- Zucker

Stress:

- körperlicher Stress (Krankheit, Schlafmangel, Übertraining)
- emotionaler Stress (Familienstress, persönlicher Stress, Arbeitsstress)

Die Gluten-Verbindung

Vanessa mit ihrer durchlässigen Darmwand aß sehr viele glutenhaltige Lebensmittel. Gluten ist ein Klebereiweiß, das in vielen Getreidearten, wie Weizen, Roggen und Dinkel, vorkommt. Dementsprechend ist klar, dass es in Brot, Backwaren und Pasta enthalten ist. Darüber hinaus wird es aber in nahezu jedem industriell gefertigten Nahrungsmittelprodukt verarbeitet, zum Beispiel in Suppen, Würstchen, Soja- und anderen Würzsoßen. Und nicht nur das: Sogar Medikamente können Gluten enthalten, es wird darin als Bindemittel und Konservierungsstoff verwendet. Auch Zahnpasta und Kosmetikprodukte sind potenziell glutenhaltig, es kann also durchaus sein, dass Sie sich mit Gluten einreiben, wenn Sie Feuchtigkeitscreme auftragen.

Das ist ein ernsthaftes Problem, denn Gluten ist eine der Hauptursachen des Leaky-Gut-Syndroms bei Menschen mit Schilddrüsenstörungen und Autoimmunerkrankungen. Besonders extrem auf Gluten reagieren Zöliakiepatienten, bei denen das Gluten die Darmschleimhaut zerstört. Dadurch kommt es zu Verdauungsstörungen und einer erhöhten Anfälligkeit für eine ganze Reihe von Gesundheitsproblemen. Weniger extrem, aber dafür noch verbreiteter ist die nicht-zöliakische *Glutensensitivität*. Falls Sie daran leiden, produziert das erworbene Immunsystem Antikörper gegen das Gluten und erzeugt jedes Mal, wenn Sie Gluten verzehren (oder in die Haut einreiben) eine Entzündungsreaktion.

Die wegweisenden Arbeiten von Dr. Alessio Fasano haben ein weiteres Problem ans Licht gebracht, das noch schlimmer ist. Wenn jemand mit einer Glutenunverträglichkeit glutenhaltige Lebensmittel verzehrt, gelangt das Gluten über den Magen in den Dünndarm, woraufhin im Blut der Zonulin-Wert steigt. Nein, Zonulin ist keiner der Schurken in *Star Wars;* sondern ein Protein, das die dichten Verbindungen (Tight Junctions) in der Darmschleimhaut öffnen kann und somit die Durchlässigkeit des Darms verstärkt. Andere mögliche Ursachen für einen porösen Darm sind Stress, Candida-Pilze und Medikamente wie Antibiotika und Antibabypillen.

Nehmen wir jetzt also an, durch Ihren durchlässigen Dünndarm ist unvollständig verdautes Essen in die Blutbahn gelangt, zusammen mit Toxinen und Mikroben, die normalerweise hinter einer sicheren Darmwand zurückgeblieben wären. Es ist kein Wunder, dass Ihr Immunsystem nun in Alarmbereitschaft geht! Immer wieder kommen neue Bedrohungen an und Ihr Körper schüttet kontinuierlich Entzündungsstoffe aus. Sie sind jetzt auf dem besten Weg, eine Autoimmunerkrankung zu entwickeln. Das Gluten, das zur Durchlässigkeit des Darms beigetragen hat, macht es auch wahrscheinlicher, dass sich eine Schilddrüsenstörung ausbildet. Der Grund ist eine der gefährlichsten Verwechslungen, die ich kenne.

Jedes Mal, wenn Ihr Körper mit einem gefährlichen Eindringling konfrontiert wird, merkt sich das Immunsystem dessen Struktur, insbesondere seine Proteinsequenz, damit er eine perfekte Verteidigungslinie gegen den Krankheitserreger aufbauen und ihn später wiedererkennen kann.

Molekulare Mimikry: Gefährliche Verwechslung

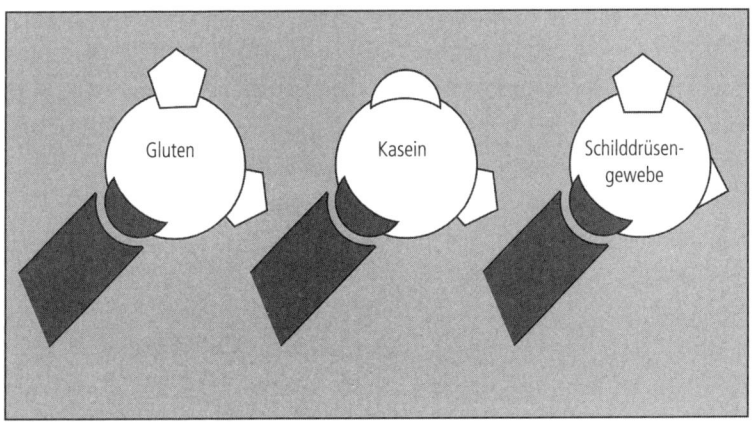

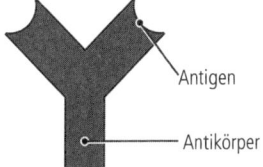

Die Autoimmun-Revolution

Aber wie wir ja bereits gesehen haben, ist das Erkennungssystem des Immunsystems nicht perfekt. Wie könnte es sonst Pocken mit Kuhpocken verwechseln? Wenn sich die Molekularstrukturen und Proteinsequenzen zweier Substanzen ähneln, kann es passieren, dass das Immunsystem irrtümlich nicht nur Krankheitserreger, sondern auch ähnliche Moleküle angreift – und das können auch körpereigene Gewebe sein. Molekulare Mimikry ist eine der häufigsten Formen von Autoimmunreaktionen: die Verwechslung von Körpergewebe mit Fremdsubstanzen.

Unglücklicherweise hat auch die Schilddrüse einen Doppelgänger, der sie anfällig für fälschliche Angriffe macht: Sie ahnen es schon, es ist das Gluten. Dieses Protein weist eine ähnliche Struktur wie das Schilddrüsengewebe auf, weshalb Sie sich vorstellen können, was das Immunsystem mit Ihrer Schilddrüse anstellt, wenn es eigentlich Gluten attackieren will. Darüber hinaus kommt es bei 50 Prozent aller Menschen, die an einer Glutenunverträglichkeit leiden, auch zu einer molekularen Mimikry mit Kasein, einem Proteingemisch, das der Hauptbestandteil von Milcheiweiß ist. Ein führender Forscher auf diesem Gebiet glaubt sogar, dass die Zahl eher bei 100 Prozent liegt. Und was es noch schlimmer macht: Je durchlässiger die Darmwand, desto wahrscheinlicher ist es, dass das teilverdaute Gluten und Kasein in den Blutkreislauf gelangen. Aus der Perspektive des Immunsystems ist das, wie wenn ein Mensch in einem Horrorfilm in ein Zimmer gerannt kommt und schreit: »Sie sind überall! Überall!« Das arme, überlastete Immunsystem sieht plötzlich auf allen Seiten Feinde und attackiert deshalb gleichermaßen das Kasein, das Gluten und das Schilddrüsengewebe.

Interessanterweise können die Angriffe auf die Schilddrüse sich ganz unterschiedlich auswirken. Wenn Sie Hashimoto haben, stören die Angriffe des Immunsystems die Schilddrüsenfunktion und der gesamte Stoffwechsel verlangsamt sich. So erging es Vanessa, was erklärt, dass ihre Symptome im Laufe der Jahre immer schlimmer wurden. Die andauernden Bombardements durch das Immunsystem, die das Schilddrüsengewebe erlitt, führten dazu, dass die Schilddrüse mehr und mehr geschwächt wurde. Dementsprechend produzierte die Schilddrüse immer weniger Hormone, die sich Vanessa dann in wachsender Dosis künstlich zuführen musste.

Bei Personen, die wie ich an Morbus Basedow leiden, schwächt das Immunsystem die Schilddrüse auf eine andere Weise: Die Schilddrüsenantikörper verhalten sich, als seien sie TSH-Moleküle (Sie erinnern sich: TSH ist das von der Hypophyse freigesetzte Hormon, das die Schilddrüse anregt), wodurch die Schilddrüse zu viele Hormone bildet und sich der Stoffwechsel rasant beschleunigt.

Übrigens: Auch wenn Ihre Schilddrüsenerkrankung *nicht* autoimmun ist, können Sie von einer molekularen Mimikry tangiert sein. Deshalb empfehle ich allen meinen Patienten mit einer Schilddrüsenerkrankung, dass sie Gluten und Milchprodukte von ihrem Speiseplan streichen.

Molekulare Mimikry: Bakterien und Viren

Auch wenn Gluten und Kasein (Milchprotein) die häufigsten Übeltäter sind, haben Forscher darüber hinaus entdeckt, dass die Bakterien *Yersinia enterocolitica*, die über verunreinigte Nahrung und Wasser den Weg in unseren Darm finden, ebenfalls eine molekulare Mimikry auslösen können. Dementsprechend gibt es dokumentierte Fälle, dass *Yersinia* durch Kreuzreaktivität mit dem TSH-Rezeptor die Basedowkrankheit ausgelöst hat. Andere mögliche Auslöser für molekulare Mimikry sind Epstein-Barr- und Herpesviren.

Stress und das Immunsystem

Es gibt noch einen weiteren, sehr wichtigen Faktor, durch den Ihre Immunfunktion unterdrückt wird: Stress. Bis zu einem gewissen Grad reagiert der Körper deshalb so, damit er sich voll darauf konzentrieren kann, den Stressfaktor zu bewältigen. Stress verursacht auch Entzündungen, damit das Immunsystem heruntergefahren wird und somit keine chronischen Entzündungen entstehen. Ein unterdrücktes

Immunsystem kann außerdem latente Virusinfektionen auslösen, von denen einige wiederum eine autoimmune Schilddrüsenerkrankung anstoßen könnten. Wenn Sie unter chronischem Stress leiden und Ihr Immunsystem deshalb immer wieder abwechselnd aktiviert und heruntergefahren wird, ist das Risiko größer, dass es überreagiert und eine Autoimmunantwort auslöst.

Die immunsuppressive Wirkung von Stress ist durch die Ausschüttung von Cortisol bedingt, das die erste Verteidigungslinie des Immunsystems (Blut-Hirn-Schranke, Atemwege und Darm) strapaziert. Wie oben beschrieben führt eine geschwächte Darmbarriere zu einem durchlässigen Darm, der wiederum den Weg für eine Autoimmunerkrankung bereitet, indem er (unter anderem) Gluten und Kasein in den Blutkreislauf freisetzt und somit eine molekulare Mimikry ermöglicht. Ja, das Ganze ist ein echter Teufelskreis, den Sie aber so wie Vanessa auch wieder verlassen können.

Endlich topfit

Nachdem Vanessa einmal verstanden hatte, dass Veränderungen in der Ernährungs- und Lebensweise und die Bestimmung der richtigen Art und Dosis des Schilddrüsenhormonpräparats ihre Situation verbessern würden, konnte sie es kaum erwarten, loszulegen. Sie orientierte sich fortan am Schilddrüsen-Programm nach der Myers-Methode. Dazu gehörte, dass sie entzündungsfördernde Nahrungsmittel vom Speiseplan strich, und zwar ganz besonders Gluten und Milchprodukte, um jedwede molekulare Mimikry zu vermeiden. Sie nahm Nahrungsergänzungsmittel zur Unterstützung ihrer Schilddrüsen- und Immunfunktion. Auch sonst hielt sie sich an das Programm, indem sie sich entgiftete und ihren Darm sanierte, Stress abbaute, ausreichend schlief und sich mäßig sportlich betätigte (Näheres zu all diesen Faktoren lernen Sie in Teil IV).

In den nächsten drei Monaten konnte ich ihre Fortschritte anhand der Blutwerte verfolgen. Als Vanessa zum ersten Mal in meine Praxis

kam, lagen ihr TSH-Wert bei 2,3 µIU/ml, ihr freies T4 bei 1,1 ng/dl, ihr freies T3 bei 2,4 pg/ml, ihr reverses T3 bei 19 ng/dl und ihr TPO-Wert bei 640 IU/ml. Sie hatte keine TABg-Antikörper, aber ihr hoher Wert für TPO-Antikörper zeigte klar, dass sie nicht an Hashimoto litt. Der TSH-Wert lag im schulmedizinischen Normbereich, aber etwas außerhalb des von mir als optimal angesehenen Bereichs (bei den meisten Menschen 1,0 bis 2,0 µIU/ml). Der Wert des freien T4 war perfekt, der des freien T3 weniger gut, ich erachte 3,2 pg/ml als ideal. Sie sehen, dass es große Unterschiede zwischen den von der Schulmedizin als *normal* erachteten Werten und den Wertebereichen gibt, die ich als *optimal* ansehe und die es Ihnen ermöglichen, das für Sie optimale Gesundheitsniveau zu erreichen. Wie Vanessa erfahren hatte, kann man sich mit »normalen« Werten ziemlich mies fühlen. Konventionelle Ärzte testen auch oft nicht auf Schilddrüsenantikörper, wohingegen ich diesen Test extrem wichtig finde.
Ich war der Meinung, dass Vanessa mehr freies T3 benötigte und verschrieb statt Synthroid – das komplett aus T4 besteht – ein Hormonpräparat, das auch T3 enthält, und zwar Armour, getrocknetes Schilddrüsenhormon vom Schwein. Wir begannen mit einer Dosis von 90 mg.
Die Ergebnisse der Umstellung von Ernährung, Lebensstil und Hormonpräparat waren phänomenal. Schon nach einigen Tagen spürte Vanessa die Auswirkung des vermehrt vorhandenen freien T3. Ihre Stimmung heiterte sich auf und sie fühlte sich voll Energie und Hoffnung. Einige Wochen später ging es ihr in allen Belangen besser, sie sprühte vor Energie und war fröhlich. Ihre Pfunde purzelten nur so. Ich freute mich riesig für Vanessa – und die Laborwerte bestätigten, dass ich auch allen Grund dazu hatte.

- Ihr TSH lag bei dem mehr als optimalen Wert 1 µIU/ml
- Ihr freies T4 war leicht auf 1,3 ng/dl angestiegen
- Ihr freies T3 lag bei dem sehr gesunden Wert 3,2 pg/ml
- Der Wert für ihr reverses T3 war auf 16 ng/dl gesunken
- Und der Wert für ihre TPO-Antikörper lag nur noch bei 320 IU/ml – also bei der Hälfte des ursprünglichen Wertes

Wir arbeiteten weiterhin zusammen und Vanessas Schilddrüsenwerte blieben optimal, während ihre Antikörperwerte stetig sanken, ein klares Zeichen dafür, dass der Umschwung bezüglich ihrer Autoimmunerkrankung eingesetzt hatte.

Für mich ist Vanessas Geschichte eine schöne Konkretisierung des Versprechens des Schilddrüsen-Programms nach der Myers-Methode: Sich nicht mit »okay« oder »geht schon« zufriedengeben, sondern sich »großartig« fühlen wollen. Ich sage immer, dass optimale Gesundheit ein Menschenrecht ist. Es machte mir große Freude, dass Vanessa auf diesem Menschenrecht bestanden und nun gute Aussichten auf eine Zukunft voller Wohlbefinden hatte.

Teil III

Wie Sie mit Ihrem Arzt zusammenarbeiten

KAPITEL 5

Warum Ärzte manchmal falschliegen

Als Susannah zum ersten Mal meine Praxis aufsuchte, war sie bereits bei drei verschiedenen Ärzten gewesen, von denen aber keiner ihre Schilddrüsenerkrankung korrekt diagnostiziert oder behandelt hatte.
»Sie haben mir nur immer wieder gesagt, dass alles in Ordnung sei, die Blutwerte würden das zeigen«, erzählte mir Susannah bei ihrem ersten Besuch. »Aber ich bin erschöpft und depressiv, nehme immer mehr zu und kann nicht mehr klar denken. Es kann doch nicht sein, dass alles okay mit mir ist, wenn ich mich so fühle!«
Als ich Susannahs Patientenunterlagen durchsah, wurde mir das Problem schnell klar. Die Ärzte hatten sie alle nicht gründlich genug untersucht. Laut den Ergebnissen der Bluttests bewegten sich ihre Schilddrüsenhormonwerte im normalen Bereich – aber diese Tests waren eben leider unvollständig. Susannah litt mit Sicherheit an einer Schilddrüsenstörung, was die Ärzte den Laborergebnissen jedoch nicht entnehmen konnten.
Susannahs erster Arzt hatte nur ihren TSH-Wert testen lassen. Wie ich es in einem früheren Kapitel beschrieben habe, ist TSH (*Thyreotropin*) ein von der Hypophyse produziertes, schilddrüsenanregendes Hormon. Viele Schulmediziner testen lediglich auf TSH, und wenn der Wert hoch ist, bedeutet dies, dass die Schilddrüse ständig zu einer gesteigerten Hormonproduktion angehalten wird, sodass eine Überfunktion resultiert. Bewegen sich die Werte aber im üblichen Bereich,

nehmen die meisten Ärzte an, dass die Schilddrüse ganz normal funktioniert. Auch Susannahs Hausarzt dachte so und lag damit leider falsch.

Susannahs zweiter Arzt ließ ihr Blut auf TSH und freies T4 untersuchen (zur Erinnerung: T4 ist das Speicherhormon, das von der Schilddrüse als Reaktion auf die Anregung durch das TSH gebildet wird). Auch bei dieser Untersuchung stellten sich Susannahs Werte als völlig normal heraus. Da sie sich aber ja mit Symptomen herumquälte, verschrieb der Arzt ihr eine geringe Dosis (25 μg) Synthroid. Drei Monate später fand sich Susannah erneut in der Praxis ein, und ihre Werte für das TSH und das freie T4 hatten sich auch tatsächlich verbessert, leider nicht aber ihre Symptome. Trotzdem weigerte sich der Arzt, die Synthroid-Dosis zu erhöhen. Susannah war sehr frustriert darüber und beschloss, noch einmal den Arzt zu wechseln.

Dieses Mal suchte sie eine Heilpraktikerin auf. Auch diese ließ bei Susannah zunächst nur das TSH und freie T4 testen, und da Susannah Synthroid genommen hatte, waren die Werte sozusagen optimal. Wegen der anhaltenden Symptome ließ die Heilpraktikerin noch den Wert des freien T3 bestimmen. Wie in diesem Buch bereits erklärt, ist freies T3 die *aktive* und *ungebundene* Form des Schilddrüsenhormons – also der Teil des Hormons, der in die Zellen eindringt. Das Messergebnis für freies T3 vermittelt deshalb oft ein recht genaues Bild, was in der Schilddrüse vor sich geht. Auch hier lagen Susannahs Werte wieder im Normalbereich.

Die Heilpraktikerin war darüber sehr verblüfft, hatte sie doch einen niedrigen T3-Wert erwartet. Das brachte sie dazu, sich der Meinung der beiden Ärzte anzuschließen. Sie vermutete, dass Susannah gar nicht an einer Schilddrüsenstörung litt, sondern einfach an Beschwerden, die mit den Wechseljahren und dem Älterwerden zusammenhingen. »Ich habe wirklich nach einem Schilddrüsenproblem gesucht«, sagte sie Susannah, »aber alle Ihre Werte sind völlig normal.«

Allmählich war Susannah richtig verzweifelt. Eine Freundin, die ähnliche Erfahrungen mit Ärzten gemacht hatte, gab ihr die Empfehlung, sich an mich zu wenden. Nach einem langen Gespräch bestand für mich eigentlich kein Zweifel mehr, dass sie an einer Schilddrüsenfehlfunktion litt. Ihre Symptome waren absolut klassisch (siehe Seiten 31–32). Aber als Medizinerin gebe ich mich natürlich nicht nur mit den Schilderungen einer Patientin zufrieden, sondern sehe mir auch das Blutbild an.

Bei Susannah stellte ich Folgendes fest:
Susannahs Werte hinsichtlich TSH und freiem T4 waren *optimal*, hinsichtlich freiem T3 nur *normal*. Also okay, aber nicht gerade hervorragend. Bei jedem Test gibt es einen *Referenzbereich* – eine Ober- und Untergrenze für das, was noch als normal gilt. Und wie schon erwähnt, ist der Standardreferenzbereich für Schilddrüsenwerte sehr weit gefasst. Susannahs freies T3 lag im akzeptablen Bereich, aber sehr nahe an der unteren Grenze, war also bei Weitem nicht optimal. Hinzu kam, dass Susannahs Ärztin nicht das reverse T3 gemessen hatte. Das freie T3 ist ja sozusagen das Gaspedal des Körpers, mit dem der Stoffwechsel auf Touren gebracht wird, wohingegen reverses T3 als Bremse fungiert und den Stoffwechsel verlangsamt. T3 gibt Energie, reverses T3 speichert Energie. In einem gesunden Körper ist das Verhältnis von freiem und reversem T3 ausgeglichen, sodass der Körpermotor weder überhitzt wird (übermäßiger Gewichtsverlust, Durchfall, Herzjagen, Angstzustände), noch »einfriert« (Gewichtszunahme, Verstopfung, Trägheit, depressive Verstimmungen). Aber manchmal, insbesondere in Zeiten hoher Stressbelastung, gerät das Gleichgewicht aus den Fugen.

Susannah hatte eine dreifache Stressbelastung zu tragen. Bei ihrem Vater war Parkinson diagnostiziert worden, ihr Kind hatte mit Legasthenie zu kämpfen und in ihrer Firma kursierten Gerüchte über bevorstehende Entlassungen. Aus Teil II wissen Sie noch, dass unbewältigter Stress den Körper veranlasst, seinen Stoffwechsel herunterzufahren, Fett einzulagern und Energie zu sparen. Eine weitere Reaktion des Körpers ist die erhöhte Produktion von reversem T3. Das war auch bei Susannah so, ihr überreichliches reverses T3 sorgte für eine Verlangsamung des Stoffwechsels. Ich war mir ziemlich sicher, dass mindestens zum Teil darin der Grund für ihre Erschöpfung, Gewichtszunahme und Konzentrationsschwäche zu suchen war. Außerdem bestimmte ich bei Susannah auch noch die wichtigsten

Schilddrüsenantikörper – Thyreoperoxidase (TPO) und Thyreoglobulin (TAG). Ein hoher Antikörperwert wie bei Susannah zeigt an, dass das Immunsystem die Schilddrüse attackiert, und so wurde mir klar, dass Susannah an Hashimoto-Thyreoiditis litt.

Dementsprechend passte ich Susannahs Schilddrüsenhormonpräparate an. Zusätzlich zu dem Synthroid, das nur aus T4 besteht, verschrieb ich ihr eine spezielle Rezeptur eines T3-Depotpräparats, damit sich die Menge des freien T3 in ihrem Blut schnell erhöhen konnte. Das würde ihr im Übermaß vorhandenes reverses T3 ausgleichen, ihr Energieniveau wiederherstellen, ihre Konzentrationsschwierigkeiten beheben und dafür sorgen, dass sie ihre überschüssigen Pfunde loswurde.

Diese Anpassung der zugeführten Hormone war wichtig. Mindestens genauso wichtig war aber, dass Susannah von nun an das Schilddrüsen-Programm nach der Myers-Methode befolgte, um die ihrer Schilddrüsenfehlfunktion zugrunde liegenden Probleme zu beheben.

- Ernährung und Nahrungsergänzungsmittel versorgten Susannahs Schilddrüse mit den Nährstoffen, die sie brauchte, um ausreichend Schilddrüsenhormone bilden und T4 in T3 umwandeln zu können. Außerdem verzichtete Susannah auf Getreide- und Milchprodukte. Ich erklärte ihr, dass ihr Immunsystem begonnen hatte, aggressiv auf Gluten und Milcheiweiß zu reagieren, und zwar schon auf kleinste Mengen davon. Und da ihr Immunsystem ihre Schilddrüse mit diesen Nahrungsbestandteilen verwechselte (siehe den Abschnitt über molekulare Mimikry in Kapitel 4), musste sie beides zu hundert Prozent aus ihrer Ernährung streichen, damit die Angriffe aufhörten.
- Die Regeneration von Susannahs Darm, der aufgrund von Stress und anderen Faktoren durchlässig geworden war, trug wesentlich dazu bei, ihr Immunsystem zu beruhigen, sodass es nicht mehr die Schilddrüse attackierte.
- Auch die Verringerung der toxischen Last war sehr wichtig für Susannah. Viele synthetisch hergestellte chemische Verbindungen machen den Körper krank. Sie ahmen im Organismus die Wirkung des

körpereigenen Hormons Östrogen nach, weshalb sie *Xenoöstrogene* genannt werden, wörtlich »fremde Östrogene«. Eine übermäßige Belastung durch diese Umweltgifte, die wir im Wasser, in der Luft, in Nahrungsmitteln, Körperpflegeprodukten und in Haushaltsgegenständen aus Plastik finden, wirkt sich so aus, als wenn der Körper eine massive Überdosis Östrogen erhielte (Näheres zu diesem Thema erfahren Sie in Kapitel 8). Zu viel Östrogen – ob körpereigen oder als *Xenoöstrogene* – ist aus vielerlei Gründen schlecht für den Körper. Unter anderem fördert es die Bildung von Thyroxin-bindendem Globulin (TBG), sodass zu viele *gebundene* anstatt *freie* Schilddrüsenhormone im Körper kursieren. Durch eine Verminderung der toxischen Belastung von Susannahs Körper und eine Verbesserung ihrer Fähigkeit, ihren Körper zu *entgiften*, das heißt die synthetisch hergestellten Stoffe wieder auszuleiten, stellte sich der Effekt ein, dass in ihrem Körper weniger gebundene Schilddrüsenhormone und dafür gesunde Mengen von freiem T3 und T4 vorhanden waren.

- Außerdem mussten wir sicherstellen, dass Susannah frei von Infektionen war, damit diese im Körper keine Entzündungen auslösen und somit ihre Immunantwort schwächen konnten. Ebenfalls sehr wichtig war es für Susannah, durch Stressabbau ein gesundes Gleichgewicht zwischen reversem und freiem T3 zu erzielen. Wie Sie aus Teil II wissen, wird bei einem Übermaß an Stress sehr viel Cortisol ausgeschüttet, was die Schilddrüsenfunktion auf vielerlei Weise schwächt und zu Erschöpfungszuständen, Konzentrationsschwierigkeiten und Gewichtszunahme führen kann. Entspannende Techniken und Aktivitäten wie Akupunktur, Massagen, Meditationen und Spaziergänge in der Natur nahmen Susannah etwas von ihrer Stressbelastung weg, wodurch sich die Cortisolwerte verringerten und eine optimale Schilddrüsenfunktion wiederhergestellt werden konnte (mehr zum Thema Stressbewältigung finden Sie in Kapitel 9).

Und in der Tat, die Myers-Methode verhalf Susannah zu schnellen Fortschritten. Innerhalb von nur ein paar Wochen fühlte sie sich schon viel besser und nach drei Monaten hatte sie wieder einen klaren Kopf und war optimistisch und voller Energie. Ihre Blutwerte waren so gut, dass wir die Dosis der T3-Retardkapseln herabsetzen konnten. Ihr Körper produzierte mehr freies T3 und weniger reverses T3, was ein gesünderes Gleichgewicht zur Folge hatte.

Leider war Susannahs Schilddrüse bereits so geschädigt, dass ihr auch zukünftig die Einnahme von Schilddrüsenhormonen nicht erspart bleiben würde. Aber da sich ihre Symptome zurückgebildet hatten und ihre Schilddrüse nun viel besser funktionierte als vorher, konnte zumindest die Hormondosis herabgesetzt werden. Susannah war dementsprechend nun voll motiviert, sich auch zukünftig an die Myers-Methode zu halten.

Sie sollten sich Folgendes merken:

- **Auch wenn Ihr Arzt Ihnen sagt, dass Ihre Schilddrüsenwerte »ganz normal«, »völlig in Ordnung« oder etwas Ähnliches seien, können Sie trotzdem an einer Schilddrüsenerkrankung leiden.**

Deshalb ist es so wichtig, dass Sie von Ihrem Arzt Auskunft verlangen, welche Schilddrüsenwerte er messen lässt, und sich die Testergebnisse genau erklären lassen. In diesem Kapitel geht es um schulmedizinische Behandlungsweisen und ihre Nachteile. Im nächsten Kapitel zeige ich Ihnen, was Sie tun können, um eine genaue Diagnose und eine wirksame Behandlung erhalten.

Das Test-Wirrwarr

Susannahs Geschichte zeigt, dass Ärzte *oftmals* eine Schilddrüsenerkrankung gar nicht feststellen, wegen unvollständiger Tests und/oder falscher Interpretation der Laborergebnisse. Und auch Alternativmediziner lassen nicht immer alle Untersuchungen durchführen, wie sie notwendig wären, um ein vollständiges Bild zu erhalten. Nachstehend finden Sie einige der häufigsten Ursachen, warum Ärzte auf der Grundlage der Bluttestergebnisse eine Schilddrüsenfehlfunktion nicht bemerken:

1. Das Blut wird überhaupt nicht auf eine Schilddrüsenerkrankung hin getestet

Was? Das kann doch nicht sein! Nun, wie in Kapitel 2 beschrieben, wird für Männer von vornherein ein geringeres Risiko für eine Schilddrüsenfehlfunktion angenommen, und dementsprechend werden sie oft gar nicht daraufhin getestet. Es stimmt, Frauen sind etwa siebenmal häufiger von Funktionsstörungen der Schilddrüse betroffen als Männer. Aber das heißt natürlich noch lange nicht, dass man Männer grundsätzlich nicht daraufhin testen sollte.

Generell wird bei Patienten unter vierzig von einem niedrigen Risiko für Schilddrüsenstörungen ausgegangen. Wer also in diese Kategorie fällt, muss ebenfalls aufpassen, nicht unterdiagnostiziert zu werden. Und schließlich werden Schilddrüsenfehlfunktionen oft mit anderen Erkrankungen durcheinandergebracht. Wenn Ihr Arzt also eine andere Diagnose für Sie gestellt hat (vor allem wenn Sie unter vierzig und/oder ein Mann sind), dann ist das größte Problem bei Ihrem Schilddrüsenbluttest wahrscheinlich, dass er gar nicht durchgeführt wurde.

Beschwerden und Krankheiten, die oft mit Schilddrüsenstörungen verwechselt werden

Alterserscheinungen

Anämie

Angst

Chronische Müdigkeit

Demenz, einschließlich der Frühphase von Alzheimer

Depression

Durchfall aufgrund einer Magen-Darm-Störung

Fettleibigkeit durch Ernährung, Genetik oder andere Faktoren

Herzerkrankung

Konzentrationsschwäche

Probleme in Zusammenhang mit Sexualhormonen: nach der Geburt, Andropause, Perimenopause, Wechseljahre

Schlaflosigkeit wegen eines Sexualhormon-Ungleichgewichts oder psychischer Probleme
Stress
Unfruchtbarkeit oder Fehlgeburten
Verstopfung aufgrund einer Magen-Darm-Störung

2. Nur der TSH-Spiegel wird ermittelt

Wie im Falle von Susannah denken viele konventionelle Ärzte, dass ein TSH-Test vollkommen ausreichend ist. Aber das stimmt einfach nicht. Der Wert für das TSH (Thyreotropin) sagt im Wesentlichen nur etwas über die Interaktionen zwischen Hypophyse und Schilddrüse aus, nicht darüber, was auf der Zellebene vor sich geht und ob das Schilddrüsenhormon wirklich in die Zellrezeptoren gelangt.

Und falls Sie bereits ein Schilddrüsenhormonpräparat einnehmen, das T3 enthält, ist das Testergebnis noch weniger aussagekräftig hinsichtlich der realen Schilddrüsengesundheit (Sie wissen ja bereits: Steigt die Konzentration von T3 im Blut an, sinkt die Bildung von TSH ab, weil die Schilddrüse weniger stimuliert werden muss).

3. Es wird nur der Gesamt-T4-Wert bestimmt und nicht gesondert das freie T4

Wie bereits früher schon erwähnt, ist nur freies T4 stoffwechselaktiv und kann bedarfsabhängig in freies T3 umgewandelt werden. Gebundenes T4 wirkt sich auf den Stoffwechsel nicht aus. Der Wert für alle T4-Hormone zusammen vermittelt deshalb ein nur sehr ungenaues Bild darüber, was in Ihrem Körper vorgeht.

Warum wird also vielfach der wenig aussagekräftige T4-Gesamtwert ermittelt, nicht aber zusätzlich der Wert für das freie T4? Auf diese Frage kann ich Ihnen keine Antwort geben, sondern nur mit dem Kopf schütteln.

4. Es wird nur der Wert für das freie T4 bestimmt, nicht aber für das freie T3

Das offensichtlichste Problem besteht hier darin, dass T3 das wirksamste der Schilddrüsenhormone ist. Wenn der T3-Wert nicht bekannt ist, kann kaum eine seriöse Aussage über den Zustand der Schilddrüse getroffen werden.

Es kommen aber noch weitere Aspekte hinzu. So springen bei manchen Menschen mit einer Schilddrüsenunterfunktion die Nebennieren in die Bresche. In so einem Fall zieht der Körper Energie und Konzentration, die ihm normalerweise durch die Schilddrüsenhormone zuteilwerden, aus den Stresshormonen. Am Ende kann das zu merkwürdigen Symptomen führen, die auf den ersten Blick überhaupt nicht auf eine Unterfunktion der Schilddrüse hindeuten. So leiden zum Beispiel die meisten Menschen mit einer Hypothyreose an Gewichtszunahme und Trägheit, wohingegen ich aber auch schon Patienten hatte, die trotz der Unterfunktion ungesund schnell Gewicht verloren haben, sich ängstlich und nervös fühlten und von Schlaflosigkeit geplagt wurden. Da würde man doch zunächst an eine *Über*funktion denken, nicht wahr? (siehe die Symptomliste auf Seiten 31–32). Ich stellte bei der Überprüfung der Laborergebnisse dann aber fest, dass der Wert des freien T3 gefährlich niedrig war. Stattdessen übernahmen Adrenalin, Cortisol, Dopamin und andere Stresshormone die Aufgabe, den Körper mit »Treibstoff« zu versorgen. Hätte ich nur die Werte für das TSH oder das freie T4 beachtet, hätte ich das niemals feststellen können. Das ging nur mittels einer genauen Messung des freien T3.

Eine niedrige Konzentration von freiem T3 im Blut kann auch darauf hindeuten, dass nicht genug freies T4 in freies T3 umgewandelt wird. Das hängt oft mit der Ernährung zusammen. Bei einem Mangel an Jod, Tyrosin, Zink und Selen, unter dem viele Menschen leiden, funktioniert eine solche Umwandlung nur eingeschränkt. Um dieses Problem zu erkennen, muss man den Wert des freien T3 ermitteln.

5. Es wird nur der Gesamt-T3-Wert bestimmt und nicht gesondert das freie T3
Sie wissen es ja bereits: Nur freies T3 ist stoffwechselaktiv, während gebundenes T3 sich nicht auf den Stoffwechsel auswirkt. Der T3-Gesamtwert für freies und gebundenes T3 ergibt damit ein ungenaues Bild. Warum lassen also so viele Ärzte nur den T3-Gesamtwert bestimmen und nicht auch das freie T3? Ich verstehe es nicht, aber zumindest wissen *Sie* jetzt, welche Tests erforderlich sind, und können Ihren Hausarzt darum bitten, sie zu veranlassen.

6. Es wird nur die T3-Aufnahme getestet, ...nicht aber das *freie* T3
Die T3-Aufnahme ist eine indirekte Messung der thyroxinbindenden Proteine, die anzeigt, wie viel des vorhandenen T3 *frei* und wie viel *gebunden* ist. Ich habe diese Angabe in den Unterlagen einiger meiner Patienten gesehen, finde sie allerdings nicht sehr nützlich. Wirklich wichtig ist der direkte Wert für das freie T3.

7. Die Menge des freien T3 wird ermittelt ...nicht aber die des reversen T3
Sie haben ja gelesen, dass dies für Susannah ein Problem war. Oft sind die reversen T3 das fehlende Puzzleteil – die Erklärung, warum jemand trotz ziemlich normaler Laborwerte an ernsthaften Symptomen leidet. Selbst einige Ärzte, die Functional Medicine praktizieren, lassen das reverse T3 nicht bestimmen, ich weiß auch nicht, warum. Sehr wohl weiß ich aber, dass bestimmte Stressoren den Körper veranlassen, die Produktion von reversen Hormonen hochzufahren, was dann zu Problemen mit der Schilddrüse führen kann. Erst der Wert für das reverse T3 gibt uns ein vollständiges Bild.

8. Es wird kein Test auf Antikörper durchgeführt
Aus Kapitel 4 wissen Sie: Ist der Antikörperstatus eines Patienten nicht bekannt, bleibt es unklar, ob er eventuell an einer autoimmunen Schilddrüsenfehlfunktion leidet.
Für mich ist das eine sehr wichtige Information. Wenn ich weiß, dass eine Autoimmunstörung vorliegt, kann ich das Immunsystem unter-

stützen und die Störung rückgängig machen, damit das Immunsystem aufhört, die Schilddrüse anzugreifen. Schulmediziner sehen das anders. Sie glauben nicht daran, dass mittels Unterstützung des Immunsystems erreicht werden kann, dass es seine Attacken auf die Schilddrüse einstellt. Sie behandeln lediglich Symptome und verschreiben Medikamente dagegen. Bei so einer Denkweise spielt die eigentliche Ursache einer Erkrankung keine Rolle.

Ich habe sogar herausgefunden, dass Schilddrüsenantikörper bereits bis zu fünf Jahre *vor* dem Ausbruch einer Autoimmunerkrankung im Blut feststellbar sind. Wenn aus Ihrem Blutbild also das Vorhandensein von Antikörpern hervorgeht, bevor sich irgendein Schilddrüsensymptom bemerkbar gemacht hat, können Sie mittels der Myers-Methode Ihre Schilddrüse und Ihr Immunsystem stärken und so erreichen, dass sich die Autoimmunstörung rückbildet und im Endeffekt gar keine Schilddrüsenfehlfunktion auftritt. Dann müssen Sie später auch keine Schilddrüsenhormonpräparate schlucken.

Selbst wenn sich Ihr Hausarzt nicht um Ihren Autoimmunstatus kümmert, *Sie tun es sehr wohl*. Denn wenn Sie ihn kennen, können Sie gegebenenfalls Ihre Ernährungs- und Lebensweise so ändern, dass sich Ihre Symptome zurückbilden und Sie sich auch langfristig eines starken Immunsystems und bester Gesundheit erfreuen können.

9. Das Blut wird nicht auf Nährstoffe untersucht, die für eine optimale Schilddrüsenfunktion erforderlich sind

Wie ich bereits in Teil II erläutert habe und noch genauer in Teil IV erläutern werde, benötigt Ihre Schilddrüse bestimmte Nährstoffe, um Hormone bilden zu können. Und der Körper braucht gewisse Nährstoffe, um T4 in T3 umwandeln, T3 in die Zellen aufnehmen und ansonsten eine optimale Schilddrüsenfunktion unterstützen zu können. Zu guter Letzt ist auch das Immunsystem für sein richtiges Funktionieren auf bestimmte Nährstoffe angewiesen. Wenn meine Patienten bezüglich eines dieser wichtigen Nährstoffe einen Mangel aufweisen, verschreibe ich ihnen Nahrungsergänzungsmittel. Ein Arzt jedoch, der das Blut gar nicht entsprechend untersuchen lässt, wird natürlich auch keine gezielten Nahrungsergänzungen vorschlagen.

Die wichtigsten Nährstoffe, die Ihr Körper für eine optimale Funktion von Schilddrüse und Immunsystem benötigt

Essenzielle Fettsäuren
Jod
Eisen
Selen
Tyrosin
Vitamine A und D
Zink

Mehr darüber, warum diese Nährstoffe so wichtig sind, erfahren Sie in Kapitel 7

10. Die Sexual- und/oder Stresshormone werden nicht gemessen

In Teil II haben Sie gelernt, dass Stress die Bildung von zu viel Östrogen fördern kann, was wiederum für ein Ansteigen des TBG sorgt, wodurch mehr Schilddrüsenhormone gebunden und die Spiegel von freiem T4 und T3 gesenkt werden. Ich habe Ihnen auch erklärt, wie Cortisol, ein wichtiges Stresshormon, die Schilddrüsenfunktion auf vielerlei Weise stören kann.

Deshalb lasse ich bei meinen Schilddrüsenpatienten die Sexual- und Stresshormonspiegel bestimmen, insbesondere, wenn die Ursache ihrer Symptome nicht klar ist. Die meisten konventionellen Ärzte unterschätzen den Effekt der Hormone auf die Schilddrüsenfunktion. Sogar Endokrinologen, die sich ja eigentlich mit Hormonen bestens auskennen, neigen dazu, jedes Hormon einzeln anstatt als Teil eines zusammenhängenden Systems zu betrachten. Die verschiedenen Hormonwerte nicht zu ermitteln erschwert eine richtige Diagnose und Behandlung.

Diagnose Schilddrüsenüberfunktion

Eine Überfunktion der Schilddrüse wird von Ärzten meistens schnell erkannt. Der Grund liegt darin, dass sie in der Regel TSH als wichtigsten Laborparameter heranziehen und eine Überfunktion fast immer durch einen niedrigen TSH-Wert gekennzeichnet ist. Anders als bei der Unterfunktion reicht hier also oft schon der TSH-Wert aus, um eine genaue Diagnose stellen zu können.

Allerdings stimmt das nicht immer. In den frühen Stadien einer Schilddrüsenüberfunktion kann die Konzentration von freiem T4 und freiem T3 im Blut noch ganz normal sein – auch wenn Sie vielleicht schon an schweren Symptomen leiden. Mir erging es so: Obwohl ich kaum noch leistungsfähig war, wurde der Morbus Basedow auf der Grundlage der Laboruntersuchungen bei mir als »subklinisch« (mit nur geringen Krankheitszeichen) diagnostiziert. Ein Blutbild ist also auch in diesem Fall nicht immer hundertprozentig aussagekräftig.

Hinzu kommt, dass Schulmediziner vielfach die Antikörper nicht testen. Damit klar ist, ob eine Autoimmunerkrankung vorliegt, müssten die Antikörper gegen Thyreoglobulin (Tg-AK) und die Antikörper gegen Thyreoperoxidase (TPO-AK) gemessen werden. Werden keine solchen Antikörper festgestellt und liegen trotzdem Überfunktionssymptome vor, muss ein Test auf Basedow-spezifische Antikörper durchgeführt werden, das heißt auf TSH-Rezeptor-Antikörper (TRAK), insbesondere auf solche mit stimulierenden Eigenschaften (TSAb).

Und dann gibt es noch ein Problem: Was ist, wenn der Arzt gar keinen Verdacht auf Schilddrüsenüberfunktion hegt und keine entsprechenden Tests durchführt? Wenn er nämlich glaubt, dass Ihre Symptome eine andere Ursache haben, wird er Ihr Blut gar nicht auf Schilddrüsenhormone testen lassen. In so einem Fall würde die Überfunktion nicht diagnostiziert und der Arzt ginge von einer anderen Erkrankung aus, zum Beispiel einer von denen, wie sie in der Liste auf den Seiten 31 und 32 aufgeführt sind.

Bei Vorliegen eines der auf diesen Seiten aufgeführten Symptome sollten Sie darauf achten, dass ein komplettes Schilddrüsenblutbild erstellt wird. In Kapitel 6 gebe ich Ihnen genau an, auf welchen Tests Sie bestehen sollten. Eine praktische Checkliste zu diesem Thema finden Sie auf der Seite 153.

Diagnostische Herausforderungen: Warum Laboruntersuchungen nicht ausreichen

Aber selbst, wenn jeder mögliche Labortest durchgeführt wurde, kann es immer noch eine ziemliche Herausforderung sein, festzustellen, was mit der Schilddrüse eventuell nicht stimmt. Wie ich es in diesem Buch bereits dargelegt habe, ist die Schilddrüse und ihr Netz – das Schilddrüsen-Signalsystem – eine sehr komplexe und ausgeklügelte Anordnung, bei der jedes Element sich auf mehrere andere Elemente auswirkt bzw. von mehreren anderen Elementen beeinflusst wird.

Die Komplexität wird noch dadurch gesteigert, dass jedes Element innerhalb des Systems nach einem eigenen Zeitplan funktioniert. Die TSH-Produktion zum Beispiel wird nach dem Prinzip der negativen Rückkopplung geregelt – sie springt erst an, wenn sich im Blutkreislauf zu wenige Schilddrüsenhormone befinden. Die Zeit dazwischen kann einige Tage umfassen und dementsprechend kann je nach Untersuchungstag der TSH-Spiegel aussagekräftig bezüglich der Vorgänge in der Schilddrüse sein oder eben nicht.

Die Mengen an freiem T4 und freiem T3 sind ständigen Schwankungen unterworfen, je nachdem, welchen Stressbelastungen Sie während des Tages ausgesetzt sind. Allein dass Sie sich bei der Ankunft in der Arztpraxis angespannt und vielleicht sogar ängstlich fühlen, kann sich zum Beispiel auf die Schilddrüsenwerte auswirken. Und wenn Sie dann beim Sitzen im Wartezimmer eine ärgerliche E-Mail von Ihrem Chef lesen, wird das Ihre Stress- und Schilddrüsenhormone erst recht beeinflussen. Oder nehmen wir an, Ihr Frühstück am Tag des Arztbesuchs ist schwer verdaulich oder Sie haben sich gerade erst mit einer Erkältung angesteckt oder Ihre ganze Woche war sehr stressig oder Ihnen steht eine entscheidende Sitzung oder eine unangenehme Auseinandersetzung mit der Familie bevor – all das wirkt sich auf Ihre Schilddrüse aus und wird sich in den gemessenen Blutwerten widerspiegeln.

Ich sage meinen Patienten, dass ihre Schilddrüsenaktivität wie ein Spielfilm ist, von dem ich nur ein Einzelbild zu sehen bekomme, wenn ich ihr Blut teste. Vielleicht wird die Essenz des gesamten Films in diesem Einzelbild ausgedrückt, vielleicht aber auch nicht. Es kann sein, dass Ihr Hormonspiegel normalerweise sehr hoch ist, aber aus irgendeinem Grund gerade zum Zeitpunkt der Blutabnahme ungewöhnlich niedrig. Oder genau umgekehrt. Blutuntersuchungen sind absolut notwendig und ich würde nie eine Diagnose stellen, ohne die Blutwerte des Patienten gesehen zu haben, aber ihre Aussagekraft ist manchmal begrenzt.

Und auch wenn ein Labortest wirklich akkurate – oder sagen wir besser, *repräsentative* – Ergebnisse bringt, ist nicht immer ganz klar, was sie bedeuten. Der TSH-Wert sagt uns, ob die Hypophyse richtig funktioniert. Werden die freien Formen der Hormone T4 und T3 bestimmt, weiß man, wie viel gespeicherte bzw. aktive Hormone vorhanden sind. Vor allem interessant ist aber, was auf der Zellebene abläuft: wie viel freies T3 in jede Zelle gelangt, unbehindert durch reverse Hormone oder eine Schilddrüsenhormonresistenz.

Dafür gibt es leider noch keinen Test – nur eine Reihe von Tests, die in ihrer Gesamtheit Rückschlüsse erlauben, was im Körpersystem vor sich geht. Das ist so ähnlich, als wenn ich zu einem Tatort eines Einbruchs komme und einige Spuren vorfinde – die aufgebrochene Tür, Fingerabdrücke und draußen vielleicht Fußabdrücke. Ich kann mir daraus *wahrscheinlich* ein ganz gutes Bild machen, vor allem auch, wenn ich mich ausführlich mit dem »Hauptzeugen« unterhalten kann – dem Patienten. Aber der ganze Prozess ist doch oft eher eine Kunst als eine Wissenschaft.

Sie haben in diesem Buch bereits gelesen, wie viele indirekte Faktoren Einfluss auf die Funktion von Schilddrüse und Immunsystem haben: Ernährung, Darmgesundheit, Training, Stress, toxische Belastung und (das lernen Sie in Kapitel 9 noch genauer) niedriggradige Infektionen wie Yersinia, Epstein-Barr und Herpes simplex. Damit Sie die richtige Diagnose und Behandlung bekommen, muss Ihr Arzt all diese Faktoren berücksichtigen – die teilweise nur unvollkommen, teilweise gar nicht getestet werden können. Auch dies ist wieder eher eine Kunst als eine Wissenschaft. Meine Sorge besteht darin, dass Schulmediziner nicht gründlich genug bei der Wissenschaft und nicht vollständig genug bei der Kunst sind. Wenn ich bei meinen Untersuchungen schon nur relativ wenige aussagekräftige Anhaltspunkte finde, so haben sie fast keine (um bei dem Bild mit dem Tatort zu bleiben: nur einen einzigen Fußabdruck und einen halben Fingerabdruck). Und wie Sie vielleicht aus eigener Erfahrung wissen, sind sie selten daran interessiert, den »Zeugen« ausführlich zu befragen, bevor sie ihre Standarddiagnose abgeben.

Merken Sie sich Folgendes:

- **Sie sollten wissen, um welche Blutuntersuchungen Sie bitten können.** Nähere Informationen dazu erhalten Sie im nächsten Kapitel. Einige Labortests kann nur der Arzt für Sie in Auftrag geben, andere können Sie selbst bestellen. Eine nach Ländern geordnete Liste mit Ärzten, die Functional Medicine praktizieren, finden Sie übrigens auf der Webseite des Institute for Functional Medicine (www.functionalmedicine.org).
- **Tun Sie selbst etwas für Ihre Gesundheit und wenden Sie das Schilddrüsen-Programm nach der Myers-Methode an.** Ich wünschte wirklich, ich könnte jeden von Ihnen persönlich behandeln. Da dies aber nicht möglich ist, biete ich Ihnen die nächstbessere Lösung an: Nehmen Sie Ihre Gesundheit selbst in die Hand. Sie brauchen vielleicht einen Arzt, der Ihnen Schilddrüsenhormonpräparate verschreibt, aber Ernährung, Nahrungsergänzungen, Darmsanierung, Bewegung, Schlaf, Stressabbau, Entgiftung sowie Ausheilung von Infektionen sind alles Faktoren, um die Sie sich selbst kümmern können, um damit Ihrer Schilddrüse, Ihrem Immunsystem und Ihrer Allgemeingesundheit etwas Gutes zu tun.

Irreführende Referenzbereiche

Als mich Gerald, ein Architekt Mitte fünfzig, in meiner Praxis aufsuchte, war er verwirrt und frustriert. Fünfzehn Jahre zuvor war bei ihm eine Schilddrüsenunterfunktion festgestellt worden und seitdem nahm er auf Anraten des Arztes in allmählich steigender Dosis Synthroid ein. In all den Jahren hatte er sich immer »ganz okay« gefühlt, aber nun litt er an Erschöpfungszuständen und depressiven Verstimmungen und hatte in kurzer Zeit sechs Kilo zugenommen.

Geralds Hausarzt überprüfte noch einmal dessen Blutwerte und war sich absolut sicher, dass sein Patient das Schilddrüsenhormonpräparat in der richtigen Dosierung nahm. Er schlug Gerald vor, ihm zusätzlich noch Antidepressiva zu verschreiben.

Gerald verstand überhaupt nicht, warum ihn plötzlich, quasi aus heiterem Himmel, lähmende Depressionen plagten. Beruflich lief alles gut, sein Architekturbüro hatte kürzlich einige Aufträge an Land gezogen, die Gerald spannende Herausforderungen boten und die er voller Enthusiasmus angegangen war

Eines Abends sah er mich in einer Fernsehsendung, in der ich darlegte, welch tief greifende Wirkung die Ernährung auf unser körperliches und emotionales Selbst hat, und dies unter anderem am Beispiel Gluten erklärte. Und so entschloss er sich, anstatt die Antidepressiva einzunehmen, einen Termin bei mir zu vereinbaren.

Bei der Analyse von Geralds Blutwerten bestätigte sich mein Anfangsverdacht: Seine Werte lagen tatsächlich in den *normalen* Referenzbereichen, waren aber bei Weitem nicht *optimal*. Aus mehreren Gründen, die ich später noch erläutere, sind die von den meisten Schulmedizinern angewendeten Referenzbereiche problematisch. Es kommt häufiger vor, dass ein Patient Werte aufweist, die im »normalen« Rahmen liegen, obwohl er an typischen Schilddrüsensymptomen leidet und sich lausig fühlt.

Wie Sie ja nun bereits wissen, ist das Schilddrüsen-Signalsystem ein komplexes Gebilde, das nicht einfach linear funktioniert. Kleine Ursache, große Wirkung: Nur eine kleine Veränderung Ihrer Hormonwerte kann einen großen Effekt auf Ihre Symptome und Ihr Wohlbefinden haben. Schon eine leichte Verschiebung weg vom »Optimalwert« hat manchmal sehr negative Auswirkungen, die sich in Depressionen und Erschöpfungszuständen manifestieren – so wie bei Gerald. Und auch wenn sich Art und/oder Dosis des Schilddrüsenhormonpräparats ändern, kann dies ungeahnte Folgen haben.

Als ich Geralds Laborwerte nicht mit »normalen« Bereichen, sondern mit *optimalen* Werten verglich, sah ich, dass er Hilfe nötig hatte. So lag sein TSH-Wert zum Beispiel bei 3,5 µUI/ml und damit gut im Normbereich – der *optimale Bereich (*vor allem für Patienten, die bereits ein Schilddrüsenhormonpräparat nehmen) liegt jedoch bei 1,0 bis 2,0 µUI/ml. Geralds freies T4 betrug 0,89 ng/dl; ich aber möchte bei meinen Patienten einen Wert von mindestens 1,1 ng/dl. Auch der Wert des freien T3 lag bei Gerald mit 2,7 pg/ml zwar im »normalen« Bereich, nicht jedoch im optimalen, der erst bei 3,2 pg/ml anfängt. Sie sehen also, dass Werte durchaus suboptimal sein können, selbst wenn Ihr Arzt sie als okay erachtet.

Ich entschied mich, Gerald Armour zu verschreiben, ein natürliches Hormonpräparat, das T4 und T3 enthält. Vorher hatte Gerald immer nur das reine T4-Medikament Synthroid eingenommen, und ich war mir fast sicher, dass ihn die Gabe von T3 von den depressiven Verstimmungen und seiner dauernden Müdigkeit befreien könnte.

Doch es stellte sich schnell heraus, dass meine Verschreibung zu viel des Guten war. Geralds Zustand schlug ins Gegenteil um, in Angstzustände und Herzrasen, so wie wenn man drei Tassen starken Kaffees getrunken hat. Deshalb wechselten wir zu Tirosint, wie Synthroid ein synthetisch hergestelltes Hormon, das aber ohne Bindemittel und Füllstoffe auskommt. Dieses Arzneimittel erwies sich als goldener Mittelweg, mit dessen Hilfe Geralds Energie und Lebensgeister wieder zum Leben erwachten, ohne dass sein Stoffwechsel überbelastet wurde.

Sie sehen also schon, es gibt nicht nur eine einzige richtige Antwort, wenn es darum geht, Schilddrüsenprobleme zu diagnostizieren und zu behandeln. Ich musste Geralds Laborwerte daraufhin analysieren, welche Bereiche für *ihn* stimmten, und nicht auf der Basis von verallgemeinerten Standardreferenzbereichen, die sowieso viel zu weit bemessen sind. Danach passte ich Geralds Schilddrüsenhormonpräparate an, damit ein optimales Gleichgewicht mit den richtigen Mengen von T3 und T4 gewährleistet war.

Ein solcher personalisierter Ansatz ist für Schulmediziner leider bei Weitem nicht die Regel. Sie scheinen vielfach der Ansicht zu sein, dass Einheitsgrößen für die Diagnose und Behandlung von Schilddrüsenerkrankungen vollkommen ausreichend sind. Manchmal funktioniert ein solches Standardvorgehen ja auch und alle sind glücklich. Wenn Sie aber das Gefühl haben, dass es bei Ihnen nicht gut funktioniert, fragen Sie Ihren Arzt so lange nach anderen Behandlungsweisen, bis Sie schließlich den optimalen Gesundheitszustand und das Wohlbefinden erlangt haben, das Sie verdienen (mehr dazu, wie Sie dem Arzt Ihre Wünsche kommunizieren, finden Sie in Kapitel 6).

Gerald und ich sprachen lange darüber, wodurch seine plötzlichen Depressions- und Erschöpfungszustände ausgelöst worden waren. Als wir seinen üblichen Speiseplan durchgingen, wurde klar, dass er viel Gluten in Form von Brot, Pizza, Bagels und Pasta zu sich nahm. Er betonte, dass er kaum Süßigkeiten aß, worauf ich ihm erklärte, dass Zucker nicht das einzige Problem der westlichen Ernährungsweise ist. Bei vielen Menschen führt Gluten zu Entzündungsprozessen im Körper und schwächt die Darmgesundheit und das Immunsystem.

Darüber hinaus litt Gerald an einer hartnäckigen Nebenhöhlenentzündung. In den sechs Monaten zuvor hatte er drei verschiedene Antibiotika verschrieben bekommen, die er jeweils einen Monat nahm. Diese Antibiotika in Verbindung mit Geralds kohlenhydratreicher Ernährungsweise hatten seine freundlichen Darmbakterien stark dezimiert, und der frei gewordene Platz wurde nun durch Hefepilze ausgefüllt. Solche Hefepilze haben nichts mit der Hefe zu tun, wie Sie sie zum Backen nehmen, sondern sind Darmschädlinge. Da 95 Prozent des körpereigenen *Serotonins*, eines Gewebehormons, das sich positiv auf die Stimmungslage eines Menschen auswirkt, im Darm produziert wird, waren Geralds depressive Verstimmungen somit fast vorhersehbar. Und seine Schilddrüsenunterfunktion machte alles noch ärger. Das ist der klassische Teufelskreis, in dem jeder Faktor alle anderen Faktoren verschlimmert …und verschlimmert … und verschlimmert.

Glücklicherweise konnten wir bei Gerald diese Abwärtsspirale mithilfe einiger Maßnahmen umkehren:

- Er ließ von nun an Gluten und andere entzündungsfördernde Nahrungsmittel weg
- Er nahm weniger Kohlenhydrate zu sich, um die Hefepilze auszuhungern
- Zusätzlich bekämpfte er die Pilze mit Kräutern und Nahrungsergänzungsmitteln
- Ebenfalls mithilfe von Nahrungsergänzungsmitteln heilte er seinen Darm
- Art und Dosis des Schilddrüsenhormonpräparats wurden verändert
- Er unterstützte seine Schilddrüse durch mehr Schlaf und stressabbauende Maßnahmen

Schon nach einem Monat war Gerald wieder ganz der Alte. Und nach drei Monaten sagte er mir, er fühle sich jetzt sogar *besser* als früher. Er konnte klarer denken, reagierte gelassener und profitierte von einem ausgeglicheneren und verlässlicheren Energiehaushalt. Wenn Darm, Immunsystem und Schilddrüse zusammenwirken, können großartige Ergebnisse entstehen.

Was ist das Problem bei Referenzbereichen?
Wenn ich Menschen erzähle, wie falsch Schulmediziner bei Schilddrüsenbehandlungen oft liegen, wollen sie das oft nicht glauben.
»*Wirklich?*«, antworten sie dann, »aber es kann doch fast nicht sein, dass es so schlimm ist.«
Oh, doch, kann es. Nachstehend erläutere ich Ihnen eines der alarmierendsten Probleme.
Als Ärzte und Wissenschaftler die Schilddrüsen-Referenzbereiche entwickelten, die später zur Norm werden sollten, nahmen sie als Grundlage Messwerte, die von Menschen mit einer Funktionsstörung der Schilddrüse stammten!
Ja, Sie haben richtig gelesen. Nicht die Blutwerte gesunder Menschen wurden für die Normerstellung herangezogen, sondern die von Schilddrüsenpatienten. Die Werte waren also von Anfang an nicht stimmig – logisch, wenn die Werte von Patienten mit einer Schilddrüsenfehlfunktion als normal gekennzeichnet werden. Die Referenz-

bereiche sind dementsprechend auch viel zu weit. Stellen Sie sich vor, jemand würde bei einer Gruppe von Menschen mit 5 bis 25 Kilo Übergewicht das gemessene Gewicht protokollieren und diese Spanne dann als normalen Referenzbereich für Körpergewicht festlegen. »Normal«? Na ja, vielleicht. Aber gesund? Ganz sicher nicht! Die Schilddrüsenrichtwerte wurden tatsächlich auf eine ganz ähnliche Weise bestimmt.

Für mich ist das so unglaublich, dass ich es wohl nicht glauben würde, wenn ich es nicht sicher wüsste. Zu den zahlreichen Kritikern dieser Praxis zählt auch die National Academy of Clinical Biochemistry, die bereits 2002 zu dem Schluss kam, dass die Standardreferenzbereiche »durch die Einbeziehung von Personen mit einer verborgenen Schilddrüsenfunktionsstörung« verzerrt sind. Mit anderen Worten, viele kranke Schilddrüsen verfälschten die Referenzbereiche, die sich auf gesunde Organe beziehen. So wie die Einbeziehung von Übergewichtigen die Referenzbereiche für ein gesundes Gewicht verfälschen würde. Wären bei der Festlegung der Normbereiche nur die Werte von Menschen ohne Schilddrüsenprobleme herangezogen worden, wären die Bereiche heute viel enger – und für uns Ärzte ein viel besseres Ziel, um es zusammen mit unseren Patienten zu erreichen.

Sie können sich jetzt also vielleicht vorstellen, dass viele Schilddrüsenpatienten von ihrem Arzt die Auskunft erhalten, ihre Blutwerte würden sich im »normalen« Bereich bewegen – was bedeutet, in einem Bereich, der auf den Werten von Menschen mit einer Schilddrüsenfunktionsstörung basiert! Kein Wunder, dass sich Patienten, denen gesagt wird, alles sei in Ordnung, oftmals ganz und gar nicht so fühlen. Und anstatt die Normwerte infrage zu stellen, statt zu sagen: »Hm, so viele meiner Patienten haben Werte, die dem Referenzbereich entsprechen, und doch geht es ihnen nicht gut; irgendetwas stimmt nicht mit diesen Vorgaben«, zucken die meisten Schulmediziner mit den Schultern und denken sich »An der Schilddrüse kann es nicht liegen, dass der Patient sich schlecht fühlt, denn er weist ja ganz normale Werte auf. Sein Unwohlsein muss eine andere Ursache haben – Depressionen, Sexualhormone, Angststörungen, Stress, Alterserscheinungen, Demenz, Herzprobleme, Blutdruck – da gibt es viele Möglichkeiten. Aber mit der Schilddrüse ist jedenfalls alles in Ordnung.«

Wenn Sie also das Gefühl haben, dass entweder Sie oder Ihr Arzt etwas übersehen haben, und wenn Sie ständig wiederholen, dass es Ihnen miserabel geht, und der Arzt nichts anderes zu sagen weiß, als dass dies mit Sicherheit nichts mit der Schilddrüse zu tun hat, da die Blutwerte nicht lügen, dann wissen Sie jetzt, warum er das sagt und warum es nicht stimmen muss.

Die American Association of Clinical Endocrinologists (AACE) ließ 2003 verlautbaren, dass die Referenzbereiche nicht so stimmig sind, wie sie es sein sollten. Sie empfahl ihren ärztlichen Mitgliedern, neue (engere) Referenzbereiche anzuwenden und Patienten, deren Werte außerhalb dieser Bereiche liegen, als an einer Schilddrüsenfehlfunktion leidend zu betrachten. Falls es Sie interessiert: Der alte TSH-Referenzbereich betrug 0,5 µIU/ml bis 5,0 µIU/ml, eine recht große Bandbreite also. Der neue von der AACE empfohlene Bereich war um einiges enger, 0,3 µIU/ml bis 3,0 µIU/ml. Meiner Meinung nach ist das immer noch ein ziemlich weiter Bereich, aber zumindest war es eine Verbesserung. Der Sprecher des Verbandes äußerte sich wie folgt: »Die AACE ist der Meinung, dass der neue Normbereich Millionen von Amerikanern mit einer schwachen Funktionsstörung, die bisher nicht behandelt wurden, zu einer korrekten Diagnose verhelfen wird.«

Diesen Millionen von Amerikanern hätte nun also geholfen werden können. Aber leider ignorierten die meisten Schulmediziner die neuen Empfehlungen der AACE und hielten sich einfach weiterhin an die alten Werte. Ja, Sie haben richtig gelesen: Der Verband der Spezialisten für Hormonbehandlungen empfahl, engere Referenzbereiche anzuwenden, und seine Mitglieder hielten sich einfach nicht daran. Vielleicht hatten sie die Empfehlung gar nicht richtig mitbekommen, da sie lediglich in Form einer Pressemitteilung veröffentlicht worden war. Es ist ja nicht so, dass es eine nationale Organisation gibt, die E-Mails an Ärzte verschickt, in denen sie ihnen die Ergebnisse neuer Forschungen mitteilt oder sie anweist, sich in Zukunft an aktuellere Standards zu halten. Es obliegt den Ärzten selbst, sich auf den neuesten Stand der

Forschung zu bringen. Und wie ich schon einmal geschrieben habe, dauert es im Durchschnitt achtzehn Jahre, bis Forschungsergebnisse in die alltägliche medizinische Praxis umgesetzt werden. Eine vielleicht schockierende Tatsache, die aber leider stimmt.

Was ich allerdings überhaupt nicht verstehe, ist Folgendes. Trotz der Pressemitteilung von 2003 wurde in dem 2012 veröffentlichten Dokument *Clinical Practice Guidelines for Hypothyroidism in Adults: Cosponsored by the American Association of Clinical Endocrinologists and the American Thyroid Association* als Normwertobergrenze für TSH nicht mehr 3,0 µIU/ml, wie 2003, sondern sage und schreibe 4,12 µIU/ml empfohlen.

Selbst also wenn Ihr Arzt die 2003 veröffentlichten Empfehlungen kannte, könnte ihn die Mitteilung von 2012 ziemlich verwirrt haben. Und Ihnen wird weiterhin gesagt, dass sich Ihre Laborwerte im Rahmen des Normbereichs bewegen, egal wie mies Sie sich fühlen.

Nachstehend habe ich die Werte aufgelistet, die ich als optimal ansehe und mir für meine Patienten – und für Sie! – wünsche.

- TSH: 1–2 µIU/ml oder auch weniger (Schilddrüsenhormonpräparate, die neben T4 auch T3 enthalten, haben eventuell eine künstliche Senkung des TSH zur Folge)
- fT4 > 1,1 ng/dl
- fT3 > 3,2 pg/ml
- rT3 – Verhältnis rT3:fT3 weniger als 10:1
- Thyreoperoxidase-Antikörper (TPO-AK) – < 9 IU/ml oder negativ
- Thyroglobulin-Antikörper (Tg-AK) – <4 IU/ml oder negativ

Außerdem höre ich meinen Patienten genau zu. Wenn ihre Symptome nicht ihren Laborwerten entsprechen und ich keine andere Erkrankung feststellen kann, die die Symptome verursachen könnte, dann behandle ich sie fast immer auf eine Schilddrüsenfunktionsstörung, denn ich weiß, dass die Laborwerte allein nicht unbedingt aussagekräftig sind.

Nicht alle Schulmediziner gehen so vor. Im nächsten Kapitel erfahren Sie, wie Sie Ihren Arzt dazu bringen, Ihnen *richtig* zuzuhören.

Schrauben Sie Ihre Erwartungen höher

Mein größtes Problem mit der Schulmedizin hat damit zu tun, wie pessimistisch sie im Grunde ist. Die meisten konventionellen Ärzte haben nicht das Ziel, dass Sie sich »großartig« fühlen. Sie versuchen nicht einmal, für Ihren Körper die optimalen Referenzbereiche oder das bestmögliche Hormongleichgewicht zu finden. Für die meisten ist »einigermaßen« gut genug.

Das ist nicht allein der Fehler der Ärzte. Unsere ganze Gesellschaft sitzt dem Mythos auf, dass Älterwerden bedeute, Gewicht zuzulegen, langsamer zu werden, an Gedächtnis- und Konzentrationsschwäche zu leiden, Energie zu verlieren und an allen möglichen Wehwehchen zu leiden, die sich manchmal zu ernsthaften Erkrankungen auswachsen. Vielleicht hängen auch Sie diesem Irrglauben nach. Ich hoffe aber, dass ich es mit meinen Ausführungen inzwischen geschafft habe, Sie zu motivieren, sich höhere Ziele zu setzen.

Egal, wie alt Sie sind, welche medizinische Vorgeschichte Sie haben und wie es Ihnen derzeit geht – *Sie können sich noch besser fühlen*. Egal, was Ihnen Ärzte, Freunde und Familie einzureden versuchen – *Sie können sich noch besser fühlen*. Wenn Sie bereit sind, sich um Ihren Körper zu kümmern und ihm die Nahrungsmittel, den Schlaf, das Training, die Entgiftung und den Stressabbau zu geben, wie sie ein gesunder Körper benötigt, dann sind Ihre Aussichten weitaus rosiger, als Ihnen die Ärzte zugestehen möchten. Behalten Sie diese Vision im Auge, wenn Sie das nächste Kapitel lesen. Es *ist* möglich, dass Sie vor Gesundheit strotzen. Und dass Sie auch langfristig so kerngesund bleiben.

KAPITEL 6

Ratschläge für das Gespräch mit Ihrem Arzt

Wenn Sie meine Einführung zu diesem Buch gelesen haben, wissen Sie, dass ich bereits an dem Punkt war, an dem sich viele von Ihnen jetzt befinden. Ich hatte mich einem Arzt anvertraut, der mich nicht ernst nahm. Bei den mir angebotenen Behandlungsmöglichkeiten stand ich sozusagen vor der Wahl zwischen Pest und Cholera, keine von ihnen tat meinem Körper und meiner Gesundheit wirklich gut. Unzählige Male bekam ich zu hören, dass ich selbst nicht viel tun könne, dass meine einzige Option darin bestünde, mich brav an die Anweisungen des Arztes zu halten, gehorsam und klaglos.

Nun hatte ich aber einen großen Vorteil, den Sie wahrscheinlich nicht haben: ein Medizinstudium. Meine Motivation für das Studium war, einmal das tun zu können, was ich heute tue: Menschen anzuleiten, selbst die Ursache ihrer Krankheit zu finden und diese mit ganzheitlichen und natürlichen Mitteln zu heilen – Ernährung, Bewegung, Nahrungsergänzungsmitteln und Lebensstil. Diese Vision motivierte mich auch als Patientin, nicht aufzuhören nach einer besseren Behandlungsmethode zu suchen, obwohl meine konventionellen Ärzte mir einzureden versuchten, dass es keine Alternativen gibt. Aber ich habe einen starken Charakter und wurde von meiner Mutter erzogen, nie einfach etwas hinzunehmen. Als mich die Ärzte in eine bestimmte Richtung drängen wollten, fuhr ich meine Ellbogen aus und wehrte mich.

Ich habe fünf Jahre meines Lebens damit verbracht, mich mit Schulmedizinern auseinanderzusetzen. Diese Zeit war zwar einerseits furchtbar für mich, aber andererseits bin ich rückblickend froh, sie durchlebt zu haben, weil ich dadurch weiß, was meine Patienten durchmachen und ich ihnen noch besser und gezielter helfen kann.

Im vorherigen Kapitel habe ich Ihnen erklärt, was ein Schulmediziner Ihnen wahrscheinlich anbieten wird. In diesem Kapitel erkläre ich Ihnen, wie Sie das bekommen, was Sie möchten und verdient haben, auch wenn das in unserem Gesundheitssystem manchmal schwierig ist. Die gute Nachricht ist: Ja, es ist möglich; Sie können sich wehren und Ihrer Gesundheit dadurch einen guten Dienst erweisen. Ich werde Ihnen entsprechende Ratschläge geben, so, wie ich sie auch Freunden oder Familienmitgliedern geben würde.

Nehmen Sie Ihre Gesundheit in die Hand

Betrachten Sie es mal so: Der Arzt ist zweifellos ein Experte im Bereich Gesundheit und Medizin. Aber Ihren Körper kennen Sie am besten. Sie wissen wahrscheinlich nicht so viel wie Ihr Arzt über Forschungsergebnisse, Arzneimittel, Hormonpräparate und andere medizinische Themen (obwohl Sie vielleicht überrascht wären, über welche Kenntnisse Sie nach der Lektüre dieses Buches verfügen). Aber niemand, wirklich niemand weiß mehr über Sie als *Sie selbst*: wie Sie sich fühlen, wozu Sie bereit sind, was Sie möchten. Der Arzt ist dazu da, Ihnen zu helfen, Sie zu unterstützen und Ihnen Rat zu geben. Aber darüber hinaus können Sie Ihre Gesundheit selbst in die Hand nehmen.

Aus meiner Sicht ist das ein Prozess, der drei Schritte umfasst:

Schritt 1: Fassen Sie einen festen Entschluss.
Schritt 2: Setzen Sie sich konkrete Ziele.
Schritt 3: Entwickeln Sie eine Strategie.

Lassen Sie uns diesen Prozess näher betrachten.

Schritt 1: Fassen Sie einen festen Entschluss

Ich wünsche Ihnen natürlich, dass im Umgang mit Ihrem Arzt und Ihrer Krankenversicherung alles problemlos verläuft. Manchmal hat man dieses Glück, aber meistens doch eher nicht. Wenn Sie also das Kommando über Ihre Gesundheit übernehmen wollen, müssen Sie sich eventuell über die Meinung eines Arztes hinwegsetzen. Bevor Sie sich dieser Herausforderung stellen, sollten Sie sich aber erst genau im Klaren darüber werden, warum Sie das tun. *Warum* möchten Sie gesund werden? Was genau versprechen Sie sich davon?

Haben Sie keine Lust mehr, sich müde, erschöpft und übergewichtig zu fühlen? Fällt es Ihnen extrem schwer, morgens aus dem Bett zu kommen und zur Arbeit zu gehen? Sind Sie so außer Form, dass Sie keine Energie haben, mit Ihren Kindern Fußball zu spielen oder einen Tag mit Ihren Enkeln zu verbringen? Leiden Sie an Herzrasen oder krampft sich Ihnen wegen Ihrer Angstzustände immer wieder der Magen zusammen? Wollen Sie eine natürlichere Alternative zu den vom Arzt erwähnten starken Medikamenten mit ihren erschreckenden Nebenwirkungen? Wurde Ihnen die Schilddrüse bereits abladiert und Sie fühlen sich jetzt jeden Tag elend und würden alles tun, damit es Ihnen wieder normal geht?

Vielleicht sind Sie schon lange nicht mehr der- oder dieselbe und *wissen* einfach, dass irgendetwas nicht stimmt. Sie sagen dies Ihrem Arzt auch immer wieder, aber er glaubt Ihnen einfach nicht. Vielleicht verstehen Ihre Freunde und Familie nicht, warum Sie sich die ganze Zeit so müde und erschöpft fühlen, und nehmen Ihnen nicht wirklich ab, dass Sie krank sind. Und Sie suchen verzweifelt nach einer rationalen Erklärung, die die anderen überzeugt.

Möglicherweise hätten Sie aber auch einfach gerne ein besseres Liebesleben. Oder Sie möchten schwanger werden bzw. nicht Angst vor einer neuerlichen Fehlgeburt haben müssen. Es kann auch sein, dass Sie einfach mal wieder mit Ihren Freunden abhängen möchten. Oder joggen gehen. Oder ins Kino, ohne befürchten zu müssen, während der Vorstellung einzuschlafen. Vielleicht sehnen Sie sich nach einem

Urlaub, für den Sie bisher gar nicht die Energie aufbringen konnten, nicht einmal für die Buchung.

Vielleicht leiden Sie an einer Autoimmunkrankheit und wissen, dass Ihr Risiko, eine weitere zu entwickeln, dreimal so groß ist wie bei gesunden Menschen. Sie möchten alles tun, um das zu verhindern, weil Ihnen klar ist, dass die zweite Autoimmunstörung – Lupus, multiple Sklerose, chronische Müdigkeit, rheumatische Arthritis – wahrscheinlich noch belastender sein wird als die erste.

Eine gute Motivation wäre auch, es einfach satt zu haben, ständig von Depressionen oder Angstgefühlen gebeutelt zu werden. Oder Ihre Konzentrationsschwierigkeiten gehen Ihnen auf die Nerven – früher hatten Sie solche Probleme nie. Der lästige Haarausfall und das ewige Frösteln können einem auch zusetzen. Wahrscheinlich wollen Sie einfach ein langes, glückliches Leben führen, voller Energie, Vitalität und Lebensfreude.

Welche Ziele auch immer Sie erreichen wollen, sie sollten Ihnen dazu dienen, Sie bei Ihren Vorhaben zu stärken. Ich möchte, dass Sie *unbeirrbar* eine optimale Gesundheit anstreben und gegebenenfalls ein Nein als Antwort nicht akzeptieren. Vielleicht geht ja alles auch ganz reibungslos vonstatten, das wünsche ich Ihnen. Aber oft muss man sich gegen Schulmediziner und Krankenversicherungsgesellschaften regelrecht durchsetzen, um das zu bekommen, was man möchte. Fassen Sie einen *festen Entschluss* und lassen Sie sich nicht davon abbringen. Sie haben das Recht auf eine gut funktionierende Schilddrüse und ein starkes Immunsystem! Wie lauten nun Ihre konkreten Ziele auf dem Weg dorthin?

Schritt 2: Setzen Sie sich konkrete Ziele

Darf ich Ihnen einige Vorschläge für mögliche Ziele machen? Ändern Sie sie Ihren Bedürfnissen gemäß ab und/oder fügen Sie weitere Ziele hinzu.

Zielsetzung 1: Die richtigen Untersuchungen

Nachstehend habe ich Ihnen die Blutuntersuchungen aufgelistet, deren Ergebnisse sehr aussagekräftig hinsichtlich des Zustands der Schilddrüse sind. Wie bereits erläutert, unterliegen die Blutwerte unter verschiedenen Bedingungen gewissen Schwankungen, aber das ist nicht gravierend. Seien Sie sich einfach immer bewusst, dass wenn Ihre Symptome und Erfahrungen das eine sagen (zum Beispiel, dass Sie sich nicht gut fühlen) und der Test etwas anderes (»alles ist in Ordnung«), Sie sich auf Ihr Gefühl und nicht auf die Blutwerte verlassen sollten!

Ich lasse für meine Patienten alle folgenden Werte testen. Versuchen Sie Ihren Arzt dazu zu bringen, diese Tests ebenfalls zu veranlassen.

BLUTWERTE DER SCHILDDRÜSE

- TSH
- freies T4
- freies T3
- reverses T3
- Thyroperoxidase-Antikörper (TPO)
- Thyroglobulin-Antikörper (Tg-AK)

Die optimalen Referenzbereiche finden Sie auf Seite 147.

NÄHRSTOFFE, DIE FÜR EINE OPTIMALE SCHILD-
DRÜSENFUNKTION ERFORDERLICH SIND

- Eisen/Ferritin (im Serum): normal 12–150 ng/ml; optimal 75–100 ng/ml
- Vitamin D (im Serum): normal 30–100 ng/ml; optimal 50–70 ng/ml
- Vitamin A (im Serum): normal 0,30–1,20 mg/l; optimal 0,8–1 mg/l
- Homocystein (im Serum): normal 4–15 mmol/l; optimal 7–8 mmol/l

- Selen (in den RBK): normal 120–300 µg/dl; optimal 200–250 µg/dl
- Zink (in den RBK): normal 790–1500 µg/dl; optimal 1000–1200 µg/dl
- Magnesium (in den RBK): normal 1,5–3,1 mmol/l; optimal 2,5–3,0 mmol/l
- RBK = rote Blutkörperchen

Welcher Teil des Blutes wird untersucht?

Wenn Ihr Arzt Ihnen Blut abnimmt, so enthält die Blutprobe rote (Erythrozyten) und weiße Blutkörperchen (Leukozyten) und die anderen Blutbestandteile. Im Labor werden mit einer Zentrifuge die festen und flüssigen Bestandteile getrennt. In der Regel wird dann nur der flüssige Teil, das *Blutserum*, untersucht und die roten Blutkörperchen (RBK) werden außer Acht gelassen. Es wäre aber interessant, die in den roten Blutkörperchen vorhandenen Nährstoffe zu testen. Konventionelle Labors bieten keine RBK-Untersuchungen auf alle Nährstoffe an, aber immerhin auf Zink, Selen und Magnesium. Bestehen Sie darauf, dass mindestens diese Untersuchungen auch durchgeführt werden.

Vielleicht ist Ihnen aufgefallen, dass auf der obigen Nährstoffliste Jod nicht aufgeführt ist. Jod ist zwar ein unentbehrlicher Bestandteil des menschlichen Organismus, aber es gibt keine guten Messmethoden dafür. Bei dem einen Testverfahren wird Jod (oder Mercuchrom, eine Jodform) auf die Haut aufgetragen. Die Theorie lautet, dass eine sehr schnelle Jodabsorption über die Haut auf einen Jodmangel im Körper hindeutet. Ich erachte diesen Test allerdings nicht als sehr zuverlässig, da die Jodaufnahme auch noch von vielen anderen Faktoren beeinflusst werden kann.

Bei einem anderen Testverfahren bekommen Sie zunächst eine hohe Dosis an Jod verabreicht und geben nach sechs Stunden eine Urinprobe ab. Bei Jodmangel hält der Körper mehr Jod zurück, als aufgenommen wurde, sodass der Gehalt im Urin sehr niedrig ausfällt. Dieser Test hat aber auch nur eine beschränkte Aussagekraft, da die Entgiftungsleistung der Nieren bei jedem Menschen unterschiedlich ist. Und in Fällen, in denen die Schilddrüse operativ entfernt wurde, ist gar kein Schilddrüsengewebe mehr da, in dem Jod gespeichert werden kann, was die Beurteilung der Testergebnisse weiter erschwert.

Auch in Serumproben kann das Jod gemessen werden. Ein solcher Test ist aber noch unzuverlässiger als der Urintest, da Jod sehr effizient wieder aus dem Blut im Körper herausgefiltert wird.

Es ist also fast nicht möglich, genau zu bestimmen, wie viel Jod Sie aufnehmen müssen. Im Schilddrüsen-Programm nach der Myers-Methode gebe ich Ihnen Ratschläge dazu. Wenn Ihnen diese nicht zusagen, wenden Sie sich an einen Arzt, der Functional Medicine praktiziert, um die Dosis anzupassen (lesen Sie zum Thema auch »Der Jod-Streit« auf den Seiten 216–217).

Wie Sie Ihre Schilddrüsenfunktion selbst messen

Zwischen zwei Untersuchungen können Sie Ihre Schilddrüsenfunktion auch überprüfen, indem Sie mit einem **Basalthermometer** Ihre **Basaltemperatur** (BT) messen. Ihre Schilddrüse ist ja wie ein Motor, der Ihren Körper am Laufen hält, und die BT ist das Maß, wie gut der Motor läuft. Ist er überhitzt (über 36,8 Grad Celsius), kann das auf eine Schilddrüsenüberfunktion hindeuten. Wird er nicht richtig warm, das heißt liegt die gemessene Temperatur unter 36,3 Grad, leiden Sie eventuell an einer Unterfunktion.

Da die BT über einen gewissen Zeitraum täglich gemessen wird, ist sie ein guter und objektiver Indikator, ob sich Ihr Befinden bessert. Manche Patienten beklagen sich in den ersten Behandlungswochen, dass sie überhaupt keine Fortschritte verspüren. Wenn sie dann aber jeden Tag ihre Aufwachtemperatur messen, sehen sie ganz konkret, dass sich ihre Werte in Richtung Normalwert verändern. Das kann psychologisch wichtig sein, um die Motivation für die Behandlung aufrechtzuerhalten.

Anleitung

Kaufen Sie sich in einer Drogerie (oder online) ein Basalthermometer. Legen Sie es auf den Nachttisch, damit Sie es beim Aufwachen gleich zur Hand haben.
Messen Sie die Temperatur sofort nach dem Aufwachen, bevor Sie das Bett verlassen, und schreiben Sie den Wert auf. Halten Sie sich an die dem Thermometer beiliegende Gebrauchsanweisung.
Wiederholen Sie die Messung am Nachmittag zwischen 14 und 16 Uhr, und zwar jeden Tag etwa zur gleichen Zeit. Diese Nachmittagstemperatur ist nicht wirklich die *Basal*temperatur, aber da morgens der Wert in der Regel am niedrigsten ist, erfahre ich durch die zweite Messung, ob die Körpertemperatur überhaupt je in den Optimalbereich gelangt.
Frauen: Die BT steigt kurz vor dem Eisprung um einige Zehntelgrad an und bleibt in der zweiten Hälfte des Menstruationszyklus auf dem höheren Wert. Deshalb sollten Sie Ihre BT über zwei Monate messen, damit Sie wissen, welche Schwankungen für Sie normal sind.
Wenn die gemessene Temperatur oft unter 36,4°C liegt, kann dies auf eine Schilddrüsenunterfunktion hinweisen. Häufige Werte über 38,8°C deuten eventuell auf eine Überfunktion oder eine zugrunde liegende Infektion hin. Allein die Temperatur ist jedoch nur ein Anhaltspunkt, keine Diagnose. Sprechen Sie also auf jeden Fall mit Ihrem Arzt.

Kropf und Knötchen

Ein Kropf (auch Struma genannt) ist eine am Hals als Schwellung sichtbare Vergrößerung der Schilddrüse. Er kann von einer Über- oder Unterfunktion der Schilddrüse herrühren, aber auch ganz andere Ursachen haben. Knoten können von einer Reihe von Faktoren verursacht werden. Beide Symptome sollten auf jeden Fall von einem Arzt behandelt werden. Nachstehend beschreibe ich Ihnen einen kleinen Selbsttest, mit dem Sie Ihre Schilddrüse auf das Vorhandensein eventueller Schwellungen untersuchen können:

- Stellen Sie sich vor einen Spiegel.
- Nehmen Sie einen Schluck Wasser in den Mund.
- Legen Sie den Kopf etwas nach hinten (so weit, dass Sie noch Ihr Spiegelbild sehen können).

- Beobachten Sie, während Sie das Wasser schlucken, ob Sie einen Knoten oder eine andere Unregelmäßigkeit (links und rechts der Schilddrüse nicht gleich) sehen.

Ein Kropf kann nur auf einer Seite oder auf beiden auftreten. Ein Schilddrüsenknoten ist in der Regel rund und bewegt sich beim Schluckvorgang mit der Schilddrüse, oder Sie können ihn mit den Fingerspitzen hin- und herrollen. Wenn Sie einen Kropf oder einen Knoten bei sich feststellen, wenden Sie sich bitte an Ihren Arzt.

Wie bringen Sie Ihren Arzt nun dazu, diese Blutuntersuchungen durchzuführen bzw. durchführen zu lassen? Wenn er einverstanden ist (und Ihre Krankenversicherung auch), ist es am besten, alle auf einmal in Auftrag zu geben.
Falls Ihr Hausarzt erst einmal kein komplettes Schilddrüsen-Blutbild erstellen lassen will, bestehen Sie auf jeden Fall darauf, dass zumindest TSH und freies T4 bestimmt werden. Wenn sich aus den Resultaten keine Schilddrüsenfunktionsstörung ableiten lässt oder wenn die Ihnen verschriebenen Medikamente nicht die gewünschten Ergebnisse haben, suchen Sie die Arztpraxis erneut auf und gehen Sie erst wieder, wenn Sie wissen, dass ein vollständiges Schilddrüsen-Blutbild erstellt wird.
Die Betonung liegt dabei auf *vollständig*. Es bringt nichts, zum Beispiel *nur* das freie T3 oder *nur* das reverse T3 feststellen zu lassen, erst im Zusammenhang mit dem Gesamtbild sind Rückschlüsse für Sie möglich. Sollten Sie die Blutuntersuchungen ohne den Umweg über den Arzt selbst bei einem Labor in Auftrag geben), gilt das Gleiche.
Die Überprüfung möglicher Nährstoffdefizite ist ebenfalls wichtig. Falls Sie an einen eher wenig testfreudigen Arzt geraten, gehen Sie am besten taktisch vor und bauen erst einmal eine persönliche Beziehung auf, bevor Sie nach den Nährstoffuntersuchungen fragen. Auch hier wäre es zwar besser, alle Tests auf einmal durchzuführen, aber wenn der Arzt es so will, kann er Ihnen jedes Mal, wenn Sie ihn auf-

suchen, etwas Blut abnehmen und einmal Selen, einmal Eisen usw. testen lassen. Nur die Schilddrüsentests sollten unbedingt in einem Aufwasch erledigt werden, da zwischen allen gemessenen Elementen Wechselwirkungen bestehen.

Zielsetzung 2: Die richtige Behandlung
Sobald Sie die Laborwerte vorliegen haben, geht es darum, dass Sie die richtige Behandlung bekommen. Welche das ist, hängt unter anderem natürlich davon ab, ob Sie an einer Über- oder einer Unterfunktion leiden.

SCHILDDRÜSENUNTERFUNKTION
Wenn Sie an einer Unterfunktion der Schilddrüse leiden und bisher noch kein Hormonpräparat nehmen, kann Ihnen das Schilddrüsen-Programm nach der Myers-Methode vielleicht dazu verhelfen, dass Ihnen das auch in der Zukunft erspart bleibt. Führen Sie das Programm erst einmal 28 Tage lang durch, egal, wie Ihre Blutwerte aussehen. Haben sich die Werte danach deutlich verbessert, müssen Sie wahrscheinlich keine Schilddrüsenhormone einnehmen – vorausgesetzt, dass Sie auch weiterhin die in dem Programm beschriebene gesunde Ernährungs- und Lebensweise pflegen.
Sollte Ihnen bereits ein Schilddrüsenhormonpräparat verschrieben worden sein, empfehle ich Ihnen, das 28-Tage-Programm zu absolvieren und sich erst dann erneut beim Arzt einzufinden. Vielleicht wird er bei seiner Untersuchung feststellen, dass sich Ihr Problem gelöst hat. Oder Sie bitten ihn, weil Sie sich allmählich statt erschöpft eher hyperaktiv oder nervös fühlen, dass er die Dosis des Präparats herabsetzt.
Wie auch immer, sollten 28 Tage Myers-Methode nicht ausreichen, dass Sie sich zu hundert Prozent großartig fühlen, machen Sie erst einmal weiter damit. Sie wollen schließlich Ihre Schilddrüse und Ihr Immunsystem maximal unterstützen. Auf jeden Fall aber bitten Sie nach den 28 Tagen Ihren Arzt, dass er alle Schilddrüsenwerte untersuchen lässt. Es ist gut möglich, dass ihn die Resultate veranlassen, Ihnen ein anderes Hormonpräparat oder das gleiche in einer niedrigeren Dosis zu verschreiben. Es gibt folgende Möglichkeiten:

Option 1: Levothyroxin
Levothyroxin ist ein synthetisch hergestelltes Schilddrüsenhormon, das dem natürlichen Thyroxin (T4) entspricht. Ab der ersten Einnahme dauert es etwa zehn Tage, bis das T4 in T3 umgewandelt wird, und erst dann wird eine Wirkung spürbar. Vielleicht ist eine solche langsame Wirkung genau das, was Sie brauchen, besonders, wenn der Körper die Umwandlung gut bewerkstelligt. Ist das nicht der Fall oder ist eine schnellere Erhöhung des Hormonwerts notwendig, reicht Levothyroxin eventuell nicht. Das merken Sie daran, dass nach einem oder zwei Monaten die T3-Werte im Blut niedrig sind (und Sie sich immer noch nicht großartig und voller Energie fühlen!). In so einem Fall ist Option 2 oder 3 wahrscheinlich besser für Sie.
Sie sollten außerdem wissen, dass die auf dem Markt erhältlichen Levothyroxin-Präparate nicht identisch sind. Studien haben gezeigt, dass die Generika nicht so gleichbleibend wirken wie die Markenprodukte. Sagen Sie Ihrem Arzt also, dass er Ihnen ein Markenprodukt verschreiben soll. Ich achte normalerweise sehr darauf, meinen Patienten möglichst günstige Medikamente zu verschreiben, aber bei Schilddrüsenhormonpräparaten mache ich da eine Ausnahme und bevorzuge die bewährten Marken. Das rate ich Ihnen auch.
Ein weiteres potenzielles Problem besteht darin, dass viele Levothyroxin-Produkte, sowohl die Marken als auch die Generika, mit dem Milchprotein Laktose als Bindemittel hergestellt werden. Wie in diesem Buch bereits erwähnt, können Milchprodukte Entzündungen auslösen und wenn Sie an einer Autoimmunerkrankung leiden, wird Ihr Immunsystem dadurch veranlasst, Ihre Schilddrüse anzugreifen. Aber nur keine Panik: Für die allermeisten Menschen ist die Menge an Laktose in einer täglichen Dosis Levothyroxin viel zu klein, um schädlich sein zu können. Nur wenn Sie an einem hohen Grad der Laktoseintoleranz leiden, sollten Sie sich für anscheinend laktosefreie Präparate entscheiden (»anscheinend« schreibe ich, weil man selten eine klare Auskunft über die genaue Zusammensetzung von Medikamenten bekommt).
Fast alle Levothyroxin-Produkte sind mit Farbstoffen eingefärbt, je nach Dosierung haben sie unterschiedliche Farben. Bei Lebensmitteln

bin ich eine große Gegnerin von Fertigprodukten mit künstlichen Farbstoffen, aber bei so geringen Mengen, wie man sie mit Hormonpillen aufnimmt, sehe ich kein Problem. Einige wenige Menschen reagieren mit Verdauungsstörungen, Hautausschlag oder einer Verdunkelung des Bewusstseins darauf.

Ich möchte es noch einmal betonen: Die allermeisten Patienten vertragen Levothyroxin-Produkte gut. Sollten Sie zu der kleinen Minderheit gehören, die auf einen bestimmten Hilfsstoff allergisch reagiert, beratschlagen Sie sich mit Ihrem Arzt, welches Präparat besser für Sie wäre.

Option 2: Getrocknete Schilddrüse
[Anm. d. Übers.: Solche Medikamente sind in Deutschland nicht zugelassen, können aber nach Verordnung durch einen in Deutschland niedergelassenen Arzt auf Privatrezept über internationale Apotheken besorgt werden.]
Dies ist ein natürliches Schilddrüsenhormon, das aus der getrockneten Schilddrüse von Schweinen hergestellt wird. Dementsprechend enthält es sowohl T3 als auch T4, immer in den gleichen fixen Mengen. Manche Patienten verspüren durch das T3 schon nach einigen Tagen einen wunderbaren Energieschub und eine Steigerung ihres Wohlbefindens. Wenn Sie sich seit Längerem nur so durchs Leben schleppen, sich müde, unkonzentriert und traurig fühlen, werden Sie den Vitalitätsschub durch dieses Hormonersatzpräparat vielleicht zu schätzen wissen.

Laut den 2013 im *Journal of Clinical Endocrinology and Metabolism* veröffentlichten Ergebnissen einer Doppelblindstudie, bei der die Probanden nicht wussten, welche Art von Schilddrüsenhormon ihnen jeweils verabreicht wurde, fühlten sich etwa die Hälfte nach Einnahme von getrockneter Schilddrüse besser, 19 Prozent bevorzugten Levothyroxin und 23 Prozent spürten keinen Unterschied.

Dies legt für manche Menschen den Schluss nahe, dass diese Studie die Überlegenheit des natürlichen Schilddrüsenhormons gegenüber dem synthetisch hergestellten Hormon beweist. Vielleicht hat das bei diesen zwei Präparaten aber weniger mit dem Gegensatz natürlich – synthetisch zu tun, sondern vielmehr damit, dass getrocknete Schilddrüse T4 und T3 enthält, Levothyroxin dagegen nur T4. Und wie bereits früher erwähnt, gibt es bei manchen Menschen Probleme mit der Umwandlung von T4 in T3, weshalb bei ihnen jede Form der Gabe von T3 der Schlüssel zum Wohlbefinden sein könnte. In solchen Fällen wäre sicherlich auch synthetisch hergestelltes T3 (siehe Option 4, unten) eine gute Alternative zu den schwer erhältlichen getrockneten Schilddrüsen.

Falls Ihre Schilddrüse ganz oder teilweise operativ entfernt wurde, empfehle ich Hormonpräparate aus getrockneter Schilddrüse, da sie außerdem T1 und T2 enthalten. Obwohl wir noch nicht genau wissen, welche Funktionen T1 und T2 haben, halte ich es für eine gute Idee, so weit wie möglich die Hormone zu replizieren, die die eigene Schilddrüse produzieren würde.

Einige Patienten haben auch schon geäußert, dass ein Präparat aus getrockneter Schilddrüse ihnen und ihrem Stoffwechsel einen *zu starken* Schub gegeben hätte, worauf es zu Angstgefühlen, Herzrasen oder Schlaflosigkeit gekommen sei. Sollte dieser Fall auch bei Ihnen eintreten, versuchen Sie es mit einer geringeren Dosierung. Oder Sie halten sich an Option 3: Levothyroxin plus T3 oder ein spezielles Rezepturarzneimittel aus T4 und T3 (siehe unten).

Getrocknete Schilddrüse wird niemals mit Farbstoffen hergestellt. Manche Präparate enthalten Laktose, die Lebensmittelallergien auslösen kann. Der Anteil von Laktose in Hormonersatzpräparaten ist allerdings so verschwindend klein, dass es normalerweise keine Probleme gibt, auch für Allergiker nicht. Probieren Sie das gewünschte Mittel einfach mal aus, und wenn Sie Symptome entwickeln sollten, können Sie immer noch wechseln.

Option 3: Trijodthyronin/Liothyronin
Dieses synthetische T3-Hormon verschreibe ich eher selten, weil es so schnell wirkt. Falls Sie empfindlich sind, spüren Sie nach der Einnahme eventuell eine starke Unruhe, so als ob Sie zu viel Kaffee getrunken haben. Ich bevorzuge eine von mir selbst zusammengestellte T3-Rezeptur, wobei ich die Dosierung genau an die individuellen Bedürfnisse meiner Patienten anpasse. Indem ich es als Retardpräparat

verabreiche, stelle ich sicher, dass die Freisetzung des T3 den ganzen Tag über mit konstanter Geschwindigkeit erfolgt.
Einige konventionelle Ärzte jedoch sehen grundsätzlich keine Notwendigkeit für kombinierte Hormonpräparate und verschreiben T3 deshalb nur alleine. Getrocknete Schilddrüse wird von Schulmedizinern in der Regel sowieso abgelehnt (es gibt auch Naturheilkundler, die sich weigern, *nur* getrocknete Schilddrüse oder ein Kombinationspräparat zu verabreichen, was ich nicht nachvollziehen kann).

Wie Sie zusammen mit Ihrem Arzt den richtigen Wirkstoff finden
Ich bin immer wieder verblüfft, warum viele Ärzte so darauf beharren, ein bestimmtes Hormonpräparat zu verschreiben. Schulmediziner bevorzugen in der Regel Levothyroxin, Naturheilärzte und Funktionelle Ärzte schwören eher auf getrocknete Schilddrüse. Ich selbst bin da völlig offen, weil ich in meiner Praxis sehe, wie verschieden meine Patienten sind. Warum sollte man ein bestimmtes Arzneimittel bevorzugen und dieses allen Patienten verschreiben? Es ist doch viel besser, den individuellen Bedürfnissen von Patienten gerecht zu werden und das zu verabreichen, was für die jeweilige Person am besten geeignet ist.
In diesem Sinne möchte ich Sie ermutigen, zusammen mit Ihrem Arzt herauszufinden, welche Optionen es für Sie gibt. Wenn Sie Ihren Arzt überzeugen können, Ihnen bei der Suche zu helfen, werden Sie am Ende die Art und die Dosierung des Schilddrüsenhormonpräparats finden, das sich ideal für Sie eignet.
Ich selbst gehe als Ärztin folgendermaßen vor, wenn ich feststelle, dass ein Patient einen Hormonersatz benötigt:

- Wenn die Person noch nie ein Schilddrüsenhormonpräparat genommen hat und sich ihre Blutwerte im normalen, allerdings nicht optimalen Bereich bewegen, empfehle ich ihr, das Schilddrüsen-Programm nach der Myers-Methode durchzuführen. Nur wenn sich dann nach zwei bis drei Monaten die Werte nicht ausreichend verbessert haben, verschreibe ich ihr zusätzlich ein Schilddrüsenhormon, wobei die Person mit der Myers-Methode fortfährt.

- Hat die Person bereits Schilddrüsenhormone eingenommen oder stellt es sich heraus, dass die Myers-Methode nicht ausreichend hilft, verschreibe ich ihr in Abhängigkeit von ihren Schilddrüsenwerten entweder ein T4-Präparat oder eines, das T3 enthält (getrocknete Schilddrüse).
- Im Fall, dass ich der Person bereits ein T4-Monopräparat verschrieben habe und dieses nicht ausreichend Wirkung zeigt, verabreiche ich getrocknete Schilddrüse. Sollte die Person an einer Autoimmunerkrankung leiden, teste ich in kurzen Abständen ihre Antikörper, für den unwahrscheinlichen Fall, dass das Getrocknete-Schilddrüsen-Pulver Angriffe vom Immunsystem auslöst (siehe den Abschnitt »Sollen Hashimoto-Patienten getrocknete Schilddrüse nehmen?« weiter unten).
- Sollte die Schilddrüse der Person ganz oder teilweise entfernt worden sein, beginne ich die Behandlung fast immer mit getrockneter Schilddrüse, weil dieses Präparat nicht nur T4 und T3, sondern auch noch etwas T1 und T2 enthält. Damit ist eine vollständigere Hormonsupplementierung möglich.
- Wenn meine ersten Versuche sich nicht als erfolgreich erweisen oder wenn sich aus den Blutwerten spezielle Anforderungen ergeben, verabreiche ich Schilddrüsenhormone in einer ganz bestimmten Zusammensetzung. Bei den allermeisten Patienten jedoch sind die im Handel erhältlichen Fertigarzneimittel mit Schilddrüsenhormonen ausreichend.

**Wenn Ihnen die Schilddrüse ganz oder
in Teilen entfernt wurde ...**

dann empfehle ich Ihnen unbedingt, ein getrocknetes Schilddrüsenhormonpräparat einzunehmen. Auf diese Weise können Sie sich sicher sein, dass Sie wirklich mit allen vier Schilddrüsenhormonen (T1, T2, T3 und T4) versorgt werden.

Sollen Hashimoto-Patienten getrocknete Schilddrüse nehmen?

In letzter Zeit konnte man in einigen Online-Artikeln lesen, dass Hashimoto-Patienten auf getrocknete Schilddrüse besser verzichten sollten. Als Begründung wurde angegeben, dass wenn der Körper wie bei Hashimoto die Schilddrüse angreift, eine Einnahme von zusätzlichem Schilddrüsengewebe weitere solche Attacken provozieren würde.

Dies mag sich in der Theorie plausibel anhören. Aus der Praxis kann ich sagen, dass ich Tausende von Hashimoto-Patienten behandelt habe und nur bei vier davon nach der Gabe von getrockneter Schilddrüse einen Anstieg der Antikörper feststellen konnte.

Es gibt Menschen, die aus anderen Gründen getrocknete Schilddrüse nicht gut vertragen. Solche Patienten bekommen dann von mir entweder ein synthetisches Hormon (Levothyroxin) oder ein Kombinationspräparat. In jedem Fall werden immer wieder Tests auf Antikörper durchgeführt, um die Aktivität des Immunsystems zu überwachen. Die meisten Menschen, die getrocknete Schilddrüse einnehmen, fühlen sich aber sehr schnell und auch langfristig besser.

SCHILDDRÜSENÜBERFUNKTION

Seien Sie sich bewusst: Eine Schilddrüsenüberfunktion, die lange nicht behandelt wird, ist weit gefährlicher als eine Unterfunktion. Sie kann Herzrhythmusstörungen, einen Herzinfarkt oder gar Herzversagen zur Folge haben. Auch hoher Blutdruck und Osteoporose zählen zu ihren möglichen Auswirkungen. Wenn Sie an einer Überfunktion leiden, müssen Sie unbedingt mit einem Arzt zusammenarbeiten, der Ihre Blutwerte ebenso wie den Zustand Ihres Herzens und Ihrer Knochen überwacht.

Nichtsdestotrotz gibt es Alternativen zur schulmedizinischen Behandlung von Schilddrüsenüberfunktion. Bestimmte Kräuter können, über mehrere Monate eingenommen, bei der Regulierung einer überaktiven Schilddrüse helfen, insbesondere wenn zusätzlich noch die Empfehlungen zu Ernährung und Lebensweise des Schilddrüsen-Programms nach der Myers-Methode eingehalten werden. Nachstehend finden Sie eine Übersicht über die verschiedenen Behandlungsoptionen, von nur gering invasiven bis hin zu sehr invasiven Maßnahmen.

Option 1: Kräuter und Nahrungsergänzungsmittel
Wenn Sie sich gewissenhaft an das Schilddrüsen-Programm nach der Myers-Methode halten, können Sie die Schilddrüsenüberfunktion mit den folgenden Kräutern und Nahrungsergänzungsmittel behandeln. Der Erfolg wird sich wahrscheinlich nur allmählich einstellen, das heißt, es wird einige Monate dauern, bis Ihre Schilddrüse wieder im Gleichgewicht ist. Bleiben Sie während dieser Zeit einfach unter Beobachtung eines Arztes. Aber ich kann Ihnen versichern, dass ich mit den nachstehenden Maßnahmen schon erstaunliche Erfolge bei Patienten erzielen konnte:

- **Wolfstrapp/Wolfsfuß** *(Lycopus virginicus)*. Vor allem die Lithospermsäure sorgt für die positive Wirkung des Wolfsfußes bei leichten Formen der Schilddrüsenüberfunktion. Das pflanzliche Schilddrüsentherapeutikum beruhigt die Schilddrüse, indem es störend auf die Synthetisierung von Schilddrüsenhormonen im Körper einwirkt und die vorhandenen Mengen von TSH und T4 verringert. Außerdem verhindert es, dass sich Antikörper an die Schilddrüse binden, wie es bei Morbus Basedow der Fall ist. Sie können Wolfstrapp als Tee, Tinktur oder Tabletten einnehmen. Ich empfehle einen Flüssigextrakt im Verhältnis 1:2 (ein Teil Kräuter, zwei Teile Wasser). *Beginnen Sie mit einer täglichen Dosis von 2 ml. Nach drei Tagen erhöhen Sie die Dosis auf 4 ml und nach weiteren drei Tagen auf 6 ml.*
- **Herzgespann** (*Leonurus cardiaca*), auch Herzspannkraut oder Löwenschwanz genannt, ist eine Pflanzenart aus der Familie der Lippenblütler. Es wirkt unterstützend bei einer Behandlung der Schilddrüsenüberfunktion, das heißt, es wirkt vor allem auf damit verbundene Symptome wie Herzklopfen, Ängste, Schlafstörungen und Appetitverlust. Für mich ist das Herzgespann eine Art natürlicher Betablocker (siehe unten). In Verbindung mit anderen Arz-

neimitteln kann es allerdings Nebenwirkungen haben. Nehmen Sie kein Herzgespann, wenn Ihnen vom Arzt beruhigende Wirkstoffe verschrieben wurden, zu denen auch Antihistamine gehören. Bei gleichzeitiger Einnahme von Herzmedikamenten ist ebenfalls Vorsicht geboten, sprechen Sie sich dann auf jeden Fall mit dem Arzt ab. In extremen Fällen können bei solchen Kombinationen zum Beispiel Gebärmutterblutungen oder blutiger Durchfall auftreten. Ich empfehle einen Flüssigextrakt im Verhältnis 1:2 (ein Teil Kräuter, zwei Teile Wasser). *Beginnen Sie mit einer täglichen Dosis von 2 ml und erhöhen Sie die Dosis nach fünf Tagen auf 4 ml.*

- Melisse/Zitronenmelisse *(Melissa officinalis)* gehört ebenfalls zur Familie der Lippenblütler. Sie blockiert anscheinend die Hormonrezeptoren und verhindert dadurch, dass sich TSH an die Schilddrüsen bindet und Antikörper das Schilddrüsengewebe angreifen. Dieses ausgleichende Nervenmittel hilft gegen Schlafstörungen, Reizbarkeit, wirkt schmerzstillend, kann den Appetit steigern und hilft bei der Verdauung. Wenn Sie von Unruhe oder schlechter Laune geplagt werden, hilft Ihnen die Melisse, wieder zur eigenen Mitte zu finden. Weitere Anwendungsbereiche sind Migräne und Bluthochdruck. *Beginnen Sie mit einer täglichen Dosis von 300 mg und erhöhen Sie sie nach sieben Tagen auf 600 mg.*

Da die genannten Kräuter alle blutdrucksenkend wirken, gibt es Kombinationspräparate mit allen drei (siehe »Adressen und Bezugsquellen«). Wenn Sie sie getrennt einnehmen, empfehle ich Ihnen, dass Sie die Tage staffeln, an denen Sie die Dosis erhöhen, also nicht bei allen am selben Tag.

- **Glucomannan.** Seit Kurzem setze ich bei Behandlungen auch diese Ballaststoffe der Konkjakwurzel (Teufelszunge) ein. Laut einer 2007 im *Journal of American College of Nutrition* veröffentlichten Studie von Adil Azezli von der Universität Istanbul verringern Glucomannane den Schilddrüsenhormonspiegel im Körper, indem sie sich darauf auswirken, wie die Leber Schilddrüsenhormone verstoffwechselt. *Nehmen Sie zu Beginn zweimal täglich 1,5 gm und steigern Sie die Dosis allmählich auf zweimal täglich 3,0 gm.*

Wenn Sie an Schilddrüsenüberfunktion leiden, sind außerdem ganz bestimmte Nährstoffe für Sie wichtig. Die folgenden Nahrungsergänzungen sind auch ein Bestandteil des Schilddrüsen-Programms nach der Myers-Methode. Sie helfen Ihnen dabei, oxidativem Stress entgegenzuwirken, dem Ihr Körper aufgrund der überaktiven Schilddrüse ausgesetzt ist.

- **Carnitin.** Wenn Ihre Schilddrüse überaktiv ist, wird das Carnitin in Ihrem Körper über die Nieren ausgeschieden und Sie müssen es von außen zuführen. Carnitin, genauer L-Carnitin, kann gegen Muskelschwäche und andere Symptome helfen bzw. ihnen vorbeugen. Wahrscheinlich geschieht dies dadurch, dass es bei einigen Körpergeweben das Eindringen der Schilddrüsenhormone in die Zellen verhindert. Es stärkt außerdem das Herz und kann gegen Symptome wie Schlaflosigkeit, Nervosität und Zittern helfen. *Nehmen Sie zu Beginn täglich 2000 mg und steigern Sie bei Bedarf die Dosis allmählich auf 4000 mg.*
- Das **CoEnzym Q10**, auch als CoQ10, Q10 und als Ubichinon bekannt, kommt in jeder Zelle des menschlichen Körpers vor. Es verfügt über starke antioxidative Eigenschaften und trägt dazu bei, den Körper gleichmäßig und in der benötigten Form mit Energie zu versorgen. Laut diversen Studien sind die Q10-Spiegel bei Personen mit einer Schilddrüsenüberfunktion tendenziell niedrig, weshalb ich es allen meinen Überfunktion-Patienten als Nahrungsergänzungsmittel empfehle. Besonders auch für Patienten, die bestimmte Medikamente einnehmen, wie zum Beispiel Betablocker oder Cholesterinsenker, kann die Einnahme von Q10-Ergänzungsmitteln sehr sinnvoll sein, da diese Medikamente dem Körper das Q10 entziehen. *Als Dosis empfehle ich je nach Bedarf 100 mg bis 400 mg pro Tag. Nehmen Sie das Q10 zu einer Mahlzeit, die Fett enthält.*

- **Kalziumcitrat und Vitamin D.** Eine Schilddrüsenüberfunktion erhöht das Risiko für Knochenschwund und Osteoporose. Nehmen Sie diese beiden Ergänzungen deshalb bitte zusammen ein, das multipliziert ihre Wirksamkeit. *1000 mg Kalzium für Erwachsene von 19 bis 50 Jahren und 1200 mg für Frauen über 51 und Männer über 71, eingenommen zusammen mit 600 IE Vitamin D für Erwachsene von 17 bis 70 Jahren bzw. 800 IE für über 71-Jährige.*

Option 2: Konventionelle Medikamente
Wenn Sie an Schilddrüsenüberfunktion leiden, verschreibt der Arzt Ihnen vielleicht Propylthiouracil (PTU) oder Thiamazol. Beide Arzneistoffe hemmen die Funktion der Schilddrüse, können aber eine Reihe unerwünschter Nebenwirkungen haben: trockene Haut, Hautausschlag, Müdigkeit, Haarausfall.

Wie Sie in der Einführung bereits gelesen haben, litt ich an extremer Trockenheit der Mund- und Nasenschleimhäute, als ich PTU nahm, und war auch noch von der sehr seltenen Nebenwirkung einer Leberschädigung betroffen (siehe »Nebenwirkungen von Medikamenten gegen Schilddrüsenüberfunktion« auf den Seiten 169–170).

Ihr Arzt könnte Ihnen auch ein weniger starkes Medikament verschreiben: Betablocker, um beschleunigten Herzschlag zu verlangsamen und die Umwandlung von T4 in T3 zu stoppen. Ich empfehle das aber nur, wenn es unbedingt notwendig ist, weil Betablocker ebenfalls Nebenwirkungen haben können. Dazu zählen niedriger Blutdruck, Müdigkeit, Kopfschmerzen, Verdauungs- und Schlafstörungen, depressive Verstimmungen und Erektionsstörungen. Außerdem kann es nach Absetzen eines Betablockers zu einem sogenannten Rebound-Effekt kommen, das heißt die ursprünglichen Symptome treten in einem noch schlimmeren Maße als vorher auf. Probieren Sie es doch zunächst mit den beruhigenden Kräutern, die ich oben erwähnt habe, und/oder folgen Sie meinen Empfehlungen zum Thema Stressabbau in Kapitel 9. Glauben Sie mir: Das ist sehr wahrscheinlich besser für Sie.

Wenn Sie sich aber doch für den medikamentösen Weg entscheiden, dann sind PTU oder Thiamazol die erste Wahl, je nachdem, was Ihnen der Arzt empfiehlt. Nehmen Sie das Medikament zunächst sechs Monate ein, maximal ein Jahr. Falls sich Ihre Schilddrüsenüberfunktion danach nicht gebessert hat, wird Ihnen der Arzt vermutlich zwei Behandlungsmöglichkeiten vorschlagen: eine operative Entfernung der Schilddrüse (ganz oder in Teilen) oder eine ablative Radiojodtherapie.

Nebenwirkungen von Medikamenten gegen Schilddrüsenüberfunktion

Propylthiouracil (PTU)	**Thiamazol**
SCHWERE, ABER RELATIV SELTENE NEBENWIRKUNGEN: • trockener Husten, Atemnot • Fieber, Halsschmerzen, Kopfschmerzen, Körperschmerzen, Grippesymptome • schwere Blasenbildung, roter Hautausschlag, Haut schält sich • blasse Haut, leichte Blutergüsse oder Blutungen (Nasenbluten, Zahnfleischbluten), ungewöhnliche Schwäche **MÖGLICHE LEBERFUNKTIONSSTÖRUNGEN ZEIGEN SICH SO:** • dunkler Urin, lehmfarbener Stuhl • Gelbsucht (Gelbfärbung der Haut oder Augen) • Übelkeit, Magenschmerzen, Appetitlosigkeit • schwaches Fieber, Juckreiz	• Übelkeit • Kopfschmerzen • Muskel-/Gelenk-/Nervenschmerzen • Haarausfall • Schwellungen • Schläfrigkeit • Schwindel • Erbrechen • Magenverstimmung • leichter Hautausschlag/Juckreiz

WENIGER SCHWERE, ABER HÄUFIGERE NEBENWIRKUNGEN:

- Magenverstimmung, Erbrechen
- leichte Gelenk- oder Muskelschmerzen
- Schwindel, Drehschwindel
- verminderter Geschmackssinn
- leichter Hautausschlag oder Juckreiz
- Haarausfall

Option 3: Ablative Radiojodtherapie (I-131)
Eine Ablation, wie ich sie erlitten habe, zerstört das Schilddrüsengewebe unwiderruflich. Wenn ein Mensch mit einer funktionierenden Schilddrüse mit Stress konfrontiert wird, kann seine Schilddrüse in einem besonders hohem Maß Hormone produzieren, um ihm bei der Stressbewältigung zu helfen. Ich dagegen habe stets nur die Hormone zur Verfügung, die ich morgens in Pillenform einnehme. Mehr kann ich nicht aufbringen, egal vor welche Herausforderungen ich im Laufe des Tages gestellt werde.

Ein weiterer Nachteil der Radiojodtherapie besteht darin, dass auch Eierstöcke, Hoden und die weibliche Brust Jod-Rezeptoren in hoher Konzentration aufweisen, was bedeutet, dass diese Gewebe während der Dauer der Ablation einen Teil des radioaktiven Jods anreichern. Die Joddosis bei einer Ablation ist aber sehr gering und es wurde bisher noch keine erhöhte Krebsmortalität bei Patienten festgestellt, die so behandelt wurden. Bei höheren I-131-Dosierungen jedoch, wie sie bei der Behandlung von Schilddrüsenkrebs zum Einsatz kommen, besteht ein gewisses Risiko für Lymphome, das sollten Sie im Hinterkopf behalten. Zu den potenziellen Risiken der Radiojodtherapie zählt auch Unfruchtbarkeit. Darüber hinaus wird empfohlen, sechs bis zwölf Monate nach der Therapie eine Schwangerschaft zu vermeiden. Bei der Entlassung aus dem Krankenhaus werden Sie angewiesen, als Strahlenschutzmaßnahme die erste Nacht zu Hause alleine in einem Zimmer zu schlafen und noch drei bis vier Tage lang engen Kontakt mit anderen Menschen zu vermeiden. Außerdem sollen Sie in diesem Zeitraum kein Essen zubereiten, das Sie dabei längere Zeit mit bloßen Händen berühren.

Der große Vorteil der Radiojodtherapie besteht darin, dass sie relativ schnell durchgeführt werden kann und preiswerter als eine Operation ist. Dementsprechend sind viele Krankenversicherungen nicht bereit, eine Operation zu bezahlen, sondern kommen nur für die Ablation der Schilddrüse auf.

Option 4: Operation
Jede Operation ist ein medizinischer Eingriff und dadurch mit Risiken verbunden. Eine Schilddrüsenoperation birgt das Risiko einer Stimmbandlähmung oder einer Verletzung des rückläufigen Kehlkopfnervs, auch »Stimmnerv« genannt. Zu den weiteren Risiken gehört eine Schädigung der Nebenschilddrüsen, was sich negativ auf den Kalziumspiegel im Blut auswirken würde.

Trotzdem bin ich der Meinung, dass in den meisten Fällen eine Operation der Ablation vorzuziehen ist, weil dabei nämlich mindestens ein *Teil* der Schilddrüse erhalten bleibt, den Sie dann mithilfe des Schilddrüsen-Programms nach der Myers-Methode stärken können. Sie werden fast sicher Ihr ganzes Leben lang ein Schilddrüsenhormonpräparat nehmen müssen, aber ein kleiner Teil funktionstüchtigen Schilddrüsengewebes ist nach der Operation mindestens noch da, sodass Sie nicht vollständig auf die Medikamente angewiesen sind.

Wenn Sie sich an die Myers-Methode halten, bestehen gute Chancen, dass sich Ihre Schilddrüsenüberfunktion – und das gilt auch für Morbus Basedow – wieder zurückbildet.

Low-Dose Naltrexone (LDN): eine Alternative?

Der verschreibungspflichtige Arzneistoff Naltrexon ist ein Opioid-Antagonist; er dient der medikamentösen Unterstützung bei der Behandlung von Suchterkrankungen und wird Patienten gegeben, die wegen einer Überdosis Heroin oder Schmerzmitteln in Lebensgefahr schweben. Er blockiert die Endorphinrezeptoren und neutralisiert so die Wirkung der Opioide.

So wie gerade beschrieben wird Naltrexon in seiner *normalen* Form verwendet. Es gibt aber auch Naltrexon in sehr *niedriger* Dosierung (Low-Dose Naltrexone oder LDN), das für die Behandlung von Autoimmunerkrankungen und von Krebs zur Anwendung kommt. Bei sowohl Autoimmun- als auch Krebspatienten scheint der Endorphinspiegel sehr niedrig zu sein. Die LDN-Therapie besteht dann darin, dass sie gegen 21 Uhr eine extrem niedrige Dosis LDN verabreicht bekommen. Nach etwa sieben Stunden blockiert das Naltrexon kurze Zeit die Endorphinrezeptoren des Patienten und als Reaktion werden die Rezeptoren danach mit Endorphin förmlich überschwemmt. Diese plötzliche Endorphinschwemme (von der der schlafende Patient gar nichts mitbekommt) wirkt sich anscheinend stärkend auf die Immunfunktion aus.

Ich persönlich denke nicht, dass LDN bei Morbus Basedow oder Hashimoto die Therapie erster Wahl sein sollte. Bei beiden Krankheiten sollte erst einmal der Versuch gemacht werden, die Ursache herauszufinden, um eine natürlichere Heilung zu ermöglichen. Eventuell könnte LDN bei Autoimmunerkrankungen wie multiple Sklerose, Gelenkrheumatismus oder Parkinson hilfreich sein. Ihnen rate ich hingegen erst einmal, Ihre Ernährung umzustellen, Ihren Darm zu heilen und darauf zu achten, dass Sie die richtige Dosis Schilddrüsenhormone einnehmen. Wenn Sie dann weiterhin an Autoimmunschwächesymptomen leiden, kann vielleicht LDN zum Einsatz kommen. Es ist immer gut, noch eine Option zu haben, auf die man im Notfall zurückgreifen kann.

Zielsetzung 3: Überwachung des Gesundheitszustandes
Wenn Sie an irgendeiner Form von Schilddrüsenüberfunktion leiden, sollten Sie sich regelmäßigen ärztlichen Kontrollen unterziehen, weil durch den beschleunigten Herzschlag langfristig das Risiko von Herzerkrankungen besteht. Eine Überfunktion ist wie ein Rund-um-die-Uhr-Belastungstest; solange die Schilddrüse also nicht normal funktioniert, muss ein Arzt Ihren körperlichen Zustand überwachen. Bei einer Unterfunktion sollte Ihr Arzt alle drei Monate Ihr Blut auf die Schilddrüsenwerte – und zwar alle! – und auch die Nährstoffe testen. Auf diese Weise können Sie sofort reagieren, wenn sich einzelne Werte verschlechtert haben. Fragen Sie sich dann, was Sie bei Ihrer Ernährungs- und Lebensweise besser machen könnten – andere Lebensmittel, mehr Bewegung, mehr Schlaf, weniger Stress, Vermeidung toxischer Belastungen. Oder leiden Sie vielleicht an einer Infektion, die Ihr Körpersystem belastet? (In Teil IV lernen Sie mehr zu all diesen Faktoren.) Der Arzt sollte außerdem die Antikörper im Auge behalten, damit gewährleistet ist, dass Sie keine Autoimmunstörung entwickeln. Liegt bei Ihnen eine Autoimmunerkrankung vor, sei es nun Hashimoto oder Morbus Basedow, sollte Ihr Arzt alle drei bis sechs Monate Ihre Antikörper testen. Ein konventioneller Arzt sieht das vielleicht nicht ein, weil nach Ansicht der Schulmediziner der Patient selbst sowieso nichts gegen die Krankheit machen kann. Zum Glück weiß ich es inzwischen besser (und Sie jetzt auch). Wenn Sie das Schilddrüsen-Programm nach der Myers-Methode befolgen, wird sich das auf die Dauer im Antikörpergehalt Ihres Blutes bemerkbar machen, und wenn Sie das bestätigt bekommen, wird Sie das motivieren. Sollten die Antikörperwerte wider Erwarten höher sein als bei der letzten Untersuchung, fragen Sie sich, was dahinterstecken könnte. Haben Sie Gluten, Milchprodukte oder andere entzündungsfördernde Lebensmittel verzehrt? Haben Sie zu wenig geschlafen und/oder zu viel trainiert? Haben Sie es versäumt, meine Techniken zur Stressbewältigung anzuwenden (siehe Kapitel 9)? Anhand Ihrer Antikörperwerte merken Sie genau, was Ihnen gutgetan hat und was nicht. Bestehen Sie also beim Arzt nach Möglichkeit darauf, dass dieser Test regelmäßig durchgeführt wird.

Wenn Sie als Hashimoto-Patient/in getrocknete Schilddrüse einnehmen, ist es besonders wichtig für Sie zu wissen, ob Ihre Antikörperwerte ansteigen. Sollte das der Fall sein, können Sie sofort auf ein anderes Hormonersatzpräparat umsteigen.
Falls Sie Morbus Basedow haben und mit Kräutern, Medikamenten oder auch mit einer Ablation behandelt werden, achten Sie darauf, dass Sie sowohl Ihre Antikörper als auch Ihre TSH- und Ihre T4- und T3-Werte (freie und reverse) regelmäßig überprüfen lassen. Bei jeder der genannten Behandlungsmethoden wird die Schilddrüsenfunktion heruntergefahren, beginnend damit, dass die Umwandlung von T4 in T3 blockiert wird. Aus den Blutwerten kann dann immer noch ein niedriger TSH-Wert und ein hoher Wert für freies T4 – klassische Indikatoren für eine Überfunktion – hervorgehen (Sie wissen ja: Bei Morbus Basedow ahmen die Antikörper die Effekte von TSH nach; es kann also sein, dass Ihr TSH-Wert niedrig ist, obwohl die Schilddrüse überstimuliert ist). Dass die Behandlung anschlägt, merken Sie am niedrigen Wert für freies T3. Sie fühlen sich dann vielleicht, als hätten Sie gleichzeitig eine Über- und Unterfunktion, sowohl übererregt als auch müde und erschöpft. In solchen Fällen ist es ganz besonders wichtig, dass Sie sich an die Myers-Methode halten, die es Ihnen letztendlich vielleicht sogar ermöglicht, die Medikamente ganz abzusetzen und sich nur noch mittels einer gesunden Ernährungs- und Lebensweise zu therapieren.

Zielsetzung 4: Ausreichende Versorgung mit Nährstoffen, die die Schilddrüse stärken

Für diesen Aspekt Ihrer Gesundheit sind Sie selbst zuständig, nicht Ihr Arzt. Ist es nicht großartig, dass Sie auch selbst etwas für Ihr Wohlergehen tun können? Eine gesunde Ernährungsweise ist von entscheidender Bedeutung für eine optimale Gesundheit, und es liegt ganz in Ihrer Hand, welche Nährstoffe Sie Ihrem Körper zuführen.
Ich bin zwar durchaus eine Verfechterin von Nahrungsergänzungsmitteln, möchte aber eines ganz klar betonen: Der Schlüssel zu einer guten Gesundheit sind die Nahrungsmittel, die man täglich isst. Sich schlecht zu ernähren und zu denken, man könne dies durch Einnahme

von Nahrungsergänzungsmitteln ganz einfach ausgleichen, führt einen auf den falschen Weg. Damit erweist man seinem Körper auf die Dauer einen Bärendienst.

Schilddrüsen- und/oder Immunstörungen führen häufig zu Mangelerscheinungen, die sich mit den richtigen Nahrungsergänzungsmitteln aber ausgleichen lassen. Für die Produktion von Schilddrüsenhormonen benötigt der Körper Jod, Vitamin D3 und Tyrosin (eine Aminosäure, die in den meisten Proteinen vorkommt). Außerdem kann T4 nur dann in T3 umgewandelt werden, wenn genug Selen und Zink im Körper vorhanden sind. Vitamin A wird gebraucht, damit die Schilddrüsenhormone in die Zellen gelangen. Wenn Sie diese Grundnährstoffe aufstocken, kann dies einen gewaltigen Unterschied in Ihrem Befinden ausmachen.

Müssen Sie dafür Ihren Arzt zurate ziehen? Ich denke nicht. Manche Ärzte verschreiben das Vitamin D3 in einer extrem hohen Dosierung – 50.000 IE –, aber ich bin keine Freundin davon, dem Körper so viel geballtes D3 zuzuführen. Außerdem enthalten solche verschreibungspflichtigen Präparate auch Farb- und Füllstoffe, und damit tun Sie sich keinen Gefallen. Kaufen Sie rezeptfreies Vitamin D3 mit 5.000 oder höchstens 10.000 IE, das ist vollkommen ausreichend. Viele konventionelle Ärzte wollen nichts davon wissen, dass Ernährung, Nahrungsergänzungsmittel und Darmheilung einen beachtlichen Effekt erzielen können. Glauben Sie ihnen nicht! Tausende meiner Patienten ebenso wie meine eigene Krankheitsgeschichte beweisen das Gegenteil. Wenn Sie immer noch etwas skeptisch sind, probieren Sie meine Methode doch einfach mal 28 Tage aus und urteilen Sie erst danach. Ich gehe jede Wette ein, dass Sie mit den Ergebnissen hochzufrieden sein werden. Und noch dazu haben Sie die Kontrolle über einen großen Teil Ihrer Gesundheit zurückgewonnen.

Schritt 3: Entwickeln Sie eine Strategie

In den meisten Fällen haben Sie es mit zwei großen Hindernissen zu tun: der Haltung Ihres Arztes und Ihrer Krankenversicherung.

Wie Sie am besten mit Ihrem Arzt oder Ihrer Ärztin umgehen
Traurig, aber wahr: Das Ego vieler Ärzte lässt es nicht zu, dass sie ihre Meinung auch mal ändern. Da nützt es nichts, wenn Sie ihnen einen Artikel aus einer Fachzeitschrift vorlegen oder sonst eine sehr vernünftige Erklärung für Ihr Ansinnen haben (in Anhang A finden Sie eine Vorlage für einen »Brief an den Arzt«, die vielleicht eine Hilfe für Sie sein kann).

Aber auch Ärzte, die relativ aufgeschlossen sind, müssen sich mit den Zwängen des heutigen Gesundheitssystems auseinandersetzen. Sie werden gerügt, wenn sie zu viele Laboruntersuchungen in Auftrag geben, und sie dürfen ein gewisses Budget pro Quartal nicht überschreiten.

Ich rate Ihnen, die Hürden auf dem Weg zu Ihrem Ziel genau zu analysieren. Haben Sie so Ihre Probleme mit der grundsätzlichen Einstellung Ihres Arztes, aber denken Sie, dass Sie ihn letztendlich doch dazu bringen, auf Ihre Anliegen einzugehen? Vielleicht können Sie es verschmerzen, wenn Sie ihn nicht so nett finden, Hauptsache Sie erhalten letztendlich die von Ihnen gewünschten Untersuchungen und Behandlungen. Wenn der Arzt unter Druck von den Krankenkassen steht, überlegen Sie mit ihm zusammen, wie man dieses Problem umgehen könnte.

Lassen Sie sich nicht so schnell ins Bockshorn jagen. Das geschieht leicht, wenn man sich sowieso schon schlecht fühlt. Versuchen Sie Ihr Bestes, genau herauszufinden, worin das Problem besteht, denn dann können Sie wirksam reagieren, unabhängig von Ihren Emotionen.

Kostenübernahme durch die Krankenkassen
Die Blutuntersuchungen, die ich empfehle, werden in der Regel nicht als zur »Alternativmedizin« gehörig eingestuft und insofern auch von den meisten Krankenversicherungen bezahlt.

Wenn Ihr Arzt nicht willens oder aus Budgetgründen nicht in der Lage ist, die von mir empfohlenen Blutuntersuchungen für Sie in Auftrag zu geben, können Sie die Tests auch auf eigene Kosten von einem Labor durchführen lassen. Es gibt zum Beispiel sogenannte Walk-in-Labore, bei denen Sie vorbeigehen und gegen Barbezahlung Blut- und

Urinuntersuchungen machen lassen können. Darüber hinaus gibt es inzwischen entsprechende Online-Angebote. Mehr dazu am Ende des Buches unter »Adressen und Bezugsquellen«.

Fast alle Schilddrüsenhormonpräparate werden von den Krankenkassen bezahlt. Nur für einige weniger bekannte Marken gilt das eventuell nicht. Nehmen Sie sicherheitshalber Kontakt mit Ihrem Versicherungsträger auf, um die Kostenübernahme abzuklären.

Die von mir für die Behandlung einer Schilddrüsenüberfunktion vorgeschlagenen Kräuter werden von den meisten Krankenkassen nicht bezahlt. Sie sind aber relativ preiswert zu haben, und Sie müssen sie ja auch nicht bis in alle Ewigkeit nehmen. Sie bekommen sie in Reformhäusern und Naturkostläden oder Sie können sie über das Internet bestellen.

Bei Ärzten, die die Functional Medicine praktizieren, sind Sie mit einer privaten Krankenversicherung gut beraten. Stellen Sie sich ansonsten darauf ein, einen Teil der entstehenden Kosten selbst tragen zu müssen.

Nehmen Sie Ihre Gesundheit selbst in die Hand

- Unterstützen Sie Ihre Gesundheit mit dem Schilddrüsen-Programm nach der Myers-Methode, das Sie sehr weit bringen wird, unabhängig davon, was Ihr Arzt Ihnen sagt.
- Machen Sie sich sorgfältig Notizen und führen Sie Buch über jeden Arztbesuch und jeden Anruf bei der Versicherung.
- Bleiben Sie optimistisch und aktiv. Denken Sie daran, *warum* Sie das tun.
- Wenn Ihr Arzt die von Ihnen gewünschten Blutuntersuchungen nicht durchführen lassen will, empfehle ich Ihnen, diese selbst in Auftrag zu geben.
- Seien Sie einfallsreich und kreativ. Wenn etwas nicht funktioniert, probieren Sie etwas anderes aus.
- Treten Sie meiner kostenfreien Online-Community bei (www.amymersmd.com/community). Viele Leute fechten die gleichen Kämpfe aus wie Sie und können Ihnen gute Ratschläge geben.

- Arbeiten Sie mit mir, einem meiner Partner oder einem meiner Wellness-Coaches, um individuelle Rückmeldungen zu Ihrem Gesundheitszustand zu erhalten.
- Finden Sie heraus, welche Kompromisse Sie machen können und machen Sie diese. Wenn Ihnen etwas zu wichtig ist, um einen Kompromiss einzugehen, bleiben Sie hart.
- Geben Sie nie auf. Ihre Gesundheit ist zu wichtig.

Behalten Sie Ihr Ziel fest im Blick

Ich möchte Sie an dieser Stelle noch einmal darin bekräftigen, für die medizinische Versorgung zu kämpfen, die Sie verdienen, und Sie außerdem bitten, niemals die Hoffnung aufzugeben. Es *gibt* Ärzte, die Sie unterstützen und mit Ihnen arbeiten und Ihnen die Blutuntersuchungen und Schilddrüsenhormone verschreiben, die Sie brauchen. Wenn Sie so einen Arzt nicht gleich finden, suchen Sie einfach weiter. Unter »Adressen und Bezugsquellen« mache ich Ihnen einige diesbezügliche Vorschläge. Wer und was Ihnen bei Ihrer Suche auch begegnet, lassen Sie sich nicht unterkriegen, bis Sie die für Sie richtige Behandlungsoption gefunden haben. Gesundheit und Wohlergehen sind Menschenrechte, auf die Sie ebenfalls Anspruch haben.

Teil IV

Die Myers-Methode

KAPITEL 7

Die Kraft der Ernährung

Ihre Nahrung hat einen ungeheuren Einfluss auf Ihr Wohlbefinden – im Guten wie im Schlechten. Was Sie Ihrem Körper zuführen, wirkt sich auf Ihre physische Gesundheit, Ihr Energieniveau und sogar Ihre Geistes- und Gemütsverfassung aus. Nein, ich bin keine Esoterikerin, ich spreche als Wissenschaftlerin: Was Sie essen und trinken hat Einfluss darauf, wie Ihr Gehirn Gedanken und Emotionen verarbeitet und wie Ihre Schilddrüse und Ihr Darm in eine Wechselwirkung mit dem Gehirn treten. Wenn Sie sich an das Schilddrüsen-Programm nach der Myers-Methode halten, werden Sie nichts mehr essen, was schädlich für Sie ist, und stattdessen haufenweise heilsame Nahrungsmittel zu sich nehmen.

Sind Sie immer noch skeptisch? Dann denken Sie daran, wie schlecht gelaunt und ungeduldig Sie sein können, wenn Sie hungrig sind; wie Sie dann müde werden und wie der leere Magen sich auch negativ auf Ihre Konzentrationsfähigkeit auswirkt. Sobald Sie etwas zu essen bekommen, werden Sie wieder munter, Ihre Laune bessert sich und die Konzentration kehrt zurück. Dieses gute Gefühl können Sie mit zehn multiplizieren, wenn Sie den Körper mit den Nährstoffen versorgen, die ihm zu Vitalität und optimaler Gesundheit verhelfen.

Falls Sie noch überzeugendere Argumente möchten, kann ich Sie an biologische Fakten erinnern, die in diesem Buch bereits erwähnt wurden. Zum Beispiel daran, dass ohne eine ausreichende Zufuhr von Jod und Proteinen die Schilddrüse nicht über die Bausteine verfügt, die sie zur Bildung von Schilddrüsenhormonen benötigt. Von einem Baumeister wird ja auch nicht verlangt, dass er aus einem Sack Kiesel und etwas Lehm ein Haus zaubert. Irgendeine Art von provisorischer Unterkunft kann er daraus schon machen, aber sicher kein stabiles Gebäude, dafür braucht er Stahl und Beton. Ebenso können Sie nicht erwarten, dass Ihre Schilddrüse die an sie gestellten Anforderungen erfüllt, wenn ihr nur mangelhafte Materialien zur Verfügung gestellt werden.

Ich könnte Sie auch darauf hinweisen, dass Ihr Schilddrüsen-Signalsystem ohne genügend Eisen, Selen und Zink nicht in der Lage ist, T4 in T3 umzubauen. Ganz zu schweigen davon, dass ohne die Anwesenheit von Zink der Hypothalamus gar nicht feststellen kann, wie viel Schilddrüsenhormone der Körper produziert, und dementsprechend den ganzen Prozess nicht richtig regulieren wird. Ohne Eisen wiederum kann der Körper *Jodid*, wie es zum Beispiel durch *Jodsalz* aufgenommen wird, nicht in das von der Schilddrüse benötigte *Jod* umwandeln. Ich könnte noch hinzufügen, dass ohne gesunde Omega-3-Fettsäuren die Zellwände nicht unversehrt bleiben und dass ohne Vitamin A das freie T3 Probleme hat, in die Zellen zu gelangen. Und schließlich könnte ich mich länger darüber auslassen, warum Ihr Immunsystem B-Vitamine und Vitamin D benötigt, um ein gesundes Gleichgewicht aufrechtzuerhalten.

Vielleicht sind Sie jetzt trotzdem noch nicht überzeugt, wie wichtig die richtige Nahrung für Sie ist. Ich kann es Ihnen fast nicht verübeln in Anbetracht der Art und Weise, wie konventionelle Mediziner über das Thema Ernährung reden. Viele meiner Patienten erzählten, dass sie, als sie ihren Arzt danach fragten, ob sie mit gesunder Ernährung etwas zur Heilung ihrer Beschwerden beitragen könnten, dieser etwas erwiderte wie: »Probieren Sie es halt aus, es wird schon nicht schaden.« Welche Geringschätzung eines der wirksamsten Heilmittel überhaupt! Das Ironische dabei ist, dass Hippokrates, dem Begründer der westlichen Medizin als Wissenschaft, das Zitat zugeschrieben wird: »Unsere Nahrungsmittel sollten Heilmittel, unsere Heilmittel Nahrungsmittel sein.« Dieser Satz müsste dem Hippokratischen Eid hinzugefügt werden.

Mein Vertrauen in gesunde Nahrungsmittel ist aus Erfahrung groß. Wie es ja bereits Hippokrates zum Ausdruck gebracht hat, sind sie oft die einzige Medizin, die wir brauchen. Viele meiner Patienten konnten ihre Schilddrüsenfunktion allein durch Veränderungen ihrer Ernährungs- und Lebensweise wiederherstellen. Ja, Sie haben richtig verstanden. Alleine, indem Sie Ihre Ernährungs- und Lebensgewohnheiten ändern, können Sie ein Problem lösen, das andere mit Pillen bekämpfen. Das Schilddrüsenhormonpräparat Synthroid ist in den USA das meistverkaufte Medikament. Pro Jahr werden 21,5 Millionen Rezepte dafür ausgestellt, im Wert von vielen Milliarden Dollar. In unseren westlichen Gesundheitssystemen ließe sich viel Geld einsparen, wenn die Ärzte mehr auf Nahrungsmittel als auf Arzneimittel setzen würden.

Falls Ihre Schilddrüse bereits geschädigt ist, kann auch die richtige Ernährung dies möglicherweise nicht mehr rückgängig machen. Dann brauchen Sie zusätzlich ein Schilddrüsenhormonpräparat. Bei Schilddrüsenüberfunktion helfen beruhigende Kräuter, um die Schilddrüse wieder ins Gleichgewicht zu bringen, und einige Nahrungsergänzungsmittel, um das zuzuführen, was der überaktive Stoffwechsel verbrennt.

Bestimmte Nahrungsmittel können Ihre besten Freunde, andere aber auch Ihre schlimmsten Feinde sein. *Entzündungen*, die zum großen Teil durch problematische Lebensmittel verursacht werden, lassen ein Haus wieder einfallen, noch bevor es vollständig aufgebaut wurde. Nur die richtige Nahrung macht optimale Gesundheit möglich.

Viele verbinden gesunde Ernährung automatisch mit dem Begriff *Diät*. Und damit mit etwas, das keinen Spaß macht. Diät ist im Allgemeinen kein positiv besetztes Wort. Sobald ich Ihnen vorschlage, weniger schädliche Lebensmittel zu essen, entwickeln Ihre kleinen grauen Zellen Gedanken wie: »Oh, Mist, das bedeutet Kalorien zählen«, »Das sind Einschränkungen!« oder »Wie schade, jetzt darf ich dann vieles nicht mehr essen, was mir schmeckt«. Ich weiß schon, aber glauben Sie mir, ich beabsichtige nicht, Sie darben zu lassen. Sie sollen nie das Gefühl haben, nicht genug zu essen zu bekommen, allein schon deshalb, weil das mit *Stress* verbunden wäre, und *Stress* wiederum heißt »hoher Cortisol-Spiegel«, »Stresshormone nicht im Gleichgewicht« und eine ganze Reihe weiterer Dinge, die nicht gut für Sie sind.

Wir wollen also nicht von Einschränkungen reden. Stattdessen werden wir uns mit köstlichen Speisen beschäftigen, die dem Körper das geben, was er zum Funktionieren braucht. Wir wollen einfach den Körper nicht mehr mit entzündungsfördernden Nahrungsmitteln belasten, wir wollen ihm nicht die essenziellen Nährstoffe vorenthalten, die für eine bestmögliche Funktion von Schilddrüse und Immunsystem erforderlich sind. Wir werden darüber reden, wie gut Sie sich fühlen, wenn Schilddrüse, Immunsystem und überhaupt der ganze Körper das bekommen, was sie brauchen. Wir werden uns mit Nahrungsmitteln befassen, die die Klarheit Ihrer Gedanken befördern und Ihrer Stimmung Auftrieb verleihen – die Ihnen ein angenehmes Durchsegeln ruhiger Gewässer (an einem guten Tag) oder das Sich-Durchschlagen in einem dichten Dschungel und das Überwinden von Hindernissen (an einem weniger guten Tag) ermöglichen. Ja, Leute, all das kann Nahrung leisten. Ich habe es unzählige Male erlebt, bei mir selbst und bei Tausenden von Patienten.

Willkommen in der wunderbaren Welt der schilddrüsen- und immunfreundlichen Nahrungsmittel. Zunächst einmal möchte ich Ihnen zwei Patienten vorstellen. Patientin Zoe, die an Unterfunktion, und Patient Conner, der an Überfunktion litt. Die beiden hatten also gegensätzliche Probleme, aber bei beiden stellte sich die Ernährung als die Gesundheitszauberformel heraus.

Ernährung bei Schilddrüsenunterfunktion

Zoe, eine quirlige, lebhafte Frau Anfang fünfzig, hatte mit schwierigen Wechseljahren zu kämpfen. Sie, die normalerweise voller Energie und Optimismus durchs Leben ging, war plötzlich die meiste Zeit erschöpft, reizbar und unbeherrscht, blaffte ihren Ehemann und ihre Kinder an, zeigte sich ungeduldig mit den Mitarbeitern ihres Ver-

kaufsteams und litt an Depressionen, Angstzuständen, Hitzewallungen, Nachtschweiß und Konzentrationsstörungen.
Dann bekam Zoe eine schwere Grippe, die sich zu einer Lungenentzündung auswuchs. Ihr Arzt verschrieb ihr eine Zwei-Wochen-Ration Antibiotika, aber Zoe wurde die Bakterien nicht los. Aus zwei Wochen Antibiotika wurden vier, dann sechs. Zoes Hitzewallungen machten ihr immer mehr zu schaffen, sie nahm an Gewicht zu und fühlte sich permanent wie benebelt im Kopf. Ihr ging es richtig schlecht.
Zoes Hausarzt ließ ihr Blut untersuchen und sagte ihr, dass ihr Sexualhormonspiegel niedrig sei und ihre TSH-Werte an der oberen Grenze des Referenzbereichs lägen, aber noch normal seien. Die konventionelle Medizin erachtet 0,5 – 4,7 µIU/ml als normal für TSH, und für Zoe wurde der Wert 4,2 µIU/ml gemessen. Ihr Arzt sah die Gabe eines Schilddrüsenhormonpräparats nicht als erforderlich an, wohl aber wegen ihres niedrigen Sexualhormonspiegels und ihrer Wechseljahressymptome eine Hormonersatztherapie (HET).
Zoe hatte gelesen, dass Hormonersatztherapien wegen des erhöhten Risikos von Herzerkrankungen und Schlaganfällen nicht unumstritten waren. Da Zoe bezüglich beider Krankheiten familiär vorbelastet war, fragte sie den Arzt, ob sie nicht stattdessen ihre Symptome mit einer Ernährungsumstellung bekämpfen könne, was der Arzt aber verächtlich abtat. Er schlug ihr lediglich vor, mehr Sport zu treiben, das würde ihr beim Abnehmen helfen und vielleicht ihre Stimmung verbessern.
Worauf Zoe nur müde lächelnd antwortete: »Ich hätte ja gerne wieder mehr Energie, aber wie soll ich Sport treiben, wenn ich so erschöpft bin, dass ich mich kaum bewegen kann?«
Frustriert mit den Optionen, die ihr die Schulmedizin bot, setzte sich Zoe an den Computer und gab »Wechseljahre – natürliche Behandlungen« ins Suchfeld ein. Am Ende landete sie auf meiner Webseite und machte einen Termin mit mir aus. Nachdem sie mir ihre Symptome geschildert hatte, war ich mir fast sicher, dass sie an einer Schilddrüsenfunktionsstörung litt, und ließ ihr Blut dementsprechend testen. Außerdem hegte ich den Verdacht, dass die sechs Wochen Antibiotika zu einem Hefepilzbefall ihres Darms geführt hatten.

Antibiotika können das Mikrobiom, also die lebenswichtige Bakterienvielfalt im Darm, schwer schädigen. Wenn man zum Ausgleich nicht *Probiotika* nimmt – das sind in Pillen oder Kapseln verpackte gesunde Darmbakterien –, läuft man Gefahr, diverse Krankheiten und Beschwerden zu entwickeln: durchlässiger Darm, Pilzbefall, Magen-Darm-Symptome wie Übelkeit, Blähungen, Verstopfung, Durchfall ebenso wie Gewichtzunahme, Angstzustände, depressive Verstimmungen und ein schwaches Immunsystem. In Zoes Fall sagte mir meine jahrelange Erfahrung, dass sowohl ihre Schilddrüse als auch ihr Darm nicht gut arbeiteten und sich auch noch gegenseitig negativ beeinflussten. Dies wirkte sich zu allem Überfluss schwächend auf das Immunsystem aus, wodurch ein Risiko für die Entwicklung einer Autoimmunstörung bestand.

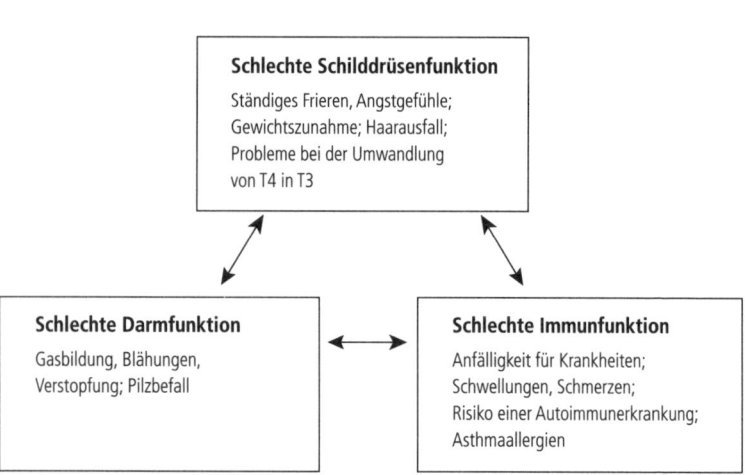

Ungesunde Synergie: Jedes Problem verschlimmert die anderen noch

Dieses ungesunde Zusammenspiel musste schnellstmöglich beendet werden. Ich schlug Zoe deshalb vor, mit dem Schilddrüsen-Programm nach der Myers-Methode zu beginnen, noch bevor die Laborbefunde eingetroffen waren.

Der »Speiseplan« des Schilddrüsen-Programms nach der Myers-Methode

Nachstehend finden Sie eine Übersicht, wozu und wie Sie Nahrungsmittel und Nahrungsergänzungsmittel im Rahmen der Myers-Methode verwenden:

Sie nehmen die Nährstoffe auf, die Ihr Körper für eine optimale Schilddrüsenfunktion benötigt: Jod, Protein (für die Versorgung mit der essenziellen Aminosäure Tyrosin), Selen, Zink, Eisen, Vitamin D, Vitamin A, Omega-3-Fettsäuren und eine Vielzahl von B-Vitaminen.

Sie vermeiden Nahrungsmittel, die die Schilddrüsenfunktion stören: entzündungsfördernde Nahrungsmittel und goitrogene (kropferzeugende) Substanzen.

Sie heilen Ihren Darm mit der 4-A-Methode: *Abschaffen, Aufbauen, Ansiedeln, Ausbessern.*

Abschaffen: Befreien Sie sich von allem, was sich negativ auf Ihren Magen-Darm-Bereich auswirkt, vor allem entzündungsfördernde und toxische Lebensmittel. Beantworten Sie die Fragen, auf den Seiten 316–318, um herauszufinden, ob Sie an einer Dünndarmfehlbesiedlung oder einer anderen Darminfektion oder an Candidapilzen leiden. Wenn das der Fall ist, nehmen Sie als Teil des Programms heilende Kräuter und Nahrungsergänzungsmittel.

Aufbauen: Sie können nicht effizient verdauen, wenn Sie nicht über die dafür nötigen biochemischen Stoffe verfügen: Verdauungsenzyme, Magensäure und Gallensäuren. Wenn nötig, nehmen Sie Nahrungsergänzungsmittel mit diesen Komponenten in Ihr Programm auf.

Ansiedeln: Ihr Darm kann nicht ohne ein gesundes Mikrobiom funktionieren. Die freundliche und nützliche Darmbakterienflora sollte deshalb durch die Einnahme von probiotischen Bakterienstämmen (z. B. Laktobazillen, Bifidobakterien) in Kapsel- und Pulverform unterstützt bzw. wiederbesiedelt werden.

Ausbessern: Sie benötigen bestimmte Nährstoffe, die die Darmreparatur unterstützen. Dazu gehört *L-Glutamin*, eine Aminosäure, die dazu beiträgt, »Löcher« in der Darmschleimhaut zu schließen. Sie ist ebenso Teil des Programms wie Omega-3-Fettsäuren, Vitamin A, Vitamin D, Zink sowie Kräuter wie Rotulme und Aloe vera.

Ich sagte Zoe, dass sie entzündungsfördernde Nahrungsmittel sowie Nahrung mit goitrogenen Substanzen meiden müsse. Um sicherzustellen, dass sie alle benötigten Nährstoffe bekommt, empfahl ich ihr ein Multivitaminpräparat mit Zink, Eisen, Vitamin A, Vitamin D, Selen und B-Vitaminen.

Außerdem verschrieb ich ihr darmheilende Nahrungsergänzungsmittel zur »Reparatur« ihres durchlässigen Darms, Probiotika, um die gesunden Darmbakterien wiederaufzustocken, sowie eine extra Dosis Vitamin D zur Stärkung des Immunsystems. Nachdem Zoe den auf den Seiten 316–317 dieses Buches abgedruckten Fragebogen ausgefüllt hatte, wurde darüber hinaus klar, dass in ihrem Darm Hefepilze wucherten (wahrscheinlich ausgelöst durch die verminderte Immunität aufgrund der Antibiotika-Gaben), die eine Störung der empfindlichen Darmflora verursacht hatten. Dementsprechend starteten wir auch mit dem Programm zur Eindämmung von Pilzen.

Zu guter Letzt händigte ich Zoe meine Myers-Methode-Richtlinien zur Reduzierung der toxischen Belastung und zum Stressabbau aus. Wie Sie in den nächsten zwei Kapiteln sehen werden, sind diese Maßnahmen sehr wichtig zur Wiederherstellung einer intakten Schilddrüse und eines gesunden Immunsystems.

Zoe war sehr erleichtert darüber, dass sie ihre Gesundheit in die eigene Hand nehmen konnte, anstatt sich auf Behandlungen mit möglicherweise gefährlichen Nebenwirkungen verlassen zu müssen. Und tatsächlich, nach nur einigen Wochen, in denen sich Zoe konsequent an das Schilddrüsen-Programm nach der Myers-Methode gehalten hatte, kehrten ihre Lebensgeister allmählich zurück. Sie nahm vier Kilo ab, fühlte sich wieder klar im Kopf und verfügte über mehr Energie. Erst jetzt merkte sie so richtig, dass sie die ganze Zeit an leichtem Durchfall und Übelkeit gelitten und sich schon so daran gewöhnt hatte, dass ihr das gar nicht mehr als Krankheitssymptom aufgefallen war. Aber nachdem sie zwei Wochen Nahrungsergänzungsmittel zur Pilzeindämmung und Darmheilung genommen hatte, fühlte sich ihr Magen viel besser an. Und auch ihr Haar wuchs wieder dichter und gesünder.

Als ich die Bluttestergebnisse vom Labor bekam, sah ich, dass Zoes Schilddrüsenwerte tatsächlich überhaupt nicht optimal waren. Ihr TSH-Wert lag bei 3,5 µIU/ml, ihr freies T4 bei 0,95 ng/dl, ihr freies T3 bei 2,8 pg/ml und ihr reverses T3 bei 20,0 pg/ml. Glücklicherweise waren ihre Schilddrüsenantikörper negativ, was anzeigte, dass sie nicht an einer Autoimmunstörung litt.

Zoe reagierte gut und schnell auf die Myers-Methode. Dies machte Hoffnung, dass allein mittels der Veränderungen in ihrer Ernährungs- und Lebensweise ihre Gesundheit wiederhergestellt werden konnte. Ihre Schilddrüsenwerte waren zwar suboptimal, aber noch nicht so gravierend, als dass mit permanenten Schäden gerechnet werden musste. Mit der richtigen Unterstützung würde ihre Schilddrüse bald wieder alle Hormone in ausreichendem Maße produzieren können.

Zoe hatte das Schilddrüsen-Programm nach der Myers-Methode 28 Tage lang genau befolgt (so wie Sie es auch tun werden!). Danach nahm sie ganz allmählich einige Nahrungsmittel wieder in ihren Speiseplan auf: glutenfreies Getreide, Hülsenfrüchte, Nachtschattengewächse, Eier und sogar hin und wieder eine Tasse Kaffee. Ihr war klar, dass wenn ihr Körper negativ darauf reagieren würde, sie diese Nahrungsmittel noch einige weitere Monate ganz weglassen musste. Vielleicht würde sie die meisten dann nach einem Jahr oder so wieder tolerieren. Es konnte aber durchaus sein, dass sie auf manche ihr ganzes weiteres Leben lang würde verzichten müssen.

Bei zwei Nahrungsmitteln war dies bereits klar: Gluten und Milchprodukte sind so stark entzündungsfördernd, dass ich eigentlich jedem Menschen empfehle, sie zu meiden. Schon eine geringe Menge Gluten kann zu einem durchlässigen Darm führen. Und sowohl Gluten als auch Milchprodukte fördern Schilddrüsenfunktionsstörungen (siehe den Abschnitt über molekulare Mimikry in Kapitel 4, Seiten 117–119).

Zoe war begeistert, dass sie mithilfe von Nahrungsmitteln ihre Symptome rückgängig machen konnte. Ihr ging es immer besser und nach drei Monaten war sie wieder ihr früheres, energiegeladenes Selbst: fröhlich, geduldig und das Leben genießend. Es war vollkommen ausreichend gewesen, ihrer Schilddrüse die benötigten Nährstoffe zu geben, den Darm auszuheilen und die Nahrungsmittel zu vermeiden, die die Entzündung ausgelöst hatten.

Goitrogene: Die Schilddrüsenhemmer

Goitrogene Substanzen (auch strumigene Substanzen genannt) sind Stoffe, die die Funktion der Schilddrüse hemmen und dadurch eine Vergrößerung der Schilddrüse (Struma, Kropf) hervorrufen. Sie kommen in vielen Kohlarten (vor allem Brokkoli und Grünkohl) vor, wirken sich darin aber nur dann hemmend aus, wenn das Gemüse roh verzehrt wird. Mit gekochtem oder fermentiertem Kohl gibt es das Problem nicht. Auf den Seiten 116–119 finden Sie eine Liste häufiger Goitrogene.

Solche Listen kursieren auch im Internet, und auf manchen Webseiten wird regelrechte Panikmache betrieben. Ich glaube, dass hier stark übertrieben wird. In meiner klinischen Praxis habe ich nichts erlebt, was solche Ängste rechtfertigen würde. Selbst wenn Sie an einer Unterfunktion leiden, ist der Nutzen dieser gesunden Nahrungsmittel meiner Ansicht nach *bei Weitem* größer als das mögliche Risiko eines Schilddrüsenwachstums. Einige der Kohlarten sind sogar in meinem 28-Tage-Programm enthalten, damit Sie sehen, wie sie in die tägliche Ernährung eingebaut werden können.

Sie überwachen Ihre Schilddrüsenfunktion sowieso: mithilfe Ihres Arztes, durch Messen der Basaltemperatur und durch genaues Beobachten Ihrer Symptome. Wenn Sie das Gefühl haben, dass diese (oder andere) Nahrungsmittel sich irgendwie auf Ihren Zustand auswirken, können Sie selbst herausfinden, was und in welchen Mengen Ihr Körper toleriert. Im Allgemeinen gilt aber, dass Sie möglichst viel Obst und Gemüse auf Ihren Teller laden sollten. Lassen Sie diese äußerst gesunden Nahrungsmittel bitte nicht weg! Wenn Sie das Schilddrüsen-Programm nach der Myers-Methode befolgen, können Sie nichts falsch machen und werden lernen, wie Sie auch Kohl in eine bewusste und gesunde Lebensweise integrieren.

Ernährung bei Schilddrüsenüberfunktion

Connor, ein hagerer, ernsthafter junger Mann, etwa Mitte dreißig, plante gerade die Eröffnung einer eigenen Tierarztpraxis. Er war ein großer Tierfreund und hatte schon als Kind immer davon geträumt, einmal als Tierarzt zu arbeiten. Jetzt sollte dieser Traum also endlich wahr werden.
Aber dann, so kurz vor dem Ziel, tat sich ein Hindernis nach dem anderen vor ihm auf. Die Praxisräume, die er hatte mieten wollen, standen plötzlich wegen eines Wasserrohrbruchs nicht mehr zur Verfügung. Die Frau, mit der er eine Praxisgemeinschaft hatte gründen wollen, verliebte sich in einen Mann, der weit weg an der Westküste wohnte, und beschloss, zu ihm zu ziehen. Connors bester Freund, den er schon seit Kindestagen kannte, erkrankte an einer seltenen Krebsart und Connor kümmerte sich zusammen mit weiteren Freunden um ihn. Statt sich also endlich einen Traum zu erfüllen, wie es geplant war, fühlte sich Connor, als sei er mitten in einen Albtraum geraten.
Zu allem Übel entwickelten sich auch noch Krankheitssymptome bei ihm. Zuerst waren sie einfach nur lästig, aber allmählich wurden sie ihm unheimlich. Er nahm 8 Kilo ab, obwohl er sowieso schon mager war und obwohl er ständig hungrig war und alles in sich hineinschaufelte, was nur irgend ging. Er litt an Hände- und Muskelzittern, an Durchschlafproblemen und an Panikattacken, die mit Herzjagen und angstauslösenden Gedanken einhergingen.
Connors Hausarzt diagnostizierte sehr schnell Morbus Basedow, also eine autoimmune Schilddrüsenüberfunktion. Wie Sie sich erinnern werden, besteht die übliche Vorgehensweise bei dieser Erkrankung darin, dem Patienten Medikamente zu verabreichen, die schwere Nebenwirkungen haben können. Falls diese Medikamente keine Wirkung zeigen, wird der Patient vor die Wahl einer ablativen Radiojodtherapie oder einer Operation gestellt, beides Behandlungsweisen mit beträchtlichen Risiken.
Connor konnte sich für keine dieser schulmedizinischen Optionen begeistern. Als er online nach Informationen über Morbus Basedow

suchte, stieß er auf mein Buch *Die Autoimmun-Lösung*. Der Buchbesprechung entnahm er, dass ich einst selbst an Morbus Basedow erkrankt war und später viele Patienten erfolgreich behandelt hatte, und das veranlasste ihn, schnellstmöglich einen Termin in meiner Praxis auszumachen. Das war wortwörtlich nicht unbedingt naheliegend, da ich in Austin, Texas, lebe und Connor in New York! Aber er wollte unbedingt die rigorosen konventionellen Behandlungen vermeiden und seine Gesundheit mit natürlichen Mitteln wiedererlangen.

Als ich Connors Laborwerte analysierte, kam ich zur gleichen Diagnose wie sein Hausarzt. Sein TSH-Wert lag bei < 0,1 µIU/ml, sein freies T4 bei 2,5 ng/dl und sein freies T3 bei 5,0 pg/ml. Der Wert für TPO-Antikörper lag bei mehr als 5000 IU/ml (5000 war in unserem Labor der Höchstwert, den wir noch messen konnten). Connor litt in der Tat an einer Autoimmunstörung, die dafür sorgte, dass seine Schilddrüse verrückt spielte. Die Vermutung lag nahe, dass die Stresslawine, die auf Connor niedergegangen war (Praxismiete, Kollegin, Freund), seine Nebennieren überbeansprucht hatte mit der Folge einer Störung seiner Immunfunktion. Außerdem wusste ich, dass seit im Oktober 2012 der Wirbelsturm Sandy über New York hinweggezogen war, es dort in vielen Gebäuden Probleme mit giftigem Schimmel gab, der ebenfalls schädlich für die menschliche Immunfunktion ist.

Wie bei Zoe wollte ich nicht erst auf die restlichen Laborbefunde warten, sondern sofort damit beginnen, die negative Synergie rückgängig zu machen, die Connors Gesundheit bedrohte. Deshalb starteten wir sofort mit dem Schilddrüsen-Programm nach der Myers-Methode, um die Themen Nahrung, Umweltgifte und Stress anzugehen.

Eine meiner Maßnahmen scheint auf den ersten Blick nicht logisch zu sein: Ich verordnete Connor eine sehr ähnliche Ernährungsweise und einen ähnlichen Darmtherapieplan wie Zoe, obwohl Zoe ja an einer Schilddrüsenunterfunktion litt und keine Autoimmunstörung hatte. Die Unterschiede lagen darin, dass Zoe Goitrogene vermeiden und wegen ihrer Darmpilze bestimmte Dinge beachten musste. Connor mit seiner Überfunktion musste zusätzlich noch Nahrungsergänzungsmittel einnehmen, um die Nährstoffe zu ersetzen, die sein im Schnellgang laufender Körper verbrannte. Im Grunde aber war der Ernährungsplan für beide Patienten gleich.

Warum? Weil Nahrung etwas Fundamentales ist und die meisten Menschen letztendlich das Gleiche brauchen. Nahrung ist keine Medizin in dem Sinne, wie man ein Aspirin gegen Kopfschmerzen nimmt. Sie gibt dem Körper die grundlegenden Nährstoffe, die er zum Funktionieren braucht. Ja, stimmt schon, unsere Körper sind verschieden. Aber andererseits benötigt jede Schilddrüse Tyrosin und Jod, um Hormone bilden zu können. Ohne Zink und Selen kann T4 nicht in T3 umgewandelt werden. Und ohne die Vitamine A, B und D wird jedes Immunsystem schwächeln.

Selbst wenn jeder von uns vielleicht unterschiedlich auf Nahrungsmittel reagiert, so stimmt es doch ebenso, dass bestimmte Nahrungsmittel einfach tendenziell entzündungsfördernd sind und sich Entzündungen auf jeden Menschen negativ auswirken. Wir behandeln das Thema Entzündungen später in diesem Kapitel sowie in Teil V noch ausführlicher, und Sie werden lernen, wie Sie die Lebensmittel testen, von denen ich Ihnen eher abrate, damit Sie genau wissen, welche Ihr Körper toleriert. Aber sowohl die wissenschaftliche Literatur als auch meine klinische Erfahrung haben mich davon überzeugt, dass Gluten und Milchprodukte bei so gut wie jedem Menschen Entzündungsprozesse auslösen und ganz besonders bei jenen, die an einer Schilddrüsenfunktionsstörung leiden. Dies hat zu tun mit der molekularen Mimikry, die wir in Kapitel 4 behandelt haben: Wenn Ihr Immunsystem einen panischen Gegenangriff gegen Gluten und vielleicht Milchprodukte einleitet, tangiert das auch die Schilddrüse. Sobald Sie Gluten und Milchprodukte weglassen, beruhigt sich Ihr Immunsystem wieder.

Connor litt an einer autoimmunen Schilddrüsenüberfunktion, Zoe an einer nicht autoimmunen Unterfunktion. Aber sie hatten eines gemeinsam: Sie befolgten die Myers-Methode und achteten darauf, dass ihr Speiseplan in verstärktem Maße bestimmte schilddrüsenfreundliche Nahrungsmittel und Grundnährstoffe umfasste und dass sie entzündungsfördernde Nahrungsmittel und Goitrogene wegließen. Die Myers-Methode brachte sie wieder auf den Weg der Gesundheit. Machen Sie es Ihnen nach!

Wie Sie Ihre Schilddrüse nähren: Die Grundlagen

Alle nachfolgenden Nahrungsmittel sind Teil des 28 Tage umfassenden Schilddrüsen-Programms nach der Myers-Methode. Auf meiner Webseite www.amymyersmd.com finden Sie noch weitere Rezepte und Speisefolgen, mit denen Sie Ihrer Schilddrüse Gutes tun können.

Nährstoff	Warum Sie ihn brauchen	Worin er enthalten ist
Jod	Einer von zwei Bausteinen für die Bildung von Schilddrüsenhormonen	Algen Meeresfisch Hochwertiges Multivitamin oder Nahrungsergänzungsmittel
Tyrosin	Der zweite Baustein für die Bildung von Schilddrüsenhormonen	Rotes Fleisch und Hühnchen Fisch und Meeresfrüchte Algen Nahrungsergänzungsmittel
Selen	Für die Umwandlung von T4 in T3; als Vorbeugung gegen und für die Behandlung eine(r) autoimmune(n) Schilddrüse	rotes Fleisch, einschließlich Leber Hühnchen- und Putenfleisch Fisch und Muscheln Paranüsse *(in den ersten 28 Tagen weglassen; dann allmählich in den Speiseplan aufnehmen, wenn Sie die die Nüsse vertragen und nicht an einer Autoimmunstörung leiden)* Spinat Hochwertiges Multivitamin oder Nahrungsergänzungsmittel
Zink	Für die Umwandlung von T4 in T3; stimuliert die Schilddrüsenhormon-Rezeptoren des Hypothalamus, damit dieser die Schilddrüsenhormonspiegel messen und die Hormonbildung regulieren kann.	Rotes Fleisch und Leber Schweinefleisch Hühnchenfleisch Spinat Meeresfrüchte Hochwertiges Multivitamin oder Nahrungsergänzungsmittel *(Zink kann Kupfermangel im Körper auslösen; deshalb ein Mittel wählen, das Zink und Kupfer enthält)*

Eisen	Für die Umwandlung von Jodid in Jod; für die Umwandlung von T4 in T3	Rindfleisch und Rinderleber Schweinefleisch Geflügel Meeresfrüchte dunkelgrünes Blattgemüse Hochwertiges Multivitamin oder Nahrungsergänzungsmittel
Omega-3-Fettsäuren	Aufrechterhaltung der Zellintegrität, damit freies T3 in die Zellen gelangen kann	Fetthaltiger Fisch Nüsse und Samen *(in den ersten 28 Tagen weglassen; dann allmählich in den Speiseplan aufnehmen, wenn Sie die Nüsse vertragen und nicht an einer Autoimmunstörung leiden)* Fischöl oder Leinöl
Vitamin D3	Für eine gesunde Immunfunktion; damit T3 in die Zellen gelangen kann	Sonnenlicht Fetthaltiger Fisch Schweinefleisch Portobello-Champignons Fischöl Hochwertiges Multivitamin oder Nahrungsergänzungsmittel
B-Vitamine	Für eine gesunde Immunfunktion	Grünes Blattgemüse (wegen der Goitrogene nur gekocht) Brokkoli (nur gekocht!) Rote Bete Rotes Fleisch und Leber Nahrungsergänzungsmittel
Vitamin A	Für eine gesunde Immunfunktion; damit T3 in die Zellen gelangen kann	Zitrusfrüchte, Mangos, Aprikosen Gemüse wie z. B. Karotten, Süßkartoffeln, Kürbis Leber Grünkohl (gekocht, nicht roh) Hochwertiges Multivitamin oder Nahrungsergänzungsmittel

Selen

Selen ist ein essenzielles Spurenelement. Es spielt außerdem eine wichtige Rolle bei der Produktion der Schilddrüsenhormone und kann vorbeugend gegen autoimmune Schilddrüsenstörungen wirken. Und wenn Sie bereits an einer Autoimmunthyreoiditis leiden, kann Selen dabei helfen, dass sie sich wieder zurückbildet.

Warum ist Selen so wichtig? Ein Grund ist das *Jodid* – das ist die Jodform, die Sie zum Beispiel in Form von Jodsalz mit der Nahrung aufnehmen. Bei dem Prozess zur Umwandlung von Jodid in Jod wird im Körper sozusagen als Abfallprodukt Wasserstoffperoxid gebildet, ein Oxidationsmittel, das Schilddrüsenzellen beschädigen und eine Autoimmunantwort auslösen kann. Selen aber neutralisiert das Wasserstoffperoxid.

Darüber hinaus haben wissenschaftliche Untersuchungen gezeigt, dass Patienten, die an einer schilddrüsenspezifischen Autoimmunerkrankung leiden, die Anzahl ihrer Thyreoperoxidase-Antikörper reduzieren können, wenn sie mindestens 200 µg Selen pro Tag zu sich nehmen. Aus diesem Grund umfasst der Speiseplan der Myers-Methode viele selenreiche Lebensmittel sowie ein Multivitamin mit 200 µg Selen.

Sie haben sicher auch schon gehört, dass Paranüsse einen extrem hohen Selengehalt aufweisen und man deshalb auf keinen Fall zu viel davon essen darf. Das stimmt auch – da es schwierig abzuschätzen ist, wie viel Selen in einer einzelnen Nuss enthalten ist, kann man schnell die Grenze der vertretbaren Menge pro Tag erreichen. Deshalb tauchen Paranüsse im Schilddrüsen-Programm nach der Myers-Methode nicht auf. Genießen Sie stattdessen die anderen selenreichen Nahrungsmittel und nehmen Sie zusätzlich ein Multivitamin, das diesen wichtigen Mineralstoff enthält (siehe Seite 302).

Warum brauchen wir Nahrungsergänzungsmittel?

Ich wünschte, wir bräuchten sie nicht! In einer weniger schadstoffbelasteten Welt, mit nur Bio-Bauernhöfen und artgerecht gehaltenen Tieren, wären sie auch nicht notwendig. Wenn die Erde wegen der industrialisierten Landwirtschaft nicht so ausgelaugt und verarmt wäre und unsere Körper nicht mit Industriechemikalien und anderen Schadstoffen belastet wären, wenn unsere Lebensmittel so reich an Vitaminen und Mineralien wären, wie es die Natur eigentlich vorgesehen hat, dann bräuchten wir tatsächlich keine Nahrungsergänzungsmittel.

Aber in so einer idealen Welt leben wir leider nicht. Fast jedes Nahrungsmittel, das wir essen, wurde während seiner Entstehung von Umweltgiften aus Industrieabwässern, kontaminierter Luft und verunreinigtem Regenwasser in Mitleidenschaft gezogen und wuchs auf schlechten, nährstoffarmen Böden. Selbst biologisch angebaute Produkte sind davon betroffen, wenn auch in geringerem Maße. Ihr Körper, der all diesen negativen Umwelteinflüssen ausgesetzt ist (Näheres dazu in Kapitel 8), braucht zusätzlich Unterstützung, um sowohl damit als auch mit den anderen Stressfaktoren des heutigen Lebens fertig zu werden. Die Nährstoffauszehrung unserer Lebensmittel hängt auch noch damit zusammen, dass sie auf dem Weg zu unserem Esstisch so lange unterwegs sind und gelagert werden, im LKW, im Supermarktregal und am Ende in Ihrem Kühlschrank. All diese Faktoren verringern den Nährwert Ihres Essens beträchtlich, selbst wenn Sie ausschließlich Bio-Lebensmittel einkaufen.

Ich bin schon oft gefragt worden, warum ich mich bei meinen Empfehlungen nicht einfach an die Werte halte, die im Allgemeinen als »Empfohlene Tagesdosis« bezeichnet werden (festgelegt zum Beispiel von der Deutschen Gesellschaft für Ernährung und ähnlichen Institutionen in anderen Ländern). Meine Antwort ist, dass die empfohlene Tagesdosis nur den *absoluten Minimalwert* angibt, wie er notwendig ist, damit Menschen nicht krank werden. Dieser Wert entspricht aber nicht der *optimalen* Menge für ein bestmögliches Wohlbefinden. Das ist ähnlich wie der in diesem Buch bereits erwähnte Unterschied zwischen den normalen und optimalen Referenzbereichen.

Darüber hinaus sind manche Menschen auch mit genetischen Mutationen zur Welt gekommen, die Einfluss darauf haben, wie der Körper bestimmte Vitamine verwertet (mehr zu diesem Thema steht in Kapitel 8). Teilweise gehen solche Mutationen mit Autoimmunstörungen einher, aber das muss nicht unbedingt der Fall sein. Für Betroffene können Nahrungsergänzungsmittel dann sehr wichtig sein, um bestimmten Erkrankungen vorzubeugen bzw. sie zu behandeln. Für Nahrungsergänzungsmittel gibt es also eigentlich keine allgemein gültigen Werte, der Bedarf ist sehr individuell.

Auf vielen Internet-Webseiten wird behauptet, dass Nahrungszusätze eine reine Zeit- und Geldverschwendung seien. Schenken Sie solchen Behauptungen keinen Glauben. Ja sicher, wenn man nicht gut informiert ist, kann es passieren, dass man zu hohe Dosen einnimmt. Und natürlich sind eine Menge Produkte auf dem Markt, die nicht den höchsten Qualitätsstandards entsprechen. Aber meine Empfehlungen in den Speiseplänen und im Abschnitt »Adressen und Bezugsquellen« helfen Ihnen dabei, sich in der Fülle der angebotenen Produkte besser zurechtzufinden und die richtige Wahl zu treffen. Glauben Sie mir, es ist besser, wenn Sie Ihren Körper stärken, damit er trotz der zahlreichen negativen Umwelteinflüsse gesund bleibt. Und Nahrungsergänzungsmittel sind ein wichtiger Bestandteil einer solchen Stärkung.

Heilen Sie Ihren Darm aus

Sie haben es gelesen, Zoe und Connor mussten beide erst einmal ihren durchlässigen Darm ausheilen – und das gilt für so ungefähr jeden Patienten in meiner Praxis. Wenn Sie Probleme entweder mit Ihrer Schilddrüse oder mit Ihrem Immunsystem haben, dann steckt fast immer ein geschwächter Darm dahinter. Wie ich mir da so sicher sein kann? Weil der Darm, wie es schon Hippokrates wahrscheinlich vermutete, extrem wichtig für unser Überleben ist. Die allermeisten körperlichen Probleme – Erkrankungen oder Störungen, die länger als einen oder zwei Tage dauern oder die immer wieder auftreten –, haben ihren Ursprung im Darm oder sind irgendwann auf den Darm übergegangen.
Die Darmgesundheit ist der Schlüssel zu Ihrer Gesamtgesundheit, und dementsprechend wollen wir ihn so schnell wie möglich ausheilen. Sonst wird es nämlich viel schwieriger für Sie, Ihre anderen körperlichen Probleme in den Griff zu bekommen. Wenn Sie nicht bei bester Gesundheit sind, ist der Darm wie ein Segelboot, mit dem Sie sich auf dem Rückweg von einem kleinen Segeltörn machen. Sie müssen sich darauf konzentrieren, die Segel richtig zu setzen, den

richtigen Kurs des Bootes zum Wind finden, um es in Richtung Ufer zu steuern – wenn das Boot aber ein Leck hat und Sie ständig damit beschäftigt sind, das eingedrungene Wasser herauszuschöpfen, kaum damit nachkommen und genau wissen, beim nächsten kleinsten Regen werden Sie untergehen, dann ist alles andere außer diesem Leck nur noch Nebensache. Solange Sie keinen gesunden, undurchlässigen Darm haben, können Sie nicht viel tun, um Ihre Schilddrüse, Ihr Immunsystem oder irgendetwas sonst wirklich zu heilen. Deshalb ist die Darmausheilung ein unabdingbarer Teil des 28-Tage-Plans.

Meiden Sie Gluten, Getreide und Hülsenfrüchte

Wenn der Darm sich dann erholt hat, müssen Sie darauf achten, ihn gesund zu *erhalten*. Ein Weg dazu ist, Gluten, Getreide und Hülsenfrüchte zu meiden. Durch das Weglassen von Gluten beugen Sie weiteren Darmschäden, Entzündungen und molekularer Mimikry mit Ihrer Schilddrüse vor. Auch Getreide und Hülsenfrüchte enthalten Lektine und andere Proteine, die die Darmschleimwand reizen und Entzündungen verursachen, was im Endeffekt einen durchlässigen Darm zur Folge hat. Wegen dieser und anderer gesundheitlicher Risiken wird im 28-Tage-Programm ganz auf Gluten, Getreide und Hülsenfrüchte verzichtet. Sollten Sie an einer Autoimmunstörung leiden, rate ich Ihnen, diese drei Nahrungsmittel auch danach gänzlich zu meiden. Andernfalls können Sie sie nach achtundzwanzig Tagen allmählich wieder in Ihren Speiseplan aufnehmen. Näheres dazu finden Sie auf den Seiten 393–396.

Ja, ich weiß, Gluten, Getreide und Hülsenfrüchte gelten normalerweise als ganz übliche und überhaupt nicht ungesunde Nahrungsmittel. Aber glauben Sie mir, kaum etwas ist schädlicher für Ihren Darm und Ihr Immunsystem. Lassen Sie mich den Sachverhalt etwas genauer erklären.

Warum Gluten vermeiden?

Gluten ist eine Proteingruppe, die in vielen Getreiden, darunter Weizen, Grieß, Dinkel, Roggen, Kamut und Gerste, vorkommt. Darüber hinaus ist Gluten ein häufiger, in praktisch jedem industriell verarbeiteten Lebensmittel – von Salatdressing bis Ketchup – zu findender Zusatzstoff.

Gluten hält den Teig zusammen und gibt Brot seine leichte und lockere Struktur. Daneben gilt es aber leider als ein auslösender Faktor für mehr als fünfundfünfzig Krankheiten, vor allem wegen seiner verheerenden Wirkung auf Darm und Immunsystem, die ich in Kapitel 4 bereits erklärt habe. Zur Erinnerung: Gluten belastet den Verdauungstrakt, veranlasst das Immunsystem, körpereigene Gewebe anzugreifen, und stört das Gleichgewicht im Darm, was zum Beispiel zu einer bakteriellen Überbesiedlung des Dünndarms oder zu Überwucherungen mit Hefen (insbesondere mit Candida) führen kann. Zu allem Überfluss löst Gluten die Produktion von *Zonulin* aus, dem Protein, das den Tight Junctions zwischen den Zellen im Verdauungstrakt das Signal übermittelt, sich zu öffnen und offen zu bleiben.

Ganz besonders schädlich ist Gluten für Menschen mit Autoimmunstörungen, aber eigentlich tut es niemandem wirklich gut. Ich möchte, dass Sie (vorerst) zu hundert Prozent darauf verzichten. Ihr Darm, Ihre Schilddrüse und Ihr Immunsystem werden es Ihnen danken!

Warum (auch glutenfreies) Getreide und Hülsenfrüchte vermeiden?

Getreide, Pseudogetreide (wie Quinoa und Mais) und Hülsenfrüchte befördern einen durchlässigen Darm. Sie füttern die krank machenden Bakterien, die das Mikrobiom aus dem Gleichgewicht bringen, und schädigen die Darmzellen. In der Folge öffnen sich die Tight Junctions, die sonst die Zellzwischenräume verschließen.

Der essbare Anteil dieser Pflanzen ist das Samenkorn, das den Keim umfasst. Um den Keim zu schützen, produziert eine Pflanze eigene, natürliche Insektizide, mit denen sie sich Schädlinge vom Leib hält.

Diese Substanzen sorgen dafür, dass die Samenkörner unverdaut durch den Körper eines Tieres wandern. Wenn sie dann mit dem Kot wieder ausgeschieden werden, sind sie noch intakt und es kann eine neue Pflanze daraus wachsen. Solche Substanzen, die das Überleben des Samens sichern, können für Menschen mit einer Autoimmunkrankheit sehr schädlich sein.
Getreide und Hülsenfrüchte enthalten außerdem *Lektine*, das sind pflanzliche Proteine, die Kohlenhydrate binden. Besonders problematische Lektinarten sind die *Agglutinine* und *Prolamine*.
Agglutinine gehören zu den oben erwähnten, natürlichen Insektiziden, die schon vorhandene Autoimmunstörungen noch verschlimmern. Gentechnisch veränderte Organismen (GVO) sind übrigens besonders schädlich und entzündungsfördernd, da bei ihnen der natürliche Schutz der Pflanzen gentechnisch noch verstärkt wurde. Sie werden ja genau zu dem Zweck entwickelt, besonders widerstandsfähig gegen Schädlinge zu sein. Wenn Sie also überhaupt Getreide und Hülsenfrüchte essen, achten Sie unbedingt darauf, keine gentechnisch veränderten Pflanzen zu erwischen.
Prolamine sind ebenfalls schwer verdaulich. Gluten ist eigentlich eine Prolaminart, und selbst glutenfreie Getreidesorten tragen ein Prolamin in sich, das in seiner Struktur dem Gluten ähnelt. Dementsprechend können Prolamine bei jedem eine Autoimmunantwort auslösen, der an einer Glutenunverträglichkeit leidet.
Getreide enthält außerdem *Phytate* und *Phytinsäure*, die einerseits den Verdauungsprozess stören und andererseits mit der Nahrung aufgenommene Mineralstoffe wie Zink, Eisen und Kalzium in Magen und Darm unlöslich binden, sodass sie dem Körper nicht mehr zur Verfügung stehen. Da diese Mineralstoffe für die Funktion von Schilddrüse und Immunsystem unabdingbar sind, ist dies ein weiterer Grund, Getreide eher zu meiden. GVOs weisen übrigens eine noch höhere Konzentration von Phytinsäure auf.
Ein weiterer Bestandteil von Pseudogetreide und Hülsenfrüchten sind *Saponine*, auch *Glykoalkaloide* genannt, die als natürlicher Schutz vor Insektenfraß dienen. Bei Entzündungen der Darmwand können Glykoalkaloide die Durchlässigkeit der Darmwand erhöhen. Wenn

sie dann durch die Darmwand in die Blutbahn gelangen, führen sie zur Zerstörung von roten Blutkörperchen.

Sollten Sie an einer Autoimmunerkrankung leiden, lassen Sie generell alle Getreidesorten und Hülsenfrüchte weg. Vielleicht können Sie ein- oder zweimal im Monat eine Ausnahme machen, probieren Sie es aus, ob Sie negative Auswirkungen spüren. Wer keine Autoimmunstörung hat, kann sich nach Absolvierung der Myers-Methode diese Nahrungsmittel wieder zuführen Aber bitte möglichst nicht mehr als eine Portion pro Tag, und wenn Sie ihnen nicht guttun, weniger. Wie Sie das merken? Durch Gewichtszunahme, Verdauungsprobleme oder andere störende Symptome zeigt Ihnen der Körper, dass Sie Getreidesorten und Hülsenfrüchte so weit wie möglich meiden sollten.

Lassen Sie auch Milchprodukte weg

Was an Molkereierzeugnissen falsch sein soll? Eine ganze Menge! Zuallererst, dass sie eine molekulare Mimikry auslösen könnten. Außerdem sind sie stark entzündungsfördernd. Eigentlich sollte das ja schon genug sein, aber ich kann noch hinzufügen, dass Sie mit jedem konventionell erzeugten Milchprodukt auch Antibiotika (die Höchststrafe für Ihre Darmflora), Rinderwachstumshormone (stören Ihre Schilddrüse und Ihr Hormonsystem) und Massen von unfreundlichen Darmbakterien (wegen der nicht artgerechten Haltung der Tiere sind sie trotz all der Antibiotika im Futter *oft* krank) aufnehmen. Also, meiden Sie bitte Milch, Käse und Joghurt. Ihr Körper verdient etwas Besseres. Kalzium erhält er mehr als genug aus grünem Blattgemüse, einem wichtigen Bestandteil der Myers-Methode.

Welche Nahrungsmittel Sie noch meiden sollten

Nachtschattengewächse (Auberginen, Paprika, Tomaten, weiße Kartoffeln) sind reich an Lektinen, die ab einer bestimmten Menge zu Magen- und Darmbeschwerden führen können. Vermeiden Sie Nachtschattengewächse während der 28 Tage des Schilddrüsen-Programms nach der Myers-Methode und fangen Sie danach vorsichtig wieder damit an, wenn Sie sie vertragen.

Eier enthalten *Lysozym*, ein natürliches Schutzenzym gegen natürliche Feinde. Bei Menschen mit Autoimmunkrankheiten wirkt es entzündungsfördernd. Sie essen deshalb in den 28 Tagen meines Programms keine Eier. Danach sehen Sie weiter.

Zucker ist hochgradig entzündungsfördernd und hat absolut keinen Nährwert. Sie werden glücklicher und gesünder sein, wenn Sie Zucker aus Ihrem Leben verbannen, von gelegentlichen Ausnahmen mal abgesehen. Ich selbst bin auch nicht hundertprozentig zuckerabstinent, freue mich auf meine alljährliche Geburtstagstorte und gönne mir bei besonderen Anlässen eine kleine süße Gaumenfreude. Meine liebste Süßigkeit ist dunkle Schokolade mit einem hohen Kakaogehalt (mindestens 85 Prozent). Machen Sie einen Anfang, indem Sie 28 Tage gar keinen Zucker konsumieren. Sie werden merken, dass das gut geht, und dürfen sich nach der einmonatigen Zuckerpause wieder ab und zu eine Nascherei gönnen. Mehr ist zu viel.

Koffein in angemessenen Mengen ist für die meisten Leute okay, kann sich aber in zu hohen Mengen negativ auf den Schlaf und auf die Nebennieren auswirken. Wenn Sie regelmäßig koffeinhaltige Getränke als Wachmacher konsumieren, werden Sie wahrscheinlich zu wenig schlafen und müssen mit einer Nebennierenerschöpfung rechnen, weil das Koffein die Nebennieren zu einer ständigen Adrenalinausschüttung anregt. Während der 28 Tage des Myers-Programms lassen Sie Koffein ganz weg, sorgen dafür, dass Sie ausreichend Schlaf erhalten und stärken Ihre Nebennieren. Danach können Sie – sofern Sie es dann überhaupt noch wollen – wieder Ihr gewohntes Käffchen trinken, aber bitte nicht mehr als einen halben Liter pro Tag (für Schwarztee gilt die doppelte Menge).

Alkohol ist als in seltenen Fällen konsumiertes Getränk in Ordnung. Denken Sie jedoch daran, dass Bier haufenweise Gluten enthält. Und wenn Sie an einem Candida-Hefepilz leiden, sollten Sie nicht vergessen, dass Alkohol ein Kohlenhydrat ist, das auf den Candida wie ein Zucker, also wachstumsfördernd, wirkt. Lassen Sie Alkohol 28 Tage lang ganz weg. Er wirkt entzündungsfördernd, verschlimmert Darminfektionen wie BBFD und belastet die Leber, die all ihre Kraft braucht, um die Toxine in Ihrem Körper abzubauen (siehe Kapitel 8). Sobald Immunsystem und Schilddrüse bei Ihnen wieder optimal funktionieren, sind ein oder zwei Drinks pro Monat okay. Bei meiner Hochzeit ließ ich übrigens einen Moscow Mule servieren, einen Cocktail aus Wodka, Ingwerlimonade und Limettensaft.

Verpackte Fertiglebensmittel sind in der Regel vollgepackt mit Zusatz- und Konservierungsstoffen. Sonst könnten sie ja nicht so lange im Supermarktregal auf einen Käufer warten. Außerdem enthalten sie vielfach Gluten, Zucker, Milchprodukte, Mais, Soja und andere entzündungsfördernde Bestandteile, ganz zu schweigen von dem Übermaß an Salz. Selbst glutenfreie Produkte sind rappelvoll mit Zutaten, die Ihren Körper strapazieren, Ihr Immunsystem herausfordern und Ihre Schilddrüse belasten. Tun Sie sich und Ihrem Körper einen großen Gefallen und verzichten Sie zukünftig ganz auf Fertigprodukte.

Für alle, die vegan oder vegetarisch leben

Als Ärztin bin ich der Wahrheit verpflichtet: Wenn Sie eine Schilddrüsen- oder Autoimmunerkrankung haben, ist eine vegane oder vegetarische Lebensweise eher nicht optimal. Es wird dann schwierig für Sie, die für die Bildung von Schilddrüsenhormonen erforderlichen Aminosäuren sowie das für die Schilddrüse sehr wichtige Vitamin B_{12} aufzunehmen.

Getreide, Hülsenfrüchte und Milchprodukte führen zu Entzündungsprozessen im Körper. Wenn Sie diese Dinge weglassen, bleibt für Sie nicht mehr viel zu essen übrig. Proteine sind für Ihr Immunsystem und Ihre Schilddrüse unverzichtbar, und außerdem benötigen Sie Aminosäuren (Bausteine der Proteine) für den Muskelaufbau, zur Ergänzung der Neurotransmitter im Gehirn und allgemein zur Unterstützung aller Körperfunktionen.

Es gibt Vegetarier, die gelegentlich etwas Fisch und Meeresfrüchte essen. Wenn Sie zu dieser Gruppe gehören, finden Sie im Schilddrüsen-Programm nach der Myers-Methode eine Menge Speisenangebote (Sie können jedes Fleischgericht durch ein Fischgericht ersetzen). Strikte Vegetarier oder Veganer profitieren ebenfalls von dem Programm, weil entzündungsfördernde Nahrungsmittel wegfallen. Bereiten Sie einfach die Speisen nach Rezept zu und lassen Sie die tierischen Proteine weg. Um das auszugleichen, was in der Ernährung fehlt, müssen Sie ein paar Nahrungsergänzungsmittel nehmen.

Die Kraft – und die Freude – der Ernährung

Jetzt wissen Sie also, welche Nahrungsmittel Ihnen zu einer gesunden Schilddrüse und einem starken Immunsystem verhelfen. Noch nicht wissen können Sie (in vier Wochen dann!), wie *großartig* Sie sich mit der richtigen Ernährungsweise fühlen werden. Freuen Sie sich auf eine gesunde Schilddrüse, ein robustes Immunsystem, eine strahlend schöne Haut, glänzende Haare und einen ruhigen, klaren Geist, der Sie mit Zuversicht und Optimismus erfüllt. Ihr ganzer Körper wird sich lebendig und voller Energie fühlen; Ihr Stoffwechsel wird angekurbelt und optimal funktionieren. Das ist die Kraft – und die Freude – der Ernährung. Ich kann es kaum erwarten, dass Sie diese Erfahrung machen!

Die Kraft der Ernährung: Die Grundlagen

Stellen Sie sicher, dass Ihre Schilddrüse die Nährstoffe bekommt, die sie braucht um
- Schilddrüsenhormone zu produzieren
- freies T4 in freies T3 umzuwandeln
- freies T3 in Ihre Zellen zu lassen

- Ihren Darm auszuheilen, denn ein kranker Darm
  - kann die von der Schilddrüse (und dem ganzen Körper) benötigten Nährstoffe nicht aufnehmen und verdauen
  - erlaubt teilweise verdauter Nahrung, durch die Darmwände zu gelangen und ein überaktives Immunsystem auszulösen
  - ist nicht in der Lage, ausreichend Serotonin und andere Neurotransmitter zu produzieren, sodass Sie Gefahr laufen, Angstzustände, Konzentrations- und Gedächtnisstörungen, depressive Verstimmungen und Schlafprobleme zu entwickeln
  - belastet Ihren Körper und beeinträchtigt die Ausschüttung von Stress- und Sexualhormonen, was wiederum zu einer Störung der Schilddrüsen- und Immunfunktion führt

Stärken Sie Ihr Immunsystem, damit
- es aufhört, Ihre Schilddrüse anzugreifen (wenn Sie an einer Autoimmunkrankheit leiden)
- eine erste oder zusätzliche Autoimmunerkrankung vermieden wird

Schaffen Sie positive Synergien, sodass Ihr Darm, Ihr Immunsystem und Ihre Schilddrüse sich gegenseitig unterstützen!

KAPITEL 8

Der Kampf gegen die Toxine

Meine Patientin Jenny, eine nüchterne, pragmatisch denkende Firmenanwältin, litt an einer schweren Hashimoto-Thyreoiditis. Als sie in meine Praxis kam, war ihr diese Diagnose bereits von ihrem Hausarzt gestellt werden. Jenny beklagte, dass die schulmedizinische Behandlung ihres Leidens bisher nicht sonderlich erfolgreich gewesen war.

»Ich habe nach der Einnahme des Schilddrüsenhormonpräparats zwar einen gewissen Unterschied bemerkt«, sagte sie, »aber leider war der Erfolg nicht gerade durchschlagend. Ich wiege immer noch etwa drei Kilo mehr als früher und habe nur halb so viel Energie. Mein Verstand funktioniert auch nicht mehr so scharf, wie ich es gern hätte, meine derzeitige mentale Leistungsfähigkeit liegt bei so etwa siebzig bis achtzig Prozent meiner Möglichkeiten. Von dem, was ich auf Ihrer Webseite gelesen habe, denke ich, dass Sie mich vielleicht wieder auf den alten Stand bringen können.«

Es gefiel mir, dass Jenny Eigeninitiative bezüglich ihrer Gesundheit an den Tag legte, und ihre sachlichen Einschätzungen zu ihrem Zustand waren sehr hilfreich für mich. Wie bei jedem Patienten ließ ich ein komplettes Schilddrüsenblutbild erstellen, um den aktuellen Status genau einschätzen zu können. Nach der Blutabnahme führten wir aber erst einmal noch ein langes Gespräch, in dem ich ihr klarmachte, dass sich ein durchschlagender Erfolg nur einstellen würde, wenn sie zu Anpassungen bei ihrer Ernährungs- und Lebensweise bereit wäre.

Jenny lebte größtenteils vegetarisch, aß allerdings ein paar Mal pro Woche ein Fischgericht. Es schockierte sie (was ich aufgrund meiner eigenen Vorgeschichte gut nachvollziehen konnte!), als sie von mir hören musste, dass die scheinbar gesunden Körner und Hülsenfrüchte ihrer Gesundheit in Wirklichkeit abträglich waren. Ich ermutigte sie, stattdessen mehr tierische Proteine zu essen, da Aminosäuren, Eisen und B-Vitamine für die Schilddrüse sehr wichtige Nährstoffe sind.

Als ich Jenny dann noch erklärte, dass sie ihre Toxinbelastung reduzieren müsse, antwortete sie kurz angebunden: »Ich wohne in einem Gebiet mit sauberer Luft und arbeite in einem Büro, wegen welcher Umweltgifte soll ich mir denn da Sorgen machen?«

Das ist eine Antwort, die ich häufig zu hören bekomme, und ich verstehe ja auch, warum viele Menschen so denken. Wenn man schön im Grünen lebt, weit entfernt von irgendwelchen Mülldeponien oder Fabriken, wie können dann Industriechemikalien und andere Umweltgifte negativen Einfluss auf die Gesundheit nehmen?

Aber leider sind die Schadstoffe überall. Ich versuchte, Jenny dies mit einigen Fakten zu verdeutlichen. »Sie essen sicher ab und zu Sushi, Thunfisch-Sandwiches oder gegrillten Schwertfisch, nicht wahr?«, fragte ich sie. Und fuhr fort: »Haben Sie Amalgamfüllungen in den Zähnen? Kochen Sie mit beschichteten Pfannen? Bewahren Sie Nahrungsmittel in Kunststoffbehältern auf? Trinken Sie Wasser aus PET-Flaschen? Gibt es Fotokopiergeräte in Ihrem Büro? Verwenden Sie konventionelle Körperpflegeprodukte – Shampoo, Duschgel, Feuchtigkeitscreme, Deos, Zahnpasta, Kosmetik? Duschen Sie mit ungefiltertem Wasser?«

Jenny sah mich erstaunt an. »Ja, das stimmt alles.«

Worauf ich erwiderte: »Dann muss ich Ihnen leider sagen, dass die Gesundheit Ihrer Schilddrüse und Ihres Immunsystems fast sicher von Toxinen beeinträchtigt werden. Glücklicherweise gibt es aber viele Möglichkeiten, wie Sie sich schützen können. Schon mit wenigen, aber effektiven Maßnahmen können Sie Ihre Schilddrüsen- und Immunfunktion nachhaltig unterstützen.«

Wie sich Toxine reduzieren lassen

Im vorherigen Kapitel habe ich dargelegt, dass Nahrung Medizin ist, eines der wirksamsten Heilmittel, das uns zur Verfügung steht. Es scheint mir offensichtlich, dass alles, was wir in den Körper aufnehmen, von entscheidender Bedeutung für unsere Gesundheit ist.
Leider hat dieses Prinzip auch eine Kehrseite – und das sind die Toxine, die zahlreichen Industriechemikalien in der Luft, im Wasser und im Boden. Jeden Tag gelangen Hunderte solcher Giftstoffe in den Körper und belasten die Schilddrüse, das Immunsystem, die Verdauung und unsere Gesundheit im Allgemeinen. Wenn wir nichts dagegen unternehmen, kann die toxische Belastung all unsere anderen, gesundheitsfördernden Entscheidungen konterkarieren.
Lassen Sie mich ehrlich sein: In unserer heutigen Welt ist es nur beschränkt möglich, Umweltgifte ganz zu vermeiden. Es gibt so viele davon und sie sind *überall*. Egal, wo Sie leben – in einer Großstadt oder auf dem Land, in einem Vorort oder einem Dorf, nahe an einer Fabrik oder am Meer – den toxischen Chemikalien in der Umwelt können Sie nie zu hundert Prozent entgehen. Wenn Sie an der Supermarktkasse Ihren Kassenbon aus Thermopapier in die Hand nehmen, kommen Sie in Kontakt mit der giftigen Chemikalie Bisphenol A (BPA). Auch wenn Sie Ihr Haus mit üblichen Haushaltsreinigern putzen und konventionelle Körperpflegeprodukte statt Naturkosmetik verwenden, kommen Sie mit giftigen Chemikalien in Berührung. Traurig, aber wahr: Die toxische Belastung, der Sie in Ihrer Wohnung oder Ihrem Haus ausgesetzt sind, ist unter Umständen höher als diejenige draußen. Denken Sie nur an die zahlreichen Chemikalien in Laminatböden, Pressholzmöbeln, Matratzen, Teppichen, Kochgeschirr und so weiter.
Das war die schlechte Nachricht. Die gute ist: Auch wenn Sie niemals in einer *komplett* giftfreien Umgebung leben werden, können Sie durch Ihre Ernährungs- und Lebensweise die tägliche Giftbelastung doch um ein Beträchtliches reduzieren. Außerdem können Sie die natürliche *Entgiftungsfähigkeit* Ihres Körpers verbessern. Geben Sie also nicht so schnell auf. Ich will Sie auch nicht unter Stress setzen, denn

wie Sie im nächsten Kapitel noch genauer erfahren werden, tut Stress weder der Schilddrüse noch dem Immunsystem gut! Ich möchte einfach, dass Sie meinen Ratschlägen folgen, ein paar grundlegende Fakten lernen und einfache, aber äußerst wirkungsvolle Maßnahmen ergreifen. Setzen Sie den nachfolgenden Toxinabwehrplan in die Tat um, Ihre Gesundheit wird es Ihnen danken.

Klingt gut? Okay, dann lassen Sie uns beginnen.

Zunächst einmal wollen wir uns auf die Gifte konzentrieren, die das größte Risiko für Ihre Schilddrüse darstellen.

Ihr Toxinabwehrplan auf einen Blick

Hier sind die wichtigsten Strategien zur Toxinreduzierung im Rahmen des Schilddrüsen-Programms nach der Myers-Methode:

Schritt 1: Prävention – Reduzieren Sie Ihre Giftbelastung

- Reinigen Sie die Luft mit einem Schwebstofffilter (HEPA).
- Reinigen Sie Ihr Wasser durch Wasserfilter an jedem Wasserhahn oder lassen Sie einen Wasserfilter für das ganze Haus einbauen.
- Kaufen Sie unbelastete Bio-Nahrungsmittel.
- Kaufen Sie unbelastete Körperpflegeprodukte (Naturkosmetik).
- Lassen Sie Amalgamzahnfüllungen entfernen (bzw. gar nicht erst einsetzen).

Schritt 2: Entgiftung – Unterstützen Sie die natürliche Entgiftungsfähigkeit Ihres Körpers

- Lassen Sie Ihren SNP-Status bestimmen, damit Sie wissen, welche Nahrungsergänzungsmittel Sie zur Unterstützung Ihrer Entgiftungsbahnen benötigen (SNP steht für Single Nucleotid Polymorphism, zu Deutsch Einzelnukleotid-Polymorphismus, eine DNA-Sequenz-Variation auf einem Gen). SNPs – ausgesprochen wie »snips« – können unter anderem die Fähigkeit zur Aufnahme gewisser für die Entgiftung benötigter Vitamine beeinflussen.

- Stärken Sie Ihre Leber, indem Sie Nahrungsmittel und -ergänzungsmittel zu sich nehmen, die es ihr leichter machen, Giftstoffe aus dem Blut zu filtern.
- Heilen Sie Ihren Darm aus, indem Sie sich an den Darmheilungsplan halten, der Teil des Schilddrüsen-Programms nach der Myers-Methode ist (siehe Kapitel 7).
- Entgiften Sie Ihren Körper täglich auf natürliche Weise über die Nieren, den Darm und die Schweißdrüsen.

Tückisches Quecksilber

Wenn man sich vor Augen hält, wie schädlich Quecksilber für die Gesundheit ist, fragt man sich schon, warum es den Menschen auf so vielerlei Weise zugemutet wird:

- In Zahnfüllungen, was bedeutet, dass möglicherweise kontinuierlich Toxine ins Blut abgegeben werden.
- In Impfstoffen – warum müssen wir es uns gefallen lassen, dass wir von Mitteln, die uns angeblich schützen sollen, in Wirklichkeit vergiftet werden?
- In Speisefischen, vor allem in denen aus Salzwasser.
- In Pestiziden, die ja eigentlich gegen Insekten gerichtet sind, aber letztendlich auch uns Menschen schädigen.
- In Kosmetika, zum Beispiel in Cremes gegen Altersflecken.
- In der Luft, vor allem in der näheren und weiteren Umgebung von Kohlekraftwerken.
- Im Wasser, weil das Quecksilber aus der Luft am Ende ins Wasser gelangt.

Auch wenn Sie selbst Maßnahmen ergreifen, um die Quecksilberbelastung so weit wie möglich zu vermeiden, können Sie sie also nicht ganz ausschließen. Deshalb umfasst unser Toxinabwehrplan zwei Stufen: Mittels Prävention halten Sie Schadstoffe von Ihrem Körper fern und mittels Entgiftung leiten Sie das aus, was vom Körper doch aufgenommen wurde.

Das giftige Quecksilber ist besonders schädlich für die Schilddrüse, da Jod und Quecksilber sich sehr ähnlich sind. Diese unselige Ähnlichkeit hat zur Folge, dass Ihre Schilddrüse, die begierig ist, jedes verfügbare Jod im Körper aufzunehmen, auch Quecksilber bereitwillig absorbiert und speichert.

Damit hat die Schilddrüse ein doppeltes Problem. Zum einen steht der bereits von Quecksilber belegte Platz nicht für Jod zur Verfügung, wodurch die Fähigkeit der Schilddrüse zur Bildung von T3 und T4 beeinträchtigt wird. Kein Wunder, dass die Schilddrüsenunterfunktion auf dem Vormarsch ist.

Zum anderen erhöhen Quecksilber und generell Schwermetalle das Risiko für eine Autoimmunerkrankung. Den Grund kennt man bisher noch nicht, aber die Forschung hat klare Hinweise für einen Zusammenhang zwischen diesen beiden Faktoren. So wurde zum Beispiel bei einer 2011 durchgeführten Studie festgestellt, dass Frauen mit einer hohen Quecksilberbelastung mit einer mehr als zweimal höheren Wahrscheinlichkeit als andere Frauen Schilddrüsenantikörper entwickeln.

Vielleicht schädigt das Quecksilber die Zellen der Schilddrüse (so wie andere Körperzellen) bis zu einem Punkt, an dem das Immunsystem diese Zellen nicht mehr als »eigene« erkennt. Eine weitere Möglichkeit könnte sein, dass das Immunsystem »Gefahr! Gefahr!« ruft, wenn es mit größeren Mengen an Quecksilber konfrontiert wird, und durch diese Reaktion dann wiederum Entzündungen ausgelöst werden. Ist dauerhaft Quecksilber vorhanden, wird die Entzündungsreaktion chronisch, und das Immunsystem schaltet den »Autoimmun-Turbo« ein.

Wie auch immer, Quecksilber spielt bei der Entstehung von Hashimoto eine Rolle, und als ich Jenny dies erklärte, war sie bestürzt – und wütend. »Dann bin ich also wegen der Belastung durch Quecksilber so krank?«, fragte sie. Eine eindeutige Antwort musste ich ihr schuldig bleiben, konnte sie aber überzeugen, dass sie sich einen Toxinabwehrplan zu eigen machte, wie ich ihn später in diesem Kapitel beschreibe.

Schädliche Perchlorate

Wie das Quecksilber sind auch Perchlorate Jod-»Doppelgänger«, und die Schilddrüse nimmt sie bereitwillig auf. Dementsprechend wird bei Vorhandensein von Perchloraten die Jodaufnahme in die Schilddrüse gehemmt, denn der Platz ist ja sozusagen schon belegt. Aus diesem Grund wurden Perchlorate in den 1950er- und 1960er-Jahren als Arzneimittel zur Behandlung von Morbus Basedow eingesetzt, in der Hoffnung, dass durch die blockierte Jodaufnahme die überaktive Schilddrüse beruhigt werden könnte. Doch leider stellte sich heraus, dass Perchlorate bei manchen Menschen eine tödliche aplastische Anämie auslösen, bei der das Knochenmark nicht mehr genügend rote Blutkörperchen produziert.

Perchlorate werden unter anderem als Industriechemikalien, Raketentreibstoffe und in Feuerwerkskörpern eingesetzt und sind in bestimmten Düngemitteln enthalten. Man würde also meinen, dass man nicht damit in Kontakt kommt, wenn man nicht gerade für die NASA (oder ESA) oder auf einem Bauernhof arbeitet, aber leider gelangen Perchlorate über Industrieabwässer in den Wasserkreislauf und kontaminieren über die Bewässerung auch Obst und Gemüse.

Bei einer 2006 von der US-Behörde Centers for Disease Control durchgeführten Studie stellte sich heraus, dass Perchlorate schon in sehr geringen Mengen die Schilddrüsenfunktion bei Frauen hemmen. Außerdem wurde festgestellt, dass »Perchlorate in der Umwelt weitverbreitet« sind. Die US-amerikanische Umweltbehörde (EPA) konnte sich leider trotzdem bis heute nicht dazu durchringen, Perchlorate als Schadstoffe zu deklarieren und hat auch noch keine Höchstgrenzen für die Wasserbelastung mit Perchloraten festgelegt. Ja, ich weiß, die EPA hat sehr viel zu tun, aber vielleicht werden die Prioritäten dort nicht immer richtig gesetzt *[Anm. d. Übers.: Derzeit dürfen Perchlorate in der EU weder als Wirkstoffe in Pflanzenschutzmitteln noch in Mitteln zur Schädlingsbekämpfung eingesetzt werden, weshalb auch bisher in keiner gesetzlichen Regelung Perchlorathöchstgehalte für Lebensmittel festgesetzt worden sind; die EU-Kommission hat lediglich Empfehlungen für solche Obergrenzen herausgegeben]*.

Nach meinen Erläuterungen zum Thema Perchlorate verzog Jenny das Gesicht. »Jetzt verstehe ich allmählich, warum Sie mir Bio-Produkte so ans Herz legen!«, sagte sie ein wenig kleinlaut. »Und warum ich all meine Wasserhähne mit einem Wasserfilter ausstatten soll. Die Botschaft ist angekommen!«

Die Jod-Doppelgänger

Wir haben gesehen, wie Quecksilber und Perchlorate die Schilddrüse täuschen können, weil sie Jod so ähnlich sind. Das gilt noch für drei weitere chemische Stoffe: Fluor, Chlor und Brom, die wie Jod alle zur Gruppe der Halogene gehören. Dementsprechend konkurrieren diese drei Chemikalien im Körper mit Jod und verdrängen es oft. Am Ende verfügt die Schilddrüse dann über zu wenig Jod, um T3 und T4 herstellen zu können.

Leider nehmen wir die drei genannten chemischen Stoffe heutzutage vielfach über Wasser, Lebensmittel und Haushaltsprodukte auf, was durchaus der Grund für die steil ansteigende Zahl der Schilddrüsenerkrankungen sein könnte. Glücklicherweise kann Sie Ihr Toxinabwehrplan vor den schlimmsten Schäden schützen. Wir wollen uns die drei Jod-Doppelgänger einmal etwas näher ansehen.

Fluoride, die Salze des *Fluors*, werden in den USA seit den 1950er-Jahren dem Trinkwasser zugesetzt. Allerdings haben neue Untersuchungen gezeigt, dass das fluoridisierte Wasser anders als vorhergesagt den Zahnverfall bei Erwachsenen kaum verhindern kann. Worauf Fluoride aber sehr wohl Einfluss nehmen, ist das menschliche Hormonsystem. Deshalb wurden sie früher auch als Arzneimittel zur Behandlung von Schilddrüsenüberfunktion eingesetzt (so wie Perchlorate). Eine kürzlich durchgeführte, groß angelegte Studie bestätigt den Zusammenhang: In Gebieten, in denen dem Wasser der öffentlichen Wasserversorgung Fluoride zugesetzt wurden, ist die Zahl der Patienten mit Schilddrüsenunterfunktion zweimal so hoch wie in fluoridfreien Gebieten. Fluoride können darüber hinaus Regulationsstörungen bei den Stress- und Sexualhormonen hervorrufen. Lassen Sie Fluoride also am besten gar nicht in den Körper. In Deutschland,

Österreich und der Schweiz wird Trinkwasser erfreulicherweise nicht fluoridisiert. Die geringen Mengen, die Sie aus anderen Quellen aufnehmen, zum Beispiel über Zahnpasta, schwarzen Tee oder Mineralwasser, können Sie mittels Entgiftungsmaßnahmen gut ausleiten.

An manchen Orten wird *Chlor* für die Desinfektion von Trinkwasser verwendet. Es wirkt stark oxidierend und tötet dadurch organische Moleküle ab. Wollen wir so ein Putzmittel wirklich im Körper haben? Leider lässt sich das kaum vermeiden. Chlor wird in großen Mengen in der Industrie eingesetzt, zum Beispiel bei der Herstellung von Kunststoffen, Färbemitteln, Insektiziden und Papierprodukten. Selbst wenn unserem Trinkwasser kein Chlor zugesetzt wird *[in Deutschland zum Beispiel ist dies nicht üblich]*, gelangt es mit industriellen Abwässern ins Grundwasser und in das Erdreich.

Brom ist ein Bestandteil von Flammschutzmitteln, mit denen (Polster-)Möbel behandelt werden. Außerdem dient es als Desinfektionsmittel (zum Beispiel bei Whirlpool-Anlagen, da durch die hohen Temperaturen Chlor nicht wirksam wäre) und als Bestandteil von Pflanzenschutzmitteln und von Kunststoffen. Sogar in Lebensmitteln taucht es auf: in Zitronenlimonade und – halten Sie sich fest – in Backwaren und Mehl (es heißt dann »behandeltes Mehl«). Sie sehen schon, das Jod in Ihrem Körper hat ziemlich viel Konkurrenz! Übrigens ist Brom auch in vielen als glutenfrei etikettierten Produkten enthalten, was ein weiterer Grund ist, solche Produkte in den 28 Tagen des Schilddrüsen-Programms nach der Myers-Methode ganz zu vermeiden und auch danach nur sparsam zu verzehren.

Zu Ihrem Glück ist die Ernährungsweise im Rahmen des Schilddrüsen-Programms nach der Myers-Methode reich an Jod. Eventuell werden Sie sogar noch zusätzlich ein Nahrungsergänzungsmittel mit Jod einnehmen und können so den toxinbedingten Jodmangel im Körper ausgleichen. Trotzdem sollten Sie generell nur möglichst wenig von dem fürchterlichen Halogen-Trio in Ihren Körper gelangen lassen.

Eine Möglichkeit ist, sich durch gute Wasserfilter zu schützen. Statten Sie nicht nur den Wasserhahn in der Küche, sondern auch Dusche,

Badewanne und Waschbecken damit aus, denn Toxine gelangen über die Haut ebenso in den Körper wie über den Mund. Wenn Sie ein Schwimmbad aufsuchen, in dem das Wasser mit Chlor behandelt wird, sollten Sie sich hinterher gut abduschen, im Idealfall mit gefiltertem Wasser.

Fluoriden können Sie aus dem Weg gehen, indem Sie industriell verarbeitete Getränke vermeiden und sich für eine fluoridfreie Zahnpasta entscheiden (auf meiner Webseite können Sie nachlesen, wie Sie sich Zahnpasta selbst machen). Wenn Sie ein Antibiotikum nehmen müssen, lassen Sie sich ein Präparat verschreiben, das nicht zur Gruppe der Fluorchinolone gehört (Ciprofloxacin zum Beispiel ist ein Fluorchinolon). Auch sonst sollten Sie darauf achten, dass von Ihnen eingenommene Arzneimittel kein Fluorid enthalten.

Wenn Sie sich an die Myers-Methode halten, verzichten Sie allein schon wegen des Glutens auf Brot und Backwaren. Da Sie jetzt wissen, dass Backwaren teilweise auch Brom enthalten, haben Sie einen weiteren Grund, einen weiten Bogen darum zu machen. Außerdem sollten Sie nur biologisch angebautes Obst und Gemüse kaufen, um sich die Chlor und Brom aufweisenden Pestizide zu ersparen. Lagern Sie Nahrungsmittel nicht in Plastiktüten oder -behältern, denn die Schadstoffe gehen von dort auf die Nahrung über. Und wenn Sie Mineralwasser kaufen, lassen Sie *bitte* die Finger weg von PET- und anderen Plastikflaschen, durch die das Wasser mit Joddieben verunreinigt wird. Kaufen Sie sich Trinkflaschen aus Edelstahl oder Thermosflaschen. Das ist gesünder und auf lange Sicht auch preiswerter.

Der Jod-Streit

In den letzten Jahren gab es viele Kontroversen darüber, ob Schilddrüsen- und Autoimmunpatienten Nahrungsergänzungsmittel mit Jod benötigen. Einige Forscher befürworten sogar Megadosen, weil sie der Ansicht sind, dass Jod Schilddrüsenerkrankungen und Brustkrebs vorbeugen kann. Konventionelle

Ärzte dagegen sind eher gegen Jodergänzungen bei Hashimoto- oder Basedow-Patienten, denn im Körper sei sowieso schon zu viel Jod, so argumentieren sie, und noch mehr würde den Zustand des Patienten nur noch weiter verschlechtern.

Die Experten, denen ich vertraue, propagieren einen Mittelweg zwischen Megadosen und gar keinem zusätzlichem Jod. Warum? Weil wir alle, wie wir gerade gesehen haben, so stark Chemikalien ausgesetzt sind, die vorhandenes Jod verdrängen. Deshalb empfehle ich praktisch allen meinen Schilddrüsenpatienten, auch denen, die an einer Autoimmunstörung leiden, ein Nahrungsergänzungsmittel mit Jod.

Jetzt fragen Sie sich vielleicht, wie viel Jod Sie zusätzlich nehmen sollten. Dazu muss ich sagen, dass ich keine Standardregel aus dem Hut zaubern kann, die für alle gilt. Ich gebe Ihnen als Teil des Schilddrüsen-Programms nach der Myers-Methode entsprechende Empfehlungen, aber es ist durchaus möglich, dass Ihr Körper mehr (oder auch weniger) Jod benötigt.

Wie ich auf Seite 155 erklärt habe, gibt es keine absolut verlässliche Methode zum Messen des Jodgehaltes im Blut. Wenn Sie in der Vergangenheit eine relativ starke toxische Belastung hatten, brauchen Sie wahrscheinlich eher mehr Jod. Das ist allerdings keine sehr hilfreiche Aussage, da man vielfach nicht weiß, welchen (versteckten) Umweltgiften man ausgesetzt ist und war. Ich kann Ihnen versichern, dass Ihnen die Myers-Methode von nun an dazu verhelfen wird, sich mit weniger Toxinen herumschlagen zu müssen. Aber all die Giftbelastungen in der Vergangenheit, mit denen wir es ja alle zu tun bekommen, haben sich mit Sicherheit bereits irgendwie auf die Jodversorgung Ihrer Schilddrüse ausgewirkt.

Mein Tipp: Beginnen Sie mit der Dosierung, die ich Ihnen im Rahmen des Schilddrüsen-Programms nach der Myers-Methode empfehle. Wenn diese Ihnen nicht die gewünschten Ergebnisse bringt, wenden Sie sich an einen Arzt, der Functional Medicine praktiziert, um die Dosis anzupassen.

Fiese Nitrate

Nitrate sind Verbindungen, die aus den Elementen Stickstoff und Sauerstoff bestehen. Man findet sie in Dünger ebenso wie in Nahrungsmitteln. Spinat, Sellerie und andere Gemüsesorten enthalten natürliches Nitrat. Daneben werden Fleischwaren wie Würstchen, Schinken und Speck mit Nitrat gepökelt und somit haltbarer gemacht.

Und, wahrscheinlich haben Sie es sich schon gedacht, Nitrate ähneln Jod so sehr, dass sie im Körper mit Jod konkurrieren und somit die Schilddrüsenfunktion schwächen.

In einer Studie aus dem Jahr 2010 werden Nitrate mit einem erhöhten Schilddrüsenkrebsrisiko in Verbindung gebracht. Die Probandinnen mit einer hohen Nitratkonzentration in ihrem Trinkwasser bekamen mit einer größeren Wahrscheinlichkeit Schilddrüsenkrebs. Und doch lag der Nitratgehalt des Wassers auch bei ihnen weiter unter dem von der EPA festgelegten Grenzwert! Frauen, die mit Nitrat belastete Nahrung zu sich nahmen, erkrankten ebenfalls eher an Schilddrüsenkrebs und -unterfunktion als andere Teilnehmerinnen. Mir scheint es also ziemlich klar zu sein, dass Nitratbelastung ein Problem darstellt.

Machen Sie sich keine Sorgen wegen natürlicher Nitrate – Sie dürfen haufenweise Spinat und Sellerie essen, diese bringen Ihnen nur gesundheitliche Vorteile. Vermeiden Sie aber verarbeitetes Fleisch mit künstlichen Nitraten und achten Sie darauf, schadstofffreies Wasser zu trinken (mehr zu diesem Thema finden Sie weiter unten). Wenn Sie gerne Speck essen, können Sie sich jetzt schon auf nitratfreien Speck als Zutat in einigen leckeren Rezepten des Schilddrüsen-Programms nach der Myers-Methode freuen.

… und so weiter, und so weiter

Ich könnte problemlos das ganze Buch mit Informationen zu Umweltgiften füllen. In den USA gibt es rund 80.000 zugelassene Chemikalien und jedes Jahr kommen weitere 1700 hinzu. Bei denjenigen, die überhaupt überprüft werden – wie Sie auf den folgenden Seiten sehen werden, sind das bei Weitem nicht alle – erfolgen die Prüfungen nur über kurze Zeiträume und isoliert. Wir wissen nicht, wie sich das Zusammenspiel all dieser Chemikalien über Jahrzehnte auf unseren Körper auswirkt.

Ich sage meinen Patienten immer: Ihr Körper ist wie ein Becher, und die Toxine, denen Sie ausgesetzt sind, sind wie die Tropfen, die diesen Becher füllen. Die Plastikschüssel, in der Sie in der Mikrowelle Ihr Essen aufwärmen – *tropf*. Die PET-Flasche, aus der Sie trinken – *tropf*. Die Kleider aus der Reinigung ... die scharfen Reinigungsmittel, mit denen Sie Ihr Bad putzen ... Ihre fluridhaltige Zahnpasta – *tropf, tropf, tropf*. Im Becher ist Platz für eine ganze Menge Schadstoffe ... noch ein paar ... noch ein paar ... Aber früher oder später wird er überlaufen und Sie bekommen eine Autoimmunerkrankung, eine Schilddrüsenfehlfunktion oder eine andere Krankheit, im schlimmsten Fall vielleicht sogar Krebs.

Aber wie bereits erwähnt können wir diese Gefahren mit einem Zweistufenplan bekämpfen. Ich selbst halte mich daran, meine Patienten tun es und nun sind Sie an der Reihe:

- **Erste Stufe – Prävention:** Sorgen Sie dafür, dass so wenige Toxine wie möglich in Ihren Becher tropfen.
- **Zweite Stufe – Entgiftung:** Leeren Sie den Becher jeden Tag, jede Woche und jeden Monat, damit er niemals überläuft.

Diese beiden Strategien werden sich äußerst positiv auf Ihre Schilddrüse, Ihr Immunsystem und Ihre allgemeine Gesundheit auswirken – legen wir also los!

Wer ist verantwortlich?

Jetzt kommen wir zu einem heiklen Thema. Die EPA, die amerikanische Umweltbehörde, und die Food and Drug Administration (FDA), die Lebensmittelüberwachungsbehörde, sollen ja eigentlich unsere Gesundheit schützen. Dieser Aufgabe sind sie aber wohl nicht gewachsen.

Im Jahr 2003 testete die Environmental Working Group (EWG; auf Deutsch etwa »Arbeitsgruppe Umweltschutz«), in Zusammenarbeit mit der Mount Sinai School of Medicine, einer Privatuniversität in New York City, die körperliche Toxinbelastung von neun Menschen, die sich gewöhnlich in einer relativ »sauberen« Umgebung bewegten. Sie wurden auf 210 verschiedene Substanzen getestet, und im Durchschnitt wurden 91 *Toxine* bei ihnen gefunden, darunter Industriechemikalien, Schwermetalle und andere Umweltgifte. Mindestens 53 der gefundenen 91 Schadstoffe unterdrücken nachweislich das Immunsystem – ihre Schädlichkeit für die Schilddrüsenfunktion mag ich mir gar nicht ausmalen. Die US-Gesundheitsbehörde Centers for Disease Control and Prevention (CDC) testete dann im Jahr 2004 eine größere Stichprobe mit 2500 Menschen auf 116 chemische Stoffe – es wurden Hinweise auf alle 116 Stoffe gefunden! Schließlich wurde 2005 noch eine dritte Studie durchgeführt, und bei dieser fanden die Forscher Spuren von 287 Chemikalien. Und das waren nur die Stoffe, nach denen konkret gesucht wurde. Da stellt sich schnell die Frage, wie viele wir wohl außerdem noch im Körper haben.

Ich hatte immer angenommen, dass die Unternehmen Industriechemikalien sorgfältig testen und diese dann von den Behörden nach Prüfung für sicher befunden werden. Dass die Beweislast also bei der Industrie liegt. Doch das ist leider falsch. Damit die EPA und die FDA überhaupt eine der Tausenden von Industriechemikalien in unserer Umwelt prüfen, muss ihnen erst jemand Hinweise liefern, warum eine bestimmte Chemikalie unsicher ist. Um es bildlich auszudrücken, werden also nur ein paar vereinzelte Schneeflocken aus einer Lawine herausgezogen und aufgehalten.

Angesichts dessen muss man sich fragen, wie EPA und FDA eigentlich arbeiten. Allein die EPA erhält pro Woche vierzig bis fünfzig Zulassungsanträge für neue Industriechemikalien. Da diese Behörde aber über viel zu wenige Finanzmittel und Mitarbeiter verfügt, um alle Anträge genau prüfen zu können, winkt sie rund 80 Prozent davon einfach durch, oft ohne weitere Unterlagen. Die ungeduldigen Unternehmen müssen in der Regel nicht länger als drei Wochen warten, bis sie die Zulassung haben.

Die wirklichen Entscheidungen werden also nicht von den Regierungsbehörden, sondern von den Lobbyisten der Industrie getroffen. Deren primäres Interesse gilt aber nicht unserer Gesundheit. Für die Unternehmen geht es vielmehr darum, dass sich die Zeit und das Geld, das sie in die Entwicklung der Chemikalien gesteckt haben, auszahlen. Wo bleibt da der Schutz der Verbraucher?

Mir gefällt diese Entwicklung nicht. Das derzeitige System dient nicht dem Menschen, sondern der Industrie, so viel ist klar. Wir müssen selbst die Initiative ergreifen, wenn wir saubere Luft, sauberes Wasser und sichere Nahrungsmittel wollen.

Ihr Toxinabwehrplan in der Übersicht

Erste Stufe: Prävention

Füllen Sie den Becher nicht! Die nachfolgenden Empfehlungen werden Ihnen helfen, Umweltgifte vom Körper fernzuhalten, damit Ihre Schilddrüse und Ihr Immunsystem optimal funktionieren.

Reinigen Sie die Luft

Würden in Deutschland US-Grenzwerte für Quecksilber angewendet, müssten alle Kohlekraftwerke vom Netz. Wenn Sie also in der Umgebung eines solchen Kraftwerkes wohnen und arbeiten, sollten Sie in Ihrem Zuhause bzw. an Ihrem Arbeitsplatz unbedingt einen Schwebstofffilter installieren lassen. Besorgen Sie sich am besten einen HEPA-Luftfilter. HEPA steht für High Efficiency Particulate Air Filter. Solche Filter scheiden kleinste Staub- und Rauchpartikel und andere Schadstoffe aus.

Im Idealfall besorgen Sie sich einen Filter für das ganze Haus. Wenn das aus praktischen oder finanziellen Erwägungen nicht infrage kommt, lassen Sie auf jeden Fall einen im Schlafzimmer anbringen. Dort verbringen Sie viele Stunden, und der Körper entgiftet sich vor allem nachts im Schlaf. Umso wichtiger ist es, dass er während dieser Zeit nicht mit neuen Schadstoffen belastet wird. Das nächstwichtige Zimmer wäre das Wohnzimmer, in dem Sie nach dem Schlafzimmer sicher am meisten Zeit verbringen.

Außerdem sollten Sie auch einen Luftfilter an Ihrem Arbeitsplatz haben. Wenn Sie von zu Hause aus arbeiten, wird das kein Problem sein, ansonsten holen Sie die Erlaubnis bei Ihrem Arbeitgeber dafür ein.

Jenny verstand zuerst nicht, warum sie die Luft im Haus reinigen sollte. Ich erklärte ihr, dass die Luft in Gebäuden *bis zu hundertmal belasteter* sein kann als im Freien. Nein, das ist kein Tippfehler! In Zimmern werden Chemikalien aus Möbeln, Laminatböden, Matratzen und Teppichen in die Luft abgegeben. Auch aus Putzmitteln gelangen Dämpfe in die Luft. Am Arbeitsplatz kommen noch Dämpfe von Industriereinigern, Chemikalien in Fotokopierern und viele andere hinzu. In einem von der EPA veröffentlichten Dokument wurde das so ausgedrückt:

Die meisten Menschen sind sich bewusst, dass die Luftverschmutzung im Freien ihre Gesundheit schädigen kann, wissen aber nicht, dass auch die Innenraumluftverschmutzung erhebliche Auswirkungen haben kann. EPA-Untersuchungen bezüglich der Belastung von Menschen mit Luftschadstoffen deuten darauf hin, dass die Belastung der Innenraumluft zwei- bis fünfmal höher, in seltenen Fällen sogar hundertmal höher, als die der Luft im Außenbereich sein kann. Diese Menge an Raumluftschadstoffen ist deshalb von besonderer Bedeutung, weil Schätzungen zufolge die meisten Menschen 90 Prozent ihrer Zeit in Innenräumen verbringen. In den vergangenen Jahren wurde auf der Grundlage der von der EPA und ihrem Wissenschaftsbeirat (SAB) durchgeführten Vergleichsrisikostudien die Innenraumluftverschmutzung jedes Jahr als eines der fünf größten Umweltrisiken für die öffentliche Gesundheit eingestuft.

Das mag erst einmal ziemlich beängstigend klingen, aber Sie können mit Schwebstofffiltern ja etwas dagegen tun! Als nächsten Schritt filtern Sie dann auch noch Ihr Wasser und befolgen meine Tipps in Anhang B für einen richtig gründlichen »Hausputz«.

Reinigen Sie Ihr Wasser
Jenny erzählte mir stolz, dass sie Mineralwasser nur im Naturkostladen kaufen würde. Darüber war ich aber gar nicht sonderlich begeistert, denn auch dieses Wasser wurde in Plastikflaschen verkauft, und aus Kunststoffen können toxische Moleküle ins Wasser übergehen. Und abgesehen davon sind natürliche Mineralwässer durchaus nicht absolut frei von Schadstoffen (selbst wenn es, wie in Deutschland zum Beispiel, eine Mineralwasser- und Tafelwasserverordnung gibt), darüber können die hübschen Flaschenetiketten mit Fotos von Quellen und grünen Wiesen nicht hinwegtäuschen. Ein weiteres Problem besteht darin, dass die Plastikflaschen im Endeffekt auf der Mülldeponie landen. Die Giftstoffe gelangen in den Boden, sickern ins Grundwasser, verdampfen in die Luft und regnen schließlich wieder ab. Der Regen kontaminiert die auf den Feldern wachsenden Nahrungsmittel ebenso wie das Gras, das die Kühe fressen.
Tun Sie deshalb sich und der Welt einen Gefallen: Lassen Sie sich im Haus einen Wasserfilter einbauen und besorgen Sie sich Edelstahl- oder Glasflaschen, die Sie dann mit Ihrem eigenen gefilterten »Tafelwasser« füllen.
Jetzt gehen wir noch einen Schritt weiter. Ich möchte, dass Sie auch mit gefiltertem Wasser duschen und baden. Denn Sie wollen doch nicht, dass die im Wasser enthaltenen Toxine durch die Haut in Ihren Körper eindringen, oder? Zu den gefährlichsten Schadstoffen, die aus industriellen Abwässern ins Grundwasser sickern, gehört Trichloroethylen (TCE), das möglicherweise katastrophale Auswirkungen auf Ihr Immunsystem hat. Wissenschaftliche Experimente legen den Schluss nahe, dass TCE zur Bildung von Autoantikörpern führen kann, die Entzündungswerte im Körper ansteigen lässt und auch sonst die Immunfunktion schwächt. Ich möchte nicht, dass Sie beim Baden über die Haut TCE aufnehmen oder beim Duschen über die Atemluft aus dem verdampfenden Duschwasser.
Zumindest in den USA wird, wie oben schon erwähnt, Trinkwasser vielfach mit *Fluorid* angereichert. Fluorid verdrängt einerseits das Jod im Körper, und ist auch ansonsten eine ziemlich garstige Angelegenheit. Als es in den USA erstmals eingesetzt wurde, um Zahnverfall zu

verhindern, war es ein natürliches Produkt, nämlich Kalziumfluorid. Heute wird stattdessen Natriumfluorid verwendet, ein giftiges Abfallprodukt der Aluminiumindustrie. Zu allem Übel befinden sich im Wasser der öffentlichen Wasserversorgung oft auch Chlor und Brom, die wie Fluorid im Körper mit Jod konkurrieren.

Schützen Sie also sich und Ihre Familie und versehen Sie jeden Wasserhahn in Ihrem Wohnbereich mit einem Wasserfilter. Wenn Sie ein Haus bewohnen, können Sie einen Wasserfilter für das ganze Haus installieren lassen. Ihre Schilddrüse, Ihr Immunsystem und Ihr ganzer Körper werden es Ihnen danken.

Filterfinessen

Eventuell vorhandenes Fluorid wird von den meisten Wasserfiltersystemen nicht aus dem Wasser entfernt. Das schaffen lediglich Filter mit Umkehrosmosemembranen. Der Nachteil bei der Umkehrosmose ist aber, dass auch lebenswichtige Mineralien wie Kalzium und Magnesium aus dem Wasser gefiltert werden. Wenn Sie dann mit einem solcherart demineralisierten Wasser kochen, werden die Mineralien auch noch den Nahrungsmitteln entzogen.

Deshalb habe ich mich für ein Wasserfiltersystem entschieden, das ohne Umkehrosmose auskommt, und achte einfach ansonsten darauf, mir keine Fluoride aus anderen Quellen zuzuführen.

Kaufen Sie unbelastete Nahrungsmittel

Na klar, eine rein biologische Ernährung wäre ideal für unsere Gesundheit. Aber leider leben wir nun mal nicht in einer idealen Welt. Selbst ich schaffe es nicht, mich zu hundert Prozent mit biologischen Lebensmitteln zu ernähren, allein schon deshalb, weil ich viel reise und auch gerne mit Freunden unterwegs bin. Wenn ich zu jemandem zum Essen eingeladen werde, kann ich ihm oder ihr schlecht vorschreiben, was auf den Tisch kommt. Auch beim Auswärtsessen in Restaurants muss ich ab und zu Kompromisse eingehen, so viele

Lokale, in denen ausschließlich Bio-Gerichte angeboten werden, gibt es ja noch nicht, vor allem nicht in ländlichen Gebieten.

Jenny äußerte außerdem die Besorgnis, die Sie vielleicht auch haben: dass das Haushaltsbudget für eine rein biologische Ernährung nicht ausreicht. Lassen Sie sich dadurch nicht stressen, denn Stress ist schlecht für die Gesundheit. Ich möchte Ihnen ans Herz legen, was ich auch Jenny geraten habe, nämlich Prioritäten zu setzen.

Achten Sie ganz besonders auf die Herkunft tierischer Produkte. Kaufen Sie Fleisch und andere Produkte von artgerecht gehaltenen Weidetieren und frei laufenden Hühnern. Tiere stehen in der Nahrungskette ganz oben, das heißt, wenn sie bereits gift- und schwermetallbelastetes Wasser und Futter aufnehmen, bekommen Sie in Ihrem Rind-, Hühnchen- und Schweinefleisch ein Vielfaches davon ab.

Was Sie ebenfalls vermeiden sollten, sind die schon einmal erwähnten genetisch veränderten Organismen (GVO). Der Begriff bezieht sich vor allem auf Futter, das aus gentechnisch veränderten Pflanzen hergestellt wurde. Vermeiden Sie nach Möglichkeit, (indirekt) damit in Berührung zu kommen, da GVO Ihrem Immunsystem und Ihrer Schilddrüse nicht guttun *[Anm. d. Übers: In Deutschland erhält Fleisch von Tieren, das keine gentechnisch veränderten Futtermittel bekommen hat, das Siegel »Ohne Gentechnik« des Bundesverbraucherministeriums; dies kann Ihnen als Orientierungshilfe dienen].*

- Sie weisen mehr Pestizide auf, denn einer der Hauptgründe für die Entwicklung von GVO war ja genau der, den Bauern die Verwendung von mehr Pestiziden und Herbiziden zu ermöglichen.
- Sie machen anfällig für einen durchlässigen Darm. Das gilt besonders für GVO mit Bt-Toxinen, die Insekten dadurch töten, dass sie ihren Verdauungstrakt zerstören. Raten Sie mal, was sie in Ihrem Verdauungstrakt anrichten …
- Sie stören das Gleichgewicht im Darm noch zusätzlich, weil sie häufig auf Ackerflächen wachsen, die mit dem Herbizid *Glyphosat* behandelt worden sind. Glyphosat verursacht darüber hinaus Antibiotikaresistenzen.

Zu allem Übel sind Fleisch und Milchprodukte aus nicht-biologischer Landwirtschaft vielfach mit Antibiotikarückständen belastet. Den armen Tieren werden vorbeugend Antibiotika ins Futter gemischt, weil sie wegen ihrer unnatürlichen Aufzucht viel krankheitsanfälliger sind. Es ist schon schlimm genug, wenn man aus medizinischen Gründen selbst Antibiotika einnehmen muss, aber sie dann auch noch wegen der Profitgier von Tiermastbetrieben untergeschoben zu bekommen, ist schon ein starkes Stück. Sie wissen ja bereits, dass Antibiotika Sie anfälliger für durchlässigen Darm, Hefepilze (Candida) und Dünndarmfehlbesiedlung machen und darüber hinaus Ihr Mikrobiom zerstören, was zu einer weiteren Schwächung Ihres Immunsystems führt und Ihre allgemeine Gesundheit gefährdet.

Außerdem werden Sie durch Antibiotika förmlich gemästet (diese Wirkung auf ihr Vieh ist ein weiterer Grund, warum diese Substanzen von konventionellen Bauern eingesetzt werden), unter anderem dadurch, dass Antibiotika bestimmte Bakterien im Darm fördern und andere, nützliche Bakterien hemmen. Allein schon wegen der Antibiotikarückstände in der Nahrung sollten Sie übrigens regelmäßig Probiotika einnehmen, die die schädliche Wirkung der Antibiotika teilweise aufheben.

GVO, Antibiotika, Insektizide, Herbizide – sie alle schwächen Ihren Verdauungstrakt und Ihr Immunsystem. Auf solche Belastungen für den Körper können Sie gut verzichten. Kaufen Sie deshalb möglichst nur Bio-Obst und -Gemüse und Fleisch von Tieren aus artgerechter Haltung.

In den USA veröffentlicht die Umweltorganisation EWG (Environmental Working Group) regelmäßig hilfreiche Tipps. Zum Beispiel findet man auf ihrer Webseite (www.ewg.org) eine Übersicht über die am wenigsten mit Quecksilber belasteten Fischarten. Bezüglich Obst und Gemüse veröffentlicht die EWG eine immer wieder aktualisierte Liste mit den sogenannten »Dreckigen Dutzend« und den »Sauberen 15«, auf der die am stärksten pestizidbelasteten bzw. die sichersten Obst- und Gemüsesorten verzeichnet sind. *[Anm. d. Übers.: Greenpeace führt seit dem Jahr 2003 regelmäßig Tests zur Pestizidbelastung von Obst und Gemüse durch und hat bereits mehrere jährliche Pestizidrat-*

geber herausgegeben. »Essen ohne Pestizide – Einkaufsratgeber für Obst und Gemüse« (https://www.greenpeace.de/sites/www.greenpeace.de/files/2 0120326_Hintergrundinfo-Greenpeace-Pestizid-Ratgeber.pdf).]

Reduzieren Sie Ihre Nitratbelastung, indem Sie gepökeltes/geräuchertes Fleisch kaufen, das nitratfrei ist, oder besser noch solcherart verarbeitetes Fleisch ganz vermeiden.

Am zunehmend bekannter werdenden Konzept des Clean Eating gefällt mir, dass auf vollwertige Bioprodukte Wert gelegt wird und man dadurch vielen Schadstoffen aus dem Weg geht, die man ansonsten jeden Tag zu sich nehmen würde. Solange sich aber in unserer Gesellschaft nicht ein grundlegender Wandel vollzieht, werden industrielle Abwässer auch weiterhin ihre Quecksilber- und Perchlorat-Spuren in der öffentlichen Wasserversorgung hinterlassen und dadurch indirekt sogar Bio-Lebensmittel etwas belasten. Sie können sich jedoch darauf verlassen, dass Sie durch den Toxinabwehrplan viele Umweltgifte vermeiden und so Ihrer Schilddrüse und Ihrer Immunfunktion einen guten Dienst erweisen. Ich konnte im Laufe der Zeit bei zahlreichen meiner Patienten beobachten, wie sie durch relativ einfache Veränderungen in ihrem Leben durchschlagende Erfolge erzielten. Auch bei Jenny war ich sehr gespannt, wie sich ihr Zustand entwickeln würde.

Das Plastikproblem

Plastik ist heutzutage allgegenwärtig. Vom Thermopapier-Kassenzettel, den Sie im Supermarkt bekommen, bis hin zum Behälter, in dem Sie Ihren gesunden Salat mit zur Arbeit nehmen. Eine Zeit lang stand nur BPA im Fokus, wenn vor Kunststoffen gewarnt wurde, aber allmählich stellt sich heraus, dass auch BPA-freie Kunststoffe eine Gefahr für die Gesundheit darstellen.

Es ist nicht so leicht, im täglichen Leben den Kontakt mit Kunststoffen zu vermeiden. Sie müssen selbst entscheiden, wie konsequent Sie sein wollen. Die heutige Welt macht es einem ja generell nicht einfach, durchgängig gesund zu leben. Versuchen Sie einfach, Ihr Bestes zu geben.

Ich persönlich versuche diese ständige und manchmal frustrierende Gratwanderung wie folgt zu bewältigen: Ich kaufe grundsätzlich nie Getränke in Plastikflaschen, außer in manchen Ländern, in denen solches Wasser die sicherste Option ist. Ich nutze keine Plastikbeutel oder -behälter zum Aufbewahren von Essen. Allerdings kaufe ich manchmal, wenn ich keine Zeit zum Kochen habe, im Naturkostladen hier vor Ort etwas von der Salatbar oder eine andere Mahlzeit, die zum Mitnehmen aber leider nur in Kunststoffboxen angeboten wird. Ich verzichte nach einem Einkauf in der Regel auf den mit BPA beschichteten Kassenbon, aber manche muss ich eben für meine Steuerunterlagen doch mitnehmen.

Allen, die noch nicht bereit sind, mit aller Konsequenz ein plastikfreies Leben zu führen, gebe ich nachstehend ein paar wichtige Richtlinien, die relativ einfach zu befolgen sind. Wenn Sie sich daran halten, verbannen Sie schon einmal eine große Menge an Kunststoffen aus Ihrem Leben und können Ihrer Schilddrüse und Immunfunktion damit etwas Gutes tun:

- Entsorgen Sie Ihre Tupperware und ähnliche Boxen und ersetzen Sie sie durch Behälter aus Glas oder Edelstahl.
- Wenn Sie nicht auf eine Mikrowelle verzichten wollen, dann erwärmen Sie die Nahrungsmittel auf jeden Fall nur in einem Glasbehälter.
- Meiden Sie Wasserflaschen aus Plastik und kaufen Sie sich für unterwegs eine Thermosflasche und/oder eine Wasserflasche aus Glas.
- Entsorgen Sie Teflon.

Warum ich von Teflon abrate? Weil Perfluoroctansäure (PFOA), aus der Teflon hauptsächlich besteht, eine biochemische Substanz ist, die potenziell das Immunsystem schwächt. Leider kommen wir im Alltag sehr viel damit in Berührung. Sie ist ein Hauptbestandteil von antihaftbeschichtetem Kochgeschirr, Wegwerf-Kaffeebechern und fettbeständigen Schachteln wie Pizzaboxen und anderen Boxen für Essen zum Mitnehmen. PFOA ist außerdem in Kleidern, manchen Teppichschutzmitteln, Computerchips, Telefonkabeln, Autoteilen und Bodenbelägen enthalten.

Vieles davon lässt sich kaum vermeiden. Aber besonders belastend wirkt die Substanz in Verbindung mit Essen. Wenn Sie also auf beschichtete Pfannen verzichten, werden Ihre Schilddrüse und Immunsystem einen Seufzer der Erleichterung ausstoßen und Sie mit Energiezuwachs, Gewichtsverlust und ganz nebenbei auch mit schönem Haar belohnen. Eine Win-win-win-Situation!

Kaufen Sie unbelastete Körperpflegemittel

Es ist nicht nur wichtig, was man sich über den Mund, sondern auch, was man sich über die Haut zuführt. Um ein krasses Beispiel zu nennen, wurden schon gefährliche Mengen von Quecksilber in hautaufhellenden Mitteln bzw. Cremes gegen Altersflecken und Sommersprossen gefunden. Solche Mittel sind in Deutschland zwar nicht zugelassen, aber es gibt noch genügend andere gefährliche Inhaltsstoffe in diversen Kosmetikprodukten. Manche ahmen Hormone im Körper nach und führen so zu Störungen des Hormonsystems, der Schilddrüse und der Nebennieren.

Entsprechende aktuelle Informationen auf Deutsch finden Sie zum Beispiel auf der Webseite http://www.gesundheitstabelle.de/index.php/schadstoffe-gifte/gifte-kosmetika.

Ich weiß, es ist schwer – und teuer – alle Körperpflegeprodukte im Badezimmerregal einfach wegzuwerfen. Eine etwas sanftere Methode besteht darin, jedes aufgebrauchte Produkt durch ein Produkt ohne Schadstoffe zu ersetzen. Nach etwa drei Monaten ist Ihr Badezimmer dann giftfrei.

Wenn Sie neue Produkte kaufen, lesen Sie sorgfältig die Etiketten und meiden Sie Produkte mit den folgenden Inhaltsstoffen:

- **Parabene.** Sie werden als Konservierungsstoff eingesetzt und stehen in Verdacht, östrogenähnlich zu wirken, und zwar bei Frauen wie bei Männern. Manchmal steht auf der Verpackung auch »Methylparaben« oder eine andere Wortzusammensetzung mit -paraben. Verzichten Sie auf all diese Produkte! Naturkosmetikprodukte sind übrigens immer parabenfrei.
- **Phthalate.** Ebenfalls östrogenähnliche Wirkung, Finger weg!
- **Künstliche Farbstoffe.** Wozu den Körper mit *noch mehr* Industriechemikalien belasten?

- **Duftstoffe.** Wie oben. Was auch immer es ist, es sind chemische Inhaltsstoffe, und auf die sollten Sie so weit wie möglich verzichten.
- **Gluten und Weizen.** Nicht nur im Essen, sondern auch in Kosmetika können Gluten und Weizen enthalten sein. Es ist egal, wie der Körper sie aufnimmt, ob über den Mund oder die Haut, die Folgen sind die gleichen. Bitte weglassen!
- **Hafer, Soja und Milchprodukte.** Sie vermeiden diese Nahrungsmittel ja beim Essen bereits ganz oder mindestens fast vollständig. Tragen Sie sie bitte nicht stattdessen auf die Haut auf!

Verlassen Sie sich nicht auf Begriffe wie »biologisch« oder »naturrein« auf der Verpackung. Lesen Sie vor dem Kauf auf jeden Fall die Liste mit den Inhaltsstoffen. Am Ende dieses Buches finden Sie unter »Adressen und Bezugsquellen« sicherere Alternativen. Wenn Sie einmal herausgefunden haben, welche Produkte gut für Sie sind, wird der Einkauf zur Routine (weil Sie genau wissen, was Sie wollen, müssen Sie beim Einkaufen viel weniger überlegen) und Sie können ganz entspannt Ihre gute Gesundheit genießen.

Phthalate im Essen

Ich habe jahrelang meine Patienten vor Phthalaten gewarnt und dabei immer an Körperpflegeprodukte gedacht. Jetzt stellt sich heraus, dass diese gefährlichen Weichmacher auch ein Bestandteil von Fast-Food-Produkten sind. Bei einer von der US-Gesundheitsbehörde (Centers for Disease Control and Prevention) über einen Zeitraum von sieben Jahren durchgeführten Studie mit fast 9000 Probanden stellte sich heraus, dass der Phthalategehalt im Urin bei Menschen, die 35 Prozent ihrer Tageskalorien über Fast Food aufnahmen, bis zu 39 Prozent höher war (verglichen mit Menschen, die kein Fast Food aßen). Bei den Studienteilnehmern, die Fast Food in einer geringeren Menge verzehrten, waren die im Urin gefundenen Rückstände immer noch um 25 Prozent erhöht. Die Wissenschaftler konnten zudem nachweisen, dass vor allem die Fleisch- und Getreideprodukte für die Phthalatbelastung verantwortlich waren.

Die hohen Phthalate-Werte in Fast-Food-Produkten resultierten vor allem aus der Verpackung (da Phthalate fettlöslich sind, können sie aus Kunststoffverpackungen in fetthaltige Lebensmittel übergehen) und den zahlreichen Verarbeitungsprozessen, die sie durchlaufen. Alle industriell verarbeiteten Lebensmittel werden auf Förderbändern und durch Rohre transportiert, die die Speisen mit Phthalaten kontaminieren. Auch von den Gummihandschuhen der Mitarbeiter werden kleine Spuren von Chemikalien abgegeben.

Wie ich in Kapitel 7 erwähnt habe, rate ich meinen Patienten sowieso vom Verzehr von Fast Food oder industriell verarbeiteten Lebensmitteln ab. Jetzt gibt es noch ein Argument mehr, auf »Junkfood« zu verzichten.

Was haben Sie im Mund?

Im Mund lauern allerlei potenzielle Entzündungsquellen, und Ihr Immunsystem wird sich freuen, wenn Sie sie vermeiden. Wurzelkanäle können sich ebenso entzünden oder infizieren wie ein Loch im Knochen nach einer Entfernung der Weisheitszähne. Brücken, Wurzelstifte und Porzellankronen belasten Sie eventuell mit Toxinen, Schwermetallen und Entzündungen.

Am schlimmsten aber sind Silberfüllungen. Sie bestehen aus einer Mischung von Kupfer, Silber und Quecksilber, die Toxine ins Blut abgeben. Daher empfehle ich all meinen Patienten, ihre Metallfüllungen durch Kunststofffüllungen ersetzen zu lassen. Kunststoff ist aus den schon bekannten Gründen auch nicht optimal, aber immer noch soooo viel besser als die metallene Alternative. Gehen Sie also am besten zu einem biologisch arbeitenden Zahnarzt, lassen Sie sich neue Füllungen einsetzen und freuen Sie sich darüber, welch riesigen Gefallen Sie Ihrer Gesundheit damit tun.

Ein Zahnarzt, der biologische/ganzheitliche/naturheilkundliche Zahnmedizin praktiziert, ist deshalb besser, weil er oder sie über die Gefahren durch Schwermetalle Bescheid weiß und sie sicher entfernen kann. Ein schulmedizinisch arbeitender Zahnarzt könnte das theoretisch auch, ist aber meist nicht mit den Methoden vertraut, mit denen sich verhindern lässt, dass Sie während der Entfernung der Füllung

Quecksilberdämpfe einatmen (in Anhang B und unter »Adressen und Bezugsquellen« finden Sie weitere Informationen).

Schritt 2: Entgiftung

Es lässt sich nicht ganz verhindern, dass Toxine in den Körper gelangen. Aber Sie können Ihren Becher immer wieder leeren, damit er nicht überläuft. Der Körper verfügt über natürliche Entgiftungsbahnen, und unser Ziel besteht darin, diese bestmöglich zu unterstützen. Das geht so:

Gen-Analyse
SNPs – ausgesprochen wie »snips« – sind bestimmte Arten genetischer Varianten, Punktmutationen (SNP steht für Single Nucleotid Polymorphism, zu Deutsch Einzelnukleotid-Polymorphismus).
SNPs können uns auf alle möglichen Arten beeinflussen, auch bezüglich der Entgiftung. Manche erschweren es beispielsweise dem Körper, die Vitamine aufzunehmen, die er für den Entgiftungsprozess benötigt. Wenn bei Ihnen eine solche Mutation vorhanden ist (und das ist bei überraschend vielen Menschen der Fall), wären zum Ausgleich eventuell zusätzliche Nahrungsergänzungsmittel angebracht, weil SNPs die Ausleitung von Schwermetallen, einschließlich Quecksilber, beeinträchtigen können.
Es gibt zwei potenzielle SNPs im MTHFR-Gen und einen im GSTM1-Gen. Lassen Sie sich von Ihrem Arzt auf diese Mutationen testen oder beauftragen Sie ein Labor mit einem solchen Test. Test-Sets sind zum Beispiel online unter 23andMe.com erhältlich. Ein solcher Test bringt eine Menge interessanter Informationen. Er ist nicht billig, muss dafür aber nur einmal durchgeführt werden, weil die SNPs sich ja nicht mehr verändern. Ich finde, dass er sein Geld wert ist, weil man hinterher weiß, mit welchen Nahrungsergänzungsmitteln man sicherstellen kann, dass der Körper sich gut entgiftet:

- Wenn Sie eine MTHFR-Mutation haben, benötigen Sie prämethyliertes B6, B12 und Folsäure.
- Bei einer GSTM1-Mutation brauchen Sie zum Entgiften Glutathion. Aber Achtung, es gibt verschiedene Glutathion-Präparate, und manche Arten werden vom Körper nicht gut aufgenommen. Unter »Adressen und Bezugsquellen« finden Sie die Mittel, die ich Ihnen empfehle.

Die Leber unterstützen

Die Leber ist unser wichtigstes Entgiftungsorgan und muss deshalb gut gepflegt werden. Der Entgiftungprozess umfasst zwei Phasen, und zur Unterstützung dieser gerade bei der Entgiftung so wichtigen Leberphasen 1 und 2 braucht die Leber bestimmte biochemische Stoffe, die *Co-Faktoren*. Für die Entgiftungsprozesse wird viel Energie benötigt, weshalb eine protein- und allgemein nährstoffreiche Ernährung erforderlich ist. Genau eine solche Ernährungsweise bietet Ihnen das Schilddrüsen-Programm nach der Myers-Methode.

Längeres Fasten oder Saftfasten würde ich nicht empfehlen. Eine solche Kur entzieht Ihrer Leber nämlich die Nährstoffe und Proteine, die sie für eine vollständige Entgiftung benötigt. Wenn die Leber aber nur die erste Phase der Entgiftung durchläuft, gelangen die Toxine, die ursprünglich im Fettspeicher gespeichert werden, in den Körper, und dieser ist dann mehr belastet als vor Beginn des Entgiftungsprozesses. Entgiften Sie Ihren Körper am besten gemäß der Myers-Methode, indem Sie gesunde Nahrungsmittel essen, entzündungsfördernde Nahrung vermeiden, toxische Belastungen verringern und die Ergänzungsmittel nehmen, die Sie für eine gesunde Leberfunktion und zur Kompensation etwaiger SNPs brauchen.

Den Darm ausheilen

Darmheilung ist ein wesentlicher Teil des Entgiftens. Ein durchlässiger Darm lässt Toxine in den Blutkreislauf passieren, worüber Ihr Immunsystem mit Sicherheit nicht glücklich ist. Ein gesunder Darm verarbeitet Toxine, ohne dass sie in den Rest des Körpers gelangen. Und mit der Myers-Methode wird dafür gesorgt, dass Ihr Darm gesund ist!

Den Körper reinigen
Der Körper wird Toxine auf natürliche Weise über die Nieren, den Darm und die Schweißdrüsen wieder los. Den Nieren helfen Sie durch Trinken von jeder Menge gefiltertem Wasser und dem Darm durch Essen von viel Obst und Gemüse. Im nächsten Kapitel erfahren Sie noch, wie Sie durch die richtige Art von Training Ihre Schweißdrüsen ankurbeln.

Auch Infrarotsaunas sind eine großartige Möglichkeit zu schwitzen, vor allem an den Tagen, an denen Sie keine Zeit für Sport haben. Es gibt Saunakabinen, die Sie bei sich zu Hause einbauen lassen können, sogar in einer faltbaren Einzelversion für kleine Wohnungen. Meine Sauna ist für mich eine ideale Möglichkeit zum Stressabbau, insbesondere nach der Arbeit. Es gibt kaum etwas Entspannenderes für mich!

Chelat-Therapie

Die *Chelat-Therapie* Ausleitung von Schwermetallen. Einige meiner Patienten haben sich mit guten Erfolgen einer solchen Therapie unterzogen, aber ich denke nicht, dass sie für jeden Menschen erforderlich ist. Ich rate Ihnen, sich zunächst einmal an meine Empfehlungen in diesem Kapitel zu halten, und dann in sich hineinzuspüren, wie Sie sich fühlen. Wenn Sie danach noch einen Schritt weitergehen wollen, finden Sie in Anhang C nähere Informationen zur Chelat-Therapie.

Nahrungsergänzungen und Entgiftung
Entgiftung ist nichts, das man »irgendwann mal« durchführt. Mir geht es vielmehr darum, dass Ihre Entgiftungsbahnen bestmöglich funktionieren, und zwar jeden Tag. Deshalb sind Nahrungsergänzungsmittel Teil der Myers-Methode. Glauben Sie mir, bei den Hunderttausenden von Giftstoffen in unserer heutigen Umwelt brauchen Ihre Entgiftungswege jede Hilfe, die Sie bekommen können, ganz besonders, wenn Sie an einer Autoimmunstörung leiden oder eine SNP

haben. Nahrungsergänzungen sind auch deshalb wichtig, weil die Böden heutzutage so nährstoffarm sind, selbst bei biologischer Anbauweise.

Ich bin eine große Anhängerin von Nahrungsergänzungsmitteln, möchte Sie aber auch darauf hinweisen, dass es große Qualitätsunterschiede bei diesen Produkten gibt. Unter »Adressen und Bezugsquellen« sind Hersteller aufgeführt, für die ich die Hand ins Feuer lege. Wenn Sie sich selbst umsehen möchten, achten Sie darauf, dass die Marke unabhängig getestet wurde und die Anforderungen einer »Guten Herstellungspraxis« (GMP) erfüllt. Das Produkt sollte qualitativ hochwertig, gluten-, milch- und sojafrei sein.

Schimmel und Mykotoxine

Für die meisten von Ihnen ist der Toxinabwehrplan, wie ich ihn in diesem Kapitel dargelegt habe, ausreichend. Aber natürlich können Sie immer noch mehr tun, insbesondere, wenn Sie sich nach ein paar Monaten weiterhin nicht ideal fühlen. Entgiften Sie Ihr Zuhause noch gründlicher (Anhang B), sanieren Sie Ihre Zähne (Anhang C) und überlegen Sie, ob eine Chelat-Therapie für Sie angebracht wäre. Und dann gibt es vielleicht noch eine letzte Baustelle: *Mykotoxine*, die Gifte aus Schimmelpilzen.

Mykotoxine sind flüchtige organische Verbindungen (VOCs), die von bestimmten Arten von Schimmelpilzen produziert werden. Nur etwa ein Viertel aller Menschen ist genetisch bedingt anfällig für Schimmelpilzgifte. Es kann also gut sein, dass Sie von der Pilzbelastung krank werden, während der Rest Ihrer Familie kein Problem damit hat. Mykotoxine können von Schimmel im Haus, am Arbeitsplatz oder in der Schule herrühren, alles Orte, an denen Sie sich tagtäglich aufhalten.

Leider wissen sogar Ärzte für Functional Medicine vielfach kaum etwas über Schimmelpilze und Mykotoxine. Ich selbst bin deshalb vertraut mit dem Thema, weil ich leider zu den 25 Prozent der Menschheit gehöre, die davon betroffen sind. Bisher bin ich zweimal richtig davon krank geworden, einmal in der Zeit, als ich an diesem Buch arbeitete (ein wenig stressig war diese Zeit für mich also schon …).

Wenn Sie ebenfalls zu der 25-Prozent-Gruppe gehören, sollten Sie wissen, dass Mykotoxine Ihr Immunsystem unterdrücken können, weshalb sie mit Autoimmunerkrankungen und nicht-autoimmunen Schilddrüsenfehlfunktionen in Verbindung gebracht werden. Falls Sie also Ihre Symptome nicht in den Griff bekommen, könnte es sein, dass giftiger Schimmel dafür verantwortlich ist. In Anhang D finden Sie weitere Informationen zu diesem Thema.

So reduzierte Jenny ihre Toxinbelastung

Jenny und ich redeten eine ganze Weile darüber, wie sie ihr »Entgiftungsprojekt«, wie sie es selbst nannte, angehen könnte. Sie verstand schließlich, dass Toxine ein wesentlicher Faktor bei beiden Komponenten ihrer Hashimoto-Thyreoiditis waren. Einerseits verursachten die Toxine Entzündungen, die ihr Immunsystem »anheizten«, was die Wahrscheinlichkeit erhöhte, dass das Immunsystem die eigenen Körperzellen angriff. Andererseits signalisierten die Toxine dem Körper »Gefahr«, woraufhin als typische Reaktion auf potenzielle Gefahren die Funktion der Schilddrüse gedrosselt wurde. Wegen dieses zweiseitigen Problems war es doppelt so wichtig, die Toxinbelastung zu reduzieren.

»Ich fühle mich überfordert«, gestand Jenny. »Anscheinend bin ich ja förmlich umzingelt von Toxinen und muss jetzt so viel in meinem Leben verändern!«

»Machen Sie einfach einen Schritt nach dem anderen, das bringt Sie langfristig weiter«, antwortete ich. »Halten Sie sich an mein Lieblingsmotto: *Kontrolliere was du kannst, und lass auf sich beruhen, was sich deiner Kontrolle entzieht.*«

Wir müssen alle selbst entscheiden, was wir kontrollieren können und welche Anstrengungen sinnvoll für uns sind. Ich zum Beispiel arbeite selbstständig von zu Hause aus und habe beschlossen, das Büro und die privaten Räume so giftfrei wie möglich zu halten. Dabei helfen mir schadstofffreie Baumaterialien und Möbel sowie Wasserfilter und HEPA-Luftfilter. Zum Kochen nutze ich schadstoffgeprüftes Kochgeschirr, und irgendwelche Plastikboxen sucht man in meiner Küche vergeblich. Dadurch macht es mir nicht so viel aus, wenn ich beim Essen in Restaurants oder bei Freunden mal eine Ausnahme machen muss. Ich reise auch gerne und war in den letzten Jahren in Europa, Mexiko, Nicaragua, Argentinien, Paraguay, Brasilien und Indien. Sie sehen also, dass ich durchaus unternehmungslustig bin und mich nicht in meiner sicheren Welt zu Hause einigele. Sie müssen Ihren eigenen Weg im Leben finden, aber so wie ich können auch Sie auf Ihre Gesundheit achtgeben und trotzdem ein erfülltes Leben voller großer und kleiner Abenteuer führen.

Jenny ließ sich von meinen Vorschlägen inspirieren und fand ihren eigenen Weg zur *Vorbeugung und Entgiftung*. Zuerst ließ sie in ihrem Zuhause einen HEPA-Luftfilter sowie an den Wasserhähnen Wasserfilter installieren. Sie kaufte sich zwei Edelstahl-Thermosflaschen, eine für den Arbeitsplatz und eine fürs Auto, damit sie immer eine zur Hand hatte. Für die Aufbewahrung von Lebensmitteln und auch als Vesperbox für ihre gesunden Pausenmahlzeiten verwendete sie nur noch Glasbehälter.

Jennys Haushaltsbudget gab es nicht her, alle Körperpflegeprodukte auf einmal auszutauschen. Sie entschloss sich deshalb, im Laufe der Zeit jedes aufgebrauchte Produkt durch Naturkosmetik zu ersetzen. Diese schadstofffreien Produkte nahm sie dann auch auf ihre Reisen mit, um nicht auf das Shampoo und die Seifen des Hotels angewiesen zu sein (wenn sie selbst Besuch bekam, legte sie für ihre Gäste nur noch »ungiftige« Körperpflegeprodukte bereit, die stets großen Anklang fanden).

Zum Kochen verwendete Jenny ausschließlich Bio-Fleisch und Bio-Gemüse, möglichst aus regionalem Anbau. Bezüglich Fisch besorgte sie sich Informationen bei Greenpeace und WWF, welche Fischarten besonders mit Quecksilber belastet waren, und vermied solche »schilddrüsenunfreundlichen« Fischarten komplett. Außerdem ersetzte sie die scharfen Reinigungsmittel im Putzschrank durch umweltfreund-

liche Bioreiniger. »Ich will kein Zuhause voller Chemikalien, die mir Schaden zufügen«, sagte sie mir bei unserem nächsten Gespräch.
Eine umweltfreundliche Textilreinigung zu finden, gestaltete sich schon schwieriger. Die Fahrt zu der nächsten Reinigung, die gemäß ökologischen Standards arbeitete, hätte von Jennys Zuhause aus eine Stunde gedauert. Sie entschied sich deshalb, ihre Kleider erst einmal weiterhin zu einer herkömmlichen chemischen Reinigung zu bringen, meinte aber: »Falls ich merken sollte, dass es mir wieder schlechter geht, werde ich mir das noch einmal überlegen.« Ich empfahl ihr, die von der Reinigung abgeholten Kleidungsstücke erst einmal ohne Plastikumhüllung mehrere Stunden an der frischen Luft ausdünsten zu lassen. Diese Idee fand sie großartig, und es gefiel ihr sehr, auf diese Weise wieder ein paar Toxine mehr aus ihrem Leben verbannen zu können.
Dann gab es da noch das Problem mit Jennys sechs Amalgamfüllungen. Sie wandte sich an einen biologischen Zahnarzt und vereinbarte mit ihm, ihre Füllungen über einen längeren Zeitraum hinweg allmählich durch quecksilberfreie ersetzen zu lassen.
Gemäß dem Ergebnis von Jennys SNP-Test verschrieb ich ihr Glutathion als Nahrungsergänzungsmittel. Und schließlich kaufte sich Jenny noch eine kleine Infrarotsaunakabine und nahm sich mindestens dreimal die Woche die Zeit, zu Hause eine halbe Stunde lang so richtig zu schwitzen.
Die Myers-Methode erwies sich bei Jenny als so erfolgreich, dass sie bei der alten Dosis ihres Schilddrüsenhormonpräparats bleiben konnte. Das letzte Mal, als ich sie sah, hatte sie ihr Wunschgewicht erreicht und war voller Energie und sehr zufrieden: »Jetzt bin ich wieder bei hundert Prozent meines Leistungsvermögens und beabsichtige, das mithilfe der Myers-Methode auch zu bleiben!«, so ihre begeisterte Aussage.

KAPITEL 9

Die Sache mit den Infektionen

Meine Patientin Bernadette litt an zwei Autoimmunstörungen: Hashimoto-Thyreoiditis und rheumatoide Arthritis (RA). Bernadette hatte mein Buch *Die Autoimmun-Lösung* gelesen und hielt sich an die darin enthaltenen Empfehlungen bezüglich der Ernährungs- und Lebensweise. Sie hatte Gluten, Getreide, Hülsenfrüchte und Milchprodukte weitgehend aus dem Speiseplan gestrichen und nahm die von mir vorgeschlagenen Nahrungsergänzungsmittel.
Bernadette war gut über die Schadstoffe informiert, die unser Essen, die Luft und das Wasser belasten. Sie hatte die Toxine in ihrer unmittelbaren Umgebung stark reduziert, indem sie auf Naturkosmetik umgestiegen war, Trinkwasser und Raumluft filterte, keine Kunststoffbehälter mehr nutzte und beim Essen frische Produkte bevorzugte.
Das Schilddrüsenhormonpräparat, das Bernadette einnahm, entsprach in seiner Zusammensetzung annähernd dem, was ich als optimal angesehen hätte. Und ihre RA-Symptome waren allmählich am Abklingen – sie nahm nicht mal mehr Medikamente dagegen.
Und doch litt Bernadette immer wieder an Gelenkschmerzen, Konzentrations- und Gedächtnisstörungen und Müdigkeit. Diese Symptome konnten entweder auf Hashimoto hindeuten oder darauf, dass die RA wieder aufflackerte – aber warum?
Als ich zusammen mit Bernadette ihre Anamnese erstellte, fielen mir zwei interessante Punkte auf.

- Als Teenager war Bernadette an Pfeifferschem Drüsenfieber erkrankt.
- Vor zwei Jahren – sechs Monate, bevor sie die Hashimoto-Diagnose erhielt – musste sie sich fast eine Woche mit einer schweren Lebensmittelvergiftung herumschlagen, die sie sich wahrscheinlich bei einem Fest zugezogen hatte, bei dem Meeresfrüchte serviert wurden.

Die Tatsache, dass Bernadette früher an Drüsenfieber erkrankt war, ließ mich vermuten, dass ihre Symptome von einer schleichenden Infektion mit dem Epstein-Barr-Virus hervorgerufen wurden. Dieser Virus gehört zur Familie der Herpesviren, der Virengruppe, die das Pfeiffersche Drüsenfieber und vielleicht auch das chronische Müdigkeitssyndrom verursacht. Ich überlegte auch, ob ihre angebliche Lebensmittelvergiftung vielleicht eher eine Ausdrucksform von Yersinia war, einem Bakterium, das im Körper erst erkältungsähnliche Symptome verursacht und dann dort verbleibt. Aufgrund von molekularer Mimikry können Yersinia-Infektionen Hashimoto (und Morbus Basedow) auslösen.
Ich sagte zu Bernadette: »Sie haben bezüglich Ernährung und Schadstoffen alles richtig gemacht. Jetzt gibt es nur noch einen Punkt, den wir uns ansehen müssen: Infektionen.«

Wie schleichende Infektionen das Immunsystem belasten

Die meisten Schulmediziner ignorieren die Rolle von Infektionen bei Autoimmunstörungen. In meiner Praxis habe ich aber schon viele Patienten wie Bernadette behandelt, deren Symptome von einer unterschwelligen Infektion, verursacht durch ein Bakterium, Virus oder einen Parasiten ausgelöst wurden. Wir stellen uns eine Infektion gewöhnlich als eine akute Erkrankung mit vielen Symptomen vor, und oft ist das auch der Fall. Daneben gibt es aber »stille« Infektionen, die jahrelang in Ihrem Körper schlummern können, bevor sie dann aktiviert werden. Solche Infektionen können der Tropfen sein, der das Fass Ihres Immunsystems zum Überlaufen bringt und eine Autoimmunstörung hervorruft oder eine bereits vorhandene reaktiviert.

Auch Stress – ob körperlich, mental oder emotional – kann Infektionen wieder aktivieren. Bei unserem Gespräch stellte sich dann auch heraus, dass Bernadette gerade anstrengende Zeiten durchmachte. Das schöne Apartment, in dem sie zusammen mit ihrem Ehemann lebte, war ihnen gekündigt worden und sie mussten sich jetzt eine neue, einigermaßen erschwingliche Bleibe suchen. Es war naheliegend für mich, dass der Stress, unter dem Bernadette stand, die latenten Infektionen ausgelöst und damit die Schilddrüse und das Immunsystem stark belastet hatte.

Wie Infektionen Autoimmunprozesse auslösen

Unser Immunsystem ist sehr komplex und jede Infektion einzigartig. Dementsprechend wissen wir nicht ganz genau, wie Infektionen Autoimmunerkrankungen auslösen, insbesondere, weil in der Regel mehrere Faktoren zusammenkommen. Die Wissenschaft ist erst noch dabei, mehr Klarheit über dieses Thema zu gewinnen. Nachfolgend stelle ich Ihnen drei aktuelle Theorien vor, die den Zusammenhang zwischen Infektionen und Autoimmunstörungen erklären. Je nach konkretem Fall können alle drei Möglichkeiten oder nur eine oder zwei zutreffen.

- **Molekulare Mimikry.** Wie Sie in Kapitel 4 gelesen haben, können Gluten und manchmal Milchprodukte (Kasein) eine molekulare Mimikry auslösen, also eine »Verwechslung«, bei der das Immunsystem Gluten/Milchprodukte angreifen möchte, durcheinander kommt und sich stattdessen gegen die Schilddrüse richtet. Auf ähnliche Weise könnte es passieren, dass das Immunsystem versucht, Infektionserreger – Viren oder Bakterien – zu zerstören, aber nicht zwischen Erreger und Schilddrüse unterscheidet und dann letztere attackiert.

- **Zuschaueraktivierung.** Nach dieser Theorie »überfallen« Bakterien oder Viren die Schilddrüse, worauf das Immunsystem eingreift und Immunzellen zur Schilddrüse schickt, um die Infektion niederzuschlagen. Während diese Killerzellen nun auftragsgemäß die Eindringlinge angreifen, verletzen sie versehentlich, als Kollateralschaden sozusagen, das umgebende Schilddrüsengewebe (den »Zuschauer«). Durch die Entzündung, die sich daraus ergibt, erhalten weitere Immunzellen das Signal, zum Ort des Geschehens zu eilen, wo sie dann die Schilddrüse attackieren.
- **Kryptische Antigene.** Dies ist ein wissenschaftlicher Terminus. Sie können sich darunter auch eine Entführung vorstellen. Eine Infektion – in der Regel ein Virus wie Herpes oder Epstein-Barr – kapert sich die DNA Ihrer Schilddrüsenzellen. Der Eindringling maskiert sich dabei als Schilddrüsengewebe, um sich vor Ihrem Immunsystem zu verstecken. Dieses lässt sich aber nicht täuschen und erkennt die Infektion. Wenn es dann den »Entführer«-Virus attackiert, greift es dabei auch die Schilddrüsenzellen an, die sich das Virus zunutze gemacht hat.

Jetzt verstehen Sie vielleicht, warum alle Infektionen bekämpft werden müssen, die in Ihrem Körper noch irgendwo herumschwirren. Ansonsten besteht immer die Gefahr, dass sie einen der beschriebenen Autoimmunangriffe auf Ihre Schilddrüse auslösen. Glücklicherweise gibt es einige Möglichkeiten, solche Infektionen auszuheilen (Genaueres dazu erfahren Sie später in diesem Kapitel).

Sie überlegen jetzt sicher, ob sich auch bei Ihnen ein paar noch unentdeckte Infektionen verstecken könnten? Das ist durchaus nicht unwahrscheinlich, lesen Sie also am besten weiter.

»Trage ich vielleicht auch eine Infektion mit mir herum?«

Viele Infektionen sind nur sehr schwach und man trägt sie mit sich herum, ohne sie je zu bemerken. Die Schilddrüse und das Immunsystem sind allerdings trotzdem gar nicht glücklich darüber. Jede Art von Virusinfektion, einschließlich Grippe oder ein Magen-Darm-Katarrh, kann potenziell eine *Thyreoiditis* auslösen – also eine Entzündung der Schilddrüse mit Symptomen einer Über- oder einer Unterfunktion. Meistens verschwindet sie bald wieder, wenn die Infektion ausgeheilt ist. Bei manchen Menschen aber kann eine solche Infektion eine autoimmune Schilddrüsenerkrankung auslösen.
Manchmal verweilen die Bakterien oder Viren einer Infektion im Körper. Solange das Immunsystem sie in Schach hält, bemerkt man keine Symptome oder andere Probleme. Wenn aber ein durchlässiger Darm, entzündungsfördernde Nahrungsmittel, Stress, eine erhöhte Schadstoffbelastung oder ein anderer Faktor das Immunsystem überbelastet, kann die Infektion sich verstärken und sowohl Ihrem Immunsystem als auch Ihrer Schilddrüse Probleme bereiten.
Sehen wir uns nun die Infektionen an, die am häufigsten mit autoimmunen Schilddrüsenerkrankungen einhergehen. Sie können sowohl im akuten als auch im »schlafenden« Zustand eine solche Erkrankung auslösen:

Herpes

Zur Herpesfamilie gehören viele Viren, und in der Medizinwissenschaft geht man davon aus, dass alle bei Autoimmunerkrankungen eine Rolle spielen können. Am besten erforscht ist Herpes simplex (Typ 1 und Typ 2), das Virus, das Fieberbläschen und Herpes im Genitalbereich verursacht. Auch das Humane Herpesvirus Typ 6 (HHV-6) ist als möglicher Faktor bei der Entstehung von Schilddrüsen-/Autoimmunerkrankungen in der Diskussion.
Einmal eingefangene Herpesviren halten sich bis zum Lebensende im Körper, manchmal aktiv, manchmal inaktiv. Sind sie aktiv – vielleicht, ohne dass Sie es selbst merken – können sie eine Auto-

immunreaktion in der Schilddrüse auslösen, entweder aufgrund einer »Zuschaueraktivierung« oder von kryptischen Antigenen (siehe oben).

Körperlicher, mentaler oder emotionaler Stress können ein Herpesvirus »aufwecken«. Wie bereits erwähnt, unterdrücken Stresshormone das Immunsystem, und der Körper wird dann zu einer sehr einladenden Umgebung für Viren. Im Laufe der Jahrtausende haben sich Viren so entwickelt, dass sie aktiv werden, sobald sie genügend Stresshormone vorfinden. Sie sehen also, wie Stress und Infektionen miteinander verknüpft sind. Wenn Sie wollen, dass Ihre Schilddrüse und Ihr Immunsystem optimal funktionieren, müssen Sie beide Aspekte im Auge behalten.

Epstein-Barr

Das Epstein-Barr-Virus (EBV) gehört zur Familie der Herpesviren. Es ist das Virus, das das Pfeiffersche Drüsenfieber verursacht, weshalb ich gleich daran dachte, als mir Bernadette erzählte, dass sie als Teenager ebenfalls von der »Kusskrankheit« betroffen war. Dies ist übrigens ein irreführender Scherzname, weil man nämlich das Drüsenfieber nicht nur vom Küssen bekommt. Wie andere Viren kann es auch durch Tröpfcheninfektion übertragen werden oder dadurch, dass man mit einer infizierten Person die Trinkflasche oder den Strohhalm teilt.

Die Sache ist die: Selbst wenn Sie denken, dass Sie niemals an Pfeifferschem Drüsenfieber erkrankt waren, haben Sie die Krankheit vielleicht doch durchgemacht, wenn auch symptomfrei. Sage und schreibe 95 Prozent aller Erwachsenen in den USA haben EBV-Antikörper, was bedeutet, dass irgendwann eine Infektion stattgefunden haben muss. Es besteht außerdem der begründete Verdacht, dass EBV eine wichtige Rolle bei Hashimoto und Morbus Basedow spielt.

So wie Bernadette hatte ich als Teenager das Pfeiffersche Drüsenfieber und weiß heute, dass dies zusammen mit weiteren Faktoren wie Ernährung, Schadstoffbelastung und Stress sehr wahrscheinlich zur

Entstehung von Morbus Basedow bei mir beigetragen hat. Das Epstein-Barr-Virus steht auch in engem Zusammenhang mit einer Reihe anderer Autoimmunerkrankungen wie multiple Sklerose, Lupus, Fibromyalgie sowie dem chronischen Müdigkeitssyndrom und dem Sjögren-Syndrom.

Hepatitis C

Fast drei Millionen US-Amerikaner sind mit dem leberschädigenden Hepatitis-C-Virus infiziert, aber 70 bis 80 Prozent wissen das gar nicht, weil ihre Hepatitis in der Akutphase symptomlos verläuft. Bei Patienten, die an einer chronischen Hepatitis C leiden, ist auch die Rate von Autoimmunerkrankungen der Schilddrüse viel höher, was darauf schließen lässt, dass ein aktives Virus das Immunsystem zu einem Angriff auf die Schilddrüse veranlassen kann.
Zu den Nebenwirkungen von Hepatitis-C-Behandlungen gehören leider *ebenfalls* autoimmune Schilddrüsenstörungen. Der Grund ist, dass das antiviral wirkende Interferon, eines der wichtigsten Medikamente zur Therapie von Hepatitis C, das Immunsystem unterdrückt, worauf in manchen Fällen Autoimmunerkrankungen auftreten. Sowohl das Virus als auch seine Behandlung sind also potenzielle Risikofaktoren.

Yersinia enterocolitica

Dieses Bakterium wird über nicht ausreichend erhitzte tierische Produkte (Fleisch, Milch) sowie verunreinigte Gewässer übertragen. Die Symptome einer Yersinia-Infektion sind sehr ähnlich wie die einer Lebensmittelvergiftung. Deshalb überlegte ich bei Bernadettes Erwähnung ihrer Fischvergiftung, ob sie damals nicht vielleicht mit Yersinia infiziert gewesen war. Diese Bakterien wären dann zusammen mit dem Stress der Wohnungssuche die letzten »Wassertropfen« gewesen, die ihren Becher zum Überlaufen gebracht hatten.
Bei den meisten Menschen heilt eine solche Infektion von ganz alleine wieder aus. Manchmal aber lassen sich die Bakterien häuslich

in der Darmschleimhaut nieder und vermehren sich. Dann tritt wieder ein Fall molekularer Mimikry auf: Yersinia ähnelt den Schilddrüsenrezeptoren so sehr, dass die Yersinia-Antikörper auch die Schilddrüse angreifen. Die Bakterien können also indirekt Hashimoto und Morbus Basedow verursachen.

Dünndarmfehlbesiedlung (DDFB)

Eine Dünndarmfehlbesiedlung resultiert aus einem Ungleichgewicht der Darmbakterien, wenn sich zu viele schlechte Bakterien im Verdauungstrakt breitmachen. DDFB geht vielfach mit einer Unterfunktion der Schilddrüse einher. Bei einigen Studien stellte sich heraus, dass fast die Hälfte der Patienten mit Schilddrüsenunterfunktion auch an DDFB litt. Da Darminfektionen generell das Immunsystem belasten, ist eine DDFB für Menschen mit Hashimoto eine besondere Herausforderung.

Helicobacter pylori

Dieses auch einfach nur *H. pylori* genannte Bakterium schwächt die Magenschleimhautbarriere, wodurch die Magensäure die Schleimhaut schädigen kann. Es kommt dann zu Schleimhautentzündungen und im schlimmsten Fall zu einem Geschwür. Wie die anderen Infektionen, die wir bereits behandelt haben, treten Infektionen mit *H. pylori* recht häufig auf und verlaufen vielfach symptomlos, sodass der Bakterienträger sie gar nicht bemerkt.
Bei einer großen Studie wurden 40 Prozent der nicht-autoimmunen Schilddrüsenpatienten sowie 45 Prozent der Autoimmunpatienten ohne Schilddrüsenstörungen positiv auf *H. pylori* getestet. Und diejenigen, die an einer Autoimmun- *und* einer Schilddrüsenerkrankung litten? Sage und schreibe 86 Prozent trugen dieses Bakterium in sich. Wenn Sie also irgendeine Schilddrüsenfehlfunktion haben – und ganz besonders gilt das für Hashimoto oder Morbus Basedow –, ist *H. pylori* sehr wahrscheinlich ein Faktor dabei, mit dem Sie sich befassen sollten. Mehr dazu erfahren Sie später.

Toxoplasmose

Ein weiterer Auslöser für eine autoimmune Schilddrüsenerkrankung ist die Toxoplasmose, eine Krankheit, die von einem Parasiten übertragen wird, der in nicht durchgegartem Schweinefleisch und in infiziertem Katzenkot zu finden ist. Die Infektion ist bei gesunden Personen mit intaktem Immunsystem zumeist symptomlos. Selten treten erkältungsartige Beschwerden wie Lymphknotenschwellungen im Halsbereich und Gliederschmerzen auf.
Eine Erkrankung einer schwangeren Frau kann zu Schädigungen des ungeborenen Kindes führen. Bei den meisten Menschen wird der Parasit wieder ausgeschieden, aber manchmal verbleibt er im Körper und kann den Weg für Hashimoto oder Morbus Basedow freimachen.

Blastocystis hominis

Dieser Parasit wird mit der Hashimoto-Thyreoiditis in Verbindung gebracht. Die Infektionsrate mit *Blastocystis hominis* ist vor allem in tropischen Entwicklungsländern hoch; wenn Sie also in ein solches Land gereist sind, könnten Sie sich den Parasiten eingefangen haben. Er verursacht in der Regel nur leichte Symptome und keine bleibenden Schäden. Ich kenne aber Berichte über Fälle (und habe solche auch in meiner Klinik erlebt), in denen ein infizierter Patient behandelt wurde und nach der Behandlung unerwartet auch seine Hashimoto los war. Sollten Sie den Verdacht hegen, sich infiziert zu haben, lassen Sie einen entsprechenden Test durchführen und sich gegebenenfalls behandeln.

Tests auf Infektionen

Wie ich es auch Bernadette sagte, sind Tests der erste Schritt. Es nützt nichts, den Verdacht zu haben, an einer Infektion zu leiden. Man muss es herausfinden.

Bezüglich Dünndarmfehlbesiedlung (DDFB) und *Blastocystis hominis* können Sie die Fragebogen auf den Seiten 316 und 317 ausfüllen, die Ihnen auch helfen, einen individuellen Nahrungsergänzungsmittelplan zu erstellen. Für folgende Infektionen gibt es Labortests:

- Herpes, Epstein-Barr, Toxoplasmose und Hepatitis C können durch Bluttests nachgewiesen werden, die Ihr Hausarzt durchführen lassen kann.
- *H. pylori* lässt sich mittels eines Atem-, Stuhl- oder Bluttests nachweisen; fragen Sie Ihren Arzt danach. Beim Bluttest wird allerdings nur das Vorhandensein von Antikörpern überprüft. Sollten Sie solche Antikörper haben, heißt das, dass Sie schon mal mit *H. Pylori* infiziert waren, nicht unbedingt, dass das Bakterium noch aktiv ist.
- Eine DDFB wird mit einem Atemtest nachgewiesen; fragen Sie Ihren Arzt danach.
- Die Diagnose von *Blastocystis hominis* geschieht meist mikroskopisch, wobei dieser Stuhltest eher unzuverlässig ist. Sollten Sie trotz negativem Test das Gefühl haben, mit dem Bakterium infiziert zu sein, könnten Sie auch einen Antikörpertest fordern.
- In der Schulmedizin gibt es noch keinen verlässlichen Test auf Yersinia. Eventuell kann ein Arzt für Functional Medicine einen sehr spezialisierten Stuhltest durchführen.

Behandlung von Infektionen

Nehmen wir an, einer der Tests fällt positiv aus. Und nun?
Die jeweilige Behandlung hängt davon ab, ob die Infektion von Viren, Bakterien oder Parasiten verursacht wurde. Ich möchte aber betonen, dass Sie sich auf jeden Fall, egal welcher Behandlung Sie sich unterziehen, an das Schilddrüsen-Programm nach der Myers-Methode halten sollten. Warum? Wenn Sie entzündungsfördernde Nahrungsmittel vermeiden, Ihren Darm ausheilen und Ihr Immunsystem stärken, steigen die Chancen, dass Sie den Kampf gegen die Infektion

gewinnen und künftige Krankheitsausbrüche verhindert werden. Unterstützen Sie die nachfolgend beschriebenen Behandlungen mit der richtigen Ernährung, den richtigen Nahrungsergänzungsmitteln und einer Darmsanierung.

Virusinfektionen behandeln: Herpes und Epstein-Barr

Bei Virusinfektionen empfehle ich Ihnen Monolaurin, ein nicht verschreibungspflichtiges Nahrungsergänzungsmittel, das aus Kokosöl und Huminsäure gewonnen wird. Monolaurin ist für Viren gefährlich, weil es ihre Hülle auflösen kann, was zur Inaktivierung des Virus führt. Kokosöl ist dadurch ein natürliches, antivirales Heilmittel. Huminsäuren sind natürliche Säuren, die in torf- oder humushaltigen Böden vorkommen und in der Naturheilkunde zur Bekämpfung von Viren eingesetzt werden. Sie hindern ein reaktiviertes Virus daran, in die Körperzellen einzudringen und sich dort zu vermehren.

Bakterielle Infektionen behandeln: Yersinia und *H. pylori*

Gegen *H. pylori* können Sie ein natürliches Heilmittel einnehmen, das aus Gummiharz, Zink, Berberin und Wismutcitrat besteht. Es wird von mehreren Firmen hergestellt.
Bei Yersinia ist meine erste Verteidigungslinie eine Kräuterrezeptur aus Berberin, süßem Wermut, Grapefruitkernextrakt, Schwarznuss und Uva urasi (siehe »Adressen und Bezugsquellen«). Wenn dieses Mittel nicht hilft, wird Ihnen der Arzt ein Antibiotikum verschreiben. Normalerweise rate ich ja von Antibiotika ab, weil sie das Mikrobiom und damit das Verdauungs- und Immunsystem schädigen. Bei einer ernsthaften Yersinia-Infektion jedoch ist eine Antibiotikatherapie fast unausweichlich. Nehmen Sie dazu aber immer auch Probiotika, um Ihr Mikrobiom wieder aufzubauen und nicht an Gewicht zuzulegen.
Wenn Sie an einer Dünndarmfehlbesiedlung leiden, nehmen Sie die auf den Seiten 317 und 318 aufgeführten Nahrungsergänzungsmittel als Teil Ihres individuellen Ergänzungsmittelplans. Sie können

sich vom Arzt auch Rifaximin verschreiben lassen, ein darmspezifisches Antibiotikum. Als begleitende Maßnahme sollten aber *unbedingt* Probiotika zum Einsatz kommen.

Parasiten ausmerzen: Toxoplasmose und Blastocystis hominis

Bei Toxoplasmose müssen Sie auf jeden Fall zum Arzt gehen, der Ihnen voraussichtlich die Einnahme von Antibiotika empfehlen wird. Wenn Sie auch Probiotika nehmen, können Sie damit Ihre Darmflora wiederaufbauen.

Zur Behandlung von *Blastocystis hominis* nehmen Sie im Rahmen Ihres individuellen Nahrungsergänzungsmittelplans die auf Seite 319 aufgeführten Nahrungsergänzungsmittel. Eventuell ist eine medikamentöse Behandlung mit dem Antibiotikum Metronidazol erforderlich (auch hier gilt: Probiotikum nicht vergessen!).

Niemals Antibiotika ohne Probiotika!

Das Problem bei Antibiotika ist, dass sie nicht nur schädliche, sondern auch nützliche Darmbakterien vernichten. Zurück bleiben eine gestörte Bakterienflora und ein geschwächtes Immunsystem, das neuen Krankheitserregern ausgeliefert ist. Um den in Ihrem Mikrobiom angerichteten Schaden wiedergutzumachen, sollten Sie deshalb *Probiotika* nehmen, in Pillen-, Kapsel- oder Pulverform. Damit füllen Sie sozusagen den Darm wieder mit Bakterien auf. Probiotika sind ohnehin ein Bestandteil des Schilddrüsen-Programms nach der Myers-Methode, aber denken Sie daran auch später, nach einer Antibiotikabehandlung in jedem Fall für den Wiederaufbau der Darmflora ein probiotisches Präparat einzunehmen. Solche Mittel enthalten Milliarden »freundlicher« Bakterien.

Als zusätzlichen probiotischen Arzneistoff empfehle ich außerdem den Hefepilz *Saccharomyces boulardii (S. boulardii)*. Dieser probiotische Pilz verdrängt pathogene Hefepilze wie Candida und wirkt vorbeugend gegen antibiotikabedingten Durchfall ebenso wie gegen eine Infektion mit *C. difficile*, die nach einer Antibiotikabehandlung öfters mal auftritt. Es ist verblüffend, wie gut *S.*

boulardii wirkt und ich verstehe eigentlich nicht, warum Ärzte ihn nicht generell während und nach Antibiotikabehandlungen verschreiben. Es gab allerdings auch schon wenige Fälle, bei denen sich nach Verabreichung von *S. boulardii* die problematischen Hefepilze verstärkten. Wenn Sie also unerwünschte Symptome bei sich bemerken, sollten Sie diesen probiotischen Pilz nicht mehr einnehmen.

Eine weitere Komponente der Myers-Methode ist Glutamin, eine Aminosäure, die die Schleimhäute des Verdauungstraktes schützt und repariert. Auch diese empfehle ich Ihnen gegebenenfalls zur antibiotikabegleitenden Einnahme.

Wie Bernadette ihre Infektionen los wurde

Während Bernadette das Schilddrüsen-Programm nach der Myers-Methode absolvierte, ließ ich sie zur Darmheilung auch die 4-A-Methode durchführen, die ich auf Seite 187 beschrieben habe. Bernadette nahm Glutamine, um ihre Darmschleimhaut zu reparieren, Verdauungsenzyme und Betain HCl für eine verbesserte Verdauung sowie Probiotika zum »Nachfüllen« freundlicher Darmbakterien. Diese Darmsanierung gab ihrem Immunsystem einen gewaltigen Schub, was dabei half, die Epstein-Barr-Viren und Yersinia-Bakterien aus ihrem Körper zu vertreiben.

Außerdem erhielt sie von mir ein Kräuterpräparat gegen Yersinia sowie Monolaurin und Huminsäure gegen das Epstein-Barr-Virus. Hätten die Kräuter nicht gewirkt, hätte ich ihr danach Antibiotika (und auch Probiotika!) verschrieben, aber glücklicherweise sprach Bernadette gut auf die Behandlung an und ihre Infektionen verschwanden.

Ich erklärte Bernadette, dass oft Stress der Auslöser für eine Infektion ist und empfahl ihr deshalb, sich an meine Ratschläge zum Stressabbau zu halten, die ich Ihnen im nächsten Kapitel darlege. Wenn Sie sich täglich bemühen, Stress ab- statt aufzubauen, tun Sie damit jedem Aspekt Ihrer Gesundheit etwas Gutes.

Bernadette war sehr erleichtert, das letzte Puzzleteil für ihre Heilung gefunden zu haben. Nachdem sich die Infektionen verzogen hatten, verschwanden auch ihre Symptome und ihre Energie kehrte zurück. Keine Konzentrations- und Gedächtnisstörungen und keine Müdigkeit mehr – einfach optimale, strahlende Gesundheit.

KAPITEL 10

Die Stress-Lösung

Meine Patientin Laila führte ein kompliziertes, aber interessantes Leben als internationale Unternehmensberaterin. Bei ihren zahlreichen Reisen nach China, Japan und in andere asiatische Länder überquerte sie oft die Zeitzonen. Wenn sie nicht auf Reisen war, führte sie zu ungewöhnlichen Arbeitszeiten Telefongespräche mit ihren Kollegen in diesen weit entfernten Ländern. Hinzu kam, dass ihr Lebenspartner in Europa arbeitete, wodurch Lailas Work-Life-Mix noch mit einer weiteren Zeitzone und einem weiteren Reiseziel angereichert wurde. Sie können sich vielleicht vorstellen, dass all dies zusammengenommen ihren Schlafrhythmus gehörig durcheinanderbrachte.

Lailas Arbeit war auch sonst recht anspruchsvoll, vor allem, nachdem es einen Wechsel an der Spitze der Abteilung gegeben hatte. Der Vorgänger der jetzigen Chefin war ein warmherziger und verständnisvoller Vorgesetzter gewesen, was Laila bei ihrer Arbeit sehr motiviert hatte. Die neue Abteilungsleiterin trat viel fordernder auf und Laila wusste nie so recht, ob sie ihre Chefin nun zufriedenstellte oder nicht. Das verunsicherte sie und gab ihr Anlass zu vielen sorgenvollen Gedanken.

Trotz ihrer langen Arbeitszeiten schaffte es Laila, die immer gerne körperlich aktiv gewesen war, mehrmals pro Woche CrossFit-Einheiten zu absolvieren. Bei ihren Geschäftsreisen ging sie zumindest joggen. Sie sagte mir, dass das regelmäßige Training wichtig für sie sei, um Dampf abzulassen. Lieber schlief sie eine Stunde weniger oder ließ ein Treffen mit Freunden aus, als auf den Sport zu verzichten.

Als Laila mich in meiner Praxis aufsuchte, zeigte sie die typischen Symptome einer Schilddrüsenüberfunktion: Herzjagen, Schlaflosigkeit, Muskelzittern, Panikattacken. Ich hegte gleich den Verdacht, dass sie an Morbus Basedow litt, was bedeuten würde, dass sowohl ihre Schilddrüse als auch ihr Immunsystem nicht gut funktionierten. Dementsprechend ließ ich ihr Blut abnehmen und gab ein großes Schilddrüsen-Blutbild in Auftrag. Bei unserem langen Patientengespräch gewährte sie mir Einblicke in ihr durchgeplantes Leben.

Eine genaue Diagnose würde ich erst bei Vorliegen der Laborwerte stellen können, aber Lailas Erzählungen gaben mir bereits einige Hinweise. Sie erwähnte Faktoren, die fast mit Sicherheit das effektive Funktionieren ihrer Schilddrüse und ihres Immunsystems beeinträchtigten:

- **Zu wenig und unregelmäßiger Schlaf.** Leila sagte zuerst, Schlaflosigkeit und andere Schlafstörungen seien neue Symptome bei ihr, musste dann aber zugeben, dass sie eigentlich schon seit Antritt ihrer international ausgerichteten Arbeitsstelle unregelmäßig und oft zu wenig schlief. Schlafmangel stört die Schilddrüsenfunktion, unter anderem deshalb, weil er das Stressniveau im Körper erhöht. Wie in Kapitel 3 bereits erwähnt, ist Stress nicht nur psychologisch, sondern auch körperlich bedingt. Dem Körper nicht ausreichend Schlaf zu gönnen ist ein enormer – und weitverbreiteter – Stressfaktor.
- **Übertraining.** Laila mutete sich mit ihrem anstrengenden Training wahrscheinlich zu viel zu, was sich auch negativ auf die Schilddrüse auswirkte. Ich habe zahlreiche Schilddrüsenpatienten, die extreme, ihren Körper maximal fordernde Trainingsformen praktizieren: CrossFit, Marathontraining, Iron Man, Boot Camps. Mag sein, dass diese Art von Sport für einige Menschen angebracht ist,

aber die meisten überanstrengen sich eher dabei, insbesondere diejenigen, die nicht mehr ganz so jung sind. Wenn Ihrem Körper das intensive Training zu viel wird, protestiert er über die Stresshormone und die Schilddrüse dagegen.
- **Psychologischer Stress.** Lailas Sorgen, ob sie die Erwartungen ihrer Chefin erfüllen konnte, sorgten dafür, dass ihr Stressniveau beständig hoch blieb. Selbst mit mehr Schlaf und gesünderem Training würde Laila weitere Möglichkeiten zur Stressreduktion finden müssen, um ihrer Schilddrüse und ihrem Immunsystem ein optimales Funktionieren zu ermöglichen. Laila konnte den Arbeitsstress vielleicht nicht beeinflussen, aber abends, an den Wochenenden und auch ab und zu tagsüber hätte sie die Gelegenheit, ganz bewusst Strategien zum Stressabbau zu praktizieren, um die Stresshormone zu reduzieren und die Entspannungsreaktion auszulösen.

Ich erklärte Laila, dass wenn sie tatsächlich Morbus Basedow hatte, all diese Faktoren eine wichtige Rolle spielten, so wie bei allen Formen von Schilddrüsen- und Autoimmunerkrankungen. Und in der Tat bestätigten dann wenig später die Laborwerte meinen Verdacht. Wollte Laila wieder gesund werden, würde sie Stress abbauen müssen. Sie musste ihre Schlafgewohnheiten ändern, weniger intensiv trainieren und sich von den Stressgefühlen in Bezug auf ihre Chefin befreien.
Stress ist ein sehr häufiger Faktor bei Schilddrüsen- und Autoimmunstörungen. Inzwischen wird es Sie nicht mehr überraschen, wenn ich Ihnen sage, dass die meisten Schulmediziner diesen Aspekt bei ihrer Behandlung mehr oder weniger ignorieren. Wir hingegen werden das *nicht* tun. Lassen Sie uns das Thema näher betrachten.

Wie Stress sich auf Ihre Schilddrüse und Ihr Immunsystem auswirkt

Wie wir in den Kapiteln 3 und 4 gesehen haben, beeinträchtigt Stress in jeder Form die Schilddrüsen- und Immunfunktion:

- Ihr Körper mobilisiert seine Truppen, um mit dem Stressor fertig zu werden (»Gefahr! Gefahr!«), sodass für die normalen Körpervorgänge wie Schilddrüsen- und Immunfunktion viel weniger Ressourcen vorhanden sind.
- Stress schwächt die Darmfunktion, was einen durchlässigen Darm zur Folge haben kann, ein wichtiger Faktor bei Autoimmunstörungen. Wenn Sie bereits eine Autoimmunerkrankung haben, macht der durchlässige Darm sie noch schlimmer. Wenn nicht, ist ein durchlässiger Darm ein Risikofaktor für Autoimmunerkrankungen. Da das »Glückshormon« Serotonin zum großen Teil im Darm produziert wird, kann ein durchlässiger Darm (durch den sich das im Darm vorhandene Serotonin vermindert) auch zu Depressionen, Angst und Schlaflosigkeit führen.
- Durch die vermehrte Freisetzung von Cortisol wird im Körper die Produktion von Schilddrüsenhormonen verlangsamt.
- Stresshormone drosseln die Umwandlung von T4 in T3, wodurch Ihnen weniger von der aktiven Form des Hormons zur Verfügung steht. Dagegen stimulieren sie die Umwandlung von T4 und freiem T3 in reverses T3, was einen »abgebremsten« Stoffwechsel zur Folge hat.
- Überschüssiges Cortisol verursacht eine vermehrte Freisetzung von Östrogenen. Östrogene wiederum fördern die Bildung von Thyroxin-bindendem Globulin (TBG), sodass mehr Schilddrüsenhormone *gebunden* werden und dem Körper weniger freies T4 und T3 zur Verfügung steht.
- Entzündliche Immunzellen, die sogenannten *Zytokine*, sind ebenfalls ein Teil der Stressreaktion. Sie führen zu einer Schilddrüsenhormonresistenz, was bedeutet, dass die Schilddrüsenrezeptoren weniger stark auf die Schilddrüsenhormone ansprechen. In

solch einem Fall zeigen die Bluttests einen normalen Schilddrüsenhormonwert an, aber da die Körperzellen das Hormon nicht richtig aufnehmen können (auch dann nicht, wenn der Patient ein Schilddrüsenhormonpräparat nimmt), treten trotzdem Symptome auf.

Leider wird nicht so viel über die Auswirkungen von Stress geforscht, wie es notwendig wäre. Wahrscheinlich wird dieses Thema von der Schulmedizin bisher vernachlässigt, weil man gegen Stress nicht einfach Tabletten verabreichen kann. Zwei Studien zu diesem Thema gaben mir zu denken. In einer wurde herausgefunden, dass Stress die Wahrscheinlichkeit einer Basedow-Krankheit um das Achtfache erhöht. Bei der anderen stellte sich heraus, dass bei 14 Prozent der Studienteilnehmer mit Basedow starker emotionaler Stress der wichtigste auslösende Faktor gewesen war.
Hätte ich diese Studien doch nur gekannt, bevor ich an Morbus Basedow erkrankte. Dann hätte ich mir angesichts meiner persönlichen Stressfaktoren – der relativ plötzliche Tod meiner Mutter und die Herausforderungen eines Medizinstudiums – Strategien zur Stressreduktion überlegen können. Zumindest kann ich aber jetzt meinen Patienten, so wie Laila, helfen, wenn ich ähnliche Stressoren in ihrem Leben erkenne, und sie beraten, wie sie Stress abbauen können. Später in diesem Kapitel erfahren Sie mehr zu diesem Thema.
Zuerst aber sollten Sie einen Test auf eine Nebennierenschwäche durchführen, um Anhaltspunkte zu gewinnen, welche Rolle körperlicher, geistiger und emotionaler Stress in Ihrem Körper spielt.

»Leide ich an einer Nebennierenschwäche?«

Fragen Sie einen Schulmediziner, und er wird Ihnen sagen, dass es eigentlich nur zwei Arten von erwähnenswerten Funktionsstörungen der Nebennieren gibt: die Autoimmunerkrankung Morbus Addison, bei der die Nebennieren kaum Stresshormone bilden, und das Cushing-Syndrom, bei der sie viel zu viele Hormone ausschütten.

Diese beiden Extreme eines breiten Spektrums sind das Resultat verschiedener struktureller Probleme: Bei Addison sind die Drüsen nicht in der Lage, ausreichend Stresshormone zu produzieren, während das Cushing-Syndrom auftritt, wenn der Patient Steroide einnimmt – eine häufige Behandlungsmethode für zahlreiche Krankheiten, darunter auch Autoimmunstörungen – oder ein Tumor der Hypophyse vorliegt.

Diese Krankheiten sind relativ selten. Gar nicht selten aber ist eine Nebennierenschwäche, deren Symptome sich in der Mitte des Spektrums bewegen. Die große Mehrheit meiner Patienten leidet daran und eigentlich auch die meisten Menschen, die ich außerhalb der Klinik treffe. Sie müssen nur irgendeinen Blog oder eine Facebook-Seite lesen, irgendwo tauchen garantiert Kommentare auf wie »bin gestresst«, »überlastet«, »kurz vor dem Burn-out«, »bin zu nichts zu gebrauchen, bevor ich einen Kaffee bekomme«, »Ich brauche unbedingt einen Mittagsschlaf« oder auch etwas wie »Habe meine Frau und Kinder angeblafft, obwohl sie gar nichts für meine schlechte Laune können«. Das sind alles Symptome einer Nebennierenschwäche, eines weitverbreiteten Leidens.

Was geht in Ihrem Körper vor, wenn Sie sich müde, ruhelos oder gereizt fühlen, Konzentrationsschwierigkeiten haben und fast süchtig nach Koffein sind? Ihre Nebennieren produzieren entweder zu wenige Stresshormone, zu viele, oder abhängig von der Tageszeit sogar beides. Wie wir in Kapitel 3 gesehen haben, wirkt sich diese Art von Fehlfunktion auf Ihre Schilddrüse und Ihr Immunsystem ebenso wie auf Ihre Gesundheit und Ihr allgemeines Wohlbefinden aus.

Das ist wieder mal eines der typischen Szenarien, bei denen sich die Frage stellt: Was war zuerst da, die Henne oder das Ei? Manchmal sorgt eine Schilddrüsenunterfunktion dafür, dass die Nebennieren überbelastet werden, weil der Körper sich nicht mehr auf die Zufuhr von Schilddrüsenhormonen verlassen kann, sondern für Energie, Motivation und Konzentration auf Stresshormone angewiesen ist. Wenn man dann schließlich anfängt, Schilddrüsenhormonpräparate einzunehmen, leidet man plötzlich unter Symptomen wie zitternde Hände oder Herzjagen, weil der Körper jetzt zwar über genau die richtige Menge an Schilddrüsenhormonen verfügt, aber dafür zu viele Stresshormone im Umlauf sind.

Nicht gut funktionierende Nebennieren belasten andererseits die Schilddrüse, weil diese versucht, die fehlenden Stresshormone durch vermehrte Bildung von Schilddrüsenhormonen auszugleichen. Letztendlich leidet man dann an einer Mischform aus Nebennieren- und Schilddrüsenschwäche, die im Laufe der Zeit immer schlimmer wird, da sich beide Organe mit ihrem Stoffwechsel gegenseitig beeinflussen.

Wie lässt sich dieser Teufelskreis durchbrechen? Am Anfang sollte ein Test auf Nebennierenschwäche stehen, denn wenn die Schilddrüse nicht gut funktioniert, ist es schwierig, eine solche Schwäche festzustellen. Schulmediziner verlassen sich in der Regel auf eine Blutuntersuchung, bei der der Cortisolspiegel gemessen wird. Das ist aber meines Erachtens keine zuverlässige Methode, da der Stresshormonpegel im Laufe eines Tages starken Schwankungen unterworfen ist. In einem gesunden Körper sind die Werte morgens am höchsten und kurz vor dem Schlafengehen am niedrigsten. Zwischendurch zeigt die Kurve immer dann leichte Ausschläge, wenn Sie Herausforderungen zu bewältigen haben.

Falls Sie an einer Nebennierenschwäche leiden, fühlen Sie sich morgens vielleicht schläfrig und müde, weil der Stresshormonpegel sehr niedrig ist, und abends nervös und reizbar, weil die Werte steigen und Sie wach halten. Eine andere Variante ist, dass Sie auf die Herausforderungen während des Tages mit Ausschüttungen großer Mengen an Stresshormonen reagieren oder dass, wie bei Laila, der Stresspegel die ganze Zeit hoch ist, weil Sie wegen eines schwer zufriedenzustellenden Chefs, eines kranken Kindes oder anderen belastenden Situationen permanent angespannt sind.

Ich lasse meine Patienten zuerst den auf der Seite 318 abgedruckten Fragebogen ausfüllen. Sollte die Auswertung ergeben, dass eine Schwäche der Nebennieren vorliegt, mache ich einige Ergänzungsvorschläge zum Schilddrüsen-Programm nach der Myers-Methode. Noch genauer sind die Ergebnisse eines speziellen Speicheltests, den ein Arzt für Functional Medicine Ihnen bestellen und für Sie auswerten kann.

Behandlung einer Nebennierenschwäche: Kräuter und Nahrungsergänzungen

Als ich Laila sagte, dass wir ihre Nebennierenschwäche mit Kräutern und Nahrungsergänzungsmitteln behandeln konnten, bekam sie strahlende Augen. Ich sah ihr genau an, was ihr durch den Kopf ging. Ich sprach es aus: »Sie denken jetzt, dass Sie einfach nur diese Kräuter und Nahrungsergänzungsmittel nehmen und sonst nichts an ihrem Lebensstil verändern müssen; Sie glauben, Sie können weiterhin zu wenig schlafen, Ihren Körper mit CrossFit und Laufen überbeanspruchen und Ihren Arbeitsstress ignorieren, so als sei er kein wirkliches Problem.«
Laila nickte schuldbewusst, was ich mit einem kleinen Seufzer quittierte.
»Wissen Sie«, sagte ich zu Laila, »die Kräuter und Ergänzungsmittel werden mit Sicherheit einen positiven Effekt haben und ich möchte auch, dass Sie davon profitieren. Aber wenn Sie in einem lecken Boot sitzen und das Wasser herauszuschöpfen versuchen und ich gebe Ihnen einen größeren Eimer dafür, dann ändert das trotzdem nichts daran, dass Sie auf die Dauer nur dann nicht untergehen, wenn Sie das Leck abdichten. Wenn Sie Ihre Lebensweise nicht ändern, macht Sie das anfällig für weitere Probleme mit der Schilddrüsen- und Immunfunktion, vielleicht sogar für eine Autoimmunstörung. Stressabbau durch Schlaf, moderate Bewegung und Entspannungstechniken ist wichtig und kann nicht durch eine Pille ersetzt werden. Die Kräuter und Nahrungsergänzungsmittel sind mal ein Anfang auf Ihrem Genesungsweg, aber wir müssen auch die Wurzel des Problems anpacken.«
Was ich Laila sagte, gilt auch für Sie. Ich werde Ihnen jetzt gleich Kräuter und Nahrungsergänzungsmittel zur Unterstützung Ihrer Nebennieren vorstellen (machen Sie den Test auf den Seiten 323 und 324, um festzustellen, ob Sie sie brauchen). Damit werden Sie sich schnell besser fühlen und in ein paar Wochen schon dürfen Sie damit rechnen, ruhiger, energievoller und optimistischer durch die Welt zu gehen. Ich freue mich schon jetzt für Sie!

Aber machen Sie nicht den Fehler, den physischen, geistigen und emotionalen Stress in Ihrem Leben zu ignorieren, denn das könnte sich langfristig rächen.

Am wichtigsten sind zunächst folgende Vitamine und Mineralien, die Sie im Rahmen der Myers-Methode einnehmen werden:

- **Magnesium.** Stress bewirkt eine vermehrte Ausscheidung von Magnesium über die Nieren. Magnesiummangel kann Angst- und Erschöpfungsgefühle zur Folge haben. Wenn Sie sich mittels Magnesiumergänzungen einen kleinen Vorrat aufbauen, haben Sie einen Stresspuffer. Der Zeitpunkt, an dem Ihre Nebennieren die »Kampf oder Flucht«-Reaktion auslösen, wird dann hinausgezögert, das heißt, Sie verspüren nicht gleich wegen Nichtigkeiten Ärger, Frustration oder Verzweiflung. Auch bei Schlafproblemen ist dies ein großartiges Nahrungsergänzungsmittel.
- **Vitamin-B-Komplex** ist essenziell – die Nebennieren brauchen diese Vitamine, um Stresshormone herzustellen, was der Grund ist, warum Stress die Vitamin-B-Speicher leert. Wenn den Nebennieren nicht genügend B-Vitamine zur Verfügung stehen, funktionieren sie nicht mehr so gut und – Sie wissen ja. Unterbrechen Sie den Stress-Teufelskreis durch Zufuhr von einigen B-Vitaminen und atmen Sie erleichtert auf.
- **Vitamin C,** auch als Ascorbinsäure bekannt, ist an sehr vielen Vorgängen im menschlichen Körper beteiligt. Aber am höchsten ist dieses fabelhafte Antioxidans in unseren Nebennieren konzentriert, die es brauchen, um Cortisol und andere Stresshormone zu bilden. Durch Stress wird dementsprechend der Vitamin-C-Speicher geleert, den Sie dann schon deshalb auffüllen sollten, weil ein Vitamin-C-Mangel wiederum zu einer vermehrten Cortisolausschüttung führt (wieder so ein Teufelskreis).

Achten Sie von nun an Ihr ganzes Leben lang auf eine ausreichende Versorgung mit Magnesium, B-Vitaminen und Vitamin C.
Als weitere Maßnahme bei einer Nebennierenschwäche empfehle ich sogenannte adaptogene Kräuter, das sind Kräuter aus Pflanzen, die

vor Stress schützen. Mit Hilfe dieser Wunderkräuter kann ein niedriger Stresshormonpegel angehoben oder ein hoher gesenkt werden, sie sind also selbstregulierend.

Drittens empfehle ich eine Entlastung der Nebennieren durch eine vorsichtig dosierte Hormonbehandlung mit dem Prohormon DHEA (Dehydroepiandrosteron). DHEA ist die Vorstufe sowohl für die männlichen als auch für die weiblichen Sexualhormone (Androgene bzw. Östrogene) und hat großen Einfluss auf den Stoffwechsel. Die Produktion von DHEA in den Nebennieren erreicht ihren Höhepunkt im Alter von etwa 25 Jahren und geht danach ständig zurück. Manchmal sinkt der DHEA-Wert dann zu stark ab und sollte sanft angehoben werden. Es hat sich gezeigt, dass bei Menschen mit einem niedrigen DHEA-Spiegel die Gabe von DHEA depressive Verstimmungen auflösen und die Immunfunktion verbessern konnte.

Bei Menschen mit Autoimmunerkrankungen werden meistens zu niedrige DHEA-Spiegel festgestellt, aber auch Menschen, die nicht an einer solchen Krankheit leiden, haben vielfach zu wenig DHEA. Ich möchte deshalb, dass Sie vom Arzt Ihren DHEA-Wert testen lassen. Wenn er unter 100 ist, lassen Sie sich ein Medikament verschreiben, mit dessen Hilfe Sie den Spiegel wieder erhöhen können.

Selbsthilfe – oder Hilfe suchen?

Ich habe Ihnen nun eine Menge Hilfsmittel an die Hand gegeben, mit denen Sie Ihre Stresshormone ins Gleichgewicht bringen und außerdem Nebennieren, Schilddrüse und Immunsystem unterstützen können. Diese Hilf-dir-selbst-Methode wird in vielen Fällen ausreichend sein. Falls Sie aber nach 28 Tagen Myers-Methode keine merkbare Verbesserung verspüren, sollten Sie einen Arzt für Functional Medicine aufsuchen. Das Gleichgewicht zwischen Schilddrüse und Nebennieren ist empfindlich und es kann manchmal Monate dauern, bis mittels Herumprobieren und vielen Tests die richtige Dosis eines Präparats gefunden worden ist. Sie *können* optimale Gesundheit erreichen, aber Sie brauchen vielleicht etwas extra Geduld und Hilfe, um an diesen Punkt zu kommen.

Schlafen Sie sich gesund

Einer der Schlüssel für tiefen erholsamen Schlaf ist ein regelmäßiger Schlaf-wach-Rhythmus (in der Fachsprache *circadianer Rhythmus* genannt). Viele unserer Hormonrezeptoren sind auf diesen Tag-Nacht-Rhythmus abgestimmt. Er wird von einer Reihe von Genen, den sogenannten Uhrengenen, aufrechterhalten, die sich im Laufe der Evolution entwickelt haben, um den Körper kontinuierlich an die Tages-, Jahreszeit- und Jahresrhythmen des Planeten anzupassen. Immer mehr wissenschaftliche Befunde weisen darauf hin, dass Stoffwechsel und Körpergewicht tief greifend mit den Schlaf-wach-Rhythmen verbunden sind (ein im Mai 2014 in der Fachzeitschrift *Advances in Nutrition* erschienener Artikel zum Beispiel erklärt dies ausführlich). Aus diesen Erkenntnissen schließe ich, dass auch die optimale Funktion Ihrer Schilddrüse von diesem Rhythmus abhängt, weshalb der Schlaf so eine wichtige Rolle spielt.

Einer der wichtigsten Anhaltspunkte für Ihren Körper bei der Regulierung der in ihm ablaufenden Prozesse ist das Tageslicht. Nicht überraschend hat sich der Mensch so entwickelt, dass er bei Tageslicht wach ist und bei Dunkelheit schläft. Zahlreiche hormonelle Signale und Signale des Stoffwechsels erfolgen gemäß diesem grundlegenden Rhythmus. Wenn wir uns nicht danach richten, leiden Schilddrüse und Stoffwechsel.

Das erklärt auch, warum Lailas unregelmäßiger Schlafrhythmus Probleme zur Folge hatte. Durch die zahlreichen Wechsel in andere Zeitzonen litt sie an Einschlafproblemen, und der knapp bemessene, unregelmäßige Schlaf wiederum kurbelte ihre Stresshormone an. Dadurch stand Laila so unter Strom, dass sie erst recht Schwierigkeiten hatte, einzuschlafen.

Laila und ich sprachen darüber, wie sie ihre Arbeitszeiten und Reiseplanungen anpassen konnte, um ihre Schlafstörungen zu verringern. Außerdem gab ich ihr folgende Empfehlungen, wie sie ihre Schlafqualität verbessern konnte.

- Gehen Sie tagsüber so oft wie möglich ins Freie, das erste Mal am besten schon gleich morgens nach dem Aufstehen. Wenn Sie Zeit im Tageslicht verbringen, signalisiert das dem circadianen Rhythmus, dass Sie wach sind.
- Stellen Sie Ihre ideale Schlafdauer fest und sorgen Sie dann dafür, dass Sie auch so viel Schlaf bekommen. Schalten Sie an den Wochenenden den Wecker aus und halten Sie fest, wie viele Stunden Sie dann in der Regel schlafen. Genau das ist Ihre ideale Schlafdauer.
- Nehmen Sie sich vor, täglich zur gleichen Zeit schlafen zu gehen. Das war für Laila teilweise extrem schwierig, aber Sie führen ja vielleicht ein »normaleres« Leben. Es ist am gesündesten, zeitig zu Bett zu gehen und früh aufzustehen; im Idealfall legen Sie sich um 22 Uhr hin und stehen um 6 Uhr auf. Vielleicht brauchen Sie aber auch mehr Schlaf, dann schlafen Sie eben neun oder zehn Stunden. Hauptsache, Sie halten sich an einen festen Rhythmus, das ist für den Körper am besten.
- Verwenden Sie Glühbirnen mit Gelblicht im Haus. Eine andere Möglichkeit wäre, abends eine spezielle Brille mit gelben Gläsern zu tragen (siehe »Adressen und Bezugsquellen«), um den Körper langsam auf die Nacht einzustellen. Solche Brillen filtern auch das Blaulicht von TV-Geräten. Sowohl für Computer als auch für mobile Geräte gibt es Software (zum Beispiel die kostenlose Software bzw. App *f.lux*), die den Bildschirm zu vorgerückter Stunde in Gelb- oder Orangetönen einfärbt und auf diese Weise den Blauanteil der Lichtquelle unterdrückt. Ist nämlich die Netzhaut Licht mit hohem Blauanteil ausgesetzt, so interpretiert das Hirn dieses Licht als Tageslicht. Es blockiert dann die Ausschüttung von Melatonin, dem Hormon, das uns schläfrig macht. Energiesparlampen weisen übrigens einen großen Blaulichtanteil auf.
- Dunkeln Sie Ihr Schlafzimmer völlig ab, zum Beispiel mit speziellen Verdunkelungsvorhängen. Ihr Körper muss glauben, dass er von kompletter Dunkelheit umgeben ist, damit Sie in einen tiefen, erholsamen Schlaf sinken können. Ist eine komplette Abdunkelung nicht möglich, besorgen Sie sich eine Schlafbrille, wie sie in

Flugzeugen verteilt werden. Blaue Lichtquellen haben im Schlafzimmer nichts zu suchen, lassen Sie Ihr Smartphone und Ihren Laptop also draußen (wenn Sie in einem Ein-Zimmer-Apartment leben, verwenden Sie spezielle rote Tücher, die kein blaues und grünes Licht durchlassen; siehe »Adressen und Bezugsquellen«).
- Das Schlafzimmer sollte nicht oder nur gering geheizt werden. Für den circadianen Rhythmus ist eine niedrige Körpertemperatur ein Signal, dass die Zeit zum Schlafen gekommen ist.
- Führen Sie einen »elektronischen Sonnenuntergang ein«. Mindestens eine Stunde, bevor Sie zu Bett gehen, schalten Sie sämtliche Geräte mit Bildschirmen ab: Telefon, Computer, TV-Gerät. Auf diese Weise kommen Sie zur Ruhe, und Ihr Körper wird nicht mehr von blauem Licht durcheinandergebracht.
- Außer dem Licht gibt es noch einen weiteren Grund, warum elektronische Geräte im Schlafzimmer nichts zu suchen haben: Nachts, wenn der Körper sich ausruht, sollte er keinen elektromagnetischen Feldern ausgesetzt sein, die von solchen Geräten verursacht werden. Energiesparlampen mit ihren hochfrequenten Strahlen sind fürs Schlafzimmer ebenfalls nicht geeignet.

Ich wies Laila darauf hin, dass die Nährstoffe und Nahrungsergänzungsmittel, die sie im Rahmen des Schilddrüsen-Programm nach der Myers-Methode zu sich nehmen würde, sich positiv auf ihre Schlafqualität auswirken würden. Selen zum Beispiel unterstützt nicht nur die Schilddrüse, sondern ist auch sehr wichtig, um gut schlafen zu können. Weitere schlaffördernde Faktoren sind das Reduzieren von Entzündungen, körperliche Bewegung in Maßen (siehe nächster Abschnitt) und Stressreduktion (siehe übernächster Abschnitt).

Das richtige Mass an Bewegung

Es ist nicht immer einfach, die richtige Sportart zu finden. Sie wollen Ihre Muskeln *ein wenig*, aber *nicht zu stark* beanspruchen, es muss einfach *genau stimmen* für Sie. Klar, es kann einen Kick geben, aktiv beim Sport an seine Grenzen zu gehen, denn der Körper belohnt das mit einem Endorphinrausch. Eine solche Endorphinausschüttung könnte allerdings auch ein grundlegendes Problem verdecken, während die Nebennieren und die Schilddrüse sich mit etwas abmühen, was sie als »Gefahr! Gefahr!« ansehen und nicht als stärkendes Training.

Wie finden Sie die für Sie richtige Sportart? Füllen Sie zuerst einmal den Fragebogen auf den Seiten 323 und 324 aus. Wenn sich daraus ergibt, dass Sie an einer Nebennierenschwäche leiden, gibt es im Hinblick auf Ihre Gesundheit nur eine Antwort: Lassen Sie sehr intensive körperliche Betätigungen sein, bis Ihre Nebennieren und Ihre Schilddrüse wieder besser in Form sind. Etwas Bewegung wäre dennoch wichtig, sofern Sie die Energie aufbringen, aber bitte übertreiben Sie nicht! Ansonsten besteht die Gefahr, dass Sie sich im Endeffekt erschöpft, gestresst und unkonzentriert fühlen und eher sogar zu- als abnehmen.

Nachstehend mache ich Ihnen ein paar Vorschläge, wie Sie Ihren Körper im Rahmen des Schilddrüsen-Programms nach der Myers-Methode in Bewegung halten. Sie sollten sich für die Intensität entscheiden, die in etwa Ihrem aktuellen Niveau entspricht, nicht einem früheren oder einem für die Zukunft angestrebten. Sie können sich immer noch allmählich zu einem anstrengenderen Training hocharbeiten, wenn Ihr Körper gut ausgeheilt ist.

Geringe Intensität

- Walking
- Stretching
- Yoga

Mittlere Intensität

- Pilates
- Spielen mit den Kindern
- Schwimmen

- Tanzen
- Langsames Joggen

Hohe Intensität

- Rad fahren
- Schnelles Joggen
- Tennis
- Gewichttraining
- Hot-Yoga
- Intervalltraining

Strategien zur Stressreduktion

Als ich auf das Thema Stressreduktion zu sprechen kam, wurde Laila unruhig. »Dr. Myers«, meinte sie, »mein ganzes Leben höre ich ständig ›Entspann dich‹, ›Schalte doch mal ab‹. Ich würde das ja auch gern ab und zu tun, aber es fällt mir total schwer. Ich habe es mit Yoga und mit Meditation versucht, doch das funktioniert bei mir einfach nicht. Während alle anderen im Kurs irgendwo im Nirwana schweben, denke ich daran, dass ich fürs Abendessen noch das Hühnchen aus dem Gefrierschrank holen muss und ob wohl nachher die Reinigung noch offen hat. Und außerdem *ist* meine Arbeit eben einfach stressig, gerade mit der neuen Chefin. Das kann ich nun mal nicht ändern.«

Ich selbst habe ebenfalls einen anspruchsvollen Job und bringe meinen Geist schwer zur Ruhe, auch wenn mein Körper sich ausruht. Aber ich weiß zu viel darüber, wie Stress die Schilddrüsen- und Immunfunktion belastet, und kann deshalb Stressabbau nicht einfach von der Liste streichen, nur weil es schwierig ist.

Glücklicherweise gibt es Wege für Laila und mich – und Sie! – zur Ruhe zu kommen, ohne ein ganz anderer Mensch werden zu müssen und ohne unsere Verpflichtungen zu vernachlässigen. Das gilt für jeden, egal ob der tägliche Stress von der Arbeit, der Familie, persönlichen Anliegen oder einer Mischung aus allem herrührt. Es geht nicht darum, Stress zu *beseitigen*, sondern *abzubauen*, das heißt auf die Stunden, in denen man aufmerksam, konzentriert und aktiv ist, dreißig bis sechzig Minuten folgen zu lassen, in denen man ruhig und entspannt ist. Erinnern Sie sich? Das vegetative Nervensystem besteht aus zwei Teilen: dem Sympathikus, der eine Leistungssteigerung des Organismus bewirkt, und dem Parasympathikus, der der Erholung dient. Es ist einfach wichtig, dass Sie jeden Tag auch eine Weile den Parasympathikus übernehmen lassen, damit der auf Hochtouren fahrende Stress durch eine Mußestunde ausgeglichen werden kann.

Yoga ist großartig für diesen Zweck, und wenn Sie gerne Yoga machen, unterstütze ich das voll und ganz. Der gesundheitliche Nutzen von Yoga wurde in zahlreichen Studien bewiesen und es kann Wunder für Ihre Schilddrüse und Ihr Immunsystem, Ihren ganzen Körper und Ihr allgemeines Wohlergehen bewirken. Also, ab in die Yoga-Stunde!

Wenn Sie aber nach anderen Wegen zur Stressbewältigung suchen, haben Sie jetzt Glück, weil ich viel Zeit damit verbracht habe, um eingehend darüber zu recherchieren und Ihnen eine ganze Reihe von Vorschlägen machen zu können. Nachstehend finden Sie meine Anti-Stress-Favoriten:

Binaurale Beats

Mitte des 19. Jahrhunderts fand der deutsche Physiker Heinrich Wilhelm Dove heraus, dass wenn den beiden Ohren Schall mit unterschiedlicher Frequenz zugeführt wird, das Gehirn eine dritte Frequenz erzeugt, um die beiden anderen zu synchronisieren. Diese dritte Frequenz kann dazu genutzt werden, Ihren Geist in einen entspannteren Zustand zu bringen, in dem Sie sich leichter von Ihren Sorgen abkoppeln, sich erholen und sich positiver gestimmt fühlen. Binaurale Beats sind eine Hilfe, um in den Bewusstseinszustand zu gelangen, wie ihn erfahrene Meditierende kennen. Sie können Ihnen über die Kopfhörer zu einer Art Tiefenentspannung verhelfen.

Auf YouTube und iTunes wimmelt es nur so vor binauralen Beats, suchen Sie also ein wenig herum, bis Sie finden, was Ihnen behagt. Nicht jeder empfindet den Klang purer Töne als angenehm, deshalb werden binaurale Beats auch in Trägersounds wie Naturgeräusche oder harmonische Kompositionen eingebettet. Weitere Hinweise, wie Sie binaurale Beats nutzen, sind unter »Adressen und Bezugsquellen« aufgeführt.

HeartMath (Herzintelligenz)

Hier ein paar interessante Tatsachen: Wenn man gestresst ist, schlägt das Herz regelmäßiger, als wenn man entspannt ist. Beim Einatmen schlägt das Herz schneller als beim Ausatmen. Ein Ruhepulswert von 60 gibt lediglich einen Durchschnittswert an und kann bedeuten, dass das Herz manchmal 55-mal und manchmal 65-mal pro Minute schlägt. All dies wird unter dem Begriff *Herzfrequenzvariabilität (HFV)* zusammengefasst. Eine Reihe von Erkrankungen wie Herzleiden, Diabetes und posttraumatische Belastungsstörung gehen mit einer eingeschränkten Fähigkeit, die Frequenz des Herzrhythmus zu verändern, einher.

Es gibt noch keine objektiven Indikatoren für den Stresspegel eines Menschen. Die Herzfrequenzvariabilität (auch Herzratenvariabilität oder *HRV* genannt) ist aber bereits ein ganz guter Maßstab. Je höher die HFV, desto niedriger die Stressbelastung und desto stärker die Widerstandskraft. Daraus folgt, dass sich durch eine Erhöhung der HFV der Stresspegel verringern lässt.

Wie aber kann etwas automatisch Ablaufendes wie der Herzschlag verändert werden? Genau hier kommt HeartMath ins Spiel – ein wundervolles Biofeedback-System, das Sie wissen lässt, wie hoch Ihre HFV gerade ist. Indem Sie ein solches Feedback erhalten, lernen Sie bereits, die HFV bewusster anzupassen.

Wenn Sie ein Smartphone haben, können Sie die App »HeartMath Inner Balance« erwerben. Bei Nutzung dieser App befestigen Sie einen Sensor am Ohrläppchen, um über den Puls den Herzrhythmus zu messen. Das Ganze ist supereinfach. Mir als ergebnisorientierter

Person (ja, auch beim Thema Stressabbau!) gefällt es besonders gut, dass ich mir mit der App Ziele setzen und meine Fortschritte messen kann. Es gibt aber auch preiswertere elektronische Pulsmesser in Form von Ohrclips, Fingerclips, Brustgurten und sogar »Smart Clothes«.

Wenn Sie einmal damit begonnen haben, Ihre HFV zu messen, passiert etwas Wunderbares. Zum einen nehmen Sie bewusst wahr, wann Sie gestresst sind; vielfach merken wir das nämlich gar nicht richtig. Und zum anderen können Sie kleine, aber wirksame Maßnahmen ergreifen, um den Stress zu reduzieren. Nehmen wir zum Beispiel an, Sie kommen aus einer wichtigen Sitzung und rennen schnell auf die Toilette, weil Sie schon gleich wieder einen Anruf erwarten. Oder vielleicht haben Sie gerade eines Ihrer Kinder an der Schule abgesetzt und eilen jetzt zum Supermarkt, bevor es an der Zeit ist, das kleinere Kind zum Vormittagsschläfchen hinzulegen. In beiden Fällen sind Sie gehetzt und gestresst, ohne sich dessen wirklich bewusst zu sein. Ein Blick auf den niedrigen Wert am HFV-Messgerät und Sie wissen, was los ist. Sie halten kurz inne, machen zehn tiefe Atemzüge (das dauert weniger als eine Minute!) und schon steigt der HFV-Wert an. Der Stress lässt nach, der Körper sagt »Danke!« und Sie können weitermachen. Welch großartige Erfindung!

Biofeedback

Wie bei HeartMath erhalten Sie mit dieser Methode Rückmeldungen zu dem, was in Ihrem Körper vorgeht. Dieses Feedback können Sie dann dazu nutzen, sich vom Stress zu lösen. Biofeedback dient nicht nur als Mittel zur Stressbewältigung, sondern kommt auch bei Erkrankungen wie Asthma, chronische Schmerzen, Verstopfung, hoher Blutdruck, Inkontinenz, Reizdarm, Migräne und Spannungskopfschmerzen zum Einsatz. Manche Menschen wenden es sogar an, um besser mit den Nebenwirkungen einer Chemotherapie zurechtzukommen. In all diesen Fällen hat man als Patient mehr Kontrolle über die Körperreaktionen als man denkt. Mit Biofeedback werden

Sie sich bewusst, wie Ihre Gedanken und Handlungen den Körper beeinflussen, und können durch gewollte Einflussnahme auf bestimmte Körpervorgänge schwierige Situationen besser meistern.
Um diese Methode anzuwenden, melden Sie sich zu einigen Sitzungen in einer Klinik an, die Biofeedback anbietet. Dort werden an Ihrem Finger und anderen Körperteilen Sensoren angebracht, die Herzfrequenz, Hauttemperatur, Hirnströme und Muskelfunktion messen. Wenn Sie zum Beispiel Biofeedback auf Stress bekommen, piepst das Gerät oder es blinkt eine rote Lampe, sobald sich Ihr Körper anspannt. Mit diversen Entspannungsverfahren, die Ihnen gezeigt werden, schaffen Sie es, dass das Piepen oder Blinken wieder aufhört. Durch die Rückmeldungen lernen Sie sich selbst besser kennen und üben, ganz bewusst vom Zustand der Angespanntheit in den Zustand der Entspanntheit zu wechseln. Das Biofeedback dient also der Bewusstseinsschärfung für Ihre inneren Zustände und zeigt sehr gute Wirkungen.
Es gibt eine wachsende Zahl von Biofeedbackverfahren auch für Stressmanagement, wie zum Beispiel:

- **Elektromyografie** für Feedback zur Muskelanspannung.
- **Thermisches Biofeedback** für Feedback zur Hauttemperatur, da diese unter Stress gewöhnlich sinkt.
- **Galvanische Hautreaktion** für Feedback zur Menge des von den Schweißdrüsen produzierten Schweißes, ein wichtiger Indikator für Angst.
- Auch die **Messung der Herzfrequenzvariabilität** (HeartMath) ist im Grunde eine Biofeedback-Methode.

Es sind diverse Biofeedback-Geräte im Handel erhältlich. Mobile Geräte, solche, die an den Computer angeschlossen werden oder Apps. Erkundigen Sie sich bei Ihrem Arzt oder lesen Sie die Empfehlungen unter »Adressen und Bezugsquellen« am Ende dieses Buches.

Gehirnwellen-Stimulation

Bei dieser Technik soll mit visuellen und akustischen Reizen ein hypnotischer Entspannungszustand erreicht werden. Sie haben eine Brille auf, auf der Sie die Wellen betrachten, während Sie gleichzeitig über Kopfhörer bestimmte Klänge (zum Beispiel binaurale Beats) hören. Ich habe das ein paar Mal gemacht, während ich an diesem Buch gearbeitet habe, und damit fantastische Ergebnisse erzielt! Die Geräte sind nicht ganz billig, aber ich verspreche Ihnen, dass der emotionale und mentale Stressabbau, den Sie damit erzielen, das Geld wert ist. Diese Technik verhilft nicht nur zu Entspannung, sondern auch zu besseren geistigen und sportlichen Leistungen und kann außerdem zur Unterstützung bei der Behandlung von Angstzuständen, depressiven Verstimmungen, ADHS, Schmerzen, saisonal-affektiven Störungen (SAD) und Altersbeschwerden eingesetzt werden.

Infrarotsauna

Das ist meine Lieblingstherapie, mit der ich den Geist entspanne und den Körper entgifte. Ich nutze meine private Sauna mehrmals pro Woche für eine 20-Minuten-Sitzung. Wie in Kapitel 8 schon einmal erwähnt, ist es eine gute Idee, sich zu Hause eine Saunakabine einbauen zu lassen (es gibt sogar faltbare Versionen für kleinere Wohnungen). Natürlich können Sie auch eine öffentliche Sauna oder die Dampfsauna in Ihrem Fitnessclub aufsuchen, aber in der Infrarotsauna im eigenen Zuhause können Sie schwitzen und gleichzeitig lesen, eine DVD ansehen, meditieren oder HeartMath praktizieren.

Heißes Entspannungsbad

Ein Entspannungsklassiker, und zwar nicht ohne Grund. Ich liebe es, mich nach einem langen Tag in die Badewanne zu legen. Ich fülle sie mit heißem Wasser, dem ich Bittersalz und ätherische Öle hinzufüge. Das Bittersalz enthält Magnesium, das die Muskeln entspannt. Ein paar Tropfen Ihres Lieblingsöls macht die Regeneration perfekt.

Badesalze können Sie selbst herstellen, so sind sie viel preiswerter (und gesünder) als die Fertigprodukte aus der Drogerie. Ich persönlich genieße die Stille beim Baden, aber es ist bekannt, dass Musik den Cortisolpegel senken kann, legen Sie sich also ruhig Ihre Lieblings-CD ein oder hören Sie binaurale Beats. Wenn Sie Ihren Körper allmählich auf Schlafen einstellen wollen, schalten Sie am besten die Deckenlampe aus und relaxen bei Kerzenschein oder bei gelbem Licht. Ein allabendliches Bad könnte zu einem festen Bestandteil Ihres Schlaf-wach-Rhythmus werden. Wie auch immer Sie es handhaben, falsch machen können Sie eigentlich nichts. Genießen Sie einfach!

Spaziergänge in der Natur

Diese sollten auf jeden Teil ein Bestandteil Ihres Gesundheitsrezeptes sein! Wie bereits erwähnt, ist es gut für den Schlaf-wach-Rhythmus, tagsüber öfters nach draußen zu gehen. Spaziergänge – oder nicht allzu anstrengende Wanderungen – sind noch dazu eine großartige Möglichkeit, um körperlich zu entspannen (Bergwandern und Klettern fallen unter die Rubrik »Sport«; besonders wenn Sie an einer Nebennierenschwäche leiden, sollten Sie Ihren Körper aber nicht zu stark beanspruchen).
Spaziergänge bringen Sie außerdem wieder einmal in Kontakt mit den beeindruckenden Phänomenen der Natur, und das nützt Ihrem Immunsystem ebenso wie Ihrer Gemütsverfassung. Wenn ich in der Natur unterwegs bin, kann ich die Schönheit in der Welt um mich herum bewundern, und mein strukturierter Verstand macht Platz für pures Staunen. Planen Sie solche Spaziergänge fest ein, am liebsten täglich, sonst eben einmal oder mehrmals pro Woche. Ihre Schilddrüse und Ihr Immunsystem werden es Ihnen danken.
Probieren Sie auch mal einen der beschilderten Barfußwege aus, die es mancherorts gibt. Barfuß zu gehen ist aus vielen Gründen entspannend, unter anderem deshalb, weil die Bakterien in der Erde uns sehr freundlich gesinnt sind – es sind diejenigen, von denen man möglichst viele im Darm haben sollte. Sie helfen bei der Produktion

von Serotonin im Körper, einem natürlichen Antidepressivum, das schlaffördernd wirkt. Es wird auch gesagt, dass man durch Barfußgehen eine Ionenmischung aufnimmt, die dabei hilft, die elektrische Ladung im Körper auszugleichen. Wie auch immer, Sie werden mir sicherlich zustimmen, dass das angenehme Gefühl von kühlem Gras oder warmem Sand unter den Fußsohlen eine großartige Möglichkeit ist, Stress abzubauen.

Zeit mit Familie und Freunden

Ist Ihnen schon aufgefallen, wie viel besser Sie sich nach einem Telefongespräch mit einem Freund oder einer Freundin oder nach einem Abend zu zweit mit Ihrem Schatz fühlen? Das lässt sich sogar ganz rational erklären: Der Cortisolspiegel ist gesunken und dementsprechend geht es dem Körper besser. Viele von uns schaffen es heutzutage kaum noch, in ihrem durchgeplanten Leben »Zeitfenster« für Freunde und Familie freizuhalten, irgendetwas ist gerade immer wichtiger. Ihre Gesundheit aber wird davon profitieren, wenn Sie ab und zu einfach Spaß haben und sich mit anderen verbunden fühlen. Tun Sie alles, was möglich ist, um dies zu einem festen Bestandteil Ihres Lebens zu machen.

Atemübungen, Gebete und Meditation

Es gibt zahlreiche Möglichkeiten, wie Sie von diesen Strategien zum Stressabbau profitieren können, und ich ermutige Sie herauszufinden, welche Ihnen am meisten zusagen. Ob Sie nun einfach ab und zu ein paar Minuten ruhig dasitzen, einer religiösen Zeremonie beiwohnen oder einen Ort besuchen, den Sie als heilig empfinden. Wenn Sie meditieren möchten, kann ich Ihnen das smarte Stirnband »Muße« empfehlen (siehe »Adressen und Bezugsquellen«). Angeleitet von der dazugehörigen App meditieren Sie, während das EEG-Stirnband die Gehirnaktivität misst. Am Ende jeder Einheit zeigt die App, wie ruhig oder aktiv das Gehirn war. So lernen Sie im Laufe der Zeit, sich tiefer und effektiver zu entspannen.

Einige Atemzüge mit einer tiefen Bauchatmung können Sie vom Sympathikus-Stressmodus in den Parasympathikus-Entspannungsmodus bringen. Die nachstehende Atemübung führe ich immer durch, wenn ich gestresst und unruhig bin:

- Legen Sie eine Hand auf die Brust und die andere auf den Bauch. Atmen Sie tief durch die Nase ein und achten Sie darauf, so viel Luft einzuziehen, dass sich die Lungen weiten.
- Atmen Sie ein, während Sie still bis 6 zählen.
- Atmen Sie aus, während Sie still bis 6 zählen.

Wenn Ihnen jemand gehörig auf die Nerven geht, wenn Sie das Gefühl haben, den Tag nicht durchzustehen, wenn Sie Ihre ansteigende Spannung spüren – halten Sie inne, führen Sie die oben beschriebene Übung zehnmal aus und fahren Sie dann fort mit dem, was Sie gerade getan haben. Wenn Sie erst einmal angefangen haben, Ihren Stresspegel zu beobachten und ihn auf diese einfache Weise zu senken, werden Sie verblüfft sein, wie viel besser Sie (und Ihre Schilddrüse) sich fühlen.

Feste Stressreduktionstermine

Die Stressabbautechniken, die ich Ihnen gerade aufgelistet habe, können Sie alle jederzeit zu Hause (oder vielleicht auch im Büro) durchführen, deshalb sind sie so nützlich. Aber einmal pro Woche sollten Sie Ihr Stressmanagement etwas intensivieren. Probieren Sie die nachstehend aufgeführten Entspannungsmethoden aus. Wenn Sie herausgefunden haben, welche Ihnen am besten behagt, gönnen Sie sie sich, so oft es Ihr Zeitplan und Ihr Budget erlauben.

Akupunktur

Mein wöchentlicher Akupunkturtermin, immer freitags, ist meine persönliche Happy Hour. Dabei kann ich mich so richtig entspannen.

Akupunktur fühlt sich für mich richtig gut an, und eigentlich ist es mir ganz egal, warum das so ist. Aber die Wissenschaftlerin in mir war dann doch froh, im *Journal of Endocrinology* die Ergebnisse einer 2013 durchgeführten Studie zu lesen. Forscher der Georgetown University School of Nursing and Health Studies fanden heraus, dass Akupunktur die Freisetzung von Stresshormonen sowie die an der »Kampf oder Flucht«-Reaktion beteiligten Peptide blockiert. Cool, nicht wahr? Wenn Sie sich also am Ende *Ihrer* Woche von Stress befreien wollen, dann entspannen Sie sich doch ebenfalls bei einer Akupunktur-Glücksstunde.

Floating-Tanks

Floating ist wie ein warmes Bittersalzbad für die Steroide! Sie schweben in behaglich warmem Salzwasser (die Salzdichte des Wassers entspricht der des Toten Meeres), in absoluter Stille und in völliger Dunkelheit oder bei gedämpftem Licht, das heißt, ohne jegliche Umgebungsreize. Sie fühlen sich wie schwerelos und erreichen einen Zustand absoluter Tiefenentspannung. Die geschützte Umgebung, die Wärme, das Gefühl, vom Wasser getragen zu werden, lösen Stress und Alltagshektik in kurzer Zeit auf.
Inzwischen gibt es vor allem in Großstädten zahlreiche Wellness-Einrichtungen mit solchen Floating-Tanks. Sie finden sie zum Beispiel mithilfe einer Suchmaschine im Internet. Eine Floating-Sitzung dauert in der Regel eine Stunde. Man kann auch Floating-Tanks für zu Hause kaufen, die sind allerdings recht teuer.
Laila empfahl ich Floating (auch »Schwebebad« genannt) als Hilfe gegen ihre Schlafstörungen und zur Minderung von Jetlag-Symptomen. Ich sagte ihr, sie solle bei ihren Reisen wenn möglich ab und zu mal eine Floating-Anlage aufsuchen und nach der Rückkehr diese Entspannungsmethode sozusagen zur »Zeitzonen-Entgiftung« anwenden. Floating-Tanks eignen sich perfekt zur Stressreduktion – der Cortisolspiegel sinkt, während Sie im Wasser schweben, und das ist gut für die Nebennieren, die Schilddrüse und das Immunsystem. Floating wirkt sich auch positiv auf Schmerzsymptome aus: Die

Entspannung und die Sinnesreizreduktion führen zu einer verstärkten Freisetzung von Endorphinen und außerdem wird die Muskelschmerzen verursachende Milchsäure schneller abgebaut. Eine Reihe von Studien haben bestätigt, dass Floating gegen Fibromyalgie wirkt, die Immunfunktionen steigert, die Selbstheilungskräfte unterstützt und durch die Erweiterung von Blutgefäßen zu einem vermehrten Blutzufluss zu allen Zellen führt. Wegen des schönen Gefühls von Schwerelosigkeit ist Floating das perfekte Erlebnis gegen Stress und innere Unruhe. Es steigert die Kreativität und teilweise sogar die sportliche Leistungsfähigkeit.

Massagen

Als ich Laila empfahl, gelegentlich einen Masseur aufzusuchen, war sie zuerst skeptisch. Massagesalons waren für sie reine Wellnesseinrichtungen, die nichts mit einer seriösen Behandlung gesundheitlicher Probleme zu tun hatten. Aber Massagen sind eben nicht nur Wohlfühlanwendungen, sondern wirken sich auch cortisolsenkend und stresslösend aus. Darüber hinaus helfen regelmäßige Massagen bei Schlafstörungen und Konzentrationsschwäche.

Wenn Sie es einrichten können, sollten Sie sich mindestens einmal monatlich, besser noch einmal wöchentlich, professionell massieren lassen. Im Idealfall spüren Sie, wann Sie besonders gestresst sind, und machen dann jeweils kurzfristig einen Termin aus, um Ihre Spannungen zu lösen. Falls Sie nur über ein geringes Budget verfügen, können Sie in einer Massageschule nach günstigen Massagen durch die Auszubildenden fragen.

Neurofeedback

Neurofeedback ist eine Variante des Biofeedbacks, von der ich persönlich sehr profitiert habe. Sie erhalten dabei Rückmeldungen, wie Ihr Gehirn funktioniert, und können dann Prozesse beeinflussen, die normalerweise unbewusst ablaufen. So muss Ihr Gehirn zum Beispiel in einem bestimmten Bewusstseinszustand sein, wenn Sie einschlafen wollen. Bei einer Neurofeedback-Behandlung werden mittels eines EEG die Aktivitäten Ihres Gehirns gemessen. Wenn Ihr Gehirn nun entspannt und schlafbereit ist, sehen Sie beispielsweise auf dem Computerbildschirm einen grünen Kreis, der immer größer wird. Auch wenn es merkwürdig klingt, aber durch das optische Feedback werden Sie in die Lage versetzt, mittels Ihrer Gehirnströme Einfluss auf den Kreis zu nehmen, mit anderen Worten sich zu entspannen und/oder einzuschlafen. Meine eigene Erfahrung ist, dass man anfängt zu erkennen, wie sich Entspannung anfühlt und dadurch in der Lage ist, die Gehirnaktivität entsprechend zu regulieren. Man lernt das übrigens bemerkenswert rasch!

Neurofeedback hat sich als besonders hilfreich bei der Behandlung von neurologischen Störungen wie ADHS, Epilepsie, Schädel-Hirn-Trauma und anderen erwiesen. Es kann auch zur Stressbewältigung und zur Behandlung von Angst- und Schlafstörungen eingesetzt werden.

… und noch mehr!

Hier sind noch einige andere Strategien zur Stressentlastung, die meine Patienten und ich nützlich fanden:

- Abschütteln, im wahrsten Sinne des Wortes: Schütteln Sie die Arme, die Beine oder den Kopf und stellen Sie sich dabei vor, dass Sie insbesondere nach einem beunruhigenden Gespräch oder einer schlechten Nachricht Ihre Sorgen oder Ihren Stress einfach abschütteln.
- Eye Movement Desensitization and Reprocessing (EMDR): Auf Deutsch so viel wie Desensibilisierung und Aufarbeitung durch Augenbewegungen. Eine Therapieform, die Ihnen helfen kann, traumatische Ereignisse oder verstörende Gefühle loszulassen.
- Haustiere: Das ist für mich persönlich ein sehr wichtiger Punkt; mein Hund Mocha macht mich glücklich.
- Kampfsport: Entspannung und Stressabbau durch intensives Training.

- Klopfakupressur: Ein Weg, um stressige Gedanken oder Emotionen loszulassen.
- Kunst: Aktiv betreiben oder betrachten und auf sich wirken lassen.
- Leidenschaft: Nehmen Sie sich Zeit für alles, was Sie leidenschaftlich gerne tun.
- Musik: Studien belegen, dass eine halbe Stunde Musikhören Ihren Cortisolspiegel senkt.
- Sex: In all seinen Formen ein natürlicher Stressabbauer. Sehr empfehlenswert.
- Spielen: Was Sie glücklich macht, entlastet Sie von Stress. Los geht's!
- Tai Chi: Es gibt viele Formen von Tai Chi – von der Kampfkunstversion bis zu einem weniger anspruchsvollen Ansatz –, aber alle beinhalten Atmung, Entspannung und Stressabbau.
- Tanzen: Legen Sie Ihr Lieblingslied auf und tanzen Sie den Stress weg.
- Tee: Nehmen Sie sich die Zeit, und wenn es auch nur fünf Minuten sind, für eine Tasse duftenden koffeinfreien Kräutertee und konzentrieren Sie sich auf den Geruch, die Wärme und den Geschmack.
- Therapeutische Hilfe: Psychodynamische Therapie, kognitive Verhaltenstherapie, Kunst oder Musiktherapie sind alles Optionen, die hilfreich sein können.
- Whirlpool: Superentspannend, auch wenn Sie nur zehn Minuten Zeit dafür haben.

Wie Laila Ihr Stressproblem los wurde

Laila hatte sich bereits daran gewöhnt, sich an die Ernährungsempfehlungen des Schilddrüsen-Programms nach der Myers-Methode zu halten. Sie schaffte es immer irgendwie, ihre eigenen »freundlichen« Nahrungsmittel auf die Langstreckenflüge mitzunehmen, und suchte sich in den Städten, in denen sie sich aufhielt, entsprechende

Restaurants. Daneben nahm sie schilddrüsenberuhigende Kräuter und Nahrungsergänzungsmittel, die ich ihr zusammengestellt hatte. Darüber hinaus war Laila klar geworden, wie sehr Schlaf, Training und Stress ihre Morbus-Basedow-Symptome noch verschlimmerten, und sie entschloss sich, ihr Leben auch hinsichtlich dieser Aspekte zu ändern.

Laila hatte ihre intensiven Sporteinheiten immer sehr genossen, aber wir kamen nun überein, dass sie sich bis zur völligen Heilung ihrer Schilddrüse darauf konzentrieren sollte, den Stress zu reduzieren, und keine anstrengenderen Sportarten als leichtes Walking betreiben würde.

Zum Stressabbau probierte Laila zuerst Neurofeedback aus, fand aber, dass die Sitzungen zu zeitraubend für ihren vollen Terminplan waren. HeartMath funktionierte besser, weil sie das immer wieder mal zwischendurch machen konnte und ihr Smartphone ja sowieso stets dabei hatte. Sie merkte, wie gut es ihr tat, Gespräche mit Familienmitgliedern und Freunden zu führen, die sie zugunsten ihrer Arbeit und ihres Trainings lange vernachlässigt hatte. Und schließlich wollte sie bald ihr abendliches Ritual eines entspannenden Vollbades mit duftenden Badesalzen, bei gedämpftem Licht und mit ihrer Lieblingsmusik im Hintergrund, nicht mehr missen.

Ihre absolute Lieblingsmethode zur Stressbewältigung wurde aber bald schon der Floating-Tank. Darüber war ich sehr erfreut, weil ich weiß, wie wohltuend sich die Tiefenentspannung im Salzwasser auf den Schlafrhythmus auswirken kann. Es war uns beiden klar, dass sie sicherlich keinen idealen Schlaf-wach-Rhythmus würde aufrechterhalten können, aber es würde ihr helfen, an den Orten, an denen sie sich im Ausland aufhielt, einen Floating-Tank aufzusuchen und sich ansonsten regelmäßig jenen in der Wellnesseinrichtung in der Nähe ihres Zuhauses zu reservieren. Eine Schlafbrille und gelbes Licht würden ihren Schlaf ebenfalls positiv beeinflussen. Laila nahm sich die entsprechenden Glühbirnen sogar auf ihre Reisen mit, um sie im Hotelzimmer einzuschrauben.

In den nächsten sechs Monaten, während sich Lailas Stressbelastung reduzierte und ihre Schilddrüse auf die beruhigenden Kräuter und unterstützenden Nahrungsergänzungsmittel anzusprechen begann, entdeckte sie das Schwimmen. Sie merkte schnell, wie es ihr gefiel, ruhig im Wasser ihre Bahnen zu ziehen und dabei ihren Gedanken nachzuhängen. Für Laila war dies eine perfekte Kombination: sportliche Betätigung *und* eine Möglichkeit, ihrer Schilddrüse und ihren Nebennieren eine Pause zu gönnen.

Wenn Laila in diesen Monaten noch ab und zu in meine Praxis kam, sprachen wir darüber, wie sich bei ihr nun alles im Fluss befand. Ich sagte ihr, dass sie nicht sofort das perfekte Stressabbauprogramm finden müsse, dass sie liebevoll mit sich umgehen solle, um die für sie ideale Lebensweise zu bestimmen. Es war wichtig für sie, sich bewusst zu werden, wie sich die einzelnen Optionen auf den Körper auswirken, um so im Laufe der Zeit die Strategien zu wählen, die ihr ein erfülltes Leben versprachen, in dem sie aus Ruhe und Gelassenheit Kraft schöpfen konnte.

Nach ein paar Monaten waren Lailas Morbus-Basedow-Symptome zurückgegangen, ihre Antikörper waren verschwunden und sie musste keine Medikamente mehr einnehmen. Sie wusste, dass die Basedow-Krankheit wiederkehren könnte, wenn sie das Schilddrüsen-Programm nach der Myers-Methode nicht mehr einhalten würde, aber es war beruhigend für sie zu wissen, dass sie mit der richtigen Ernährungs- und Lebensweise ihre Schilddrüse, ihr Immunsystem und ihren Darm in einem perfekten Zustand halten konnte. Wir hatten es tatsächlich geschafft, dass ihr Morbus sich zurückgebildet hatte und Laila fühlte sich wieder rundum wohl und kerngesund. Sie sagte mir, die stressabbauenden Maßnahmen hätten eine große Wirkung gehabt, auf ihr Befinden und auf ihre Zukunftsaussichten.

»Es ist toll, wie selbstbestimmt ich mich jetzt fühle«, sagte sie mir. »Wenn etwas nicht mehr funktioniert, weiß ich nun, dass ich in der Lage bin, etwas dagegen zu tun. Allein durch dieses Bewusstsein hat sich meine Stressbelastung stark reduziert!«

Teil V

Die Myers-Methode Schritt für Schritt

KAPITEL 11

Das Schilddrüsen-Programm nach der Myers-Methode in der Praxis

Hey, das ist der aufregendste Moment in diesem Buch, weil Sie jetzt mit dem 28-Tage-Programm zur Unterstützung Ihres Schilddrüsen- und Immunsystems beginnen und Ihre Gesundheit so richtig auf Touren bringen. Ich freue mich für Sie! Der Weg zu einer optimalen Gesundheit führt über vier Grundprinzipien:

- Die Heilkraft der Nahrung zur Sanierung des Darms nutzen
- Toxine bekämpfen
- Infektionen behandeln
- Stress abbauen

Wie funktioniert das Ganze jetzt also?

Schritt 1: Halten Sie sich an den 28-Tage-Plan (ab Seite 328)

Dieser Plan gibt Ihnen genau vor, was Sie zu tun haben, vom Aufwachen bis zum Zu-Bett-Gehen. Er enthält alle Nahrungsmittel und Nahrungsergänzungsmittel, die Sie für eine optimale Unterstützung benötigen, und sorgt dafür, dass Sie sich fern von allen entzündungsfördernden und die Schilddrüse unterdrückenden Nahrungsmitteln halten, die Ihren Körper an der Heilung hindern. Stressabbau, einschließlich mäßiger sportlicher Betätigung, ist ebenfalls ein Bestandteil des Plans.

Ihr persönlicher Nahrungsergänzungsplan

Als Teil des 28-Tage-Plans nehmen Sie Nahrungsergänzungsmittel ein – aber welche? Das hängt von Ihrer persönlichen Situation ab: an welcher Art von Schilddrüsenfehlfunktion Sie leiden, ob Sie eine Autoimmunerkrankung haben oder nicht, ob Sie SNPs haben und ob Sie an einer Nebennierenschwäche, Darminfektion oder einer anderen Infektion leiden. Wenn Sie mein Patient oder meine Patientin wären, würde ich eine komplette diagnostische Abklärung bei Ihnen durchführen und Ihnen dann auf der Grundlage der Anamnese und der Testergebnisse einen spezifischen, detaillierten Plan nach Hause mitgeben. Sie als Leser oder Leserin müssen mit der zweitbesten Lösung vorliebnehmen, die aber fast genauso gut ist. Ab Seite 300 gehe ich mit Ihnen Ihre individuelle Situation durch. Auf der Grundlage der sich daraus ergebenden Informationen können Sie Ihren persönlichen Nahrungsergänzungsplan erstellen. Diese Mittel nehmen Sie dann 28 Tage lang und eventuell auch noch länger ein.

Starten Sie Ihren Toxinabwehrplan

Wie in Kapitel 8 erwähnt, wird dies ein individueller Plan, der auf Ihren persönlichen Lebensstil, Ihr Budget und Ihren Gesundheitszustand abgestimmt ist. Lesen Sie auf den Seiten 210 und 211 noch einmal die wichtigsten Grundsätze nach und fangen Sie dann an, Toxine aus Ihrem Leben so weit wie möglich zu verbannen.

Schritt 2: Nach 28 Tagen lassen Sie sich vom Arzt untersuchen und können eventuell einige Nahrungsmittel wieder essen

Auf Seite 153 habe ich Ihnen alle Untersuchungen aufgelistet, die Sie durchführen lassen sollten, und in Kapitel 6 finden Sie Vorschläge, wie Sie mit Ihrem Arzt zusammenarbeiten. Lesen Sie auf Seite 393, wie Sie einige Nahrungsmittel wieder in Ihren Speiseplan aufnehmen können, darunter, wenn Sie möchten, auch kleine Mengen von Zucker, Koffein und Alkohol.

Vielleicht schreckt Sie so ein »komplizierter« Plan erst mal ab. Sie hatten sich vielleicht eine einfach durchzuführende Diät mit ein oder zwei Nahrungsergänzungsmitteln vorgestellt, so wie Sie das möglicherweise schon in anderen Diät- und Gesundheitsratgebern gelesen haben. Aber nach der Lektüre der bisherigen Kapitel meines Buches wissen Sie, dass der Körper in seiner Gesamtheit betrachtet werden muss. Man kann nicht einfach ein paar Nahrungsmittel weglassen und ein paar Vitamine hinzufügen – zumindest nicht, wenn man einen wirklich durchschlagenden Erfolg erzielen will. Ich möchte, dass Sie in jeder Hinsicht von der Myers-Methode profitieren: Ernährung, Nahrungsergänzungsmittel, Darmheilung, Toxinbekämpfung, Stressabbau und Heilung von Infektionen.

Aber keine Sorge, es ist gar nicht so kompliziert. Wenn Sie Ihren persönlichen Nahrungsergänzungsplan ausgefüllt haben, müssen Sie einfach nur noch das ab Seite 328 aufgelistete Tagesprogramm absolvieren. Nach zwei Tagen haben Sie sich schon daran gewöhnt und das Programm wird zu Ihrer normalen Tagesroutine. Fangen Sie einfach mal an, dann sehen Sie, wie unkompliziert es im Grunde ist.

Was sie essen dürfen

Ich will ehrlich sein. Wenn mir jemand genau vorschreiben wollte, was ich in den nächsten 28 Tagen zu essen habe, würde ich mich nicht daran halten. Ich würde Lachs durch Hühnchen, Koriander durch Basilikum und Birne durch Apfel ersetzen wollen. Natürlich würde ich mich nur für gesunde Optionen entscheiden, aber es wäre mir wichtig, dass ich sie selbst ausgewählt habe.

Andererseits kenne ich viele Menschen, denen es am liebsten ist, einen detaillierten Menüplan vorgesetzt zu bekommen, damit sie nicht groß darüber nachdenken müssen, was es einzukaufen und zu kochen gilt. Sie haben vielleicht einfach zu viele andere Dinge um die Ohren und wollen sich nicht auch noch damit beschäftigen, welche Art von Eiweiß es zum Abendessen gibt.

Aber egal zu welcher Gruppe Sie gehören, bei mir sind Sie richtig. Ich habe zusammen mit Brianne Williams, einer ausgebildeten Diät- und Ernährungsberaterin, ein 28-Tage-Programm aus jeweils drei Mahlzeiten und einer Zwischenmahlzeit zusammengestellt. Außerdem finden Sie ab Seite 289 grundsätzliche Informationen, was Sie essen dürfen und was nicht; wenn Ihnen also irgendein Nahrungsmittel aus dem 28-Tage-Plan nicht zusagt, wissen Sie, wodurch Sie es ersetzen können. Lieber Hühnchen statt Lachs ist okay, aber Milchprodukte und Eier sind verboten – zumindest während der nächsten 28 Tage. Wenn Sie sich also einfach an den vorgegebenen Plan halten wollen, super! Wenn Sie ihn leicht variieren möchten, gerne! Es wäre gar nicht möglich gewesen, alle erlaubten Lebensmittel anzuführen, es sind nämlich sehr viele. Lediglich das, was ich im Abschnitt »Bitte entsorgen« aufgelistet habe, dürfen Sie auf gar keinen Fall zu sich nehmen, denn sonst riskieren Sie eine Entzündung Ihres Immunsystems und eine Schwächung Ihrer Schilddrüse – und warum sollten Sie die Chance, Ihrer Gesundheit auf die Sprünge zu helfen, so leichtsinnig vergeben?

Bitte bereiten Sie Ihre Mahlzeiten in den nächsten 28 Tagen immer selbst zu, damit wirklich sichergestellt ist, dass Sie alle benötigten Nährstoffe bekommen und Ihre Speisen keine der entzündungsfördernden bzw. toxischen Nahrungsbestandteile enthalten, die Ihre Schilddrüse, Ihren Darm und/oder Ihr Immunsystem schwächen. Nach Ablauf der vier Wochen können Sie dann die Nahrungspalette wieder erweitern und auch ab und zu auswärts essen. Aber um Ihre Schilddrüsengesundheit erst einmal auf eine gesunde Basis zu stellen, sollten Sie sich bis dahin strikt an mein Myers-Programm halten.

Die schmackhaften, nährstoffreichen Rezepte in diesem Buch sind einfach zuzubereiten, Sie müssen nicht mehr als eine halbe Stunde pro Mahlzeit einrechnen. Beim Zusammenstellen der Rezepte haben wir außerdem darauf geachtet, dass fast immer noch Reste übrig bleiben, die Sie für eine weitere Mahlzeit verwenden können – dadurch wird die Zubereitungszeit insgesamt gesehen noch einmal geringer. Ich kann Ihnen garantieren, dass Sie sich niemals hungrig fühlen werden, weil die Rezepte nicht nur lecker sind, sondern auch richtig satt machen. Und noch dazu kommt Ihre Schilddrüse wieder ins Gleichgewicht, Sie fühlen sich energiegeladen und klar im Kopf und erfreuen sich bester Stimmung.

In den nächsten vier Wochen werden Sie sehr viele potenziell entzündungsfördernde Nahrungsmittel vermeiden, um Ihrer Schilddrüse und Ihrem Immunsystem eine schnellstmögliche Heilung zu ermöglichen. Auf den Seiten 392–397 beschreibe ich Ihnen dann, wie Sie allmählich einige Nahrungsmittel wieder hinzunehmen können. Auf jeden Fall aber sollen Sie auch nach den 28 Tagen nach Möglichkeit nur noch Biolebensmittel einkaufen.

Ich finde es großartig, dass Sie diese 28-Tage-Reise unternehmen wollen. Freuen Sie sich auf mehr Energie und Vitalität, weniger Konzentrationsschwierigkeiten und möglicherweise Ihr Idealgewicht. Auf geht's!

Das dürfen Sie essen und trinken: Der Überblick

- **Qualitativ hochwertige Proteine:** Bio-Fleisch von artgerecht gehaltenen Tieren oder Wildfleisch (Rindfleisch, Bison, Schweinefleisch, Lamm, Wild, Huhn, Ente, Truthahn sowie wild gefangene Fische und Meeresfrüchte)
- **Komplexe Kohlenhydrate:** Obst und Gemüse, einschließlich Süßkartoffeln und Winterkürbisse
- **Gesunde Fette:** Avocado, Kokosnuss, Kokosöl, extra natives Olivenöl, Vollfett-Kokosmilch, Oliven und tierische Fette
- **Schmackhafte Würzmittel:** Zimt, Knoblauch, Ingwer und Kurkuma gehören zu den gesündesten Gewürzen

- **Erfrischende Getränke:** Gefiltertes Wasser, Kräutertees (koffeinfrei), hausgemachte Gemüsesäfte, Mineralwasser mit und ohne Kohlensäure, mäßige Mengen an Bio-Grüntee

Genießen Sie diese Nahrungsmittel

Qualitativ hochwertige Proteine
1. Um Zeit und Energie zu sparen, könnten Sie das Fleisch und Geflügel für die ganze Woche bereits am Sonntagabend zubereiten.
2. Wenn Sie Fleisch kaufen, dann bitte nur von Tieren aus artgerechter (Weide-)Haltung oder Wildfleisch. Vermeiden Sie industriell verarbeitete Fleischerzeugnisse wie Wurstaufschnitt, weil diese meistens von geringerer Qualität sind und Gluten, Zucker, Soja und Mais enthalten können.
3. Sie könnten zum Beispiel gleich eine größere Menge Fleisch von einem Bauern (oder Jäger) in Ihrer Region kaufen.
4. Unter folgenden Internetadressen können Sie sich kundig machen, welche Fische besonders mit Quecksilber und anderen Umweltgiften belastet sind: http://www.bio-ratgeber.de/essen-trinken/fisch fuehrer.php; http://www.wwf.ch/de/aktiv/besser_leben/ratgeber/ fische___meeresfruchte/?gclid=CIyF3-2E6NICFe4y0wods Q0C4w&gclsrc=aw.ds; https://www.greenpeace.de/sites/www. greenpeace.de/files/publications/rz_gp_plakfschrgbr_a3_low. pdf.

Genießen Sie:

- Bio-Geflügel aus Freilandhaltung
  - Huhn
  - Truthahn
  - Ente
- Bio-Lammfleisch
- Bio-Schweinefleisch oder Speck
- Bio-Rindfleisch (aus Weidehaltung)

- Wild
- Wild gefangener frischer Fisch
  - Pazifischer Lachs
  - Heilbutt
  - Schellfisch
  - Kabeljau
  - Schnapper
  - Seezunge
  - Pollack
  - Forelle
- Dosenfisch in Salzlake oder in Öl
  - Sardinen
  - Wildlachs

Paleo-Proteinpulver

Da Schilddrüse und Immunsystem für ein gutes Funktionieren auf ausreichend Aminosäuren und Proteine angewiesen sind, ist eine Zutat in manchen meiner Rezepte das sogenannte Paleo-Proteinpulver. Die meisten handelsüblichen Proteinpulver werden aus Milch, Getreide, Eiern oder Hülsenfrüchten hergestellt, die alle potenziell entzündungsfördernd sind und teilweise molekulare Mimikry auslösen können (siehe Seite 117). Deshalb bin ich froh, Ihnen eine bessere Option empfehlen zu können: Paleo-Proteinpulver wird aus Rindfleisch hergestellt, das garantiert nicht mit Hormonen, Antibiotika oder GVO belastet ist.

Das aminosäurenreiche Paleo-Proteinpulver ist ei- und laktosefrei sowie frei von Getreide und Hülsenfrüchten und dementsprechend eine perfekte Zutat für das Schilddrüsen-Programm. Darüber hinaus schmeckt es auch noch sehr lecker! Unter »Adressen und Bezugsquellen« erfahren Sie, bei welchen Online-Anbietern Sie diese wundervolle Proteinquelle bestellen können.

Obst
1. Kaufen Sie frische Früchte oder gefrorene Früchte ohne weitere Zusätze. Frische Früchte füllen den Magen und fördern das Sättigungsgefühl.
2. Nehmen Sie keine gefrorenen oder Dosenfrüchte, denen Zucker zugesetzt ist. Durch den Zucker wird die Vermehrung von ungesunden Bakterien und Hefepilzen (zum Beispiel Candida) gefördert und es kann eine DDFB entstehen. Außerdem führt er zu Blutzuckerspitzen, gefolgt von einem plötzlichen Blutzuckerabfall, und begünstigt dadurch Heißhungerattacken. Auch Trockenfrüchte sollten Sie wegen des Fruchtzuckergehalts nur mäßig essen.
3. Eine praktische Art, die tägliche Obstration aufzunehmen, ist ein Morgen-Smoothie. Fügen Sie Beeren hinzu, dann enthält er besonders viele Ballaststoffe.
4. Kaufen Sie keinen abgepackten Zitronensaft, sondern richtige Zitronen, und geben Sie einen Spritzer frischen Saft ins Wasser oder über Ihren Salat.

Genießen Sie:

- Äpfel
- Apfelmus, ungesüßt
- Aprikosen – nur frisch, außer wenn in einem Rezept nicht anders angegeben
- Bananen
- Beeren: Heidelbeeren, Brombeeren, Himbeeren, Erdbeeren
- Birnen
- Feigen (möglichst frische, nicht getrocknete)
- Grapefruit
- Kirschen
- Kiwi
- Kochbananen
- Kumquats
- Limetten, Limonen

- Mangos
- Melonen: Cantaloupe-, Honig-, Wassermelonen
- Nektarinen
- Orangen
- Pfirsiche
- Pflaumen
- Preiselbeeren
- Trauben
- Zitronen

Gemüse
1. Ihr Gemüse können Sie roh, gedämpft, sautiert, gebacken, gebraten oder als Saft genießen.
2. Ich rate Ihnen, das Gemüse gleich nach dem Einkaufen zu waschen, zu schneiden und dann in Glas- oder Keramikbehältern (kein Kunststoff!) aufzubewahren. Sie raffen sich abends nach der Arbeit viel leichter zum Kochen auf, wenn das Gemüse bereits vorbereitet ist.
3. Packen Sie sich am Vorabend Ihr Pausengemüse in kleine Glas- oder Edelstahlbehälter, sodass Sie es morgens nur noch aus dem Kühlschrank holen müssen und einpacken können.
4. Bereiten Sie sich Gemüsesticks und einen Avocado-Dip (Guacamole) zu, damit nehmen Sie gesunde Fette zu sich.
5. Wenn Sie mehr Gemüse gekauft haben als Sie innerhalb von ein paar Tagen essen können, bereiten Sie einen Eintopf zu, den Sie portionsweise einfrieren. Dann haben Sie immer etwas vorrätig, falls Sie mal zu beschäftigt zum Kochen sind.

Hinweis: Kreuzblütler-Gemüse enthalten *Goitrogene,* die die Jodaufnahme in die Schilddrüse hemmen und die Schilddrüsenfunktion schwächen können. Diese Gemüse weisen aber außerdem viele wichtige Nährstoffe auf, weshalb Sie sie keinesfalls von Ihrem Speiseplan streichen sollten. Essen Sie sie möglichst nicht roh, sondern kochen Sie sie. Durch das Garen (und auch durch Fermentieren) werden die goitrogenen Substanzen nämlich zu einem gewissen

Grad deaktiviert. In der nachstehenden Liste sind die Kreuzblütler mit einem Sternchen versehen.

Genießen Sie:

- Artischocken
- Bambussprossen
- Blattkohl*
- Blumenkohl*
- Brokkoli*
- Brokkolini*
- Grünen Salat
- Grünkohl*
- Gurken
- Lauch
- Möhren
- Pastinaken
- Rettich*
- Rosenkohl*
- Rote Bete*
- Rüben
- Rucola*
- Sareptasenf (indischer Senf)*
- Schnittlauch
- Sellerie
- Senfkohl*
- Spargel
- Spinat
- Steckrüben (Kohlrüben)
- Zucchini (grüne, gelbe)

Stärkehaltiges Gemüse
Kürbisse und Süßkartoffeln können Sie in Ihr Schilddrüsen-Programm einbauen, aber nur in eher geringeren Mengen, da sie etwas weniger gesund sind als andere Gemüsesorten. Essen Sie maximal zwei Portionen pro Tag; wenn Sie an DDFB oder Hefeüberwucherung leiden, höchstens eine Portion.

Genießen Sie:

- Butternusskürbis
- Eichelkürbis
- Kabocha-Kürbis
- Spaghettikürbis
- Weitere Speisekürbisarten
- Süßkartoffeln

Gesunde Speiseöle und Speisefette

- Kaufen Sie nur kalt gepresste Bio-Öle (raffinierte Öle, die bei der Herstellung erhitzt und mit Chemikalien versetzt werden, sind potenziell toxisch für den menschlichen Organismus).
- Kokosfett ist ein großartiger Ersatz für Butter.
- Wenn Sie ein wenig Süße in Ihre Speisen bringen wollen, verwenden Sie Kokosbutter.

Hinweis: Avocados sind aus botanischer Sicht Obst. Da sie aber zuckerarm und sehr reich an ungesättigten Fettsäuren sind, können Sie sie getrost bei den gesunden Speisefetten einreihen.

Genießen Sie:

- Avocado
- Avocadoöl
- Grapefruitöl
- Kokosfett/-öl
- Kokosnuss
- Olivenöl
- Tierische Fette (Schwein, Rind, Geflügel)

Schmackhafte Würzmittel

1. Bitte meiden Sie Würzmittel, auf denen nur »Gewürze« steht. Sie können alles Mögliche enthalten, auch Gluten.
2. Stevia ist in mäßigen Mengen in Ordnung. Noch besser wäre es, wenn Sie ohne jedes Süßungsmittel auskommen würden.

Genießen Sie:

- Apfelessig
- Basilikum
- Dill
- Estragon
- Fenchel
- Gewürznelke
- Ingwer
- Johannisbrot

- Kardamom
- Knoblauch
- Koriander
- Kreuzkümmel
- Kurkuma
- Lorbeerblatt
- Löwenzahn
- Meersalz
- Muskatnuss
- Oregano
- Petersilie
- Rosmarin
- Schwarzen Pfeffer
- Senf
- Stevia
- Thymian
- Zimt

Getränke

1. Unser Planet stellt uns Unmengen an Wasser zur Verfügung und wissen Sie was? Das ist das gesündeste Getränk von allen!
2. Sie können Ihr Trinkwasser mit etwas Zitrone, ein paar Beeren oder einer Gurkenscheibe aufpeppen.
3. Mineralwasser ist *fast* so gut wie Wasser aus dem Hahn. Mit einer Scheibe Zitrone oder Limette ist es noch schmackhafter.
4. Von Kokoswasser rate ich wegen des hohen Zuckergehalts eher ab. Als isotonisches Getränk für Sportler ist es okay.
5. Ich empfehle auch keine Säfte aus 100% Frucht (selbst dann nicht, wenn sie selbst gemacht sind), weil der Fruchtzuckeranteil so hoch ist und andererseits Säfte nicht die wertvollen Fruchtfasern des reinen Obstes aufweisen. Eine gute Alternative sind grüne Smoothies, die hauptsächlich Gemüse und pro Portion nur ein halbes Stück Obst oder eine halbe Tasse Beeren enthalten. Solche Smoothies wirken darüber hinaus entgiftend.

Genießen Sie:

- Gefiltertes Wasser – bei Weitem das beste Getränk
- Kräutertee – koffeinfrei
- Mineralwasser, mit und ohne Kohlensäure
- Ungesüßten Gemüsesaft mit maximal einem halben Stück Obst oder einer halben Tasse Beeren pro Portion
- Bio-Kokoswasser in geringen Mengen

Darmheilendes Kollagen

Im menschlichen Körper ist Kollagen das am häufigsten vorkommende Eiweiß, ein wichtiger Bestandteil des Bindegewebes (Knochen, Zähne, Knorpel, Sehnen, Bänder) und der Haut. Außerdem ist es ein wichtiges Element bei der Darmheilung, weil es Schäden in der Darmwand repariert. Inzwischen wissen Sie ja, dass ein durchlässiger Darm wieder instandgesetzt werden muss, und genau das tut Kollagen.

Weil Kollagen so essenziell ist, dient es in meinem Programm als Nahrungsergänzungsmittel und als Zutat zu einigen Smoothies sowie dem darmheilenden Kollagen-Tee nach der Myers-Methode (Seite 404), einem leckeren Tee, der Wunder für Ihre Immun- und Darmgesundheit bewirkt. Unter »Adressen und Bezugsquellen« finden Sie Online-Anbieter, von denen Sie Kollagen beziehen können.

Nahrungsmittel, die Sie entsorgen sollten

Die nachfolgenden Nahrungsmittel verbannen Sie erst einmal aus Ihrer Küche. Wenn Sie sich dann nach 28 Tagen nicht mit dem Gedanken anfreunden können, auch weiterhin auf sie zu verzichten, dürfen Sie einige davon eventuell wieder in Ihren Speiseplan aufnehmen. Auf den Seiten 395–396 erkläre ich Ihnen, wie Sie das austesten.

Toxische Nahrungsmittel zum Entsorgen

- Alkohol
- Fast Food, Junkfood, industriell verarbeitete Nahrungsmittel
- Genetisch veränderte Nahrungsmittel (GVO)
- Industriell verarbeitete und raffinierte Öle: Margarine, Brotaufstriche, Hartfett, Backfett, Mayonnaise, Salatsoßen, Transfette
- Industriell verarbeitetes Fleisch: Dosenfleisch (z. B. Frühstücksfleisch; Dosenfisch ist in Ordnung), Aufschnitt, Hotdogs; Wurst ist möglich, sollte jedoch garantiert glutenfrei sein

- Nahrungszusätze: alle Nahrungsmittel mit künstlichen Aromen, Farbstoffen und/oder Konservierungsstoffen
- Stimulanzien und Koffeinhaltiges: Kaffee, Schwarz- und Grüntee, Schokolade, Dekongestiva (abschwellende Mittel wie Nasenspray)
- Süßungsmittel: Zucker, Zuckeralkohole, natürliche Süßungsmittel (z. B. Honig, Agavensirup, Ahornsirup, Melasse, Palmzucker), gesüßte Säfte, Maissirup mit hohem Fruchtzuckergehalt; Stevia in mäßigen Mengen ist in Ordnung

Würzmittel und Gewürze zum Entsorgen

- Barbecuesoße
- Cayennepfeffer (schwarzer Pfeffer in Ordnung)
- Ketchup
- Paprika
- Relish (Würzsoße)
- Rote Paprikaflocken
- Schokolade in jeder Form mit weniger als 90 Prozent Kakao
- Sojasoße
- Tamarisoße
- Teriyakisoße

Entzündungsfördernde Nahrungsmittel zum Entsorgen

- Eier
- Erdnüsse
- Gesüßte Fruchtsäfte
- Gluten: alles, was Gerste, Roggen oder Weizen enthält
- Glutenfreies Getreide und Pseudogetreide: Amaranth, Hirse, Hafer, Quinoa, Reis
- Hülsenfrüchte: Bohnen, Kichererbsen, Linsen, Erbsen (frisch und getrocknet), Kaiserschoten
- Mais und alle Maisprodukte (Maismehl, Maisgrütze, Maisstärke) oder Produkte, die Maissirup mit hohem Fruchtzuckergehalt aufweisen

- Milchprodukte: Butter, Milch, Käse (auch Ziegenkäse), Hüttenkäse, Sahne, (gefrorener) Joghurt, Ghee, Eiscreme, Kaffeeweißer, Molkeprotein, Kasein
- Nachtschattengewächse: Auberginen, Paprikaschoten, Kartoffeln, Tomaten; Süßkartoffeln sind in Ordnung
- Nüsse, auch Nussbutter
- Samen, Kerne und Butter daraus
- Soja

Wichtig: Während der 28 Tage können Sie alles essen, was nicht in der obigen »Entsorgungsliste« enthalten ist. Die auf den Seiten 289–296 aufgeführten Nahrungsmittel sind lediglich Beispiele für gesunde Nahrungsoptionen.

Die Nahrungsergänzungsmittel

Wie in diesem Buch bereits erwähnt, hängt es von Ihrer persönlichen Situation ab, welche Nahrungsergänzungsmittel Sie einnehmen. Lesen Sie deshalb diesen Abschnitt sorgfältig. Immer wenn Sie bei der Beschreibung eines Nahrungsergänzungsmittels zu der Meinung gelangen, dass Sie es brauchen, fügen Sie es Ihrem persönlichen Nahrungsergänzungsplan (siehe Seiten 326–327) hinzu. Während der 28 Tage können Sie dann immer wieder in dem Plan nachsehen, welche Supplemente Sie nehmen sollten und aus welchem Grund.

Das hört sich vielleicht erst einmal kompliziert an. Ich wünschte, Sie säßen jetzt in meiner Praxis, dann würde ich Ihnen die Liste zusammenstellen und sie Ihnen übergeben. Da das aber nicht möglich ist, gehen wir jetzt Schritt für Schritt alles durch, und dann wissen Sie genau, was zu tun ist. Wenn Sie sich die Liste dann einmal erstellt haben, ist alles andere ein Kinderspiel.

Ihr persönlicher Nahrungsergänzungsplan

In dem Planvordruck auf den Seiten 268–269 sind bereits drei Präparate eingefügt, die Sie auf jeden Fall einnehmen sollen: ein Multivitaminpräparat, Omega-3-Fettsäuren und ein Probiotikum. Was sonst noch dazu kommt, hängt davon ab, ob Sie an einer oder mehrerer der folgenden Erkrankungen/Störungen/Schwächen leiden:

Schilddrüsenüberfunktion (Hyperthyreose)
Autoimmunerkrankung, einschließlich Hashimoto und Graves
Hefeüberwucherung des Darms
Dünndarmfehlbesiedlung (DDFB)
Parasiten
Durchlässiger Darm
Systemische Infektionen
Nebennierenschwäche
SNPs oder hoher Homocysteinspiegel

Über einige Fehlfunktionen wissen Sie bereits Bescheid. Sie wissen zum Beispiel, ob Sie eine Schilddrüsenüberfunktion oder eine Autoimmunerkrankung haben. Darminfektionen und Nebennierenschwäche erkennen Sie, wenn Sie meine Fragen beantworten, die ich Ihnen zwischendurch auf den Seiten 253–269 stelle. Hinsichtlich einer dritten Gruppe von Erkrankungen (systemische Infektionen und SNPs) müssen Sie sich vom Arzt untersuchen lassen.

Augen auf beim Kauf von Nahrungsergänzungsmitteln!

Die Nahrungsergänzungsmittelindustrie ist nicht reguliert, passen Sie also auf, bei wem Sie Ihre Ergänzungsmittel einkaufen. Achten Sie darauf, dass Sie sich ein qualitativ hochwertiges (pharmazeutische Qualität) Multivitaminpräparat besorgen, das frei von Soja, Mais, Gluten und Milchprodukten ist, das nach den »Leitlinien der guten Herstellungspraxis« (Good Manufacturing Process;

GMP) hergestellt wurde und das durch Dritte daraufhin getestet wurde, ob es hält, was es verspricht.

Es mag verlockend sein, sich preiswerte Vitamintabletten im Drogeriemarkt zu kaufen. Aber bitte widerstehen Sie dieser Versuchung, denn was in Drogerie- oder Supermärkten (auch den Bio-Supermärkten) im Regal steht, bietet fast immer *nicht* die benötigte Qualität.

Gute Produkte finden Sie zum Beispiel in den virtuellen Regalen meines Onlineshops (store.amymyersmd.com) und in diesem Buch im Abschnitt »Adressen und Bezugsquellen«. Hochwertige Nahrungsergänzungsmittel sind eine sehr gute Investition in Ihre Gesundheit, glauben Sie mir!

Schilddrüsenunterstützung – für alle

Omega-3-Fischöle: 1000 mg zweimal pro Tag zu den Mahlzeiten

▶ Ist auf dem Vordruck auf den Seiten 326–327 bereits eingetragen. Frischer Fisch ist etwas Großartiges und Sie werden diesen Monat einige Portionen davon essen. Trotzdem sollen Sie darüber hinaus noch Omega-3-Fettsäuren einnehmen; das hilft Ihnen, eventuelle Entzündungen zu vermindern und das Immunsystem zu unterstützen. Laut einigen Studien können Omega-3-Fettsäuren sogar die Aufnahme von Schilddrüsenhormonen steigern. Im Rahmen einer 2010 durchgeführten Studie, deren Ergebnisse im *Journal of Nutritional Biochemistry* veröffentlicht wurden, erhielten Ratten Futter, das entweder mit Sojaöl oder mit Fischöl angereichert war. Bei der Fischölgruppe wurden mehr von den Rezeptoren festgestellt, die die Zellen nutzen, um Schilddrüsenhormone aufzunehmen, sowie mehr Enzyme, die an der Hormonaufnahme beteiligt sind.

Probiotikum mit 30 bis 100 Milliarden Bakterien (täglich, zu einer Mahlzeit)

▶ Ist auf dem Vordruck auf den Seiten 326–327 bereits eingetragen. Ihr Darm ist voller freundlicher Bakterien, die Ihnen dabei helfen, Ihr Essen zu verdauen und die unfreundlichen Bakterien am Einzug zu hindern. Die freundlichen können leider durch Medikamente wie

Antibiotika, Steroide oder Säurehemmer, durch schlechte Ernährung, Stress und viele andere Faktoren dezimiert werden. Wenn Sie jeden Tag eine hochkonzentrierte Dosis Probiotika zu sich nehmen, hilft Ihnen das, die Bakterien in Ihrem Darm wieder in ein gesundes Gleichgewicht zu bringen.

Achten Sie darauf, dass zwischen der Einnahme des Probiotikums und einer eventuellen Einnahme der Nahrungsergänzungsmittel gegen Hefeüberwucherungen und DDFB mindestens zwei Stunden liegen. Normalerweise reicht eine Probiotikumgabe pro Tag, aber wenn Sie ein Präparat mit einer geringeren Menge an Bakterien wie oben angegeben haben, können Sie es auch mehrmals am Tag zu den Mahlzeiten nehmen.

Hinweis: Sollten Sie an Dünndarmfehlbesiedlung (DDFB) leiden, empfehle ich Ihnen das Probiotikum auf Seite 317.

Das Myers-Multivitamin

Das Präparat gibt es nach Bedarf mit oder ohne Eisen (siehe Seiten 307–308): 3 Tabletten zum Mittagessen und 3 zum Abendessen einnehmen (Sie können auch ein anderes Multivitaminpräparat kaufen; achten Sie dann aber darauf, dass es so zusammengesetzt ist, wie ich es nachstehend beschreibe, und folgen Sie den Herstelleranweisungen auf dem Etikett).

➤ Ist auf dem Vordruck auf Seite 326 bereits eingetragen.

Ein Multivitaminpräparat ist die effizienteste Weise, dafür zu sorgen, dass Sie das volle Spektrum der Nährstoffe aufnehmen, die Ihr Körper benötigt. Multivitamin ist aber nicht gleich Multivitamin. Um sicherzustellen, dass Sie alles bekommen, was für eine optimale Schilddrüsenfunktion notwendig ist, habe ich ein eigenes Multivitaminpräparat entwickelt. Sie müssen es nicht kaufen, ich empfehle es Ihnen jedoch sehr (siehe »Adressen und Bezugsquellen«). Nehmen Sie es zu den Mahlzeiten ein, weil es mehrere fettlösliche Vitamine enthält. Wenn Ihnen ein Schilddrüsenhormonpräparat verschrieben wurde, nehmen Sie mein Multivitamin aber nicht zum Frühstück, denn das enthaltene Kalzium könnte die Hormonaufnahme beeinträchtigen.

Wie gesagt, Sie können sich auch für ein anderes Multivitaminpräparat entscheiden, wenn es die nachfolgend aufgelisteten Zutaten in den richtigen Mengen enthält:

Vitamin A: 5000–10000 IE pro Tag
Ohne ausreichende Mengen an Vitamin A kann Ihr Körper kein freies T3 in Ihre Zellen bringen. Außerdem unterstützt Vitamin A Ihr Immunsystem. Da Vitamin A zu den fettlöslichen Vitaminen gehört, sollte es zusammen mit einer Mahlzeit eingenommen werden. Die meisten Multivitaminpräparate enthalten einen Mix aus Vitamin A in der Form von Retinylacetat oder Retinylpalmitat (vorgeformtes Vitamin A) plus einigen Beta-Carotinen, die im Körper in Vitamin A umgewandelt werden können. Aber passen Sie auf: Vitamin A wird in der Leber gespeichert und kann bei einer Überdosierung toxisch sein. Das Vitamin A in Ihrem Multivitamin sollte deshalb zu 75 Prozent in der Form gemischter Beta-Carotine vorliegen und zu 25 Prozent als tatsächliches Vitamin A.

B-Vitamine
    Riboflavin: 50 mg pro Tag
    Niacin: 200 mg pro Tag
    Vitamin B_6: 50 mg pro Tag
    Folsäure: 800 µg pro Tag
    Vitamin B_{12}: 1000 µg pro Tag

Ihre Schilddrüse braucht Jod, um Schilddrüsenhormone bilden zu können, und Vitamin B_2, damit das Jod zu ihr transportiert werden kann. B_2 verbessert außerdem die Aufnahme der weiteren B-Vitamine und hilft bei der Aktivierung anderer Vitamine.
Vitamin B_{12} ist zur Bildung von Thyreotropin (TSH) und von roten Blutkörperchen ebenso wie für neurologische und andere Körperfunktionen erforderlich. Es ist kaum möglich, das vom Körper benötigte B_{12} nur aus Lebensmitteln aufzunehmen, besonders wenn man an einem durchlässigen Darm, DDFB oder Hefepilzüberwucherung leidet oder wenn man kein Fleisch isst. Achten Sie deshalb darauf,

dass Ihr Multivitamin ausreichend B_{12} aufweist oder Sie sonst noch zusätzliches B_{12} einnehmen, damit Ihr Körper mit 1000 µg pro Tag versorgt wird (siehe »Stimmt das Multivitaminpräparat für Sie?« auf den Seiten 306–309). Auch die Form des B_{12} ist wichtig. Die am besten verwertbare B_{12}-Form ist Methylcobalamin. Häufig gibt es in Ergänzungsmitteln aber das rein synthetische Cyanocobalamin, das in der Herstellung billiger, doch nicht so gut bioverfügbar wie Methylcobalamin ist. Ihr Multivitamin sollte also unbedingt Methylcobalamin enthalten, und zwar ganz besonders auch dann, wenn Sie eine Mutation im MTHFR-Gen haben (siehe Seite 233).

Die weiteren B-Vitamine sind wichtig für ein starkes Immunsystem, Stressbewältigung und viele sonstige Körperprozesse. Sie wirken mit anderen wichtigen Nährstoffen im Körper zusammen. Besorgen Sie sich also entweder das von mir angebotene Multivitaminpräparat oder lesen Sie bei anderen Multivitaminen sehr genau das Etikett, damit Sie auch wirklich ausreichend mit den richtigen B-Vitaminen versorgt sind. Suchen Sie ein Produkt, das die B-Vitamine in Form von Coenzymen enthält und außerdem über eine Mischung aus aktiven Isomeren und natürlich vorkommenden Folsäuren verfügt. Darüber hinaus sollte es TMG, Cholin und Methylcobalamin aufweisen, um die Methylierung zu unterstützen, insbesondere wenn Sie eine der SNPs haben, die sich auf Methylierung auswirken (MTHFR, siehe Seite 233). Ich weiß schon, dass sich das alles sehr kompliziert anhört, aber Sie müssen einfach nur die Produktbeschreibungen lesen (oder ein von mir empfohlenes Produkt kaufen).

Vitamin C: 1000 mg pro Tag
Dies ist ein weiteres Vitamin, das Sie benötigen, damit Ihre Schilddrüse mit Jod versorgt werden kann. Darüber hinaus gehört Vitamin C zu den Antioxidantien, die ja in Bezug auf zahlreiche Aspekte der menschlichen Gesundheit wahre Wunder bewirken können. Vitamin C schützt Sie vor den Schäden durch freie Radikale, unterstützt den Körper bei der Aufnahme von Eisen (das Sie ebenfalls als Nahrungsergänzungsmittel einnehmen) und stärkt Ihr Immunsystem. Darüber

hinaus verschweißt es Eiweiß und andere Substanzen zu Kollagenfasern und kräftigt so das Bindegewebe. Dieses Vitamin kann gar nicht hoch genug eingeschätzt werden!

Vitamin D_3: 1000 IE pro Tag

Ein Vitamin-D-Mangel kann mitursächlich für autoimmune Schilddrüsenkrankheiten sein. Bei einer im indischen Neu-Delhi durchgeführten Studie stellte sich eindeutig heraus: je höher der Vitamin-D-Spiegel, desto geringer die Anzahl der Schilddrüsenantikörper. Weitere Anhaltspunkte deuten darauf hin, dass Menschen mit Schilddrüsenknoten oder -krebs besonders häufig an einem Vitamin-D-Mangel leiden.

Jod: 150 µg pro Tag

Sie wissen ja inzwischen, dass Ihre Schilddrüse auf Jod angewiesen ist, um das Prohormon Thyroxin (T4) und das aktive Hormon Trijodthyronin (T3) bilden zu können. Sie können und sollten zwar ausreichend Jod aus der Nahrung beziehen, aber um ganz sicher zu gehen, möchte ich trotzdem, dass Sie auch ein Jod-Supplement einnehmen. Mehr zum Thema Jod und warum es so wichtig für Sie ist, finden Sie auf den Seiten 216–217 in Kapitel 8.

Magnesium: 500 mg pro Tag

Ihr Körper braucht Magnesium, um genügend Thyreotropin produzieren zu können, ein unabdingbarer Teil des Schilddrüsenregelkreises, sowie zur Synthetisierung von Glutathion, das wie bereits beschrieben Ihre Entgiftungsfähigkeit stärkt. Außerdem wird Magnesium für die Funktion von mehr als dreihundert Enzymsystemen benötigt, darunter Proteinsynthese, Muskel- und Nervenfunktion, Blutzuckerkontrolle und Blutdruckregulierung. Studien haben belegt, dass ein Magnesiummangel über einen langen Zeitraum zu Herzrhythmusstörungen führen kann. Nicht zuletzt hilft dieser außergewöhnliche Mineralstoff, die Muskeln zu entspannen, und beruhigt bei Stress das Nervensystem, indem er die Erregungsweiterleitung der Nerven dämmt, die den Stress hervorrufen.

Selen: 200 µg pro Tag
Selen ist nach Jod für die Schilddrüse der Mineralstoff schlechthin. So sorgt es zum Beispiel für die Umwandlung von Thyroxin (T4) in Trijodthyronin (T3). Menschen, die in einer Region mit selenarmen Böden wohnen, erkranken mit einer höheren Wahrscheinlichkeit als andere Menschen an Hashimoto. Bereits 2002 konnte eine aufsehenerregende plazebo-kontrollierte Studie mit Hashimoto-Patienten in Deutschland zeigen, dass sich die Höhe der TPO-Antikörper durch eine tägliche Gabe von 200 Mikrogramm Selen signifikant reduzieren lässt. Nach drei Monaten war der Antikörperwert bei den Probanden um durchschnittlich 66,4 Prozent gesunken und bei einigen sogar wieder auf dem Normalwert. Eine Selensubstitution ist demnach einer der Schlüssel für eine Rückbildung von Hashimoto.

Zink: 25 mg pro Tag
Zink ist ein weiteres Spurenelement, das der Körper zur Bildung von Thyreotropin benötigt. Außerdem spielt Zink eine entscheidende Rolle in Bezug auf das Immunsystem, die Proteinsynthese, Wundheilung und Zellteilung. Der Körper speichert Zink nicht, weshalb es täglich zugeführt werden muss. Da Zink so wichtig ist, müssen Sie unbedingt sicherstellen, dass Ihr Multivitaminpräparat ausreichend davon enthält.

Eisen: 25 mg pro Tag (für Frauen vor der Menopause)
Die Umwandlung von T4 in T3 funktioniert nur, wenn genügend Eisen vorhanden ist. Eisen ist zudem ein wichtiger Bestandteil des Hämoglobins, das für den Transport des Sauerstoffs von den Lungen in andere Körperregionen sorgt.

Stimmt das Multivitaminpräparat für Sie?

In den meisten Fällen wird ein qualitativ hochwertiges Multivitaminpräparat, wie ich es Ihnen empfehle, Sie mit allen benötigten Nährstoffen ausreichend versorgen. Es kann aber Ausnahmen geben. Nehmen Sie Ihr Multivitamin erst einmal dreißig bis sechzig Tage ein und lassen Sie dann den Arzt Ihr Blut hinsichtlich einiger Nährstoffe überprüfen, so wie auf Seite 153 beschrieben. Je nach Ergebnis der Untersuchung benötigen Sie vielleicht doch noch ein Monopräparat zusätzlich. Besprechen Sie das mit Ihrem Arzt, ein allgemeingültiger Rat ist nicht immer möglich, weil jeder Körper eben verschieden ist.

Hier sind einige Beispiele von Nährstoffen, mit denen Sie vielleicht unzureichend versorgt sind. Nehmen Sie auch die Monopräparate zu einer Mahlzeit und am besten in kleinere Dosen aufgeteilt mehrmals pro Tag (wenn das mit dem Präparat möglich ist, sonst eben als Einzeldosis).

Vitamin B_{12}

Ausgehend von Ihrem SNP-Status brauchen Sie vielleicht mehr B_{12}, als in einem Multivitaminpräparat (auch meinem) enthalten ist. Beachten Sie dazu die Seiten 303–304.

Vitamin D_3

Da sich heutzutage immer mehr Menschen kaum noch im Freien aufhalten, ist Mangel an Vitamin D ein weitverbreitetes Phänomen. Es kann also sein, dass Sie zusätzlich zu dem Multivitamin noch ein spezielles Vitamin-D-Präparat benötigen, damit Sie in den optimalen Bereich von 60–80 ng/ml gelangen. Ich verabreiche den meisten meiner Patienten mindestens 1000 IE pro Tag. Lassen Sie Ihren Vitamin-D-Spiegel vom Arzt bestimmen und fragen Sie ihn, welche Dosis Sie einnehmen sollen.

Vitamin D ist fettlöslich und sollte zusammen mit einer Mahlzeit, mit Kalzium und mit Vitamin K genommen werden. Wichtig zu wissen ist außerdem, dass Vitamin D in der Leber gespeichert wird und zu hohe Mengen schädlich sind. Ihr Arzt oder Ihre Ärztin sollte Ihre Vitamin-D-Werte deshalb alle paar Monate überprüfen.

Eisen

Falls Sie ein Mann sind und (wie fast alle Männer) gerne Fleisch essen, wird Ihr Eisenspiegel normalerweise ausreichend hoch sein. Frauen, die noch ihre Regelblutung haben, sind eher von Eisenmangel betroffen. Wie ich auf Seite 153 erklärt habe, sollten Sie vom Arzt Ihren Ferritinwert bestimmen lassen und sich dann gegebenenfalls von ihm oder ihr beraten lassen, wie Sie auf einen Wert von 50–100 ng/ml kommen.

Eine potenzielle Nebenwirkung bei einer Eisensupplementierung ist Verstopfung. Meiner Ansicht nach kommt es dazu aber nur bei nicht hochwertigen Präparaten (und wenn sie in einer nicht gut absorbierbaren Form eingenommen werden). Eisenbisglycinat – auf dem Etikett meistens als »Eisen chelatiert« bezeichnet – ist meines Erachtens die am besten verträgliche Form.

Unterstützende Behandlungen bei einer Überfunktion der Schilddrüse

Nahrungsergänzungsmittel zur Unterstützung des gesamten Körpers

Wenn Sie an einer Schilddrüsenüberfunktion leiden, läuft Ihr ganzer Körper auf Hochtouren. Die überaktive Schilddrüse treibt den Körper an, als würden Sie rund um die Uhr auf einem Laufband trainieren. Wie Sie in Kapitel 6 gesehen haben, braucht Ihr Körper extra Unterstützung, damit sich nicht bald Verschleißerscheinungen einstellen.

L-Carnitin

Nehmen Sie 2000 mg pro Tag ein und steigern Sie nach Bedarf allmählich auf 4000 mg pro Tag (wenn Sie an einer milden Form der Überfunktion leiden, sollten 2000 mg pro Tag genug sein; ist sie ausgeprägter, steigern Sie die Dosis nach drei Tagen um 1000 mg und eventuell nach weiteren drei Tagen noch einmal um 1000 mg).

> Wenn Sie L-Carnitin benötigen, tragen Sie es auf Ihrem persönlichen Nahrungsmittelergänzungsplan auf den Seiten 326–327 ein.

L-Carnitin scheint zu bewirken, dass das Schilddrüsenhormon nicht in alle Körperzellen eindringt. Dadurch werden die mit einer Überfunktion einhergehenden Symptome wie Muskelschwäche, Schlaflosigkeit, Herzklopfen, Zittern und Nervosität etwas abgemildert. Eine hyperaktive Schilddrüse sorgt dafür, dass dieser Stoff vermehrt über die Nieren ausgeschieden wird, eine Supplementierung ist also wirklich wichtig.

Coenzym Q10
Nehmen Sie 100 mg bis 400 mg pro Tag zu einer Mahlzeit ein, die fetthaltige Bestandteile hat. Je schwerer die Überfunktion, desto mehr Coenzym Q10 sollten Sie nehmen (maximal 400 mg/Tag). Wenn sich die Symptome bessern, können Sie die Dosis wieder reduzieren.
> Wenn Sie Coenzym Q10 benötigen, tragen Sie es auf Ihrem persönlichen Nahrungsmittelergänzungsplan auf den Seiten 326–327 ein.

Ich sage allen meinen Patienten mit Überfunktion, dass sie das Coenzym Q10 zu sich nehmen sollen. Aus Forschungsarbeiten geht nämlich hervor, dass bei Schilddrüsenüberfunktion der Spiegel dieses starken Antioxidans in der Regel sehr niedrig ist. Außerdem schützt Coenzym Q10 die Zellen und hilft bei der Umwandlung von Nahrung in Energie. Falls der Arzt Ihnen Betablocker oder Cholesterinsenker verschrieben hat, müssen Sie das Coenzym Q10 unbedingt supplementieren, weil solche Medikamente die Bildung des Q10 in den Mitochondrien hemmen.

Glucomannane
Nehmen Sie zuerst 7 Tage lang zweimal täglich 1,5 gm; danach zweimal täglich 3 gm, bis die Überfunktion abgeklungen ist.
> Wenn Sie Glucomannane benötigen, tragen Sie sie auf Ihrem persönlichen Nahrungsmittelergänzungsplan auf den Seiten 326–327 ein.

Diese Ballaststoffe wirken sich darauf aus, wie Ihre Leber die Schilddrüsenhormone verstoffwechselt und dadurch dafür sorgt, dass die Menge an im Körper zirkulierenden Schilddrüsenhormonen geringer wird. Glucomannane können auch sehr hilfreich dabei sein, eine überaktive Schilddrüse zu beruhigen, und sind ein wirksames Nahrungsergänzungsmittel zur Cholesterin- und Blutdrucksenkung. Sie dehnen sich im Verdauungssystem aufgrund ihrer starken Wasserbindefähigkeit aus und bewirken auf diese Weise eine nachhaltige Sättigung, was bei Übergewicht zu einem Abbau überflüssiger Kilos führt. Das kann dafür sprechen, auch nach dem Abklingen der Schilddrüsensymptome Glucomannane weiterhin zu nehmen.

Kräuter zur Beruhigung der Schilddrüse
Sie haben zwei Möglichkeiten: Sie können meine Myers-Rezeptur zur Beruhigung der Schilddrüse nehmen oder sich selbst Kräutertinkturen mit Wolfstrapp, Herzgespann (auch Löwenschwanz genannt) und Zitronenmelisse besorgen bzw. selbst herstellen. Teilen Sie auf jeden Fall Ihrem Arzt mit, was Sie zu sich nehmen.

OPTION 1: MYERS-REZEPTUR: 40 TROPFEN IN ETWA 0,3 L WASSER 2–4-MAL PRO TAG ZWISCHEN DEN MAHLZEITEN
➤ Wenn Sie dieses Mittel benötigen, tragen Sie es auf Ihrem persönlichen Nahrungsmittelergänzungsplan auf den Seiten 326–327 ein.

In meinem Online-Shop können Sie ein Kombinationsprodukt aus Wolfstrappkraut, Herzgespann und Zitronenmelisse bestellen. Sie finden es unter der Bezeichnung »Thyroid-Calming Formula«. Soweit ich weiß, ist es das einzige Produkt dieser Art, zumindest kenne ich keine anderen.

OPTION 2: WOLFSTRAPP, HERZGESPANN UND ZITRONENMELISSE, ZWISCHEN DEN MAHLZEITEN
➤ Wenn Sie diese Kräuter benötigen, tragen Sie sie auf Ihrem persönlichen Nahrungsmittelergänzungsplan auf den Seiten 326–327 ein.

- **Wolfstrappkraut (Lycopus virginicus):** Sie benötigen einen Flüssigextrakt mit dem Verhältnis 1 Teil Kräuter und 2 Teile Wasser. Nehmen Sie täglich 2 ml davon und erhöhen Sie die Dosis langsam und nach Bedarf auf 6 ml. Wolfstrapp senkt den Thyreotropin- und T4-Spiegel, hemmt die Synthetisierung von Schilddrüsenhormonen im Körper und sorgt dafür, dass sich keine Antikörper an die Schilddrüse binden.
- **Herzgespann (Leonurus cardiaca):** Sie benötigen einen Flüssigextrakt mit dem Verhältnis 1 Teil Kräuter und 2 Teile Wasser. Nehmen Sie täglich 2 ml davon und erhöhen Sie die Dosis langsam und nach Bedarf auf 4 ml. Dieses Kraut wirkt sich nicht unmittelbar auf die Schilddrüse aus, sondern lindert Symptome wie ner-

vöse Herzbeschwerden, Angstgefühle, Schlafstörungen und den gelegentlich bei Überfunktion auftretenden Appetitverlust. Wenn Ihnen der Arzt Beruhigungsmittel oder Antihistamine verschrieben hat oder aber wenn Sie schwanger sind, lassen Sie dieses Mittel bitte weg. Zu den möglichen Nebenwirkungen zählen verstärkte monatliche Blutungen und negative Wechselwirkungen mit vielen Herzmedikamenten. Halten Sie deshalb Rücksprache mit dem Arzt, wenn Sie Herzspannkraut nehmen möchten.

- **Zitronenmelisse (Melissa officinalis):** Beginnen Sie mit 300 mg und erhöhen Sie bei Bedarf bis auf 600 mg. Diese Arzneipflanze aus der Familie der Lippenblütler scheint Hormonrezeptoren zu blockieren. Thyreotropin kann sich dann nicht so gut an das Schilddrüsengewebe binden und Ihre Antikörper binden sich weniger an Ihre Schilddrüse. Zitronenmelisse wirkt beruhigend und schmerzlindernd und wird bei Einschlafstörungen und Magen-Darm-Beschwerden eingesetzt. Weitere Anwendungsgebiete dieses appetitanregenden Krauts sind Migräne, Bluthochdruck, Stress und depressive Verstimmungen.

Wenn Sie eine Autoimmunerkrankung haben

S-Acetylglutathion

Nehmen Sie 300 mg ein- oder zweimal pro Tag auf leeren Magen ODER die folgenden Wirkstoffe alle zusammen, ebenfalls ein- oder zweimal pro Tag auf leeren Magen:

- Acetylcystein: 1000 mg
- Vitamin C: 1000 mg
- Mariendistel: 250 mg
- Liponsäure (ALA): 200 mg
➤ Wenn Sie diese/s Mittel benötigen, tragen Sie sie/es auf Ihrem persönlichen Nahrungsmittelergänzungsplan auf den Seiten 326–327 ein.

Wir alle leben in einer toxischen Welt und es reicht deshalb nicht, sich ein- oder zweimal pro Jahr zu entgiften. Sie müssen Ihre Entgiftungsbahnen jeden Tag unterstützen. Glutathion ist sozusagen der Vater der in Ihrem Körper produzierten natürlichen Antioxidantien – das heißt, er wandelt sich in alle anderen Antioxidantien um. Studien haben gezeigt, dass Menschen mit chronischen Krankheiten niedrige Glutathionwerte aufweisen, und deshalb sollten Sie Ihren körpereigenen Glutathion-Spiegel erhöhen. Sie sorgen bereits dafür, indem Sie Kreuzblütengewächse (Brokkoli, Kohl, Rettich) sowie Gemüse mit schwefelhaltigen Substanzen (z.B. Knoblauch und Zwiebeln) essen. Ich möchte aber sichergehen, dass die Entgiftungsprozesse in Ihrem Körper bestmöglich unterstützt werden. Die meisten von Ihnen können problemlos die vier Wirkstoffe nehmen, die ich oben aufgelistet habe. Nur wer SNPs hat, die den Umwandlungsprozess stören (siehe Seiten 210–211) sollte sich besser für ein Glutathionpräparat als Nahrungsergänzungsmittel entscheiden.

Kaufen Sie aber nicht irgendein Glutathionpräparat. Die meisten sind mehr oder weniger nutzlos, weil sie nur schwer im Körper aufgenommen werden können. Ich empfehle Ihnen deshalb eine Marke, die eine maximale Glutathionaufnahme gewährleistet.

Curcumin Phytosome (Kurkumin-Kapseln)
Nehmen Sie 500 mg zweimal am Tag mit Glutathion zu den Mahlzeiten.

> Wenn Sie Kurkumin benötigen, tragen Sie es auf Ihrem persönlichen Nahrungsmittelergänzungsplan auf den Seiten 326–327 ein.

Kurkuma enthält als wirksamen Bestandteil Kurkumin, einen orange-gelben natürlichen Farbstoff, der zahlreiche gesundheitliche Vorteile bringt. Durch seine entzündungshemmende Wirkung hilft er zum Beispiel bei Gelenk- und Herz-Kreislauf-Problemen. Er verfügt über starke antioxidative Fähigkeiten, schützt die Leber und unterstützt die körpereigene Entgiftung.

Wichtiger Hinweis: Bei hohen Dosierungen von Kurkumin wirkt es blutverdünnend. Falls Sie ein Arzneimittel zur Blutverdünnung nehmen, sollten Sie deshalb vor der Einnahme von Kurkumin mit Ihrem Arzt Rücksprache halten.

Resveratrol

Lassen Sie zweimal am Tag 25 mg nach den Mahlzeiten unter der Zunge zergehen. Nehmen Sie es mit Kurkumin und Glutathion ein.

▶ Wenn Sie Resveratrol benötigen, tragen Sie es auf Ihrem persönlichen Nahrungsmittelergänzungsplan auf den Seiten 326–327 ein.

Sie haben sicher schon davon gehört, dass Resveratrol in Rotwein enthalten ist. Da Sie in Ihrem 28-Tage-Programm aber Alkohol und Zucker ganz weglassen sollen, nehmen Sie es in Form eines Nahrungsergänzungsmittels zu sich. Dieses pflanzliche entzündungshemmende Antioxidans aus der Gruppe der Polyphenole ist schon lange dafür bekannt, für einen ausgeglichenen Blutzuckerspiegel zu sorgen, die sportliche Ausdauer zu erhöhen, vor Herzproblemen zu schützen und die Gehirnfunktionen zu verbessern. Wenn Sie Resveratrol, Kurkumin und Glutathion zusammen nehmen, verstärkt sich die antioxidative Wirkung von allen drei Inhaltsstoffen noch einmal. Und so erfolgt die Einnahme: Lassen Sie eine Tablette unter der Zunge zergehen. Die Schleimhaut ist dort außerordentlich dünn und kleinere Wirkstoffmoleküle können sie deshalb leicht durchdringen. Auf diese Weise gelangt das Resveratrol direkt ins Blut und muss nicht erst die Leber und den Verdauungstrakt passieren. Dadurch ist dann auch die benötigte Dosis geringer.

Immune Booster

Nehmen Sie zweimal am Tag zwei Kapseln, egal ob zu oder zwischen den Mahlzeiten.

▶ Wenn Sie diese Kapseln benötigen, tragen Sie das auf Ihrem persönlichen Nahrungsmittelergänzungsplan auf den Seiten 326–327 ein.

Immune-Booster-Kapseln sind ein Immunglobulinkonzentrat aus Kolostrum-Molkepeptiden, wie sie auch in der Muttermilch vorkommen, mit denen das Immunsystem eines Babys gestärkt wird. Dieses Ergänzungsmittel unterstützt Ihr Immunsystem und wirkt positiv auf den Verdauungstrakt und auf ein gesundes mikrobielles Gleichgewicht. Es enthält nur kleinste Mengen von Laktose. Eine solche geringe Menge ist bei den meisten Menschen nicht ausreichend, um eine Immunreaktion auszulösen.

Fragebogen – Hefepilzüberwucherung im Darm

Füllen Sie den folgenden Fragebogen aus, um festzustellen, ob bei Ihnen eine Überwucherung mit Hefepilzen vorliegt. Kreuzen Sie jeden Punkt an, der auf Sie zutrifft. Die Auswertung finden Sie am Schluss.

- ☐ Ich habe eine Autoimmunerkrankung wie zum Beispiel Hashimoto, rheumatoide Arthritis, Colitis ulcerosa, Lupus, Schuppenflechte, Sklerodermie oder multiple Sklerose.
- ☐ Ich habe Haut- oder Nagelpilze wie Borkenflechte oder Fußpilz.
- ☐ Ich leide unter dem chronischen Müdigkeitssyndrom oder Fibromyalgie oder fühle mich die ganze Zeit energielos und erschöpft.
- ☐ Ich habe Verdauungsprobleme wie Blähungen, Verstopfung oder Durchfall.
- ☐ Ich habe Konzentrations- oder Gedächtnisprobleme, keine Orientierung, ADS, ADHS oder leide unter einer Verdunkelung des Bewusstseins.
- ☐ Ich habe Hautprobleme wie Ekzeme, Schuppenflechte, Nesselsucht, Rosacea oder einen unerklärlichen Ausschlag.
- ☐ Ich bin leicht reizbar und/oder habe häufig Stimmungsschwankungen, Angstzustände oder Depressionen.
- ☐ Ich habe Scheidenpilze, Juckreiz am Rektum oder in der Scheide.
- ☐ Ich leide an jahreszeitlich bedingten Allergien oder juckenden Ohren.
- ☐ Ich habe Verlangen nach Zucker und raffinierten Kohlenhydraten.

Wenn Sie drei oder mehr Punkte angekreuzt haben, ist Ihr Test auf Hefepilzüberwucherungen positiv. Nehmen Sie bitte mindestens achtundzwanzig Tage lang die nachstehend aufgeführten Nahrungsergänzungsmittel und setzen Sie gegebenenfalls die Einnahme fort, solange eines oder mehrere der obigen Symptome auch danach noch anhalten (englischsprachige Informationen zum Thema Hefepilzüberwucherungen finden Sie unter »yeast overgrowth« auf meiner Webseite www.amymyersmd.com.).

Caprylsäure

Nehmen Sie zwei Tabletten nach dem Aufwachen und zwei Tabletten vor dem Zu-Bett-Gehen, mit einem Abstand von mindestens zwei Stunden zur Einnahme von Probiotika.

> Wenn Sie Caprylsäure benötigen, tragen Sie dies auf Ihrem persönlichen Nahrungsmittelergänzungsplan auf den Seiten 326–327 ein.

Diese auch *Octansäure* genannte natürliche Fettsäure mit antiviralen und antifungalen Eigenschaften findet sich in Kokosöl. Als Nahrungsergänzung nehmen Sie sie auf leeren Magen morgens und abends, und zwar mindestens zwei Stunden vor oder nach der Einnahme Ihres Probiotikums. Caprylsäure enthält auch eine kleine Menge Kalzium. Normalerweise soll Kalzium nicht zusammen mit einem Schilddrüsenhormonpräparat eingenommen werden, aber bei dieser geringen Menge gibt es diesbezüglich eigentlich keine Bedenken. Wegen der pilzhemmenden Wirkung der Caprylsäure können eventuell leichte Entgiftungssymptome auftreten – Kopfweh, Verdauungsstörungen, Müdigkeit oder ähnliche Symptome, die vom Absterben der Pilze resultieren. Wenn das bei Ihnen der Fall ist, nehmen Sie erst einmal nur noch eine Tablette pro Tag und erhöhen Sie die Dosis im Verlaufe der nächsten Woche ganz allmählich, bis Sie wieder bei zweimal zwei angekommen sind.

Candisol

Nehmen Sie zwei Tabletten nach dem Aufwachen und zwei Tabletten vor dem Zu-Bett-Gehen, mit einem Abstand von mindestens zwei Stunden zur Einnahme von Probiotika.

> Wenn Sie Candisol benötigen, tragen Sie es auf Ihrem persönlichen Nahrungsmittelergänzungsplan auf den Seiten 326–327 ein.

Diese Substanz enthält eine Kombination aus pflanzenbasierenden

Enzymen, die die Zellwände von Candida und anderen Pilzen aufbrechen. Wegen dieser pilzhemmenden Wirkung können sich eventuell leichte Entgiftungssymptome einstellen – Kopfweh, Verdauungsstörungen, Müdigkeit oder ähnliche Symptome, die vom Absterben der Pilze resultieren. Wenn das bei Ihnen der Fall ist, nehmen Sie erst einmal nur noch eine Tablette pro Tag und erhöhen Sie die Dosis im Verlaufe der nächsten Woche ganz allmählich, bis Sie wieder bei zweimal zwei angekommen sind. Dieses Nahrungsergänzungsmittel ist zur Einnahme während eines Zeitraums von 30 bis 60 Tagen gedacht. Mittels des Fragebogens auf Seite 314 können Sie Ihre Heilungsfortschritte verfolgen.

Fragebogen – Dünndarmfehlbesiedlung (DDFB)

Füllen Sie den folgenden Fragebogen aus, um festzustellen, ob bei Ihnen eine bakterielle Fehlbesiedlung des Dünndarms vorliegt. Kreuzen Sie jeden Punkt an, der auf Sie zutrifft. Die Auswertung finden Sie am Schluss.

- ☐ Bei mir wurde eine Schilddrüsenunterfunktion diagnostiziert – entweder Hashimoto oder eine nicht autoimmune Form.
- ☐ Bei mir wurde ein Reizdarmsyndrom oder eine entzündliche Darmerkrankung diagnostiziert.
- ☐ Ich habe nach dem Essen Blähungen oder fühle mich lange gebläht.
- ☐ Ich habe Darmgase, Bauchschmerzen oder Krämpfe.
- ☐ Ich habe übelriechenden, weichen Stuhl.
- ☐ Ich habe Nahrungsmittelunverträglichkeiten, zum Beispiel auf Gluten, Milchprodukte, Soja oder Mais.
- ☐ Ich habe eine Histaminintoleranz.
- ☐ Ich habe Gelenkschmerzen.
- ☐ Ich bin die ganze Zeit müde.
- ☐ Ich habe Hautprobleme wie Ekzeme, Schuppenflechte, Nesselsucht, Rosacea oder einen unerklärten Ausschlag.

☐ Ich habe Asthma oder andere Atemwegsprobleme.
☐ Ich fühle mich deprimiert und verzweifelt.
☐ Bei mir wurde ein Vitamin B_{12}-Mangel festgestellt.

Wenn Sie drei oder mehr Punkte angekreuzt haben, ist Ihr Test auf DDFB positiv. Nehmen Sie bitte mindestens dreißig Tage lang die nachstehend aufgeführten Nahrungsergänzungsmittel und setzen Sie gegebenenfalls die Einnahme fort, solange eines oder mehrere der obigen Symptome auch danach noch anhalten.

Prescript-Assist Soil-Based Probiotic
Zu den Mahlzeiten einnehmen.
▶ Wenn Sie dieses Mittel benötigen, tragen Sie es auf Ihrem persönlichen Nahrungsmittelergänzungsplan auf den Seiten 326 und 327 ein.

Statt des kompletten Probiotikums, das ich auf Seite 326 empfehle, nehmen Sie das Mittel »Prescript-Assist Soil-Based Probiotic« (siehe »Adressen und Bezugsquellen«). Dieses Probiotikum enthält 29 Bakterienstämme, die die Zusammensetzung Ihres Darmmikrobioms nachahmen sollen. Nach meinen Erkenntnissen ist dieses Mittel für DDFB-Patienten sehr hilfreich, um die gesunden Darmbakterien zu fördern und die unfreundlichen, die bei dieser Krankheit im Dünndarm dominierend sind, zu hemmen.

Microb-Clear
Nehmen Sie eine Kapsel nach dem Aufwachen und eine Kapsel vor dem Zu-Bett-Gehen, mit einem Abstand von mindestens zwei Stunden zur Einnahme von Probiotika.
▶ Wenn Sie dieses Mittel benötigen, tragen Sie es auf Ihrem persönlichen Nahrungsmittelergänzungsplan auf den Seiten 326–327 ein.

Dieses Ergänzungsmittel mit antimikrobieller Breitbandwirkung ist eine Mischung aus Pflanzenextrakten zur Bekämpfung einer bakteriellen Fehlbesiedlung des Dünndarms. Wegen der antimikrobiellen Wirkung können möglicherweise leichte Entgiftungssymptome auftreten – Kopfweh, Verdauungsstörungen, Müdigkeit oder ähnliche Symptome, die vom Absterben der unfreundlichen Pilze resultieren. Wenn das bei Ihnen der Fall ist, nehmen Sie erst einmal nur noch eine Kapsel pro Tag und erhöhen Sie die Dosis im Verlaufe der nächsten Woche allmählich wieder auf zwei (siehe »Adressen und Bezugsquellen«).

Fragebogen – Parasiten

Füllen Sie den folgenden Fragebogen aus, um festzustellen, ob sich Parasiten bei Ihnen eingenistet haben. Kreuzen Sie jeden Punkt an, der auf Sie zutrifft. Die Auswertung finden Sie am Schluss.

- ☐ Bei mir wurde eine Schilddrüsenunterfunktion diagnostiziert – entweder Hashimoto oder eine nicht autoimmune Form.
- ☐ Ich habe Verstopfung, Durchfall oder Blähungen.
- ☐ Ich habe Reisen ins Ausland unternommen.
- ☐ Ich erinnere mich an »Reisedurchfall« im Ausland.
- ☐ Ich hatte, glaube ich, eine Nahrungsmittelvergiftung, und meine Verdauung hat sich seither verändert.
- ☐ Ich habe Ein- und Durchschlafstörungen und wache nachts mehrmals auf.
- ☐ Ich habe Hautprobleme wie Ekzeme, Schuppenflechte, Nesselsucht, Rosacea oder einen unerklärlichen Ausschlag.
- ☐ Ich knirsche im Schlaf mit den Zähnen.
- ☐ Ich habe Schmerzen in den Muskeln oder Gelenken.
- ☐ Ich bin fast immer erschöpft, deprimiert oder apathisch.
- ☐ Ich bin nie satt nach dem Essen.
- ☐ Ich habe eine Eisenmangelanämie.
- ☐ Bei mir wurde ein Reizdarmsyndrom, Colitis ulcerosa oder Morbus Crohn diagnostiziert.

Wenn Sie drei oder mehr Punkte angekreuzt haben, ist Ihr Test auf Parasiten positiv. Nehmen Sie bitte mindestens achtundzwanzig Tage lang die nachstehend aufgeführten Nahrungsergänzungsmittel und setzen Sie gegebenenfalls die Einnahme fort, solange eines oder mehrere der obigen Symptome auch danach noch anhalten.

Microb-Clear

Nehmen Sie eine Kapsel nach dem Aufwachen und eine Kapsel vor dem Zu-Bett-Gehen, mit einem Abstand von mindestens zwei Stunden zur Einnahme von Probiotika.

> Wenn Sie dieses Mittel benötigen, tragen Sie es auf Ihrem persönlichen Nahrungsmittelergänzungsplan auf den Seiten 326–327 ein.

Dieses Ergänzungsmittel mit antimikrobieller Breitbandwirkung ist eine Mischung aus Pflanzenextrakten zur Bekämpfung einer bakteriellen Fehlbesiedlung des Dünndarms. Wegen der antimikrobiellen Wirkung können möglicherweise leichte Entgiftungssymptome auftreten – Kopfweh, Verdauungsstörungen, Müdigkeit oder ähnliche Symptome, die vom Absterben der unfreundlichen Pilze resultieren. Wenn das bei Ihnen der Fall ist, nehmen Sie erst einmal nur noch eine Kapsel pro Tag und erhöhen Sie die Dosis im Verlaufe der nächsten Woche allmählich wieder auf zwei (siehe »Adressen und Bezugsquellen«).

Fragebogen – Durchlässiger Darm

Füllen Sie den folgenden Fragebogen aus, um festzustellen, ob Sie an einem durchlässigen Darm leiden. Kreuzen Sie jeden Punkt an, der auf Sie zutrifft. Die Auswertung finden Sie am Schluss.

Verdauung

☐ Ich sehe unverdaute Nahrung in meinem Stuhl.
☐ Ich habe nach dem Essen Darmgase und/oder Blähungen.
☐ Ich leide nach dem Essen unter Reflux, Rülpsen oder Brennen in der Brust.
☐ Mein Magen fühlt sich nach dem Essen schwer an.

☐ Ich habe nicht mindestens einmal pro Tag Stuhlgang.
☐ Ich habe häufig weichen oder dünnen Stuhl.
☐ Mein Stuhl ist klein und kaum geformt oder sehr hart.

Gesundheit

☐ Ich habe Nahrungsmittelallergien oder -unverträglichkeiten.
☐ Ich leide unter Hefepilzüberwucherungen oder DDFB (siehe Seiten 314–316 und 316–318).
☐ Ich habe eine Autoimmunerkrankung wie zum Beispiel Hashimoto oder Morbus Basedow.
☐ Ich stehe chronisch unter Stress.
☐ Ich schlafe nur selten 7,5–9 Stunden richtig gut.

Wenn Sie unter »Verdauung« zwei oder mehr Punkte angekreuzt haben, empfehle ich die Einnahme von GI Repair Powder oder L-Glutamine, Digestive Enzymes und Betaine HCL (siehe unten). Wenn Sie unter »Verdauung« maximal einen Punkt, aber unter »Gesundheit« zwei oder mehr Punkte angekreuzt haben, empfehle ich Ihnen, dass Sie nur GI Repair Powder oder L-Glutamine nehmen.
In beiden Fällen nehmen Sie die Mittel mindestens achtundzwanzig Tage lang und setzen gegebenenfalls die Einnahme fort, solange eines oder mehrere der obigen Symptome auch danach noch anhalten.

GI Repair Powder

Nehmen Sie einen gehäuften Esslöffel pro Tag auf leeren Magen oder 4 Gramm L-Glutamin pro Tag auf leeren Magen.

➤ Wenn Sie eines dieser Mittel benötigen, tragen Sie es auf Ihrem persönlichen Nahrungsmittelergänzungsplan auf den Seiten 326–327 ein.

L-Glutamin ist eine Aminosäure, die für das Wohlbefinden des Verdauungs- und Immunsystems fundamental wichtig ist. Sie wirkt sich heilend auf die Darmschleimhaut aus.
In meiner Klinik verwende ich das Kombinationspräparat GI Repair Powder, das zusätzlich noch Süßholz und Aloe vera enthält. Diese Pflanzenextrakte unterstützen das L-Glutamin bei der Aufrechter-

haltung der Darmbarriere. Als weiterer Inhaltsstoff kommt Arabinogalactan hinzu, ein Präbiotikum, das die Darmbakterien nährt und noch viele andere positive Auswirkungen hat (siehe »Adressen und Bezugsquellen«).

Verdauungsenzyme

Sie können entweder das Präparat The Myers Way Digestive Enzymes kaufen oder sich die Inhaltsstoffe und die Mengen vom Etikett abschreiben (zu finden auf meiner Webseite), um ein gleichwertiges Produkt zu finden. Nehmen Sie die Enzyme gemäß den Anweisungen auf der Packung täglich zu zwei Mahlzeiten ein.

> Wenn Sie Verdauungsenzyme benötigen, tragen Sie sie auf Ihrem persönlichen Nahrungsmittelergänzungsplan auf den Seiten 326–327 ein.

Während der Darm heilt, ist es wichtig, ihm all die Enzyme zuzuführen, die er zum Aufspalten des Essens benötigt. Achten Sie darauf, dass Sie ein Kombinationspräparat mit einem breiten Spektrum an Enzymen bekommen, um die Aufspaltungsprozesse, die Nahrungsaufnahme und die Nutzung von Makronährstoffen aus Proteinen, Kohlenhydraten, Lipiden/Fetten und pflanzlichen Ballaststoffen zu optimieren. Nehmen Sie die Enzyme mindestens achtundzwanzig Tage lang zu den Mahlzeiten ein. Je nachdem, wie es Ihnen danach geht, können Sie mit der Einnahme aufhören oder weitermachen, bis Sie Ihre Symptome wie Darmgase, Blähungen und andere Verdauungsstörungen los sind.

Betaine HCL & Pepsin

Nehmen Sie bis zu zwei Kapseln zu jeder Mahlzeit (siehe unten).

> Wenn Sie dieses Mittel benötigen, tragen Sie es auf Ihrem persönlichen Nahrungsmittelergänzungsplan auf den Seiten 326–327 ein.

Dieses Präparat wird eingesetzt, wenn die körpereigene Säureproduktion defizitär ist. Enthält der Magensaft nämlich zu wenig Säure (Hydrochloride, HCL), wird es schwierig für ihn, Nährstoffe, insbesondere Proteine, aufzuspalten. Machen Sie zu Hause einen einfachen

Test, um festzustellen, ob Sie zu wenig Magensäure haben. Beginnen Sie mit einer Mahlzeit, nehmen Sie nach ein paar Bissen 650 mg HCL und essen Sie dann zu Ende. Wenn Sie danach Sodbrennen oder Wärme im Magen verspüren, verfügen Sie über ausreichend HCL. Ist das aber nicht der Fall, sollten Sie von da an zwei Kapseln HCL zu jeder Mahlzeit nehmen. Sollte das zu Sodbrennen führen, reduzieren Sie die Dosis auf eine Kapsel. Nehmen Sie die Kapseln so lange, bis Sie nach dem Essen Sodbrennen verspüren, denn das heißt, dass wieder genügend Säure vorhanden ist.

Wenn Sie an einer Infektion leiden

Wenn Ihr Arzt festgestellt hat, dass Sie das Epstein-Barr-Virus (EBV) oder Herpes simplex I oder II haben (siehe Kapitel 9), kann ich Ihnen folgende Naturarzneimittel empfehlen:

Lauricidin (Monolaurin)
Nehmen Sie dreimal am Tag einen Teelöffel, jeweils zu einer Mahlzeit.
➤ Wenn Sie Monolaurin benötigen, tragen Sie es auf Ihrem persönlichen Nahrungsmittelergänzungsplan auf den Seiten 326–327 ein.

Lauricidin® ist eine Mischung aus Laurinsäure (aus Kokosöl) und einem pflanzlichen Glyzerin (sojafrei). Die daraus entstehende Substanz wird Monolaurin genannt, ein Monoglycerid. Es hat die Eigenschaft, Herpesviren (und viele andere Krankheitserreger) zu zerstören.

Huminsäure
Nehmen Sie zwei Tabletten am Tag beim Essen.
➤ Wenn Sie Huminsäure benötigen, tragen Sie dies auf Ihrem persönlichen Nahrungsmittelergänzungsplan auf den Seiten 326–327 ein.

Huminsäure fängt freie Radikale und unterstützt auf natürliche Weise das Immunsystem. Sie kann Epstein-Barr und Herpes simplex nicht zum Verschwinden bringen (wenn Sie einmal infiziert sind, bleiben diese Viren ein Leben lang in Ihrem Körper), aber verhindern, dass sich die Viren weiter vermehren.

L-Lysin (nur für Herpes simplex)
Nehmen Sie vorbeugend täglich 500 mg; ist das Virus bereits ausgebrochen, nehmen Sie täglich 1 bis 4 Gramm beim Essen.
▸ Wenn Sie L-Lysin benötigen, tragen Sie es auf Ihrem persönlichen Nahrungsmittelergänzungsplan auf den Seiten 326–327 ein.

Diese Aminosäure kann helfen, den Ausbruch von Herpes zu verhindern oder gegebenenfalls die Dauer des Ausbruches beträchtlich zu verkürzen.

Fragebogen – Nebennierenschwäche

Füllen Sie den folgenden Fragebogen aus, um festzustellen, ob Sie an einer Nebennierenschwäche leiden. Kreuzen Sie jeden Punkt an, der auf Sie zutrifft. Die Auswertung finden Sie am Schluss.

☐ Ich bin oft müde.
☐ Ich fühle mich auch nach 8–10 Stunden Schlaf müde.
☐ Ich bin chronisch gestresst.
☐ Es ist schwierig für mich, Stress zu bewältigen.
☐ Ich bin ein Nachtschichtarbeiter.
☐ Mein Arbeitstag ist sehr lang.
☐ Ich habe im Alltag wenig Entspannung.
☐ Ich bekomme häufig Kopfschmerzen.
☐ Ich treibe nicht regelmäßig Sport.
☐ Ich bin oder war ein Ausdauersportler, oder ich mache CrossFit.
☐ Ich habe unregelmäßige Schlafmuster.
☐ Ich wache mitten in der Nacht auf.
☐ Ich spüre ein großes Verlangen nach salzigen Speisen.
☐ Ich bin gierig auf Zucker.
☐ Ich konsumiere viel Zucker.

- ☐ Ich habe Schwierigkeiten, mich zu konzentrieren.
- ☐ Meine Hüften sind breiter als der Brustbereich (Birnentyp).
- ☐ Ich habe einen zu niedrigen Blutzuckerspiegel (Hypoglykämie).
- ☐ Meine Periode kommt unregelmäßig.
- ☐ Ich habe eine niedrige Libido.
- ☐ Ich leide an PMS oder an Wechseljahressymptomen.
- ☐ Ich werde oft krank.
- ☐ Ich habe niedrigen Blutdruck.
- ☐ Ich leide an Muskelermüdung oder -schwäche.
- ☐ Nur Koffein (Kaffee, Energydrinks etc.) gibt mir die nötige Energie für den Tag.

Auswertung

<2 Großartig! Weiter so mit der Stressbewältigung (der Stressabbau im Rahmen des 28-Tage-Programms hilft dabei).

2–5 Gut. Sie brauchen keine zusätzlichen Nahrungsergänzungsmittel, sollten aber sicherstellen, dass Stressabbau ein täglicher Bestandteil Ihres 28-Tage-Plans ist.

6–10 Nehmen Sie die pflanzlichen Adaptogene, die ich Ihnen unten empfehle, und stellen Sie sicher, dass Stressabbau ein täglicher Bestandteil Ihres 28-Tage-Plans ist.

>10 Nehmen Sie die pflanzlichen Adaptogene, die ich Ihnen unten empfehle, und stellen Sie sicher, dass Sie die Methoden zum Stressabbau zu einem täglichen Bestandteil Ihres 28-Tage-Plans machen. Wenn Ihre Symptome nach 28 Tagen nicht abgeklungen sind, wenden Sie sich an einen Arzt für Functional Medicine.

Adrenal Support

Nehmen Sie anfänglich eine Kapsel pro Tag, später zwei pro Tag, jeweils gleich am Morgen.

➤ Wenn Sie dieses Mittel benötigen, tragen Sie es auf Ihrem persönlichen Nahrungsmittelergänzungsplan auf den Seiten 326–327 ein.

Dieses Produkt (siehe »Adressen und Bezugsquellen«) enthält Pflanzen, die gegen Stress schützen, sogenannte Adaptogene. Sie verleihen dem Körper Widerstandskraft und sorgen dafür, dass er in Stressphasen nicht überreagiert. Zu den Adaptogenen in den »Adrenal Support«-Kapseln zählen Rosenwurz und Ginseng. Nehmen Sie sie, um Ihre Nebennieren zu unterstützen, während Sie gleichzeitig versuchen, Stress abzubauen.

Vitamin-B-Komplex
Nehmen Sie eine Tablette am Tag zu einer Mahlzeit.
▶ Wenn Sie zusätzliches Vitamin B benötigen, tragen Sie es auf Ihrem persönlichen Nahrungsmittelergänzungsplan auf den Seiten 326–327 ein.

Ihr Multivitaminpräparat weist bereits B-Vitamine auf, sollten Sie jedoch an einer Nebennierenschwäche leiden, brauchen Sie vielleicht noch ein zusätzliches Ergänzungsmittel mit ausschließlich den Vitaminen B_1, B_2, B_3, B_5, B_6, B_7 und B_{12} sowie Folsäure. Wie ich bereits erklärt habe, empfehle ich ein Produkt, das die B-Vitamine in Form von Coenzymen und außerdem eine Mischung aus aktiven Isomeren und natürlich vorkommenden Folsäuren enthält. Darüber hinaus sollte es über TMG, Cholin und Methylcobalamin verfügen, um die Methylierung zu unterstützen, insbesondere wenn Sie eine der SNPs haben, die sich auf Methylierung auswirken (MTHFR, siehe Seite 233). Ich weiß schon, dass sich das alles kompliziert anhört, aber Sie müssen einfach nur die Produktbeschreibungen lesen (oder ein von mir empfohlenes Produkt kaufen). Übrigens ist Koffein ein Vitamin-B-Räuber, wenn Sie also viel Kaffee und Cola trinken, benötigen Sie fast sicher zusätzliche B-Vitamine.

Magnesium
Magnesium ist ein ganz besonders wichtiger Mineralstoff gegen Stress. Mein Multivitaminpräparat enthält 50 mg, um eine Mindestversorgung zu gewährleisten. Wenn Ihr Leben ganz besonders stressig ist, können Sie auch mehr nehmen. Magnesium ist nicht nur stressmindernd, sondern tut der Gehirngesundheit und dem Immunsystem

gut und stärkt die Nebennieren und die Schilddrüse. Im Handel sind unzählige Magnesiumprodukte erhältlich. Ich selbst biete in meinem Online-Shop das Produkt »NeuroCalm Mag« an, dessen Inhaltsstoffe in der Lage sind, die Blut-Hirn-Schranke zu passieren, was aber für alle qualitativ hochwertigen Produkte gilt.

Mein persönlicher Nahrungsergänzungsmittelplan für 28 Tage

Ich habe die Nahrungsergänzungen bereits eingefügt, die Sie auf jeden Fall einnehmen werden. Weitere fügen Sie nach Bedarf und abhängig von Ihrem körperlichen Zustand hinzu.

Nach dem Aufwachen:

_____
_____
_____
_____

Frühstück:

- Probiotikum mit 50–100 Milliarden Bakterien

_____
_____
_____
_____

Mittagessen:

- The Myers Way Complete Multivitamin: 3 Kapseln
- Omega-3-Fischöl: 2 Kapseln

_____
_____
_____
_____

Abendessen:

- The Myers Way Complete Multivitamin: 3 Kapseln
- Omega-3-Fischöl: 2 Kapseln

Vor dem Zu-Bett-Gehen:

KAPITEL 12

Der 28-Tage-Plan zum Schilddrüsen-Programm nach der Myers-Methode

Stehen Sie bitte morgens zeitig auf, um Stress zu vermeiden. Je nach den gegebenen Umständen kann das bedeuten, eine Stunde oder sogar bis zu zwei Stunden, bevor Sie das Haus verlassen. Wichtig ist einfach, dass Sie den Tag nicht schon mit einem Gefühl des Gehetztseins und unter Zeitdruck zu stehen, beginnen – das nämlich setzt Ihre Schilddrüse, Ihre Nebennieren und Ihr Immunsystem unter Druck und nimmt Ihnen die Energie und Ruhe, die Sie brauchen, um den Herausforderungen des Tages mit Gelassenheit begegnen zu können.

Die Kochrezepte des 28-Tage-Plans sind jeweils für zwei Personen gedacht und in den meisten Fällen ist die Verwertung von übrig gebliebenen Portionen eingeplant. Bitte gehen Sie wie folgt vor:

- Wenn Sie für zwei Personen kochen, halten Sie sich genau an die Mengenangaben der Rezepte. Reste verbleiben nur von Lebensmitteln, die sich gut aufbewahren lassen.
- Wenn Sie nur für sich kochen, halbieren Sie einfach die Mengenangaben. Auch dann bleiben teilweise Reste übrig, aber nur von Lebensmitteln, die sich gut aufbewahren lassen.
- Wenn Sie für vier Personen kochen, verdoppeln Sie die Mengen. Auch in diesem Fall ergeben sich nur wiederverwertbare Essensreste.

Guten Appetit!

Tag 1

Nach dem Aufstehen

Nehmen Sie gegebenenfalls Ihr Schilddrüsenhormonpräparat.
Falls Sie an DDFB, Hefepilzüberwucherung oder Parasiten leiden, nehmen Sie die entsprechenden Nahrungsergänzungsmittel, die für die Zeit gleich nach dem Aufstehen vorgesehen sind.
Trinken Sie ein viertel bis einen halben Liter gefiltertes Wasser, in das Sie den Saft einer halben Zitrone mischen.
Gehen Sie spätestens 20 Minuten nach dem Aufwachen für mindestens 5 Minuten an die frische Luft, damit Haut und Augen Tageslicht aufnehmen können.
Entspannen Sie 10 bis 30 Minuten mit HeartMath, binauralen Beats, Gehirnwellen-Stimulation, Meditation, Gebet oder Atemübungen.
Genießen Sie eine Tasse *Myers Darmheilungs-Kollagentee (Seite 404)*.

Frühstück

Haschee aus Süßkartoffeln und Grünzeug (Seite 404) mit *Zimt-Apfel-Frühstückswürsten (Seite 406)*
Nehmen Sie die zum Frühstück vorgesehenen Nahrungsergänzungsmittel (Seite 326).

Ein Pausensnack pro Tag (zwischen Frühstück und Mittagessen oder Mittag- und Abendessen)

70 g gemischte Beeren

Mittagessen

Zitrusgarnelen auf rotblättrigem Salat (Seiten 413–414)
Nehmen Sie die zum Mittagessen vorgesehenen Nahrungsergänzungsmittel (Seiten 326–327).

Nach der Arbeit

Legen Sie jetzt eine schilddrüsen- und nebennierenfreundliche Trainingseinheit ein: Spaziergang, Yogaübungen, Cardio-Training,

leichtes Gewichttraining, Pilates, Tanzen oder aktiv mit den Kindern spielen.

Vor dem Abendessen

Schalten Sie nur Lampen mit Glühbirnen mit Gelblicht ein oder tragen Sie eine spezielle Brille mit gelben Gläsern.
Achten Sie darauf, dass der Blauanteil der Lichtquelle Ihres Smartphones oder Computers reduziert ist (z. B. mittels der App *f.lux*).

Abendessen

Geflügelsalat mit getrockneten Aprikosen (Seiten 419–420)
Heilende Brühe für den Darm (Seiten 415–416) über Nacht im Schongarer zubereiten.
Nehmen Sie die zum Abendessen vorgesehenen Nahrungsergänzungsmittel (Seite 327).

Nach dem Abendessen

Widmen Sie sich mindestens 30 Minuten einer Aktivität, die Ihnen Freude bereitet: mit Freunden treffen, lesen, basteln, Yoga, Tagebuchschreiben, spazieren gehen.

Vor dem Schlafengehen

Zeit zum Herunterfahren: Entspannen Sie 10 bis 30 Minuten mit HeartMath, binauralen Beats, Gehirnwellen-Stimulation, Meditation, Gebet oder Atemübungen.
Genießen Sie ein warmes Bad mit entspannenden ätherischen Ölen.
Trinken Sie Ihren abendlichen Kräutertee.
Falls Sie an DDFB, Hefepilzüberwucherung oder Parasiten leiden, nehmen Sie die entsprechenden Nahrungsergänzungsmittel, die für die Zeit kurz vor dem Schlafengehen vorgesehen sind.

Schlafenszeit

Schalten Sie alle elektronischen Geräte ab.
Verdunkeln Sie den Schlafraum oder setzen Sie eine Schlafbrille auf.

Stellen Sie den Heizungsthermostat auf 15 bis maximal 18 Grad ein, damit der Körper sich nachts entspannen und gut regenerieren kann.

Gönnen Sie sich 7,5 bis 9 Stunden tiefen, erholsamen Schlaf.

Einmal die Woche sollten Sie eine für Sie neue Entspannungstechnik ausprobieren, beispielsweise Akupunktur, Floating, Massage oder Neurofeedback (siehe Seiten 275–279). Wenn Sie die Technik(en) gefunden haben, die Ihnen am besten entspricht/entsprechen, schieben Sie eine Entspannungseinheit ein, so oft Sie können.

Tag 2

Nach dem Aufstehen

Nehmen Sie gegebenenfalls Ihr Schilddrüsenhormonpräparat.

Falls Sie an DDFB, Hefepilzüberwucherung oder Parasiten leiden, nehmen Sie die entsprechenden Nahrungsergänzungsmittel, die für die Zeit gleich nach dem Aufstehen vorgesehen sind.

Trinken Sie ein viertel bis einen halben Liter gefiltertes Wasser, in das Sie den Saft einer halben Zitrone mischen.

Gehen Sie spätestens 20 Minuten nach dem Aufwachen für mindestens 5 Minuten an die frische Luft, damit Haut und Augen Tageslicht aufnehmen können.

Entspannen Sie 10 bis 30 Minuten mit HeartMath, binauralen Beats, Gehirnwellen-Stimulation, Meditation, Gebet oder Atemübungen.

Genießen Sie eine Tasse übrig gebliebene *heilende Brühe für den Darm* oder *Myers Darmheilungs-Kollagentee (Seite 404).*

Frühstück

Zimt-Kakao-Smoothie (Seite 400)

Nehmen Sie die zum Frühstück vorgesehenen Nahrungsergänzungsmittel (Seite 326).

Ein Pausensnack pro Tag (zwischen Frühstück und Mittagessen oder Mittag- und Abendessen)
Klassischer grüner Saft (Seite 403)

Mittagessen
Rest von den *Zitrusgarnelen auf rotblättrigem Salat*
Nehmen Sie die zum Mittagessen vorgesehenen Nahrungsergänzungsmittel (Seiten 326–327).

Nach der Arbeit
Legen Sie jetzt eine schilddrüsen- und nebennierenfreundliche Trainingseinheit ein: Spaziergang, Yogaübungen, Cardio-Training, leichtes Gewichttraining, Pilates, Tanzen oder aktiv mit den Kindern spielen.

Vor dem Abendessen
Schalten Sie nur Lampen mit Glühbirnen mit Gelblicht ein oder tragen Sie eine spezielle Brille mit gelben Gläsern.
Achten Sie darauf, dass der Blauanteil der Lichtquelle Ihres Smartphones oder Computers reduziert ist (z. B. mittels der App *f.lux*).

Abendessen
Ananas-Taco-Salat mit Fleisch vom Weiderind (Seitne 408–409)
Nehmen Sie die zum Abendessen vorgesehenen Nahrungsergänzungsmittel (Seite 327).

Nach dem Abendessen
Widmen Sie sich mindestens 30 Minuten einer Aktivität, die Ihnen Freude bereitet: mit Freunden treffen, lesen, basteln, Yoga, Tagebuchschreiben, spazieren gehen.

Vor dem Schlafengehen
Zeit zum Herunterfahren: Entspannen Sie 10 bis 30 Minuten mit HeartMath, binauralen Beats, Gehirnwellen-Stimulation, Meditation, Gebet oder Atemübungen.

Genießen Sie ein warmes Bad mit entspannenden ätherischen Ölen.

Trinken Sie Ihren abendlichen Kräutertee.

Falls Sie an DDFB, Hefepilzüberwucherung oder Parasiten leiden, nehmen Sie die entsprechenden Nahrungsergänzungsmittel, die für die Zeit kurz vor dem Schlafengehen vorgesehen sind.

Schlafenszeit

Schalten Sie alle elektronischen Geräte ab.

Verdunkeln Sie den Schlafraum oder setzen Sie eine Schlafbrille auf.

Stellen Sie den Heizungsthermostat auf 15 bis maximal 18 Grad ein, damit der Körper sich nachts entspannen und gut regenerieren kann.

Gönnen Sie sich 7,5 bis 9 Stunden tiefen, erholsamen Schlaf.

Tag 3

Nach dem Aufstehen

Nehmen Sie gegebenenfalls Ihr Schilddrüsenhormonpräparat.

Falls Sie an DDFB, Hefepilzüberwucherung oder Parasiten leiden, nehmen Sie die entsprechenden Nahrungsergänzungsmittel, die für die Zeit gleich nach dem Aufstehen vorgesehen sind.

Trinken Sie ein viertel bis einen halben Liter gefiltertes Wasser, in das Sie den Saft einer halben Zitrone mischen.

Gehen Sie spätestens 20 Minuten nach dem Aufwachen für mindestens 5 Minuten an die frische Luft, damit Haut und Augen Tageslicht aufnehmen können.

Entspannen Sie 10 bis 30 Minuten mit HeartMath, binauralen Beats, Gehirnwellen-Stimulation, Meditation, Gebet oder Atemübungen.

Genießen Sie eine Tasse übrig gebliebene *heilende Brühe für den Darm* oder *Myers Darmheilungs-Kollagentee* (Seite 404).

Frühstück

Reste von *Haschee aus Süßkartoffeln und Grünzeug* mit *Zimt-Apfel-Frühstückswürsten*

Nehmen Sie die zum Frühstück vorgesehenen Nahrungsergänzungsmittel (Seite 326).

Ein Pausensnack pro Tag (zwischen Frühstück und Mittagessen oder Mittag- und Abendessen)

Avocado mit Rohkostmischung: Gurken, Karotten, Sellerie, Brokkoli

Mittagessen

Reste von *Geflügelsalat mit getrockneten Aprikosen*

Nehmen Sie die zum Mittagessen vorgesehenen Nahrungsergänzungsmittel (Seiten 326–327).

Nach der Arbeit

Legen Sie jetzt eine schilddrüsen- und nebennierenfreundliche Trainingseinheit ein: Spaziergang, Yogaübungen, Cardio-Training, leichtes Gewichttraining, Pilates, Tanzen oder aktiv mit den Kindern spielen.

Vor dem Abendessen

Schalten Sie nur Lampen mit Glühbirnen mit Gelblicht ein oder tragen Sie eine spezielle Brille mit gelben Gläsern.

Achten Sie darauf, dass der Blauanteil der Lichtquelle Ihres Smartphones oder Computers reduziert ist (z. B. mittels der App *f.lux*).

Abendessen

Wild gefangener Kabeljau mit Salbei-Pastinaken-Püree und Spargel (Seiten 430–432)

Heilende Brühe für den Darm (Seiten 415–416) über Nacht im Schongarer zubereiten.

Nehmen Sie die zum Abendessen vorgesehenen Nahrungsergänzungsmittel (Seite 327).

Nach dem Abendessen

Widmen Sie sich mindestens 30 Minuten einer Aktivität, die Ihnen Freude bereitet: mit Freunden treffen, lesen, basteln, Yoga, Tagebuchschreiben, spazieren gehen.

Vor dem Schlafengehen

Zeit zum Herunterfahren: Entspannen Sie 10 bis 30 Minuten mit HeartMath, binauralen Beats, Gehirnwellen-Stimulation, Meditation, Gebet oder Atemübungen.

Genießen Sie ein warmes Bad mit entspannenden ätherischen Ölen.

Trinken Sie Ihren abendlichen Kräutertee.

Falls Sie an DDFB, Hefepilzüberwucherung oder Parasiten leiden, nehmen Sie die entsprechenden Nahrungsergänzungsmittel, die für die Zeit kurz vor dem Schlafengehen vorgesehen sind.

Schlafenszeit

Schalten Sie alle elektronischen Geräte ab.

Verdunkeln Sie den Schlafraum oder setzen Sie eine Schlafbrille auf.

Stellen Sie den Heizungsthermostat auf 15 bis maximal 18 Grad ein, damit der Körper sich nachts entspannen und gut regenerieren kann.

Gönnen Sie sich 7,5 bis 9 Stunden tiefen, erholsamen Schlaf.

Tag 4

Nach dem Aufstehen

Nehmen Sie gegebenenfalls Ihr Schilddrüsenhormonpräparat.

Falls Sie an DDFB, Hefepilzüberwucherung oder Parasiten leiden, nehmen Sie die entsprechenden Nahrungsergänzungsmittel, die für die Zeit gleich nach dem Aufstehen vorgesehen sind.

Trinken Sie ein viertel bis einen halben Liter gefiltertes Wasser, in das Sie den Saft einer halben Zitrone mischen.

Gehen Sie spätestens 20 Minuten nach dem Aufwachen für mindestens 5 Minuten an die frische Luft, damit Haut und Augen Tageslicht aufnehmen können.

Entspannen Sie 10 bis 30 Minuten mit HeartMath, binauralen Beats, Gehirnwellen-Stimulation, Meditation, Gebet oder Atemübungen.

Genießen Sie eine Tasse übrig gebliebene *heilende Brühe für den Darm* oder *Myers Darmheilungs-Kollagentee (Seite 404)*.

Frühstück
Birnen-Petersilie-Smoothie (Seiten 399–400)
Nehmen Sie die zum Frühstück vorgesehenen Nahrungsergänzungsmittel (Seite 326).

Ein Pausensnack pro Tag (zwischen Frühstück und Mittagessen oder Mittag- und Abendessen)
Reste von *Geflügelsalat mit getrockneten Aprikosen*

Mittagessen
Reste von *Grüner Salat mit Ananas und Rinderhackfleisch*
Nehmen Sie die zum Mittagessen vorgesehenen Nahrungsergänzungsmittel (Seiten 326–327).

Nach der Arbeit
Legen Sie jetzt eine schilddrüsen- und nebennierenfreundliche Trainingseinheit ein: Spaziergang, Yogaübungen, Cardio-Training, leichtes Gewichttraining, Pilates, Tanzen oder aktiv mit den Kindern spielen.

Vor dem Abendessen
Schalten Sie nur Lampen mit Glühbirnen mit Gelblicht ein oder tragen Sie eine spezielle Brille mit gelben Gläsern.

Achten Sie darauf, dass der Blauanteil der Lichtquelle Ihres Smartphones oder Computers reduziert ist (z.B. mittels der App *f.lux*).

Abendessen
Wildlachs mit Zucchininudeln, Pesto und Knoblauch-Butternusskürbis (Seiten 427–429)
Nehmen Sie die zum Abendessen vorgesehenen Nahrungsergänzungsmittel (Seite 327).

Nach dem Abendessen
Widmen Sie sich mindestens 30 Minuten einer Aktivität, die Ihnen Freude bereitet: mit Freunden treffen, lesen, basteln, Yoga, Tagebuchschreiben, spazieren gehen.

Vor dem Schlafengehen
Zeit zum Herunterfahren: Entspannen Sie 10 bis 30 Minuten mit HeartMath, binauralen Beats, Gehirnwellen-Stimulation, Meditation, Gebet oder Atemübungen.
Genießen Sie ein warmes Bad mit entspannenden ätherischen Ölen.
Trinken Sie Ihren abendlichen Kräutertee.
Falls Sie an DDFB, Hefepilzüberwucherung oder Parasiten leiden, nehmen Sie die entsprechenden Nahrungsergänzungsmittel, die für die Zeit kurz vor dem Schlafengehen vorgesehen sind.

Schlafenszeit
Schalten Sie alle elektronischen Geräte ab.
Verdunkeln Sie den Schlafraum oder setzen Sie eine Schlafbrille auf.
Stellen Sie den Heizungsthermostat auf 15 bis maximal 18 Grad ein, damit der Körper sich nachts entspannen und gut regenerieren kann.
Gönnen Sie sich 7,5 bis 9 Stunden tiefen, erholsamen Schlaf.

Tag 5

Nach dem Aufstehen

Nehmen Sie gegebenenfalls Ihr Schilddrüsenhormonpräparat.

Falls Sie an DDFB, Hefepilzüberwucherung oder Parasiten leiden, nehmen Sie die entsprechenden Nahrungsergänzungsmittel, die für die Zeit gleich nach dem Aufstehen vorgesehen sind.

Trinken Sie ein viertel bis einen halben Liter gefiltertes Wasser, in das Sie den Saft einer halben Zitrone mischen.

Gehen Sie spätestens 20 Minuten nach dem Aufwachen für mindestens 5 Minuten an die frische Luft, damit Haut und Augen Tageslicht aufnehmen können.

Entspannen Sie 10 bis 30 Minuten mit HeartMath, binauralen Beats, Gehirnwellen-Stimulation, Meditation, Gebet oder Atemübungen.

Genießen Sie eine Tasse übrig gebliebene *heilende Brühe für den Darm* oder *Myers Darmheilungs-Kollagentee* (Seite 404).

Frühstück

Gemüse-Rinderhack-Frühstücksmischung (Seiten 405–406)

Nehmen Sie die zum Frühstück vorgesehenen Nahrungsergänzungsmittel (Seite 326).

Ein Pausensnack pro Tag (zwischen Frühstück und Mittagessen oder Mittag- und Abendessen)

70 g gemischte Beeren

Mittagessen

Reste von *Kabeljau mit Salbei-Pastinaken-Püree und Spargel*

Nehmen Sie die zum Mittagessen vorgesehenen Nahrungsergänzungsmittel (Seiten 326–327).

Nach der Arbeit

Legen Sie jetzt eine schilddrüsen- und nebennierenfreundliche Trainingseinheit ein: Spaziergang, Yogaübungen, Cardio-Training, leichtes Gewichttraining, Pilates, Tanzen oder aktiv mit den Kindern spielen.

Vor dem Abendessen

Schalten Sie nur Lampen mit Glühbirnen mit Gelblicht ein oder tragen Sie eine spezielle Brille mit gelben Gläsern.

Achten Sie darauf, dass der Blauanteil der Lichtquelle Ihres Smartphones oder Computers reduziert ist (z. B. mittels der App *f.lux*).

Abendessen

Putenfleischbällchen mit Grünkohlpesto über Spaghettikürbis (Seiten 423–425), serviert mit *Spinat-Beilagensalat mit selbst gemachtem Bio-Dressing (Seiten 414–415)*

Nehmen Sie die zum Abendessen vorgesehenen Nahrungsergänzungsmittel (Seite 327).

Nach dem Abendessen

Widmen Sie sich mindestens 30 Minuten einer Aktivität, die Ihnen Freude bereitet: mit Freunden treffen, lesen, basteln, Yoga, Tagebuchschreiben, spazieren gehen.

Vor dem Schlafengehen

Zeit zum Herunterfahren: Entspannen Sie 10 bis 30 Minuten mit HeartMath, binauralen Beats, Gehirnwellen-Stimulation, Meditation, Gebet oder Atemübungen.

Genießen Sie ein warmes Bad mit entspannenden ätherischen Ölen.

Trinken Sie Ihren abendlichen Kräutertee.

Falls Sie an DDFB, Hefepilzüberwucherung oder Parasiten leiden, nehmen Sie die entsprechenden Nahrungsergänzungsmittel, die für die Zeit kurz vor dem Schlafengehen vorgesehen sind.

Schlafenszeit

Schalten Sie alle elektronischen Geräte ab.

Verdunkeln Sie den Schlafraum oder setzen Sie eine Schlafbrille auf.

Stellen Sie den Heizungsthermostat auf 15 bis maximal 18 Grad ein, damit der Körper sich nachts entspannen und gut regenerieren kann.

Gönnen Sie sich 7,5 bis 9 Stunden tiefen, erholsamen Schlaf.

Tag 6

Nach dem Aufstehen

Nehmen Sie gegebenenfalls Ihr Schilddrüsenhormonpräparat.

Falls Sie an DDFB, Hefepilzüberwucherung oder Parasiten leiden, nehmen Sie die entsprechenden Nahrungsergänzungsmittel, die für die Zeit gleich nach dem Aufstehen vorgesehen sind.

Trinken Sie ein viertel bis einen halben Liter gefiltertes Wasser, in das Sie den Saft einer halben Zitrone mischen.

Gehen Sie spätestens 20 Minuten nach dem Aufwachen für mindestens 5 Minuten an die frische Luft, damit Haut und Augen Tageslicht aufnehmen können.

Entspannen Sie 10 bis 30 Minuten mit HeartMath, binauralen Beats, Gehirnwellen-Stimulation, Meditation, Gebet oder Atemübungen.

Genießen Sie eine Tasse übrig gebliebene *heilende Brühe für den Darm* oder *Myers Darmheilungs-Kollagentee (Seite 404)*. Restliche heilende Brühe einfrieren.

Frühstück

Beeren-Kokoscreme-Parfait mit Kakaopulver und Orangenschale (Seiten 407–408)

Nehmen Sie die zum Frühstück vorgesehenen Nahrungsergänzungsmittel (Seite 326).

Ein Pausensnack pro Tag (zwischen Frühstück und Mittagessen oder Mittag- und Abendessen)

Gurken-Algen-Salat (Seite 440)

Mittagessen
Reste von *Wildlachs mit Zucchininudeln, Pesto und Knoblauch-Butternusskürbis*
Nehmen Sie die zum Mittagessen vorgesehenen Nahrungsergänzungsmittel (Seiten 326–327).

Nach der Arbeit
Legen Sie jetzt eine schilddrüsen- und nebennierenfreundliche Trainingseinheit ein: Spaziergang, Yogaübungen, Cardio-Training, leichtes Gewichttraining, Pilates, Tanzen oder aktiv mit den Kindern spielen.

Vor dem Abendessen
Schalten Sie nur Lampen mit Glühbirnen mit Gelblicht ein oder tragen Sie eine spezielle Brille mit gelben Gläsern.
Achten Sie darauf, dass der Blauanteil der Lichtquelle Ihres Smartphones oder Computers reduziert ist (z. B. mittels der App *f.lux*).

Abendessen
Kokos-Hühnercurry (Seiten 421–422)
Nehmen Sie die zum Abendessen vorgesehenen Nahrungsergänzungsmittel (Seite 327).

Nach dem Abendessen
Widmen Sie sich mindestens 30 Minuten einer Aktivität, die Ihnen Freude bereitet: mit Freunden treffen, lesen, basteln, Yoga, Tagebuchschreiben, spazieren gehen.

Vor dem Schlafengehen
Zeit zum Herunterfahren: Entspannen Sie 10 bis 30 Minuten mit HeartMath, binauralen Beats, Gehirnwellen-Stimulation, Meditation, Gebet oder Atemübungen.
Genießen Sie ein warmes Bad mit entspannenden ätherischen Ölen.
Trinken Sie Ihren abendlichen Kräutertee.

Falls Sie an DDFB, Hefepilzüberwucherung oder Parasiten leiden, nehmen Sie die entsprechenden Nahrungsergänzungsmittel, die für die Zeit kurz vor dem Schlafengehen vorgesehen sind.

Schlafenszeit
Schalten Sie alle elektronischen Geräte ab.
Verdunkeln Sie den Schlafraum oder setzen Sie eine Schlafbrille auf.
Stellen Sie den Heizungsthermostat auf 15 bis maximal 18 Grad ein, damit der Körper sich nachts entspannen und gut regenerieren kann.
Gönnen Sie sich 7,5 bis 9 Stunden tiefen, erholsamen Schlaf.

Tag 7

Nach dem Aufstehen
Nehmen Sie gegebenenfalls Ihr Schilddrüsenhormonpräparat.
Falls Sie an DDFB, Hefepilzüberwucherung oder Parasiten leiden, nehmen Sie die entsprechenden Nahrungsergänzungsmittel, die für die Zeit gleich nach dem Aufstehen vorgesehen sind.
Trinken Sie ein viertel bis einen halben Liter gefiltertes Wasser, in das Sie den Saft einer halben Zitrone mischen.
Gehen Sie spätestens 20 Minuten nach dem Aufwachen für mindestens 5 Minuten an die frische Luft, damit Haut und Augen Tageslicht aufnehmen können.
Entspannen Sie 10 bis 30 Minuten mit HeartMath, binauralen Beats, Gehirnwellen-Stimulation, Meditation, Gebet oder Atemübungen.
Trinken Sie einen viertel Liter *»Heilwasser« nach Myers (Seite 403)*

Frühstück
Reste von *Gemüse-Rinderhack-Frühstücksmischung*
Nehmen Sie die zum Frühstück vorgesehenen Nahrungsergänzungsmittel (Seite 326).

Ein Pausensnack pro Tag (zwischen Frühstück und Mittagessen oder Mittag- und Abendessen)
Reste von *Gurken-Algen-Salat*

Mittagessen
Reste von *Putenfleischbällchen mit Grünkohlpesto über Spaghettikürbis* sowie *Spinat-Beilagensalat mit selbst gemachtem Bio-Dressing*
Nehmen Sie die zum Mittagessen vorgesehenen Nahrungsergänzungsmittel (Seiten 326–327).

Nach der Arbeit
Legen Sie jetzt eine schilddrüsen- und nebennierenfreundliche Trainingseinheit ein: Spaziergang, Yogaübungen, Cardio-Training, leichtes Gewichttraining, Pilates, Tanzen oder aktiv mit den Kindern spielen.

Vor dem Abendessen
Schalten Sie nur Lampen mit Glühbirnen mit Gelblicht ein oder tragen Sie eine spezielle Brille mit gelben Gläsern.
Achten Sie darauf, dass der Blauanteil der Lichtquelle Ihres Smartphones oder Computers reduziert ist (z. B. mittels der App *f.lux*).

Abendessen
Griechische Lammfrikadelle mit Kokos-Tsatsiki und Zucchini-Halbmonden (Seiten 435–437)
Dessert: *Zitrone-Kokos-Makronen mit dunklen Schokoladenstreuseln (Seite 443)*
Nehmen Sie die zum Abendessen vorgesehenen Nahrungsergänzungsmittel (Seite 327).

Nach dem Abendessen
Widmen Sie sich mindestens 30 Minuten einer Aktivität, die Ihnen Freude bereitet: mit Freunden treffen, lesen, basteln, Yoga, Tagebuchschreiben, spazieren gehen.

Vor dem Schlafengehen

Zeit zum Herunterfahren: Entspannen Sie 10 bis 30 Minuten mit HeartMath, binauralen Beats, Gehirnwellen-Stimulation, Meditation, Gebet oder Atemübungen.

Genießen Sie ein warmes Bad mit entspannenden ätherischen Ölen.

Trinken Sie Ihren abendlichen Kräutertee.

Falls Sie an DDFB, Hefepilzüberwucherung oder Parasiten leiden, nehmen Sie die entsprechenden Nahrungsergänzungsmittel, die für die Zeit kurz vor dem Schlafengehen vorgesehen sind.

Schlafenszeit

Schalten Sie alle elektronischen Geräte ab.

Verdunkeln Sie den Schlafraum oder setzen Sie eine Schlafbrille auf.

Stellen Sie den Heizungsthermostat auf 15 bis maximal 18 Grad ein, damit der Körper sich nachts entspannen und gut regenerieren kann.

Gönnen Sie sich 7,5 bis 9 Stunden tiefen, erholsamen Schlaf.

Tag 8

Nach dem Aufstehen

Nehmen Sie gegebenenfalls Ihr Schilddrüsenhormonpräparat.

Falls Sie an DDFB, Hefepilzüberwucherung oder Parasiten leiden, nehmen Sie die entsprechenden Nahrungsergänzungsmittel, die für die Zeit gleich nach dem Aufstehen vorgesehen sind.

Trinken Sie ein viertel bis einen halben Liter gefiltertes Wasser, in das Sie den Saft einer halben Zitrone mischen.

Gehen Sie spätestens 20 Minuten nach dem Aufwachen für mindestens 5 Minuten an die frische Luft, damit Haut und Augen Tageslicht aufnehmen können.

Entspannen Sie 10 bis 30 Minuten mit HeartMath, binauralen Beats, Gehirnwellen-Stimulation, Meditation, Gebet oder Atemübungen.

Genießen Sie eine Tasse koffeinfreien Kräutertee oder Kräuterkaffee.

Frühstück

Heidelbeer-Kokoscreme-Smoothie (Seite 399)
Nehmen Sie die zum Frühstück vorgesehenen Nahrungsergänzungsmittel (Seite 326).

Ein Pausensnack pro Tag (zwischen Frühstück und Mittagessen oder Mittag- und Abendessen)

Avocado mit Rohkostmischung: Gurken, Karotten, Sellerie, Brokkoli

Mittagessen

Reste von *Kokos-Hühnercurry*
Nehmen Sie die zum Mittagessen vorgesehenen Nahrungsergänzungsmittel (Seiten 326–327).

Nach der Arbeit

Legen Sie jetzt eine schilddrüsen- und nebennierenfreundliche Trainingseinheit ein: Spaziergang, Yogaübungen, Cardio-Training, leichtes Gewichttraining, Pilates, Tanzen oder aktiv mit den Kindern spielen.

Vor dem Abendessen

Schalten Sie nur Lampen mit Glühbirnen mit Gelblicht ein oder tragen Sie eine spezielle Brille mit gelben Gläsern.
Achten Sie darauf, dass der Blauanteil der Lichtquelle Ihres Smartphones oder Computers reduziert ist (z. B. mittels der App *f.lux*).

Abendessen

Spinatsalat mit Kammmuscheln (aus Wildmuschelfischerei) und einer Granatapfel-Vinaigrette (Seiten 410–411)
Nehmen Sie die zum Abendessen vorgesehenen Nahrungsergänzungsmittel (Seite 327).

Nach dem Abendessen
Widmen Sie sich mindestens 30 Minuten einer Aktivität, die Ihnen Freude bereitet: mit Freunden treffen, lesen, basteln, Yoga, Tagebuchschreiben, spazieren gehen.

Vor dem Schlafengehen
Zeit zum Herunterfahren: Entspannen Sie 10 bis 30 Minuten mit HeartMath, binauralen Beats, Gehirnwellen-Stimulation, Meditation, Gebet oder Atemübungen.
Genießen Sie ein warmes Bad mit entspannenden ätherischen Ölen.
Trinken Sie Ihren abendlichen Kräutertee.
Falls Sie an DDFB, Hefepilzüberwucherung oder Parasiten leiden, nehmen Sie die entsprechenden Nahrungsergänzungsmittel, die für die Zeit kurz vor dem Schlafengehen vorgesehen sind.

Schlafenszeit
Schalten Sie alle elektronischen Geräte ab.
Verdunkeln Sie den Schlafraum oder setzen Sie eine Schlafbrille auf.
Stellen Sie den Heizungsthermostat auf 15 bis maximal 18 Grad ein, damit der Körper sich nachts entspannen und gut regenerieren kann.
Gönnen Sie sich 7,5 bis 9 Stunden tiefen, erholsamen Schlaf.

Einmal die Woche sollten Sie eine für Sie neue Entspannungstechnik ausprobieren, beispielsweise Akupunktur, Floating, Massage oder Neurofeedback (siehe Seiten 275–279). Wenn Sie die Technik(en) gefunden haben, die Ihnen am besten entspricht/entsprechen, schieben Sie eine Entspannungseinheit ein, so oft Sie können.

Tag 9

Nach dem Aufstehen
Nehmen Sie gegebenenfalls Ihr Schilddrüsenhormonpräparat.
Falls Sie an DDFB, Hefepilzüberwucherung oder Parasiten leiden, nehmen Sie die entsprechenden Nahrungsergänzungsmittel, die für die Zeit gleich nach dem Aufstehen vorgesehen sind.
Trinken Sie ein viertel bis einen halben Liter gefiltertes Wasser, in das Sie den Saft einer halben Zitrone mischen.
Gehen Sie spätestens 20 Minuten nach dem Aufwachen für mindestens 5 Minuten an die frische Luft, damit Haut und Augen Tageslicht aufnehmen können.
Entspannen Sie 10 bis 30 Minuten mit HeartMath, binauralen Beats, Gehirnwellen-Stimulation, Meditation, Gebet oder Atemübungen.
Genießen Sie 1 Tasse noch verbliebenen »*Heilwassers*« *nach Myers*.

Frühstück
Grüner Smoothie mit Ingwer und Avocado (Seite 401)
Nehmen Sie die zum Frühstück vorgesehenen Nahrungsergänzungsmittel (Seite 326).

Ein Pausensnack pro Tag (zwischen Frühstück und Mittagessen oder Mittag- und Abendessen)
Gemüsesaft mit Fenchel und Rote Bete (Seite 402)

Mittagessen
Reste von *Griechischer Lammfrikadelle mit Kokos-Tsatsiki und Zucchini-Halbmonden*
Nehmen Sie die zum Mittagessen vorgesehenen Nahrungsergänzungsmittel (Seiten 326–327).

Nach der Arbeit
Legen Sie jetzt eine schilddrüsen- und nebennierenfreundliche Trainingseinheit ein: Spaziergang, Yogaübungen, Cardio-Training,

leichtes Gewichttraining, Pilates, Tanzen oder aktiv mit den Kindern spielen.

Vor dem Abendessen

Schalten Sie nur Lampen mit Glühbirnen mit Gelblicht ein oder tragen Sie eine spezielle Brille mit gelben Gläsern.

Achten Sie darauf, dass der Blauanteil der Lichtquelle Ihres Smartphones oder Computers reduziert ist (z.B. mittels der App *f.lux*).

Abendessen

Kronfleisch mit Chimichurri-Sauce und Spargel mit Knoblauch-Limetten-Sauce (Seiten 411–413)

Nehmen Sie die zum Abendessen vorgesehenen Nahrungsergänzungsmittel (Seite 327).

Nach dem Abendessen

Widmen Sie sich mindestens 30 Minuten einer Aktivität, die Ihnen Freude bereitet: mit Freunden treffen, lesen, basteln, Yoga, Tagebuchschreiben, spazieren gehen.

Vor dem Schlafengehen

Zeit zum Herunterfahren: Entspannen Sie 10 bis 30 Minuten mit HeartMath, binauralen Beats, Gehirnwellen-Stimulation, Meditation, Gebet oder Atemübungen.

Genießen Sie ein warmes Bad mit entspannenden ätherischen Ölen.

Trinken Sie Ihren abendlichen Kräutertee.

Falls Sie an DDFB, Hefepilzüberwucherung oder Parasiten leiden, nehmen Sie die entsprechenden Nahrungsergänzungsmittel, die für die Zeit kurz vor dem Schlafengehen vorgesehen sind.

Schlafenszeit

Schalten Sie alle elektronischen Geräte ab.

Verdunkeln Sie den Schlafraum oder setzen Sie eine Schlafbrille auf.

Stellen Sie den Heizungsthermostat auf 15 bis maximal 18 Grad ein, damit der Körper sich nachts entspannen und gut regenerieren kann.

Gönnen Sie sich 7,5 bis 9 Stunden tiefen, erholsamen Schlaf.

Tag 10

Nach dem Aufstehen

Nehmen Sie gegebenenfalls Ihr Schilddrüsenhormonpräparat.

Falls Sie an DDFB, Hefepilzüberwucherung oder Parasiten leiden, nehmen Sie die entsprechenden Nahrungsergänzungsmittel, die für die Zeit gleich nach dem Aufstehen vorgesehen sind.

Trinken Sie ein viertel bis einen halben Liter gefiltertes Wasser, in das Sie den Saft einer halben Zitrone mischen.

Gehen Sie spätestens 20 Minuten nach dem Aufwachen für mindestens 5 Minuten an die frische Luft, damit Haut und Augen Tageslicht aufnehmen können.

Entspannen Sie 10 bis 30 Minuten mit HeartMath, binauralen Beats, Gehirnwellen-Stimulation, Meditation, Gebet oder Atemübungen.

Genießen Sie eine Tasse koffeinfreien Kräutertee oder Kräuterkaffee.

Frühstück

Haschee aus Süßkartoffeln und Grünzeug (Seite 404) mit *Zimt-Apfel-Frühstückswürsten (Seite 406)*

Nehmen Sie die zum Frühstück vorgesehenen Nahrungsergänzungsmittel (Seite 326).

Ein Pausensnack pro Tag (zwischen Frühstück und Mittagessen oder Mittag- und Abendessen)

70 g gemischte Beeren

Mittagessen
Reste von *Spinatsalat mit Kammmuscheln (aus Wildmuschelfischerei) und einer Granatapfel-Vinaigrette*
Nehmen Sie die zum Mittagessen vorgesehenen Nahrungsergänzungsmittel (Seiten 326–327).

Nach der Arbeit
Legen Sie jetzt eine schilddrüsen- und nebennierenfreundliche Trainingseinheit ein: Spaziergang, Yogaübungen, Cardio-Training, leichtes Gewichttraining, Pilates, Tanzen oder aktiv mit den Kindern spielen.

Vor dem Abendessen
Schalten Sie nur Lampen mit Glühbirnen mit Gelblicht ein oder tragen Sie eine spezielle Brille mit gelben Gläsern.
Achten Sie darauf, dass der Blauanteil der Lichtquelle Ihres Smartphones oder Computers reduziert ist (z. B. mittels der App *f.lux*).

Abendessen
Algennudelpfanne mit Geflügelfleisch und Gemüse (Seiten 420–421)
Heilende Brühe für den Darm (Seiten 415–416) über Nacht im Schongarer zubereiten.
Nehmen Sie die zum Abendessen vorgesehenen Nahrungsergänzungsmittel (Seite 327).

Nach dem Abendessen
Widmen Sie sich mindestens 30 Minuten einer Aktivität, die Ihnen Freude bereitet: mit Freunden treffen, lesen, basteln, Yoga, Tagebuchschreiben, spazieren gehen.

Vor dem Schlafengehen
Zeit zum Herunterfahren: Entspannen Sie 10 bis 30 Minuten mit HeartMath, binauralen Beats, Gehirnwellen-Stimulation, Meditation, Gebet oder Atemübungen.
Genießen Sie ein warmes Bad mit entspannenden ätherischen Ölen.

Trinken Sie Ihren abendlichen Kräutertee.

Falls Sie an DDFB, Hefepilzüberwucherung oder Parasiten leiden, nehmen Sie die entsprechenden Nahrungsergänzungsmittel, die für die Zeit kurz vor dem Schlafengehen vorgesehen sind.

Schlafenszeit

Schalten Sie alle elektronischen Geräte ab.

Verdunkeln Sie den Schlafraum oder setzen Sie eine Schlafbrille auf.

Stellen Sie den Heizungsthermostat auf 15 bis maximal 18 Grad ein, damit der Körper sich nachts entspannen und gut regenerieren kann.

Gönnen Sie sich 7,5 bis 9 Stunden tiefen, erholsamen Schlaf.

Tag 11

Nach dem Aufstehen

Nehmen Sie gegebenenfalls Ihr Schilddrüsenhormonpräparat.

Falls Sie an DDFB, Hefepilzüberwucherung oder Parasiten leiden, nehmen Sie die entsprechenden Nahrungsergänzungsmittel, die für die Zeit gleich nach dem Aufstehen vorgesehen sind.

Trinken Sie ein viertel bis einen halben Liter gefiltertes Wasser, in das Sie den Saft einer halben Zitrone mischen.

Gehen Sie spätestens 20 Minuten nach dem Aufwachen für mindestens 5 Minuten an die frische Luft, damit Haut und Augen Tageslicht aufnehmen können.

Entspannen Sie 10 bis 30 Minuten mit HeartMath, binauralen Beats, Gehirnwellen-Stimulation, Meditation, Gebet oder Atemübungen.

Genießen Sie eine Tasse übrig gebliebene *heilende Brühe für den Darm* oder *Myers Darmheilungs-Kollagentee (Seite 404)*.

Frühstück

Beeren-Kokoscreme-Parfait mit Kakaopulver und Orangenschale (Seiten 407–408)

Nehmen Sie die zum Frühstück vorgesehenen Nahrungsergänzungsmittel (Seite 326).

Ein Pausensnack pro Tag (zwischen Frühstück und Mittagessen oder Mittag- und Abendessen)

Cranberry-Ingwer-Saft (Seite 402)

Mittagessen

Reste von *Kronfleisch mit Chimichurri-Sauce und Spargelsalat mit Knoblauch-Limetten-Sauce*
Nehmen Sie die zum Mittagessen vorgesehenen Nahrungsergänzungsmittel (Seiten 326–327).

Nach der Arbeit

Legen Sie jetzt eine schilddrüsen- und nebennierenfreundliche Trainingseinheit ein: Spaziergang, Yogaübungen, Cardio-Training, leichtes Gewichttraining, Pilates, Tanzen oder aktiv mit den Kindern spielen.

Vor dem Abendessen

Schalten Sie nur Lampen mit Glühbirnen mit Gelblicht ein oder tragen Sie eine spezielle Brille mit gelben Gläsern.
Achten Sie darauf, dass der Blauanteil der Lichtquelle Ihres Smartphones oder Computers reduziert ist (z. B. mittels der App *f.lux*).

Abendessen

Curry-Kokossuppe mit Garnelen und Gemüse (Seiten 418–419)
Nehmen Sie die zum Abendessen vorgesehenen Nahrungsergänzungsmittel (Seite 327).

Nach dem Abendessen

Widmen Sie sich mindestens 30 Minuten einer Aktivität, die Ihnen Freude bereitet: mit Freunden treffen, lesen, basteln, Yoga, Tagebuchschreiben, spazieren gehen.

Vor dem Schlafengehen

Zeit zum Herunterfahren: Entspannen Sie 10 bis 30 Minuten mit HeartMath, binauralen Beats, Gehirnwellen-Stimulation, Meditation, Gebet oder Atemübungen.

Genießen Sie ein warmes Bad mit entspannenden ätherischen Ölen.

Trinken Sie Ihren abendlichen Kräutertee.

Falls Sie an DDFB, Hefepilzüberwucherung oder Parasiten leiden, nehmen Sie die entsprechenden Nahrungsergänzungsmittel, die für die Zeit kurz vor dem Schlafengehen vorgesehen sind.

Schlafenszeit

Schalten Sie alle elektronischen Geräte ab.

Verdunkeln Sie den Schlafraum oder setzen Sie eine Schlafbrille auf.

Stellen Sie den Heizungsthermostat auf 15 bis maximal 18 Grad ein, damit der Körper sich nachts entspannen und gut regenerieren kann.

Gönnen Sie sich 7,5 bis 9 Stunden tiefen, erholsamen Schlaf.

Tag 12

Nach dem Aufstehen

Nehmen Sie gegebenenfalls Ihr Schilddrüsenhormonpräparat.

Falls Sie an DDFB, Hefepilzüberwucherung oder Parasiten leiden, nehmen Sie die entsprechenden Nahrungsergänzungsmittel, die für die Zeit gleich nach dem Aufstehen vorgesehen sind.

Trinken Sie ein viertel bis einen halben Liter gefiltertes Wasser, in das Sie den Saft einer halben Zitrone mischen.

Gehen Sie spätestens 20 Minuten nach dem Aufwachen für mindestens 5 Minuten an die frische Luft, damit Haut und Augen Tageslicht aufnehmen können.

Entspannen Sie 10 bis 30 Minuten mit HeartMath, binauralen Beats, Gehirnwellen-Stimulation, Meditation, Gebet oder Atemübungen.

Genießen Sie eine Tasse koffeinfreien Kräutertee oder Kräuterkaffee.

Frühstück

Reste von *Haschee aus Süßkartoffeln und Grünzeug* mit *Zimt-Apfel-Frühstückswürsten*
Nehmen Sie die zum Frühstück vorgesehenen Nahrungsergänzungsmittel (Seite 326).

Ein Pausensnack pro Tag (zwischen Frühstück und Mittagessen oder Mittag- und Abendessen)

Avocado mit Rohkostmischung: Gurken, Karotten, Sellerie, Brokkoli

Mittagessen

Reste von *Algennudelpfanne mit Geflügelfleisch und Gemüse*
Nehmen Sie die zum Mittagessen vorgesehenen Nahrungsergänzungsmittel (Seiten 326–327).

Nach der Arbeit

Legen Sie jetzt eine schilddrüsen- und nebennierenfreundliche Trainingseinheit ein: Spaziergang, Yogaübungen, Cardio-Training, leichtes Gewichttraining, Pilates, Tanzen oder aktiv mit den Kindern spielen.

Vor dem Abendessen

Schalten Sie nur Lampen mit Glühbirnen mit Gelblicht ein oder tragen Sie eine spezielle Brille mit gelben Gläsern.
Achten Sie darauf, dass der Blauanteil der Lichtquelle Ihres Smartphones oder Computers reduziert ist (z. B. mittels der App *f.lux*).

Abendessen

Kurz angebratener Cranberry-Grünkohl mit Speck auf Süßkartoffeln (Seiten 434–435) serviert mit *Spinat-Beilagensalat mit selbst gemachtem Bio-Dressing (Seiten 414–415)*

Nehmen Sie die zum Abendessen vorgesehenen Nahrungsergänzungsmittel (Seite 327).

Nach dem Abendessen
Widmen Sie sich mindestens 30 Minuten einer Aktivität, die Ihnen Freude bereitet: mit Freunden treffen, lesen, basteln, Yoga, Tagebuchschreiben, spazieren gehen.

Vor dem Schlafengehen
Zeit zum Herunterfahren: Entspannen Sie 10 bis 30 Minuten mit HeartMath, binauralen Beats, Gehirnwellen-Stimulation, Meditation, Gebet oder Atemübungen.
Genießen Sie ein warmes Bad mit entspannenden ätherischen Ölen.
Trinken Sie Ihren abendlichen Kräutertee.
Falls Sie an DDFB, Hefepilzüberwucherung oder Parasiten leiden, nehmen Sie die entsprechenden Nahrungsergänzungsmittel, die für die Zeit kurz vor dem Schlafengehen vorgesehen sind.

Schlafenszeit
Schalten Sie alle elektronischen Geräte ab.
Verdunkeln Sie den Schlafraum oder setzen Sie eine Schlafbrille auf.
Stellen Sie den Heizungsthermostat auf 15 bis maximal 18 Grad ein, damit der Körper sich nachts entspannen und gut regenerieren kann.
Gönnen Sie sich 7,5 bis 9 Stunden tiefen, erholsamen Schlaf.

Tag 13

Nach dem Aufstehen
Nehmen Sie gegebenenfalls Ihr Schilddrüsenhormonpräparat.
Falls Sie an DDFB, Hefepilzüberwucherung oder Parasiten leiden, nehmen Sie die entsprechenden Nahrungsergänzungsmittel, die für die Zeit gleich nach dem Aufstehen vorgesehen sind.

Trinken Sie ein viertel bis einen halben Liter gefiltertes Wasser, in das Sie den Saft einer halben Zitrone mischen.

Gehen Sie spätestens 20 Minuten nach dem Aufwachen für mindestens 5 Minuten an die frische Luft, damit Haut und Augen Tageslicht aufnehmen können.

Entspannen Sie 10 bis 30 Minuten mit HeartMath, binauralen Beats, Gehirnwellen-Stimulation, Meditation, Gebet oder Atemübungen.

Genießen Sie eine Tasse übrig gebliebene *heilende Brühe für den Darm* oder *Myers Darmheilungs-Kollagentee (Seite 404)*.

Frühstück

Heidelbeer-Kokoscreme-Smoothie (Seite 399)
Nehmen Sie die zum Frühstück vorgesehenen Nahrungsergänzungsmittel (Seite 326).

Ein Pausensnack pro Tag (zwischen Frühstück und Mittagessen oder Mittag- und Abendessen)

Klassischer grüner Saft (Seite 403)

Mittagessen

Reste von Curry-Kokossuppe mit Garnelen und Gemüse
Nehmen Sie die zum Mittagessen vorgesehenen Nahrungsergänzungsmittel (Seiten 326–327).

Nach der Arbeit

Legen Sie jetzt eine schilddrüsen- und nebennierenfreundliche Trainingseinheit ein: Spaziergang, Yogaübungen, Cardio-Training, leichtes Gewichttraining, Pilates, Tanzen oder aktiv mit den Kindern spielen.

Vor dem Abendessen

Schalten Sie nur Lampen mit Glühbirnen mit Gelblicht ein oder tragen Sie eine spezielle Brille mit gelben Gläsern.

Achten Sie darauf, dass der Blauanteil der Lichtquelle Ihres Smartphones oder Computers reduziert ist (z. B. mittels der App *f.lux*).

Abendessen

Hawaiianische Fisch-»Tacos« mit Mangosalsa (Seiten 429–430)
Nehmen Sie die zum Abendessen vorgesehenen Nahrungsergänzungsmittel (Seite 327).

Nach dem Abendessen

Widmen Sie sich mindestens 30 Minuten einer Aktivität, die Ihnen Freude bereitet: mit Freunden treffen, lesen, basteln, Yoga, Tagebuchschreiben, spazieren gehen.

Vor dem Schlafengehen

Zeit zum Herunterfahren: Entspannen Sie 10 bis 30 Minuten mit HeartMath, binauralen Beats, Gehirnwellen-Stimulation, Meditation, Gebet oder Atemübungen.
Genießen Sie ein warmes Bad mit entspannenden ätherischen Ölen.
Trinken Sie Ihren abendlichen Kräutertee.
Falls Sie an DDFB, Hefepilzüberwucherung oder Parasiten leiden, nehmen Sie die entsprechenden Nahrungsergänzungsmittel, die für die Zeit kurz vor dem Schlafengehen vorgesehen sind.

Schlafenszeit

Schalten Sie alle elektronischen Geräte ab.
Verdunkeln Sie den Schlafraum oder setzen Sie eine Schlafbrille auf.
Stellen Sie den Heizungsthermostat auf 15 bis maximal 18 Grad ein, damit der Körper sich nachts entspannen und gut regenerieren kann.
Gönnen Sie sich 7,5 bis 9 Stunden tiefen, erholsamen Schlaf.

Tag 14

Nach dem Aufstehen
Nehmen Sie gegebenenfalls Ihr Schilddrüsenhormonpräparat.
Falls Sie an DDFB, Hefepilzüberwucherung oder Parasiten leiden, nehmen Sie die entsprechenden Nahrungsergänzungsmittel, die für die Zeit gleich nach dem Aufstehen vorgesehen sind.
Trinken Sie ein viertel bis einen halben Liter gefiltertes Wasser, in das Sie den Saft einer halben Zitrone mischen.
Gehen Sie spätestens 20 Minuten nach dem Aufwachen für mindestens 5 Minuten an die frische Luft, damit Haut und Augen Tageslicht aufnehmen können.
Entspannen Sie 10 bis 30 Minuten mit HeartMath, binauralen Beats, Gehirnwellen-Stimulation, Meditation, Gebet oder Atemübungen.
Genießen Sie eine Tasse koffeinfreien Kräutertee oder Kräuterkaffee.

Frühstück
Zimt-Kakao-Smoothie (Seite 400)
Nehmen Sie die zum Frühstück vorgesehenen Nahrungsergänzungsmittel (Seite 326).

Ein Pausensnack pro Tag (zwischen Frühstück und Mittagessen oder Mittag- und Abendessen)
Gemüsesaft mit Fenchel und Rote Bete (Seite 402)

Mittagessen
Reste von *kurz angebratenem Cranberry-Grünkohl mit Speck auf Süßkartoffeln* serviert mit *Spinat-Beilagensalat mit selbst gemachtem Bio-Dressing*
Nehmen Sie die zum Mittagessen vorgesehenen Nahrungsergänzungsmittel (Seiten 326–327).

Nach der Arbeit

Legen Sie jetzt eine schilddrüsen- und nebennierenfreundliche Trainingseinheit ein: Spaziergang, Yogaübungen, Cardio-Training, leichtes Gewichttraining, Pilates, Tanzen oder aktiv mit den Kindern spielen.

Vor dem Abendessen

Schalten Sie nur Lampen mit Glühbirnen mit Gelblicht ein oder tragen Sie eine spezielle Brille mit gelben Gläsern.
Achten Sie darauf, dass der Blauanteil der Lichtquelle Ihres Smartphones oder Computers reduziert ist (z. B. mittels der App *f.lux*).

Abendessen

Steak aus Weidefleisch mit in Thymian gegartem Wurzelgemüse (Seite 433) serviert mit *Spinat-Beilagensalat mit selbst gemachtem Bio-Dressing (Seiten 414–415)*
Dessert: *Feiner Kakaopudding (Seiten 440–441)*
Nehmen Sie die zum Abendessen vorgesehenen Nahrungsergänzungsmittel (Seite 327).

Nach dem Abendessen

Widmen Sie sich mindestens 30 Minuten einer Aktivität, die Ihnen Freude bereitet: mit Freunden treffen, lesen, basteln, Yoga, Tagebuchschreiben, spazieren gehen.

Vor dem Schlafengehen

Zeit zum Herunterfahren: Entspannen Sie 10 bis 30 Minuten mit HeartMath, binauralen Beats, Gehirnwellen-Stimulation, Meditation, Gebet oder Atemübungen.
Genießen Sie ein warmes Bad mit entspannenden ätherischen Ölen. Trinken Sie Ihren abendlichen Kräutertee.
Falls Sie an DDFB, Hefepilzüberwucherung oder Parasiten leiden, nehmen Sie die entsprechenden Nahrungsergänzungsmittel, die für die Zeit kurz vor dem Schlafengehen vorgesehen sind.

Schlafenszeit

Schalten Sie alle elektronischen Geräte ab.

Verdunkeln Sie den Schlafraum oder setzen Sie eine Schlafbrille auf.

Stellen Sie den Heizungsthermostat auf 15 bis maximal 18 Grad ein, damit der Körper sich nachts entspannen und gut regenerieren kann.

Gönnen Sie sich 7,5 bis 9 Stunden tiefen, erholsamen Schlaf.

Tag 15

Nach dem Aufstehen

Nehmen Sie gegebenenfalls Ihr Schilddrüsenhormonpräparat.

Falls Sie an DDFB, Hefepilzüberwucherung oder Parasiten leiden, nehmen Sie die entsprechenden Nahrungsergänzungsmittel, die für die Zeit gleich nach dem Aufstehen vorgesehen sind.

Trinken Sie ein viertel bis einen halben Liter gefiltertes Wasser, in das Sie den Saft einer halben Zitrone mischen.

Gehen Sie spätestens 20 Minuten nach dem Aufwachen für mindestens 5 Minuten an die frische Luft, damit Haut und Augen Tageslicht aufnehmen können.

Entspannen Sie 10 bis 30 Minuten mit HeartMath, binauralen Beats, Gehirnwellen-Stimulation, Meditation, Gebet oder Atemübungen.

Genießen Sie eine Tasse *»Heilwasser« nach Myers (Seite 403)*.

Frühstück

Birnen-Petersilie-Smoothie (Seiten 399–400)

Nehmen Sie die zum Frühstück vorgesehenen Nahrungsergänzungsmittel (Seite 326).

Ein Pausensnack pro Tag (zwischen Frühstück und Mittagessen oder Mittag- und Abendessen)

Einfacher Sardinensnack (Seite 439)

Mittagessen

Reste von *Hawaiianischen Fisch-»Tacos«* mit Mangosalsa
Nehmen Sie die zum Mittagessen vorgesehenen Nahrungsergänzungsmittel (Seiten 326–327).

Nach der Arbeit

Legen Sie jetzt eine schilddrüsen- und nebennierenfreundliche Trainingseinheit ein: Spaziergang, Yogaübungen, Cardio-Training, leichtes Gewichttraining, Pilates, Tanzen oder aktiv mit den Kindern spielen.

Vor dem Abendessen

Schalten Sie nur Lampen mit Glühbirnen mit Gelblicht ein oder tragen Sie eine spezielle Brille mit gelben Gläsern.
Achten Sie darauf, dass der Blauanteil der Lichtquelle Ihres Smartphones oder Computers reduziert ist (z. B. mittels der App *f.lux*).

Abendessen

Hühnchen aus dem Backofen (Seite 423) mit *Grapefruit- und Avocado-Spinat-Salat mit zerkleinertem Hühnerfleisch (Seiten 409–410)*
Heilende Brühe für den Darm (Seiten 414–415) über Nacht im Schongarer zubereiten.
Nehmen Sie die zum Abendessen vorgesehenen Nahrungsergänzungsmittel (Seite 327).

Nach dem Abendessen

Widmen Sie sich mindestens 30 Minuten einer Aktivität, die Ihnen Freude bereitet: mit Freunden treffen, lesen, basteln, Yoga, Tagebuchschreiben, spazieren gehen.

Vor dem Schlafengehen

Zeit zum Herunterfahren: Entspannen Sie 10 bis 30 Minuten mit HeartMath, binauralen Beats, Gehirnwellen-Stimulation, Meditation, Gebet oder Atemübungen.
Genießen Sie ein warmes Bad mit entspannenden ätherischen Ölen.

Trinken Sie Ihren abendlichen Kräutertee.

Falls Sie an DDFB, Hefepilzüberwucherung oder Parasiten leiden, nehmen Sie die entsprechenden Nahrungsergänzungsmittel, die für die Zeit kurz vor dem Schlafengehen vorgesehen sind.

Schlafenszeit

Schalten Sie alle elektronischen Geräte ab.

Verdunkeln Sie den Schlafraum oder setzen Sie eine Schlafbrille auf.

Stellen Sie den Heizungsthermostat auf 15 bis maximal 18 Grad ein, damit der Körper sich nachts entspannen und gut regenerieren kann.

Gönnen Sie sich 7,5 bis 9 Stunden tiefen, erholsamen Schlaf.

Einmal die Woche sollten Sie eine für Sie neue Entspannungstechnik ausprobieren, beispielsweise Akupunktur, Floating, Massage oder Neurofeedback (siehe Seiten 275–279). Wenn Sie die Technik(en) gefunden haben, die Ihnen am besten entspricht/entsprechen, schieben Sie eine Entspannungseinheit ein, so oft Sie können.

Tag 16

Nach dem Aufstehen

Nehmen Sie gegebenenfalls Ihr Schilddrüsenhormonpräparat.

Falls Sie an DDFB, Hefepilzüberwucherung oder Parasiten leiden, nehmen Sie die entsprechenden Nahrungsergänzungsmittel, die für die Zeit gleich nach dem Aufstehen vorgesehen sind.

Trinken Sie ein viertel bis einen halben Liter gefiltertes Wasser, in das Sie den Saft einer halben Zitrone mischen.

Gehen Sie spätestens 20 Minuten nach dem Aufwachen für mindestens 5 Minuten an die frische Luft, damit Haut und Augen Tageslicht aufnehmen können.

Entspannen Sie 10 bis 30 Minuten mit HeartMath, binauralen Beats, Gehirnwellen-Stimulation, Meditation, Gebet oder Atemübungen.

Genießen Sie eine Tasse der über Nacht gegarten *heilenden Brühe für den Darm*.

Frühstück
Gemüse-Rinderhack-Frühstücksmischung (Seiten 405–406)
Nehmen Sie die zum Frühstück vorgesehenen Nahrungsergänzungsmittel (Seite 326).

Ein Pausensnack pro Tag (zwischen Frühstück und Mittagessen oder Mittag- und Abendessen)
70 g gemischte Beeren

Mittagessen
Reste von *Steak aus Weidefleisch mit in Thymian gegartem Wurzelgemüse* serviert mit *Spinat-Beilagensalat mit selbst gemachtem Bio-Dressing*
Nehmen Sie die zum Mittagessen vorgesehenen Nahrungsergänzungsmittel (Seiten 326–327).

Nach der Arbeit
Legen Sie jetzt eine schilddrüsen- und nebennierenfreundliche Trainingseinheit ein: Spaziergang, Yogaübungen, Cardio-Training, leichtes Gewichttraining, Pilates, Tanzen oder aktiv mit den Kindern spielen.

Vor dem Abendessen
Schalten Sie nur Lampen mit Glühbirnen mit Gelblicht ein oder tragen Sie eine spezielle Brille mit gelben Gläsern.
Achten Sie darauf, dass der Blauanteil der Lichtquelle Ihres Smartphones oder Computers reduziert ist (z. B. mittels der App *f.lux*).

Abendessen
Sushirollen mit Garnelen sowie mit Spinat, Karotten und Gurke (Seiten 426–427), serviert mit *Gurken-Algen-Salat (Seite 440)*
Nehmen Sie die zum Abendessen vorgesehenen Nahrungsergänzungsmittel (Seite 327).

Nach dem Abendessen
Widmen Sie sich mindestens 30 Minuten einer Aktivität, die Ihnen Freude bereitet: mit Freunden treffen, lesen, basteln, Yoga, Tagebuchschreiben, spazieren gehen.

Vor dem Schlafengehen
Zeit zum Herunterfahren: Entspannen Sie 10 bis 30 Minuten mit HeartMath, binauralen Beats, Gehirnwellen-Stimulation, Meditation, Gebet oder Atemübungen.
Genießen Sie ein warmes Bad mit entspannenden ätherischen Ölen.
Trinken Sie Ihren abendlichen Kräutertee.
Falls Sie an DDFB, Hefepilzüberwucherung oder Parasiten leiden, nehmen Sie die entsprechenden Nahrungsergänzungsmittel, die für die Zeit kurz vor dem Schlafengehen vorgesehen sind.

Schlafenszeit
Schalten Sie alle elektronischen Geräte ab.
Verdunkeln Sie den Schlafraum oder setzen Sie eine Schlafbrille auf.
Stellen Sie den Heizungsthermostat auf 15 bis maximal 18 Grad ein, damit der Körper sich nachts entspannen und gut regenerieren kann.
Gönnen Sie sich 7,5 bis 9 Stunden tiefen, erholsamen Schlaf.

Tag 17

Nach dem Aufstehen
Nehmen Sie gegebenenfalls Ihr Schilddrüsenhormonpräparat.
Falls Sie an DDFB, Hefepilzüberwucherung oder Parasiten leiden, nehmen Sie die entsprechenden Nahrungsergänzungsmittel, die für die Zeit gleich nach dem Aufstehen vorgesehen sind.
Trinken Sie ein viertel bis einen halben Liter gefiltertes Wasser, in das Sie den Saft einer halben Zitrone mischen.

Gehen Sie spätestens 20 Minuten nach dem Aufwachen für mindestens 5 Minuten an die frische Luft, damit Haut und Augen Tageslicht aufnehmen können.
Entspannen Sie 10 bis 30 Minuten mit HeartMath, binauralen Beats, Gehirnwellen-Stimulation, Meditation, Gebet oder Atemübungen.
Genießen Sie eine Tasse »Heilwasser« nach Myers *(Seite 403)*.

Frühstück
Grüner Smoothie mit Ingwer und Avocado (Seite 401)
Nehmen Sie die zum Frühstück vorgesehenen Nahrungsergänzungsmittel (Seite 326).

Ein Pausensnack pro Tag (zwischen Frühstück und Mittagessen oder Mittag- und Abendessen)
Reste vom *Gurken-Algen-Salat*

Mittagessen
Reste vom *Grapefruit- und Avocado-Spinat-Salat mit zerkleinertem Hühnerfleisch*
Nehmen Sie die zum Mittagessen vorgesehenen Nahrungsergänzungsmittel (Seiten 326–327).

Nach der Arbeit
Legen Sie jetzt eine schilddrüsen- und nebennierenfreundliche Trainingseinheit ein: Spaziergang, Yogaübungen, Cardio-Training, leichtes Gewichttraining, Pilates, Tanzen oder aktiv mit den Kindern spielen.

Vor dem Abendessen
Schalten Sie nur Lampen mit Glühbirnen mit Gelblicht ein oder tragen Sie eine spezielle Brille mit gelben Gläsern.
Achten Sie darauf, dass der Blauanteil der Lichtquelle Ihres Smartphones oder Computers reduziert ist (z. B. mittels der App *f.lux*).

Abendessen

Muschelsuppe (Clam Chowder) mit weißen Süßkartoffeln und Pastinaken (Seiten 416–417), serviert mit *Spinat-Beilagensalat mit selbst gemachtem Bio-Dressing (Seiten 414–415)*
Nehmen Sie die zum Abendessen vorgesehenen Nahrungsergänzungsmittel (Seite 327).

Nach dem Abendessen

Widmen Sie sich mindestens 30 Minuten einer Aktivität, die Ihnen Freude bereitet: mit Freunden treffen, lesen, basteln, Yoga, Tagebuchschreiben, spazieren gehen.

Vor dem Schlafengehen

Zeit zum Herunterfahren: Entspannen Sie 10 bis 30 Minuten mit HeartMath, binauralen Beats, Gehirnwellen-Stimulation, Meditation, Gebet oder Atemübungen.
Genießen Sie ein warmes Bad mit entspannenden ätherischen Ölen.
Trinken Sie Ihren abendlichen Kräutertee.
Falls Sie an DDFB, Hefepilzüberwucherung oder Parasiten leiden, nehmen Sie die entsprechenden Nahrungsergänzungsmittel, die für die Zeit kurz vor dem Schlafengehen vorgesehen sind.

Schlafenszeit

Schalten Sie alle elektronischen Geräte ab.
Verdunkeln Sie den Schlafraum oder setzen Sie eine Schlafbrille auf.
Stellen Sie den Heizungsthermostat auf 15 bis maximal 18 Grad ein, damit der Körper sich nachts entspannen und gut regenerieren kann.
Gönnen Sie sich 7,5 bis 9 Stunden tiefen, erholsamen Schlaf.

Tag 18

Nach dem Aufstehen
Nehmen Sie gegebenenfalls Ihr Schilddrüsenhormonpräparat.
Falls Sie an DDFB, Hefepilzüberwucherung oder Parasiten leiden, nehmen Sie die entsprechenden Nahrungsergänzungsmittel, die für die Zeit gleich nach dem Aufstehen vorgesehen sind.
Trinken Sie ein viertel bis einen halben Liter gefiltertes Wasser, in das Sie den Saft einer halben Zitrone mischen.
Gehen Sie spätestens 20 Minuten nach dem Aufwachen für mindestens 5 Minuten an die frische Luft, damit Haut und Augen Tageslicht aufnehmen können.
Entspannen Sie 10 bis 30 Minuten mit HeartMath, binauralen Beats, Gehirnwellen-Stimulation, Meditation, Gebet oder Atemübungen.
Genießen Sie eine Tasse von der restlichen *heilenden Brühe für den Darm*.

Frühstück
Beeren-Kokoscreme-Parfait mit Kakaopulver und Orangenschale (Seiten 407–408)
Nehmen Sie die zum Frühstück vorgesehenen Nahrungsergänzungsmittel (Seite 326).

Ein Pausensnack pro Tag (zwischen Frühstück und Mittagessen oder Mittag- und Abendessen)
Cranberry-Ingwer-Saft (Seite 402)

Mittagessen
Reste von *Gemüse-Rinderhack-Mischung*
Nehmen Sie die zum Mittagessen vorgesehenen Nahrungsergänzungsmittel (Seiten 326–327).

Nach der Arbeit

Legen Sie jetzt eine schilddrüsen- und nebennierenfreundliche Trainingseinheit ein: Spaziergang, Yogaübungen, Cardio-Training, leichtes Gewichttraining, Pilates, Tanzen oder aktiv mit den Kindern spielen.

Vor dem Abendessen

Schalten Sie nur Lampen mit Glühbirnen mit Gelblicht ein oder tragen Sie eine spezielle Brille mit gelben Gläsern.

Achten Sie darauf, dass der Blauanteil der Lichtquelle Ihres Smartphones oder Computers reduziert ist (z. B. mittels der App *f.lux*).

Abendessen

Rinderleber mit Speck und Rosmarin (Seite 432), serviert mit *Spinat-Beilagensalat mit selbst gemachtem Bio-Dressing (Seiten 414–415)*

Nehmen Sie die zum Abendessen vorgesehenen Nahrungsergänzungsmittel (Seite 327).

Nach dem Abendessen

Widmen Sie sich mindestens 30 Minuten einer Aktivität, die Ihnen Freude bereitet: mit Freunden treffen, lesen, basteln, Yoga, Tagebuchschreiben, spazieren gehen.

Vor dem Schlafengehen

Zeit zum Herunterfahren: Entspannen Sie 10 bis 30 Minuten mit HeartMath, binauralen Beats, Gehirnwellen-Stimulation, Meditation, Gebet oder Atemübungen.

Genießen Sie ein warmes Bad mit entspannenden ätherischen Ölen.

Trinken Sie Ihren abendlichen Kräutertee.

Falls Sie an DDFB, Hefepilzüberwucherung oder Parasiten leiden, nehmen Sie die entsprechenden Nahrungsergänzungsmittel, die für die Zeit kurz vor dem Schlafengehen vorgesehen sind.

Schlafenszeit
Schalten Sie alle elektronischen Geräte ab.
Verdunkeln Sie den Schlafraum oder setzen Sie eine Schlafbrille auf.
Stellen Sie den Heizungsthermostat auf 15 bis maximal 18 Grad ein, damit der Körper sich nachts entspannen und gut regenerieren kann.
Gönnen Sie sich 7,5 bis 9 Stunden tiefen, erholsamen Schlaf.

Tag 19

Nach dem Aufstehen
Nehmen Sie gegebenenfalls Ihr Schilddrüsenhormonpräparat.
Falls Sie an DDFB, Hefepilzüberwucherung oder Parasiten leiden, nehmen Sie die entsprechenden Nahrungsergänzungsmittel, die für die Zeit gleich nach dem Aufstehen vorgesehen sind.
Trinken Sie ein viertel bis einen halben Liter gefiltertes Wasser, in das Sie den Saft einer halben Zitrone mischen.
Gehen Sie spätestens 20 Minuten nach dem Aufwachen für mindestens 5 Minuten an die frische Luft, damit Haut und Augen Tageslicht aufnehmen können.
Entspannen Sie 10 bis 30 Minuten mit HeartMath, binauralen Beats, Gehirnwellen-Stimulation, Meditation, Gebet oder Atemübungen.
Genießen Sie eine Tasse der restlichen *heilenden Brühe für den Darm* oder *Myers Darmheilungs-Kollagentee (Seite 404)*.

Frühstück
Heidelbeer-Kokoscreme-Smoothie (Seite 399)
Nehmen Sie die zum Frühstück vorgesehenen Nahrungsergänzungsmittel (Seite 326).

Ein Pausensnack pro Tag (zwischen Frühstück und Mittagessen oder Mittag- und Abendessen)
Klassischer grüner Saft (Seite 403)

Mittagessen
Reste von *Muschelsuppe (Clam Chowder) mit weißen Süßkartoffeln und Pastinaken* serviert mit *Spinatsalat und selbst gemachter Salatsoße*
Nehmen Sie die zum Mittagessen vorgesehenen Nahrungsergänzungsmittel (Seiten 326–327).

Nach der Arbeit
Legen Sie jetzt eine schilddrüsen- und nebennierenfreundliche Trainingseinheit ein: Spaziergang, Yogaübungen, Cardio-Training, leichtes Gewichttraining, Pilates, Tanzen oder aktiv mit den Kindern spielen.

Vor dem Abendessen
Schalten Sie nur Lampen mit Glühbirnen mit Gelblicht ein oder tragen Sie eine spezielle Brille mit gelben Gläsern.
Achten Sie darauf, dass der Blauanteil der Lichtquelle Ihres Smartphones oder Computers reduziert ist (z.B. mittels der App *f.lux*).

Abendessen
Wildlachs mit Zucchininudeln, Pesto und Knoblauch-Butternusskürbis (Seiten 427–429)
Heilende Brühe für den Darm (Seiten 414–416) über Nacht im Schongarer zubereiten.
Nehmen Sie die zum Abendessen vorgesehenen Nahrungsergänzungsmittel (Seite 327).

Nach dem Abendessen
Widmen Sie sich mindestens 30 Minuten einer Aktivität, die Ihnen Freude bereitet: mit Freunden treffen, lesen, basteln, Yoga, Tagebuchschreiben, spazieren gehen.

Vor dem Schlafengehen
Zeit zum Herunterfahren: Entspannen Sie 10 bis 30 Minuten mit HeartMath, binauralen Beats, Gehirnwellen-Stimulation, Meditation, Gebet oder Atemübungen.
Genießen Sie ein warmes Bad mit entspannenden ätherischen Ölen.
Trinken Sie Ihren abendlichen Kräutertee.
Falls Sie an DDFB, Hefepilzüberwucherung oder Parasiten leiden, nehmen Sie die entsprechenden Nahrungsergänzungsmittel, die für die Zeit kurz vor dem Schlafengehen vorgesehen sind.

Schlafenszeit
Schalten Sie alle elektronischen Geräte ab.
Verdunkeln Sie den Schlafraum oder setzen Sie eine Schlafbrille auf.
Stellen Sie den Heizungsthermostat auf 15 bis maximal 18 Grad ein, damit der Körper sich nachts entspannen und gut regenerieren kann.
Gönnen Sie sich 7,5 bis 9 Stunden tiefen, erholsamen Schlaf.

Tag 20

Nach dem Aufstehen
Nehmen Sie gegebenenfalls Ihr Schilddrüsenhormonpräparat.
Falls Sie an DDFB, Hefepilzüberwucherung oder Parasiten leiden, nehmen Sie die entsprechenden Nahrungsergänzungsmittel, die für die Zeit gleich nach dem Aufstehen vorgesehen sind.
Trinken Sie ein viertel bis einen halben Liter gefiltertes Wasser, in das Sie den Saft einer halben Zitrone mischen.
Gehen Sie spätestens 20 Minuten nach dem Aufwachen für mindestens 5 Minuten an die frische Luft, damit Haut und Augen Tageslicht aufnehmen können.
Entspannen Sie 10 bis 30 Minuten mit HeartMath, binauralen Beats, Gehirnwellen-Stimulation, Meditation, Gebet oder Atemübungen.
Genießen Sie eine Tasse von der restlichen *heilenden Brühe für den Darm*.

Frühstück
Zimt-Kakao-Smoothie (Seite 400)
Nehmen Sie die zum Frühstück vorgesehenen Nahrungsergänzungsmittel (Seite 326).

Ein Pausensnack pro Tag (zwischen Frühstück und Mittagessen oder Mittag- und Abendessen)
Gemüsesaft mit Fenchel und Rote Bete (Seite 402)

Mittagessen
Reste von der *Muschelsuppe (Clam Chowder) mit weißen Süßkartoffeln und Pastinaken* serviert mit *Spinatsalat und selbst gemachter Salatsoße*
Nehmen Sie die zum Mittagessen vorgesehenen Nahrungsergänzungsmittel (Seiten 326–327).

Nach der Arbeit
Legen Sie jetzt eine schilddrüsen- und nebennierenfreundliche Trainingseinheit ein: Spaziergang, Yogaübungen, Cardio-Training, leichtes Gewichttraining, Pilates, Tanzen oder aktiv mit den Kindern spielen.

Vor dem Abendessen
Schalten Sie nur Lampen mit Glühbirnen mit Gelblicht ein oder tragen Sie eine spezielle Brille mit gelben Gläsern.
Achten Sie darauf, dass der Blauanteil der Lichtquelle Ihres Smartphones oder Computers reduziert ist (z. B. mittels der App *f.lux*).

Abendessen
Putenfleischbällchen mit Grünkohlpesto über Spaghettikürbis (Seiten 423–425), serviert mit *Spinat-Beilagensalat mit selbst gemachtem Bio-Dressing (Seiten 414–415)*
Nehmen Sie die zum Abendessen vorgesehenen Nahrungsergänzungsmittel (Seite 327).

Nach dem Abendessen
Widmen Sie sich mindestens 30 Minuten einer Aktivität, die Ihnen Freude bereitet: mit Freunden treffen, lesen, basteln, Yoga, Tagebuchschreiben, spazieren gehen.

Vor dem Schlafengehen
Zeit zum Herunterfahren: Entspannen Sie 10 bis 30 Minuten mit HeartMath, binauralen Beats, Gehirnwellen-Stimulation, Meditation, Gebet oder Atemübungen.
Genießen Sie ein warmes Bad mit entspannenden ätherischen Ölen.
Trinken Sie Ihren abendlichen Kräutertee.
Falls Sie an DDFB, Hefepilzüberwucherung oder Parasiten leiden, nehmen Sie die entsprechenden Nahrungsergänzungsmittel, die für die Zeit kurz vor dem Schlafengehen vorgesehen sind.

Schlafenszeit
Schalten Sie alle elektronischen Geräte ab.
Verdunkeln Sie den Schlafraum oder setzen Sie eine Schlafbrille auf.
Stellen Sie den Heizungsthermostat auf 15 bis maximal 18 Grad ein, damit der Körper sich nachts entspannen und gut regenerieren kann.
Gönnen Sie sich 7,5 bis 9 Stunden tiefen, erholsamen Schlaf.

Tag 21

Nach dem Aufstehen
Nehmen Sie gegebenenfalls Ihr Schilddrüsenhormonpräparat.
Falls Sie an DDFB, Hefepilzüberwucherung oder Parasiten leiden, nehmen Sie die entsprechenden Nahrungsergänzungsmittel, die für die Zeit gleich nach dem Aufstehen vorgesehen sind.
Trinken Sie einen viertel bis einen halben Liter gefiltertes Wasser, in das Sie den Saft einer halben Zitrone mischen.
Gehen Sie spätestens 20 Minuten nach dem Aufwachen für min-

destens 5 Minuten an die frische Luft, damit Haut und Augen Tageslicht aufnehmen können.
Entspannen Sie 10 bis 30 Minuten mit HeartMath, binauralen Beats, Gehirnwellen-Stimulation, Meditation, Gebet oder Atemübungen.
Genießen Sie eine Tasse der restlichen *heilenden Brühe für den Darm* oder *Myers Darmheilungs-Kollagentee (Seite 404).*

Frühstück

Haschee aus Süßkartoffeln und Grünzeug (Seite 404) mit *Zimt-Apfel-Frühstückswürsten (Seite 406)*
Nehmen Sie die zum Frühstück vorgesehenen Nahrungsergänzungsmittel (Seite 326).

Ein Pausensnack pro Tag (zwischen Frühstück und Mittagessen oder Mittag- und Abendessen)

70 g gemischte Beeren

Mittagessen

Reste vom *Wildlachs mit Zucchininudeln, Pesto und Knoblauch-Butternusskürbis*
Nehmen Sie die zum Mittagessen vorgesehenen Nahrungsergänzungsmittel (Seiten 326–327).

Nach der Arbeit

Legen Sie jetzt eine schilddrüsen- und nebennierenfreundliche Trainingseinheit ein: Spaziergang, Yogaübungen, Cardio-Training, leichtes Gewichttraining, Pilates, Tanzen oder aktiv mit den Kindern spielen.

Vor dem Abendessen

Schalten Sie nur Lampen mit Glühbirnen mit Gelblicht ein oder tragen Sie eine spezielle Brille mit gelben Gläsern.
Achten Sie darauf, dass der Blauanteil der Lichtquelle Ihres Smartphones oder Computers reduziert ist (z.B. mittels der App *f.lux*).

Abendessen
Gebackene Hähnchenbrust, serviert mit gebratenem Speck, Rosenkohl und Spinat (Seiten 425–426)
Dessert: *Eis am Stiel aus cremigem Fruchtsmoothie (Seite 441)*
Nehmen Sie die zum Abendessen vorgesehenen Nahrungsergänzungsmittel (Seite 327).

Nach dem Abendessen
Widmen Sie sich mindestens 30 Minuten einer Aktivität, die Ihnen Freude bereitet: mit Freunden treffen, lesen, basteln, Yoga, Tagebuchschreiben, spazieren gehen.

Vor dem Schlafengehen
Zeit zum Herunterfahren: Entspannen Sie 10 bis 30 Minuten mit HeartMath, binauralen Beats, Gehirnwellen-Stimulation, Meditation, Gebet oder Atemübungen.
Genießen Sie ein warmes Bad mit entspannenden ätherischen Ölen.
Trinken Sie Ihren abendlichen Kräutertee.
Falls Sie an DDFB, Hefepilzüberwucherung oder Parasiten leiden, nehmen Sie die entsprechenden Nahrungsergänzungsmittel, die für die Zeit kurz vor dem Schlafengehen vorgesehen sind.

Schlafenszeit
Schalten Sie alle elektronischen Geräte ab.
Verdunkeln Sie den Schlafraum oder setzen Sie eine Schlafbrille auf.
Stellen Sie den Heizungsthermostat auf 15 bis maximal 18 Grad ein, damit der Körper sich nachts entspannen und gut regenerieren kann.
Gönnen Sie sich 7,5 bis 9 Stunden tiefen, erholsamen Schlaf.

Tag 22

Nach dem Aufstehen
Nehmen Sie gegebenenfalls Ihr Schilddrüsenhormonpräparat.
Falls Sie an DDFB, Hefepilzüberwucherung oder Parasiten leiden, nehmen Sie die entsprechenden Nahrungsergänzungsmittel, die für die Zeit gleich nach dem Aufstehen vorgesehen sind.
Trinken Sie ein viertel bis einen halben Liter gefiltertes Wasser, in das Sie den Saft einer halben Zitrone mischen.
Gehen Sie spätestens 20 Minuten nach dem Aufwachen für mindestens 5 Minuten an die frische Luft, damit Haut und Augen Tageslicht aufnehmen können.
Entspannen Sie 10 bis 30 Minuten mit HeartMath, binauralen Beats, Gehirnwellen-Stimulation, Meditation, Gebet oder Atemübungen.
Genießen Sie eine Tasse koffeinfreien Kräutertee oder Kräuterkaffee.

Frühstück
Grüner Smoothie mit Ingwer und Avocado (Seite 401)
Nehmen Sie die zum Frühstück vorgesehenen Nahrungsergänzungsmittel (Seite 326).

Ein Pausensnack pro Tag (zwischen Frühstück und Mittagessen oder Mittag- und Abendessen)
Avocado mit Rohkostmischung: Gurken, Karotten, Sellerie, Brokkoli

Mittagessen
Reste von *Putenfleischbällchen mit Grünkohlpesto über Spaghettikürbis*, serviert mit *Spinat-Beilagensalat mit selbst gemachtem Bio-Dressing*
Nehmen Sie die zum Mittagessen vorgesehenen Nahrungsergänzungsmittel (Seiten 326–327).

Nach der Arbeit

Legen Sie jetzt eine schilddrüsen- und nebennierenfreundliche Trainingseinheit ein: Spaziergang, Yogaübungen, Cardio-Training, leichtes Gewichttraining, Pilates, Tanzen oder aktiv mit den Kindern spielen.

Vor dem Abendessen

Schalten Sie nur Lampen mit Glühbirnen mit Gelblicht ein oder tragen Sie eine spezielle Brille mit gelben Gläsern.
Achten Sie darauf, dass der Blauanteil der Lichtquelle Ihres Smartphones oder Computers reduziert ist (z. B. mittels der App *f.lux*).

Abendessen

Wild gefangener Kabeljau mit Salbei-Pastinaken-Püree und Spargel (Seiten 430–432)
Nehmen Sie die zum Abendessen vorgesehenen Nahrungsergänzungsmittel (Seite 327).

Nach dem Abendessen

Widmen Sie sich mindestens 30 Minuten einer Aktivität, die Ihnen Freude bereitet: mit Freunden treffen, lesen, basteln, Yoga, Tagebuchschreiben, spazieren gehen.

Vor dem Schlafengehen

Zeit zum Herunterfahren: Entspannen Sie 10 bis 30 Minuten mit HeartMath, binauralen Beats, Gehirnwellen-Stimulation, Meditation, Gebet oder Atemübungen.
Genießen Sie ein warmes Bad mit entspannenden ätherischen Ölen.
Trinken Sie Ihren abendlichen Kräutertee.
Falls Sie an DDFB, Hefepilzüberwucherung oder Parasiten leiden, nehmen Sie die entsprechenden Nahrungsergänzungsmittel, die für die Zeit kurz vor dem Schlafengehen vorgesehen sind.

Schlafenszeit
Schalten Sie alle elektronischen Geräte ab.
Verdunkeln Sie den Schlafraum oder setzen Sie eine Schlafbrille auf.
Stellen Sie den Heizungsthermostat auf 15 bis maximal 18 Grad ein, damit der Körper sich nachts entspannen und gut regenerieren kann.
Gönnen Sie sich 7,5 bis 9 Stunden tiefen, erholsamen Schlaf.

Einmal die Woche sollten Sie eine für Sie neue Entspannungstechnik ausprobieren, beispielsweise Akupunktur, Floating, Massage oder Neurofeedback (siehe Seiten 275–279). Wenn Sie die Technik(en) gefunden haben, die Ihnen am besten entspricht/entsprechen, schieben Sie eine Entspannungseinheit ein, so oft Sie können.

Tag 23

Nach dem Aufstehen
Nehmen Sie gegebenenfalls Ihr Schilddrüsenhormonpräparat.
Falls Sie an DDFB, Hefepilzüberwucherung oder Parasiten leiden, nehmen Sie die entsprechenden Nahrungsergänzungsmittel, die für die Zeit gleich nach dem Aufstehen vorgesehen sind.
Trinken Sie ein viertel bis einen halben Liter gefiltertes Wasser, in das Sie den Saft einer halben Zitrone mischen.
Gehen Sie spätestens 20 Minuten nach dem Aufwachen für mindestens 5 Minuten an die frische Luft, damit Haut und Augen Tageslicht aufnehmen können.
Entspannen Sie 10 bis 30 Minuten mit HeartMath, binauralen Beats, Gehirnwellen-Stimulation, Meditation, Gebet oder Atemübungen.
Genießen Sie eine Tasse der restlichen *heilenden Brühe für den Darm* oder *Myers Darmheilungs-Kollagentee (Seite 404)*.

Frühstück
Beeren-Kokoscreme-Parfait mit Kakaopulver und Orangenschale (Seiten 407–408)

Nehmen Sie die zum Frühstück vorgesehenen Nahrungsergänzungsmittel (Seite 326).

Ein Pausensnack pro Tag (zwischen Frühstück und Mittagessen oder Mittag- und Abendessen)
Cranberry-Ingwer-Saft (Seite 402)

Mittagessen
Reste von *gebackener Hähnchenbrust*, serviert mit *gebratenem Speck, Rosenkohl und Spinat*
Nehmen Sie die zum Mittagessen vorgesehenen Nahrungsergänzungsmittel (Seiten 326–327).

Nach der Arbeit
Legen Sie jetzt eine schilddrüsen- und nebennierenfreundliche Trainingseinheit ein: Spaziergang, Yogaübungen, Cardio-Training, leichtes Gewichttraining, Pilates, Tanzen oder aktiv mit den Kindern spielen.

Vor dem Abendessen
Schalten Sie nur Lampen mit Glühbirnen mit Gelblicht ein oder tragen Sie eine spezielle Brille mit gelben Gläsern.
Achten Sie darauf, dass der Blauanteil der Lichtquelle Ihres Smartphones oder Computers reduziert ist (z. B. mittels der App *f.lux*).

Abendessen
Kronfleisch mit Chimichurri-Sauce und Spargelsalat mit Knoblauch-Limetten-Sauce (Seiten 411–413)
Nehmen Sie die zum Abendessen vorgesehenen Nahrungsergänzungsmittel (Seite 327).

Nach dem Abendessen
Widmen Sie sich mindestens 30 Minuten einer Aktivität, die Ihnen Freude bereitet: mit Freunden treffen, lesen, basteln, Yoga, Tagebuchschreiben, spazieren gehen.

Vor dem Schlafengehen

Zeit zum Herunterfahren: Entspannen Sie 10 bis 30 Minuten mit HeartMath, binauralen Beats, Gehirnwellen-Stimulation, Meditation, Gebet oder Atemübungen.

Genießen Sie ein warmes Bad mit entspannenden ätherischen Ölen.

Trinken Sie Ihren abendlichen Kräutertee.

Falls Sie an DDFB, Hefepilzüberwucherung oder Parasiten leiden, nehmen Sie die entsprechenden Nahrungsergänzungsmittel, die für die Zeit kurz vor dem Schlafengehen vorgesehen sind.

Schlafenszeit

Schalten Sie alle elektronischen Geräte ab.

Verdunkeln Sie den Schlafraum oder setzen Sie eine Schlafbrille auf.

Stellen Sie den Heizungsthermostat auf 15 bis maximal 18 Grad ein, damit der Körper sich nachts entspannen und gut regenerieren kann.

Gönnen Sie sich 7,5 bis 9 Stunden tiefen, erholsamen Schlaf.

Tag 24

Nach dem Aufstehen

Nehmen Sie gegebenenfalls Ihr Schilddrüsenhormonpräparat.

Falls Sie an DDFB, Hefepilzüberwucherung oder Parasiten leiden, nehmen Sie die entsprechenden Nahrungsergänzungsmittel, die für die Zeit gleich nach dem Aufstehen vorgesehen sind.

Trinken Sie ein viertel bis einen halben Liter gefiltertes Wasser, in das Sie den Saft einer halben Zitrone mischen.

Gehen Sie spätestens 20 Minuten nach dem Aufwachen für mindestens 5 Minuten an die frische Luft, damit Haut und Augen Tageslicht aufnehmen können.

Entspannen Sie 10 bis 30 Minuten mit HeartMath, binauralen Beats, Gehirnwellen-Stimulation, Meditation, Gebet oder Atemübungen.

Genießen Sie eine Tasse koffeinfreien Kräutertee oder Kräuterkaffee.

Frühstück

Heidelbeer-Kokoscreme-Smoothie (Seite 399)
Nehmen Sie die zum Frühstück vorgesehenen Nahrungsergänzungsmittel (Seite 326).

Ein Pausensnack pro Tag (zwischen Frühstück und Mittagessen oder Mittag- und Abendessen)

Einfacher Sardinensnack (Seite 439) oder Reste von *Haschee aus Süßkartoffeln und Grünzeug mit Zimt-Apfel-Frühstückswürsten*

Mittagessen

Reste von *wild gefangenem Kabeljau mit Salbei-Pastinaken-Püree und Spargel*
Nehmen Sie die zum Mittagessen vorgesehenen Nahrungsergänzungsmittel (Seiten 326–327).

Nach der Arbeit

Legen Sie jetzt eine schilddrüsen- und nebennierenfreundliche Trainingseinheit ein: Spaziergang, Yogaübungen, Cardio-Training, leichtes Gewichttraining, Pilates, Tanzen oder aktiv mit den Kindern spielen.

Vor dem Abendessen

Schalten Sie nur Lampen mit Glühbirnen mit Gelblicht ein oder tragen Sie eine spezielle Brille mit gelben Gläsern.
Achten Sie darauf, dass der Blauanteil der Lichtquelle Ihres Smartphones oder Computers reduziert ist (z. B. mittels der App *f.lux*).

Abendessen

Kokos-Hühnercurry (Seiten 421–422)
Nehmen Sie die zum Abendessen vorgesehenen Nahrungsergänzungsmittel (Seite 327).

Nach dem Abendessen
Widmen Sie sich mindestens 30 Minuten einer Aktivität, die Ihnen Freude bereitet: mit Freunden treffen, lesen, basteln, Yoga, Tagebuchschreiben, spazieren gehen.

Vor dem Schlafengehen
Zeit zum Herunterfahren: Entspannen Sie 10 bis 30 Minuten mit HeartMath, binauralen Beats, Gehirnwellen-Stimulation, Meditation, Gebet oder Atemübungen.
Genießen Sie ein warmes Bad mit entspannenden ätherischen Ölen.
Trinken Sie Ihren abendlichen Kräutertee.
Falls Sie an DDFB, Hefepilzüberwucherung oder Parasiten leiden, nehmen Sie die entsprechenden Nahrungsergänzungsmittel, die für die Zeit kurz vor dem Schlafengehen vorgesehen sind.

Schlafenszeit
Schalten Sie alle elektronischen Geräte ab.
Verdunkeln Sie den Schlafraum oder setzen Sie eine Schlafbrille auf.
Stellen Sie den Heizungsthermostat auf 15 bis maximal 18 Grad ein, damit der Körper sich nachts entspannen und gut regenerieren kann.
Gönnen Sie sich 7,5 bis 9 Stunden tiefen, erholsamen Schlaf.

Tag 25

Nach dem Aufstehen
Nehmen Sie gegebenenfalls Ihr Schilddrüsenhormonpräparat.
Falls Sie an DDFB, Hefepilzüberwucherung oder Parasiten leiden, nehmen Sie die entsprechenden Nahrungsergänzungsmittel, die für die Zeit gleich nach dem Aufstehen vorgesehen sind.
Trinken Sie ein viertel bis einen halben Liter gefiltertes Wasser, in das Sie den Saft einer halben Zitrone mischen.

Gehen Sie spätestens 20 Minuten nach dem Aufwachen für mindestens 5 Minuten an die frische Luft, damit Haut und Augen Tageslicht aufnehmen können.

Entspannen Sie 10 bis 30 Minuten mit HeartMath, binauralen Beats, Gehirnwellen-Stimulation, Meditation, Gebet oder Atemübungen.

Genießen Sie eine Tasse *»Heilwasser« nach Myers (Seite 403)*.

Frühstück

Birnen-Petersilie-Smoothie (Seiten 399–400)
Nehmen Sie die zum Frühstück vorgesehenen Nahrungsergänzungsmittel (Seite 326).

Ein Pausensnack pro Tag (zwischen Frühstück und Mittagessen oder Mittag- und Abendessen)

Klassischer grüner Saft (Seite 403)

Mittagessen

Reste von *Kronfleisch mit Chimichurri-Sauce und Spargel mit Knoblauch-Limetten-Sauce*
Nehmen Sie die zum Mittagessen vorgesehenen Nahrungsergänzungsmittel (Seiten 326–327).

Nach der Arbeit

Legen Sie jetzt eine schilddrüsen- und nebennierenfreundliche Trainingseinheit ein: Spaziergang, Yogaübungen, Cardio-Training, leichtes Gewichttraining, Pilates, Tanzen oder aktiv mit den Kindern spielen.

Vor dem Abendessen

Schalten Sie nur Lampen mit Glühbirnen mit Gelblicht ein oder tragen Sie eine spezielle Brille mit gelben Gläsern.
Achten Sie darauf, dass der Blauanteil der Lichtquelle Ihres Smartphones oder Computers reduziert ist (z. B. mittels der App *f.lux*).

Abendessen

Hawaiianische Fisch-»Tacos« mit Mangosalsa (Seiten 429–430)
Nehmen Sie die zum Abendessen vorgesehenen Nahrungsergänzungsmittel (Seite 327).

Nach dem Abendessen

Widmen Sie sich mindestens 30 Minuten einer Aktivität, die Ihnen Freude bereitet: mit Freunden treffen, lesen, basteln, Yoga, Tagebuchschreiben, spazieren gehen.

Vor dem Schlafengehen

Zeit zum Herunterfahren: Entspannen Sie 10 bis 30 Minuten mit HeartMath, binauralen Beats, Gehirnwellen-Stimulation, Meditation, Gebet oder Atemübungen.
Genießen Sie ein warmes Bad mit entspannenden ätherischen Ölen.
Trinken Sie Ihren abendlichen Kräutertee.
Falls Sie an DDFB, Hefepilzüberwucherung oder Parasiten leiden, nehmen Sie die entsprechenden Nahrungsergänzungsmittel, die für die Zeit kurz vor dem Schlafengehen vorgesehen sind.

Schlafenszeit

Schalten Sie alle elektronischen Geräte ab.
Verdunkeln Sie den Schlafraum oder setzen Sie eine Schlafbrille auf.
Stellen Sie den Heizungsthermostat auf 15 bis maximal 18 Grad ein, damit der Körper sich nachts entspannen und gut regenerieren kann.
Gönnen Sie sich 7,5 bis 9 Stunden tiefen, erholsamen Schlaf.

Tag 26

Nach dem Aufstehen
Nehmen Sie gegebenenfalls Ihr Schilddrüsenhormonpräparat.
Falls Sie an DDFB, Hefepilzüberwucherung oder Parasiten leiden, nehmen Sie die entsprechenden Nahrungsergänzungsmittel, die für die Zeit gleich nach dem Aufstehen vorgesehen sind.
Trinken Sie ein viertel bis einen halben Liter gefiltertes Wasser, in das Sie den Saft einer halben Zitrone mischen.
Gehen Sie spätestens 20 Minuten nach dem Aufwachen für mindestens 5 Minuten an die frische Luft, damit Haut und Augen Tageslicht aufnehmen können.
Entspannen Sie 10 bis 30 Minuten mit HeartMath, binauralen Beats, Gehirnwellen-Stimulation, Meditation, Gebet oder Atemübungen.
Genießen Sie eine Tasse koffeinfreien Kräutertee oder Kräuterkaffee.

Frühstück
Gemüse-Rinderhack-Frühstücksmischung (Seiten 405–406)
Nehmen Sie die zum Frühstück vorgesehenen Nahrungsergänzungsmittel (Seite 326).

Ein Pausensnack pro Tag (zwischen Frühstück und Mittagessen oder Mittag- und Abendessen)
70 g gemischte Beeren

Mittagessen
Reste von *Kokos-Hühnercurry*
Nehmen Sie die zum Mittagessen vorgesehenen Nahrungsergänzungsmittel (Seiten 326–327).

Nach der Arbeit
Legen Sie jetzt eine schilddrüsen- und nebennierenfreundliche Trainingseinheit ein: Spaziergang, Yogaübungen, Cardio-Training,

leichtes Gewichttraining, Pilates, Tanzen oder aktiv mit den Kindern spielen.

Vor dem Abendessen

Schalten Sie nur Lampen mit Glühbirnen mit Gelblicht ein oder tragen Sie eine spezielle Brille mit gelben Gläsern.
Achten Sie darauf, dass der Blauanteil der Lichtquelle Ihres Smartphones oder Computers reduziert ist (z. B. mittels der App *f.lux*).

Abendessen

Zitrusgarnelen auf rotblättrigem Salat (Seiten 413–414)
Nehmen Sie die zum Abendessen vorgesehenen Nahrungsergänzungsmittel (Seite 327).

Nach dem Abendessen

Widmen Sie sich mindestens 30 Minuten einer Aktivität, die Ihnen Freude bereitet: mit Freunden treffen, lesen, basteln, Yoga, Tagebuchschreiben, spazieren gehen.

Vor dem Schlafengehen

Zeit zum Herunterfahren: Entspannen Sie 10 bis 30 Minuten mit HeartMath, binauralen Beats, Gehirnwellen-Stimulation, Meditation, Gebet oder Atemübungen.
Genießen Sie ein warmes Bad mit entspannenden ätherischen Ölen.
Trinken Sie Ihren abendlichen Kräutertee.
Falls Sie an DDFB, Hefepilzüberwucherung oder Parasiten leiden, nehmen Sie die entsprechenden Nahrungsergänzungsmittel, die für die Zeit kurz vor dem Schlafengehen vorgesehen sind.

Schlafenszeit

Schalten Sie alle elektronischen Geräte ab.
Verdunkeln Sie den Schlafraum oder setzen Sie eine Schlafbrille auf.

Stellen Sie den Heizungsthermostat auf 15 bis maximal 18 Grad ein, damit der Körper sich nachts entspannen und gut regenerieren kann.

Gönnen Sie sich 7,5 bis 9 Stunden tiefen, erholsamen Schlaf.

Tag 27

Nach dem Aufstehen
Nehmen Sie gegebenenfalls Ihr Schilddrüsenhormonpräparat.

Falls Sie an DDFB, Hefepilzüberwucherung oder Parasiten leiden, nehmen Sie die entsprechenden Nahrungsergänzungsmittel, die für die Zeit gleich nach dem Aufstehen vorgesehen sind.

Trinken Sie ein viertel bis einen halben Liter gefiltertes Wasser, in das Sie den Saft einer halben Zitrone mischen.

Gehen Sie spätestens 20 Minuten nach dem Aufwachen für mindestens 5 Minuten an die frische Luft, damit Haut und Augen Tageslicht aufnehmen können.

Entspannen Sie 10 bis 30 Minuten mit HeartMath, binauralen Beats, Gehirnwellen-Stimulation, Meditation, Gebet oder Atemübungen.

Genießen Sie eine Tasse des restlichen »*Heilwassers*« *nach Myers*

Frühstück
Zimt-Kakao-Smoothie (Seite 400)
Nehmen Sie die zum Frühstück vorgesehenen Nahrungsergänzungsmittel (Seite 326).

Ein Pausensnack pro Tag (zwischen Frühstück und Mittagessen oder Mittag- und Abendessen)
70 g gemischte Beeren

Mittagessen
Reste der *hawaiianischen Fisch-»Tacos« mit Mangosalsa*
Nehmen Sie die zum Mittagessen vorgesehenen Nahrungsergänzungsmittel (Seiten 326–327).

Nach der Arbeit

Legen Sie jetzt eine schilddrüsen- und nebennierenfreundliche Trainingseinheit ein: Spaziergang, Yogaübungen, Cardio-Training, leichtes Gewichttraining, Pilates, Tanzen oder aktiv mit den Kindern spielen.

Vor dem Abendessen

Schalten Sie nur Lampen mit Glühbirnen mit Gelblicht ein oder tragen Sie eine spezielle Brille mit gelben Gläsern.

Achten Sie darauf, dass der Blauanteil der Lichtquelle Ihres Smartphones oder Computers reduziert ist (z. B. mittels der App *f.lux*).

Abendessen

Gebackene Hähnchenbrust, serviert mit *gebratenem Speck, Rosenkohl und Spinat (Seiten 425–426)*

Nehmen Sie die zum Abendessen vorgesehenen Nahrungsergänzungsmittel (Seite 327).

Nach dem Abendessen

Widmen Sie sich mindestens 30 Minuten einer Aktivität, die Ihnen Freude bereitet: mit Freunden treffen, lesen, basteln, Yoga, Tagebuchschreiben, spazieren gehen.

Vor dem Schlafengehen

Zeit zum Herunterfahren: Entspannen Sie 10 bis 30 Minuten mit HeartMath, binauralen Beats, Gehirnwellen-Stimulation, Meditation, Gebet oder Atemübungen.

Genießen Sie ein warmes Bad mit ätherischen Ölen.

Trinken Sie Ihren abendlichen Kräutertee.

Falls Sie an DDFB, Hefepilzüberwucherung oder Parasiten leiden, nehmen Sie die entsprechenden Nahrungsergänzungsmittel, die für die Zeit kurz vor dem Schlafengehen vorgesehen sind.

Schlafenszeit

Schalten Sie alle elektronischen Geräte ab.

Verdunkeln Sie den Schlafraum oder setzen Sie eine Schlafbrille auf.

Stellen Sie den Heizungsthermostat auf 15 bis maximal 18 Grad ein, damit der Körper sich nachts entspannen und gut regenerieren kann.

Gönnen Sie sich 7,5 bis 9 Stunden tiefen, erholsamen Schlaf.

Tag 28

Nach dem Aufstehen

Nehmen Sie gegebenenfalls Ihr Schilddrüsenhormonpräparat.

Falls Sie an DDFB, Hefepilzüberwucherung oder Parasiten leiden, nehmen Sie die entsprechenden Nahrungsergänzungsmittel, die für die Zeit gleich nach dem Aufstehen vorgesehen sind.

Trinken Sie ein viertel bis einen halben Liter gefiltertes Wasser, in das Sie den Saft einer halben Zitrone mischen.

Gehen Sie spätestens 20 Minuten nach dem Aufwachen für mindestens 5 Minuten an die frische Luft, damit Haut und Augen Tageslicht aufnehmen können.

Entspannen Sie 10 bis 30 Minuten mit HeartMath, binauralen Beats, Gehirnwellen-Stimulation, Meditation, Gebet oder Atemübungen.

Genießen Sie eine Tasse koffeinfreien Kräutertee oder Kräuterkaffee.

Frühstück

Reste von *Gemüse-Rinderhack-Frühstücksmischung*

Nehmen Sie die zum Frühstück vorgesehenen Nahrungsergänzungsmittel (Seite 326).

Ein Pausensnack pro Tag (zwischen Frühstück und Mittagessen oder Mittag- und Abendessen)

Avocado mit Rohkostmischung: Gurken, Karotten, Sellerie, Brokkoli

Mittagessen

Reste von *Zitrusgarnelen auf rotblättrigem Salat*
Nehmen Sie die zum Mittagessen vorgesehenen Nahrungsergänzungsmittel (Seiten 326–327).

Nach der Arbeit

Legen Sie jetzt eine schilddrüsen- und nebennierenfreundliche Trainingseinheit ein: Spaziergang, Yogaübungen, Cardio-Training, leichtes Gewichttraining, Pilates, Tanzen oder aktiv mit den Kindern spielen.

Vor dem Abendessen

Schalten Sie nur Lampen mit Glühbirnen mit Gelblicht ein oder tragen Sie eine spezielle Brille mit gelben Gläsern.
Achten Sie darauf, dass der Blauanteil der Lichtquelle Ihres Smartphones oder Computers reduziert ist (z. B. mittels der App *f.lux*).

Abendessen

Algennudelpfanne mit Geflügelfleisch und Gemüse (Seiten 420–421)
Dessert: *Obstsalat mit Kokosschlagsahne (Seite 442)*
Nehmen Sie die zum Abendessen vorgesehenen Nahrungsergänzungsmittel (Seite 327).

Nach dem Abendessen

Widmen Sie sich mindestens 30 Minuten einer Aktivität, die Ihnen Freude bereitet: mit Freunden treffen, lesen, basteln, Yoga, Tagebuchschreiben, spazieren gehen.

Vor dem Schlafengehen

Zeit zum Herunterfahren: Entspannen Sie 10 bis 30 Minuten mit HeartMath, binauralen Beats, Gehirnwellen-Stimulation, Meditation, Gebet oder Atemübungen.
Genießen Sie ein warmes Bad mit entspannenden ätherischen Ölen.
Trinken Sie Ihren abendlichen Kräutertee.

Falls Sie an DDFB, Hefepilzüberwucherung oder Parasiten leiden, nehmen Sie die entsprechenden Nahrungsergänzungsmittel, die für die Zeit kurz vor dem Schlafengehen vorgesehen sind.

Schlafenszeit

Schalten Sie alle elektronischen Geräte ab.

Verdunkeln Sie den Schlafraum oder setzen Sie eine Schlafbrille auf.

Stellen Sie den Heizungsthermostat auf 15 bis maximal 18 Grad ein, damit der Körper sich nachts entspannen und gut regenerieren kann.

Gönnen Sie sich 7,5 bis 9 Stunden tiefen, erholsamen Schlaf.

KAPITEL 13

Das Schilddrüsen-Programm nach der Myers-Methode als Lebensstil

Gratulation, Sie haben das Schilddrüsen-Programm nach der Myers-Methode erfolgreich absolviert und 28 Tage durchgehalten. Jetzt fragen Sie sich wahrscheinlich: »Und nun?«

Vor Ihnen liegt nun ein ganzes Leben mit einer ausgezeichneten Schilddrüsengesundheit und einem starken Immunsystem. Wenn Sie mit dem Programm gut zurechtgekommen sind und keine Nahrungsmittel vermisst haben, fahren Sie einfach fort und genießen Sie weiterhin die große Auswahl nahrhaften Essens, die Ihnen im Rahmen des Schilddrüsen-Programms nach der Myers-Methode zur Verfügung steht. Wenn Sie sich an das Programm halten, sind Sie automatisch immer ausreichend mit allen Nährstoffen versorgt.

Falls Ihnen aber doch das eine oder andere Nahrungsmittel gefehlt hat, dann steht es Ihnen jetzt frei, Ihren Speiseplan wieder zu vervollständigen. Probieren Sie eines nach dem anderen aus, um festzustellen, ob Ihr Körper es toleriert. Nachstehend erkläre ich Ihnen, wie Sie vorgehen sollten.

Ein paar allgemeine Leitlinien

- Wenn Sie eine autoimmune Schilddrüsenerkrankung haben, egal ob Hashimoto oder Morbus Basedow, und sich Ihr Gesundheitszustand nach den 28 Tagen nicht verbessert oder der Schilddrüsenantikörperwert sich nicht verringert hat, rate ich Ihnen, noch einige Monate mit dem Programm weiterzumachen. Es wäre dann nämlich wirklich wichtig für Sie, Gluten/Getreide, Hülsenfrüchte und Milchprodukte auch längerfristig zu vermeiden, damit der Autoimmunprozess Ihres Körpers sich zurückbilden kann. Sobald die Symptome irgendwann verschwunden sind und Ihre Antikörper sich im optimalen Bereich bewegen, können Sie die genannten Nahrungsmittel ganz allmählich wieder in den Speiseplan aufnehmen.

- Sollten Sie an einer nicht autoimmunen Form einer Schilddrüsenunterfunktion leiden und sich nach Absolvierung des Programms weiter krank fühlen, ist es wohl am besten, Sie suchen Ihren Arzt auf, um mit ihm zusammen die für Sie am besten geeignete Form und Dosis eines Schilddrüsenpräparats zu finden. Denn selbst wenn die Myers-Ernährungsweise haargenau die richtige für Sie ist, kann es in manchen Fällen sein, dass es ohne ein (optimales) Schilddrüsenmedikament nicht geht. Sie können aber auch mit dem 28-Tage-Programm fortfahren, um dem Körper noch mehr Zeit zur Heilung zu geben. Jedem mit einer Schilddrüsenfehlfunktion, ob autoimmun oder nicht, empfehle ich, auch weiterhin Abstand von Gluten und Kuhmilchprodukten zu nehmen. Manche vertragen eventuell Schaf- und/oder Ziegenmilch.
- Wenn Sie wieder wohlauf sind und Ihre Ernährungsweise sich »normalisiert« hat, konsumieren Sie Koffein, Zucker, Alkohol und Hülsenfrüchte aber auf jeden Fall nur in kleinen Mengen.
- In jedem Fall gilt: Finger weg von toxischen Lebensmitteln wie künstliche Süßstoffe, genetisch veränderte Lebensmittel, künstliche Farbstoffe und Konservierungsmittel, Glucose-Fructose-Maissirup (GFS), Transfette und gehärtete Fette.
- Bezüglich der Nahrungsergänzungsmittel können Sie sich an folgenden Punkten orientieren:
  - Multivitamin, Omega-3 und Probiotikum können Sie getrost Ihr ganzes Leben lang nehmen.
  - Lassen Sie vom Arzt regelmäßig Ihren Vitamin-D-Spiegel testen und führen Sie es sich nach Bedarf zu.

- Wenn Sie die Genvariation MTHFR SNP in sich tragen, nehmen Sie auf unbestimmte Zeit weiterhin Vitamin B ein.
- Mit der GSTM1 SNP nehmen Sie auf unbestimmte Zeit zusätzliches Glutathion ein.
- Für alle anderen Nahrungsergänzungsmittel gilt, dass Sie sie einnehmen sollten, bis sich Krankheit und Symptome zurückgebildet haben. Danach können Sie damit aufhören.
• Sollten Sie nach zwei oder drei Monaten mit dem Heilungsverlauf nicht zufrieden sein, können Sie sich an einen Arzt für Functional Medicine wenden, der beurteilen wird, ob es andere Ursachen gibt (weitere Hinweise hierzu in den Anhängen und unter »Adressen und Bezugsquellen«).
• Vergessen Sie nicht: Ihre Gesundheit bewegt sich innerhalb eines Spektrums. Es kann durchaus sein, dass Sie in verschiedenen Lebensphasen unterschiedliche Nahrungsmittel tolerieren.

Mögliche Herausforderungen

• Sie spüren vielleicht nicht immer Symptome, auch wenn sich im Körper Entzündungen oder andere Reaktionen entwickeln.
- Vorschlag: Bitten Sie Ihren Arzt, dass er für Sie vor und nach dem erneuten Verzehr eines bestimmten Nahrungsmittels ein komplettes Schilddrüsenblutbild erstellt, in dessen Rahmen alle Marker, insbesondere die Schilddrüsenantikörper, überprüft werden.
• Wenn Sie Medikamente nehmen, die das Immunsystem unterdrücken, spüren Sie möglicherweise nicht, wie Ihr Körper reagiert.
- Vorschlag: Arbeiten Sie mit Ihrem Arzt zusammen, um unnötige Medikamente absetzen zu können. Das sollte jetzt möglich sein, denn Sie haben Ihren Darm ausgeheilt, Entzündungen reduziert, Toxine ausgeleitet, Infektionen geheilt und Stress abgebaut. Sobald Sie keine Immunsuppressiva mehr nehmen, können Sie sich bestimmte Nahrungsmittel wieder zuführen und dann beobachten, wie Ihr Körper wirklich reagiert.

Testen Sie Ihre Reaktion auf folgende Nahrungsmittel

- Eier
- Tomaten
- Kartoffeln
- Aubergine
- Paprika
- Ziegenmilch und -produkte
- Schafmilch und -produkte

Auch folgende Substanzen und Nahrungsmittel können Sie testen, sollten Sie aber immer nur in sehr kleinen Mengen zu sich nehmen (als Teil einer Mahlzeit oder als Snack):

- Gelegentlich ein alkoholisches Getränk
- Gelegentlich ein koffeinhaltiges Getränk
- Zucker
- Nüsse und Samen
- Gelegentlich glutenfreies Getreide
- Gelegentlich Hülsenfrüchte
- Gluten- und laktosefreie Backwaren bei besonderen Anlässen

Wie Sie Nahrungsmittel testen

Bezüglich der sieben Produkte der ersten Gruppe (Eier, Tomaten, Kartoffeln, Aubergine, Paprika sowie Schaf- und Ziegenmilch) empfehle ich Ihnen, dass Sie Ihren Körper allmählich wieder damit konfrontieren, indem Sie **jeweils eines der Nahrungsmittel drei Tage lang dreimal am Tag verzehren.** Nur »jeweils eines« ist wichtig, damit Sie im Falle einer Entzündungsreaktion möglichst schnell merken, welches Produkt dafür verantwortlich ist. Das ist viel besser als wenn sich eine Entzündung langsam einschleicht und unnötige Gesundheitsprobleme verursacht.

- Nur jeweils *eines* der Nahrungsmittel essen, und zwar drei Tage lang dreimal am Tag.
- Danach essen Sie wieder drei Tage gemäß dem Myers-Programm und fahren dann mit dem nächsten Nahrungsmittel wie oben beschrieben fort.
- Sollte sich eine Reaktion einstellen, hören Sie sofort auf, das jeweilige Produkt zu essen und warten Sie, bis Sie symptomfrei sind, bevor Sie das nächste Nahrungsmittel versuchen.
- Wenn Sie keine Reaktion verspüren, wissen Sie, dass sie das entsprechende Nahrungsmittel zukünftig wieder verzehren können. Halten Sie sich dann wieder drei Tage lang an die Myers-Methode und machen Sie anschließend weiter wie oben (immer nur mit einem Nahrungsmittel, sonst wissen Sie nicht, welches eine eventuelle Reaktion verursacht).
- Schreiben Sie sich am Ende der Testphase auf, welche der Nahrungsmittel in Zukunft Teil Ihres Menüplanes sein können.

Was die sieben Produkte der zweiten Gruppe angeht (Alkohol, Koffein, Zucker etc.), so sollten Sie es langsam angehen lassen. Probieren Sie ab und zu mal aus, ob Ihr Körper sie in kleinen Mengen toleriert. Auch hier gilt wieder: Immer nur eines, nicht mehrere Produkte zusammen konsumieren.

Worauf muss ich besonders achten?

Entwickeln Sie ein Gefühl für Ihren Körper, denn eine entzündliche Reaktion oder Nahrungsmittelempfindlichkeit kann sich auf vielerlei Weise äußern. Beispiele für Warnhinweise und Symptome sind:

- Erhöhte Anzahl von autoimmunen Blutmarkern
- Konzentrationsschwierigkeiten
- Angst/depressive Verstimmung
- Durchfall/Verstopfung
- Durchschlafstörungen

- Müdigkeit
- Gase/Blähungen
- Kopfschmerzen
- Übersteigerte Emotionen
- Erhöhte Anzahl von Entzündungsmarkern
- Gelenkschmerzen
- Stimmungsschwankungen
- Hautausschlag
- Schläfrigkeit nach dem Essen
- Schwellungen
- Wassereinlagerungen
- Gewichtszunahme

Wenn Sie eines oder mehrere dieser Symptome bei sich feststellen, hören Sie sofort auf, das neu eingeführte Nahrungsmittel zu essen. Sie können die Symptome auf dem »The Myers Way Symptom Tracker« auf meiner Webseite eintragen und sehen dann am Ende der Testphase auf einen Blick, welche Nahrungsmittel Sie aufgrund von Nahrungsmittelunverträglichkeiten zukünftig ganz vermeiden sollten.

KAPITEL 14

Rezepte zum Schilddrüsen-Programm nach der Myers-Methode

Ich möchte Ihnen noch einmal ans Herz legen, möglichst nur biologische Lebensmittel zu kaufen, sie sind so viel gesünder! Die Pestizide, Zusatzstoffe und andere Toxine, mit denen Sie bei konventionellen Lebensmitteln rechnen müssen, behindern die Heilungsprozesse in Ihrem Körper. Mein Rat gilt ganz besonders für die 28 Tage, in denen Sie gemäß meiner Myers-Methode leben, aber Sie sollten auch danach hauptsächlich zu biologischen Zutaten greifen. Ihre Schilddrüse wird es Ihnen danken!

SMOOTHIES

Die folgenden Smoothies sind leckere und sehr sättigende Energiepakete. Alle enthalten als Zutat das Paleo-Proteinpulver nach Myers, damit Sie ausreichend mit essenziellen Aminosäuren versorgt sind. Mixen Sie das Pulver einfach mit den anderen Zutaten. Sollte es sich in der Verpackung verklumpt haben, rühren Sie es zunächst mit etwa 100 ml lauwarmem Wasser an, um es aufzulösen.
Jedes Smoothie-Rezept ist für zwei Personen gedacht. Wenn Sie sich einen Smoothie nur für sich selbst zubereiten möchten, halbieren Sie entweder die Zutatenmengen oder gönnen Sie sich schlichtweg ein etwas größeres Frühstück.

Heidelbeer-Kokoscreme-Smoothie

Für diesen Smoothie nehmen Sie Kokosmilch, ungesüßte Bio-Kokoscreme oder eventuell Kokoscreme-Reste vom Beeren-Kokoscreme-Parfait mit Kakaopulver und Orangenschale (Seiten 407–408). Wenn Sie den Smoothie im Trinkgefäß dann noch mit einem Klacks Kokoscreme garnieren, werden Sie das Gefühl haben, schon zum Frühstück ein Dessert genießen zu dürfen.

Zutaten für 2 Portionen:
- 320 g gefrorene oder frische Bio-Heidelbeeren
- 125 ml Kokoscreme (oder Kokosmilch, gut verrührt)
- 2 Messlöffel Paleo-Proteinpulver
- 2 gehäufte EL Kollagenpulver von Weiderindern
- 3 Handvoll Eis
- Zum Garnieren ein Klacks Kokoscreme (optional)

Geben Sie alle Zutaten (außer die Kokoscreme zum Garnieren) in den Behälter eines Hochgeschwindigkeitsmixers und mixen Sie, bis die gewünschte Konsistenz erreicht ist. Wenn Sie mögen, dekorieren Sie die Smoothies abschließend mit einem Klacks Kokoscreme.

Birnen-Petersilie-Smoothie

Petersilie ist ein hervorragender Lieferant von Vitamin K, Vitamin C und Vitamin A. In Kombination mit Birnen ergibt sich ein süßes und köstliches Getränk, das durch den Spinat noch mit schilddrüsenunterstützendem Eisen angereichert wird. Und die Avocado macht den Smoothie schön cremig. Ein echter Leckerschmecker!

Zutaten für 2 Portionen:
- 80 g Spinat
- 2 Birnen, geschält und entkernt

- 2 Handvoll frische Petersilie, entstielt
- 500 ml Wasser (oder weniger, wenn die Konsistenz dicker sein soll)
- 1 Avocado
- 2 Messlöffel Paleo-Proteinpulver
- 1 gehäufte EL Kollagenpulver von Weiderindern
- 1 Handvoll Eis

Alle Zutaten in den Behälter eines Hochgeschwindigkeitsmixers geben und mixen, bis die gewünschte Konsistenz erreicht ist.

Zimt-Kakao-Smoothie

Zimt sorgt für einen gesunden Blutzuckerspiegel. Nach dem Genuss dieses Smoothies fühlen Sie sich satt und zufrieden und werden vor der nächsten Mahlzeit von keiner Hungerattacke geplagt.

Zutaten für 2 Portionen:
- 2 reife Bananen
- 2 Messlöffel Paleo-Proteinpulver
- 2 EL ungesüßtes Kakaopulver
- 1 Avocado
- 500 ml Wasser oder Kokosmilch (nur 250 ml, wenn es sich um Vollfett-Kokosmilch handelt)
- 1 EL Zimt (oder nach Belieben auch mehr)
- 3 Handvoll Eis

Alle Zutaten in den Behälter eines Hochgeschwindigkeitsmixers geben und mixen, bis die gewünschte Konsistenz erreicht ist.

Grüner Smoothie mit Ingwer und Avocado

Über diesen Smoothie mit leckerem Grünzeug, gesunden Fetten und Paleo-Proteinpulver freut sich Ihre Schilddrüse ganz besonders. Wenn Sie ihn lieber etwas süßer hätten, fügen Sie noch eine Banane hinzu.

Zutaten für 2 Portionen:
- 80 g Spinat
- 2 Stangen Sellerie
- 1 Gurke, geschält, der Länge nach halbiert und Samen weggekratzt
- 2 Handvoll frische Petersilie, entstielt
- 1 Avocado
- etwa 2 cm langes Stück frischer Ingwer, geschält und klein gehackt
- Saft von 1 Zitrone
- 160 ml Wasser (oder mehr, wenn die Konsistenz dünner sein soll)
- 2 Handvoll Eis
- 2 Messlöffel Paleo-Proteinpulver oder 2 EL Kollagenpulver von Weiderindern
- 1 reife Banane (optional)

Alle Zutaten in den Behälter eines Hochgeschwindigkeitsmixers geben und mixen, bis die gewünschte Konsistenz erreicht ist.

GETRÄNKE

Die folgenden Säfte lassen sich alle mithilfe eines Entsafters oder eines Mixers zubereiten. Wenn Sie einen Mixer nutzen, können Sie das Fruchtfleisch bzw. die -fasern durch ein Seihtuch (Mulltuch) herausfiltern. Keine Sorge, Sie essen jeden Tag viel frisches Gemüse und nehmen damit ausreichend Ballaststoffe zu sich. Diese Säfte eignen sich großartig als Nährstoffspender zum Tagesbeginn oder als kleine Energiespritzen im Verlaufe des Tages.

Gemüsesaft mit Fenchel und Rote Bete

In diesem Gemüsesaft entfaltet Fenchel seinen wunderbar süßen, lakritzeartigen Geschmack. Und weil er auch noch reich an Kalium ist, ist er eine meiner Lieblingszutaten für Säfte. Die Rote Bete trägt ebenfalls zur Süße bei, und die Zitrone sorgt für den nötigen Pfiff.

Zutaten für 2 Portionen:
- 1 große Rote Bete, geschält und geviertelt
- 1 Fenchelknolle mitsamt Strunk und Fenchelgrün, geschnitten und grob gehackt
- 1 Zitrone, geschält
- 1 Gurke, geschält und grob gehackt

Alle Zutaten in einen Entsafter oder Mixer geben und Saft genießen (im Sommer vielleicht mit Eiswürfeln).

Cranberry-Ingwer-Saft

Cranberrys haben antioxidative Eigenschaften und sind gute Jodspender für die Schilddrüse. Ingwer unterstützt die Verdauung und verleiht dem Saft einen angenehm würzigen Geschmack.

Zutaten für 2 Portionen:
- 80 g frische oder gefrorene Cranberrys
- etwa 2 cm langes Stück frischer Ingwer, geschält
- 2 Stangen Sellerie, grob gehackt
- ½ Gurke, geschält und grob gehackt
- 80 g Spinat
- 1 Handvoll Koriander, entstielt

Alle Zutaten in einen Entsafter oder Mixer geben und Saft genießen (im Sommer vielleicht mit Eiswürfeln).

Klassischer grüner Saft

Grüne Säfte muss man einfach gern haben. Sie können die Zutaten auch variieren und Ihre persönlichen Gemüse- und Kräuterfavoriten zu Saft verarbeiten.

Zutaten für 2 Portionen:
80 g Spinat
- 2 Gurken, geschält und grob gehackt
- etwa 2 cm langes Stück frischer Ingwer, geschält
- 1 Zitrone, geschält
- 1 Handvoll Minze, entstielt
- 1 grüner Apfel, entkernt, geschält und grob gehackt (optional)

Alle Zutaten in einen Entsafter oder Mixer geben und Saft genießen (im Sommer vielleicht mit Eiswürfeln).

»Heilwasser« nach Myers

Dieses Rezept bringt Ihnen den Luxus eines Spas ins Haus. Es gibt viele Möglichkeiten, Wasser mit natürlichen Zutaten etwas aufzupeppen. Den nachstehenden Wasser-Drink liebe ich ganz besonders.

Zutaten für 2 Portionen:
- 500 ml Wasser
- ½ Gurke mit oder ohne Schale, in Scheiben geschnitten
- 30 g Minzblätter (zusammengedrückt)
- 160 g Erdbeeren, in Scheiben geschnitten

Geben Sie alle Zutaten in eine Wasserkaraffe aus Glas und stellen Sie sie eine Weile in den Kühlschrank, damit das Wasser die Aromen aufnehmen kann. Zwei, drei Tage lang können Sie die Karaffe dann einfach immer wieder neu mit Wasser auffüllen.

Der Darmheilungs-Kollagentee nach Myers

Kollagen wirkt sich heilsam auf den Darm und wohltuend auf Haut und Gelenke aus. Mischen Sie das Kollagen mit Ihrem Lieblingstee und genießen Sie das Ganze als wohlig wärmenden Einstieg in den Tag.

Zutaten für 2 Portionen:
- 2–4 EL Kollagenpulver von Weiderindern
- 0,4 l kochendes Wasser
- 2 Teebeutel oder Portionen von losen Teeblättern

In jede Teetasse 1 bis 2 EL Kollagen geben, 0,2 Liter kochendes Wasser hinzufügen und gut durchrühren. Tee hinzufügen und gemäß Anweisung ziehen lassen.

FRÜHSTÜCK

Haschee aus Süßkartoffeln und Grünzeug

Dieses Rezept ist eine Variante des Süßkartoffel-Haschees, das ich in meinem ersten Buch beschrieben habe. Spinat enthält viel Eisen, auf das die Schilddrüse angewiesen ist, um gut funktionieren zu können. Kohl ist reich an Kalzium, Kalium, Antioxidantien und Magnesium. Wenn Sie Lust haben, servieren Sie einige Avocadoscheiben dazu, dann haben Sie noch ein paar gesunde Fette mehr.

Zutaten für 4 Portionen:
- 1 EL Kokosöl
- 2 Süßkartoffeln, geschält und gewürfelt
- 1 süße Zwiebel, geschält und gewürfelt
- ½ TL Zimt
- ¼ TL Muskatnuss

- ¼ TL Meersalz
- Prise gemahlener schwarzer Pfeffer
- 3 Handvoll Babygrünkohl
- 60 g Babyspinat
- 1 große Avocado, in Scheiben geschnitten (optional)

Kokosöl in einer großen Pfanne bei mittlerer Temperatur erhitzen. Die Süßkartoffeln und die Zwiebeln zugeben und zugedeckt etwa 8 Minuten unter häufigem Rühren anschwitzen. Zimt, Muskatnuss, Salz und Pfeffer hineingeben. Gut mischen und Grünkohl und Spinat hinzufügen. Nochmals offen 2 bis 3 Minuten braten lassen, bis die Süßkartoffeln weich und leicht gebräunt und das Grünzeug zusammengefallen ist. Nach Wunsch mit Avocadoscheiben servieren.

Gemüse-Rinderhack-Frühstücksmischung

Nachdem Sie ja die ganze Nacht gefastet haben, brauchen Sie morgens erst einmal eine Portion Proteine, die Ihnen einen Energieschub für den Tag gibt. Diese Frühstücksmischung besteht aus wohlschmeckenden Süßkartoffeln, nährstoffreichem Gemüse und Weiderindfleisch. Das Gericht lässt sich rasch zubereiten. Sollten Sie es morgens immer sehr eilig haben, können Sie die einzelnen Zutaten auch am Abend zuvor vorbereiten. Wenn Sie keine Süßkartoffeln zur Hand haben, nehmen Sie ein anderes stärkehaltiges Gemüse, wie zum Beispiel Butternusskürbis (ebenfalls in Würfel geschnitten).

Zutaten für 4 Portionen:
- 500 g Bio-Rinderhackfleisch
- ¼ TL Meersalz
- 2 EL Kokosöl
- 1 große süße Zwiebel, grob gehackt
- 1 große Süßkartoffel, geschält und gewürfelt
- 1 Zucchini, in Halbmondscheiben geschnitten

- 6 Stangen Spargel, Enden abgeschnitten, in mundgerechte Stücke geschnitten
- ½ TL Zimt
- ¼ TL Muskatnuss
- 2 große Avocados, in Scheiben geschnitten

Rindfleisch in einer großen Pfanne bei mittlerer Hitze garen, bis es gebräunt ist, und mit Meersalz abschmecken. Pfanne zur Seite stellen. Das Kokosöl in einer weiteren großen Pfanne erhitzen (mittlere Temperatur). Zwiebeln hinzufügen und 3 Minuten anschwitzen lassen. Süßkartoffeln zufügen und 3 bis 5 Minuten garen. Dann noch Zucchini und Spargel dazugeben und weitere 5 Minuten garen, bis das Gemüse weich ist. Mit Zimt und Muskatnuss würzen und gut verrühren. Das Fleisch zusammen mit dem Gemüse servieren, die Avocadoscheiben darauflegen.

Zimt-Apfel-Frühstückswürste

Auch dies ist eine Variante eines der in meinem ersten Buch »Die Autoimmun-Lösung« beschriebenen Standardgerichte. Diese Würste lassen sich leicht im Voraus zubereiten und stehen Ihnen dann morgens als Teil eines schnellen und nahrhaften Frühstücks zur Verfügung.

Zutaten für 4 Portionen:
- 500 g Rinder-, Lamm-, Geflügel- oder Schweinehackfleisch (Bio)
- 1 kleiner grüner Apfel, geschält und gerieben
- 1 TL Zimt
- ¼ TL Muskatnuss
- ¼ TL Salz
- 2 EL Kokosöl
- 60 ml heilende Brühe für den Darm (siehe Seiten 415–416) oder Wasser

Fleisch aus dem Kühlschrank nehmen und etwas warten, bis es Zimmertemperatur angenommen hat. Dann Fleisch sowie geriebenen Apfel, Zimt Muskatnuss und Salz in eine große Schüssel geben, mit den Händen gut vermischen und 8 Wurstfrikadellen daraus formen.

Das Kokosöl in einer großen Sauteuse (hochwandige Pfanne) erhitzen und das Fleisch darin unter Wenden von allen Seiten etwa 5 Minuten anbraten. Brühe oder Wasser zugeben und bei mittlerer Hitze zugedeckt weitere 3 bis 5 Minuten garen, bis es fertig ist.

Beeren-Kokoscreme-Parfait mit Kakaopulver und Orangenschale

Ein Leckerbissen zum Tagesbeginn. Um morgens Zeit zu sparen, bereiten Sie das Parfait am Vortag zu und bewahren es im Kühlschrank auf. Die Zubereitung geht noch schneller, wenn Sie ungesüßte Bio-Kokoscreme kaufen, anstatt sie selbst zu machen. Das Parfait schmeckt mit Beeren oder Kirschen gleich köstlich, Sie haben also die freie Wahl.

Zutaten für 2 Portionen:
Für die Kokoscreme
– 1 Dose (400 g) Kokosmilch, über Nacht (oder mindestens 3 Stunden) im Kühlschrank kalt stellen
– ¾ TL Zimt
– ¼ TL Meersalz
– Stevia nach Belieben (optional)

Für das Parfait
– 70 g gemischte Beeren oder Kirschen
– Etwas ungesüßtes Kakaopulver
– 2 TL geriebene Orangenschale

Die oberste cremige Schicht der Kokosmilch abnehmen und in eine mittelgroße Schüssel geben, den wässrigen Teil in der Dose belassen. Nach Wunsch Zimt, Salz und Stevia zugeben. Mit dem Schneebesen oder Pürierstab zur gewünschten Konsistenz aufschlagen. Auf Schüsseln verteilen und Beeren oder Kirschen auf die Crème geben. Mit ungesüßtem Kakaopulver und geriebener Orangenschale bestreuen.

SALATE

Ananas-Taco-Salat mit Weiderindfleisch

In diesem leckeren Salat stecken viele Rindfleischproteine. Lassen Sie sich von der langen Zutatenliste nicht einschüchtern, bei den meisten handelt es sich um Würzmittel, die dem Fleisch mehr Geschmack verleihen.

Zutaten für 4 Portionen:
Für das Rindfleisch
- 500 g Bio-Rinderhackfleisch
- 2 EL Apfelessig
- 2 EL Olivenöl
- 1 EL Kokos-Aminos (glutenfreie, sojafreie Würzsoße aus Kokospalmblütensaft; bitte meiden während des Ernährungsprogramms bei Hefeüberwucherung/DDFB)
- 2 Knoblauchzehen, klein gehackt
- ¼ TL Zimt
- ½ TL Kurkuma
- ½ TL Kreuzkümmel
- ½ TL Meersalz
- ¼ TL gemahlener schwarzer Pfeffer
- ¼ Kopf Weißkohl, in Scheiben geschnitten

Für den Salat
- 160 g grüner Salat, zerpflückt
- 1 Karotte, geschält und in in feine Streifen geschnitten
- ½ kleine Ananas, fein gehackt in mundgerechte Stücke

Rindfleisch in einer großen Pfanne bei mittlerer Hitze anbraten. Nach ein paar Minuten überschüssiges Fett abgießen und Apfelessig, Olivenöl, Kokosnuss-Aminosäuren, Knoblauch, Zimt, Kurkuma, Kreuzkümmel, Salz und gemahlenen schwarzen Pfeffer zugeben. Gut durchmischen. Pfanne abdecken und 5 bis 10 Minuten köcheln lassen. In der Zwischenzeit den grünen Salat auf die Teller verteilen. Karotten, Ananas sowie das gegarte Rinderhack daraufgeben und servieren. Wenn Sie Reste einplanen, Fleisch und kalte Zutaten auf jeden Fall erst vor dem Servieren zusammenfügen. Sollten Sie sich in der Phase befinden, in der Sie einzelne Nahrungsmittel wieder ausprobieren, können Sie diesen Salat mit Tomaten, Paprikaschoten oder Bio-Maischips anreichern.

Grapefruit- und Avocado-Spinat-Salat mit zerkleinertem Hühnerfleisch

Dieser köstliche und nährstoffreiche Salat mit Grapefruits (am besten solche mit rotem Fruchtfleisch, aber andere gehen auch) ist besonders schnell zuzubereiten, wenn Sie Hühnchenfleischreste von einem anderen Gericht dafür verwenden.

Zutaten für 4 Portionen:
- 240 g Babyspinat
- 2 Grapefruits
- 1 große Avocado, in dünne Scheiben geschnitten
- 320 g Hühnerfleisch, im Backofen gegart und zerkleinert
- 4 TL Senf
- 2 TL Apfelessig

- 60 ml Olivenöl
- 1 Prise Meersalz
- 1 Prise gemahlener schwarzer Pfeffer
- ½ rote Zwiebel, klein gehackt

Verteilen Sie den Spinat auf die Servierteller. Wenn noch Spinat übrig ist, bewahren Sie ihn als späteres Resteessen in einem Glasbehälter auf. Um möglichst viel Fruchtfleisch aus einer Grapefruit zu bekommen, gehen Sie wie folgt vor: Zuerst die beiden Enden der Grapefruit abschneiden. Die Schale jeweils von Ende zu Ende so einritzen, dass einzelne kleine Felder entstehen. Diese dann vorsichtig mit dem Messer anheben und ablösen. Danach noch die restlichen Teile des weißen Innenhäutchens abziehen. Grapefruit, Avocadoscheiben und das zerkleinerte Hühnchen zum Spinat auf die Teller geben. Cremiges Senf-Dressing durch Verrühren von Senf, Apfelessig, Olivenöl, Salz und gemahlenem schwarzem Pfeffer zubereiten. In diese Mischung dann noch die klein gehackte rote Zwiebel geben und über die Salatportionen auf den Tellern gießen.

Spinatsalat mit Kammmuscheln (aus Wildmuschelfischerei) und einer Granatapfel-Vinaigrette

Kammmuscheln enthalten viel Selen und Zink, die ja beide für die Schilddrüsenfunktion sehr wichtig sind. Dazu passt eine Grantapfel-Salatsoße aus dem Bio-Laden oder das auf den Seiten 414–415 beschriebene Dressing für den Spinat-Beilagensalat.

Zutaten für 4 Portionen:
- 16 wild gefangene Jakobsmuscheln
- 1 Prise Meersalz
- 1 Prise gemahlener schwarzer Pfeffer
- 2 EL Kokosöl

- 2 Knoblauchzehen, klein gehackt
- Saft von ½ Zitrone
- 280 g Babyspinat
- Granatapfel-Vinaigrette nach Wunsch

Die Muscheln mit Salz und Pfeffer würzen und danach erst einmal zur Seite stellen. Das Kokosöl in einer großen Pfanne bei mittlerer Temperatur erhitzen. Knoblauch zufügen und rühren, bis sich das Knoblaucharoma entfaltet. Die Muscheln portionsweise in die Pfanne geben, damit jede Muschel direkten Kontakt mit dem Pfannenboden hat. Etwa 2 Minuten garen und dann wenden. Noch einmal 2 bis 3 Minuten ganz durchbraten. Mit Zitronensaft beträufeln und vom Herd nehmen. Babyspinat auf vier Teller verteilen und darauf die Muscheln und abschließend die Salatsoße geben. Muscheln, Spinat und Salatsoße, die nicht auf die Teller kommen, für ein Resteessen in separaten Behältern aufbewahren.

Kronfleisch mit Chimichurri-Sauce und Spargelsalat mit Knoblauch-Limetten-Sauce

Diese würzig abgeschmeckte Chimichurri-Sauce passt hervorragend zu Kronfleisch. Bereiten Sie gleich etwas mehr von der Sauce zu, Sie können sie dann nach ein paar Tagen noch einmal mit Gemüse oder einem Salat genießen. Die Zutatenliste ist lang, aber die Zubereitung geht schnell.

Zutaten für 4 Portionen:
Für das Kronfleisch
- 600 g Bio-Kronfleisch
- 1 Messerspitze Meersalz
- 1 Messerspitze gemahlener schwarzer Pfeffer
- 1 EL Kokosöl

Für die Chimichurri-Sauce
- 200 ml Olivenöl
- 3 EL Apfelessig
- Saft von 2 Zitronen
- 1 Bund Petersilie
- ½ Bund Koriander
- 1 TL Meersalz
- ½ TL gemahlener schwarzer Pfeffer
- ¼ kleine braune Zwiebel
- 4 Knoblauchzehen

Für den Spargel und Salat
- 1 EL Kokosöl
- 2 Knoblauchzehen, klein gehackt
- 12 Stangen Spargel, Enden abgeschnitten
- Saft von 1 Limette
- 160 g grüner Salat, zerpflückt

Fleisch mit Salz und Pfeffer abschmecken und beiseitestellen (Zimmertemperatur). Das Öl in einer großen Pfanne erhitzen. Das Fleisch in die Pfanne geben und 4 bis 5 Minuten scharf anbraten, bis es braun ist. Umdrehen und noch einmal 4–5 Minuten braten. Vom Herd nehmen und 5–7 Minuten ruhen lassen.
Währenddessen Olivenöl, Apfelessig, Zitronensaft, Petersilie, Koriander, Meersalz, gemahlenen schwarzen Pfeffer, braune Zwiebel und Knoblauch in einer Küchenmaschine mit S-förmigem Messer so lange mischen, bis Kräuter, Zwiebel und Knoblauch fein gehackt sind.
Kokosöl in einer mittelgroßen Pfanne bei mittlerer Temperatur erhitzen. Knoblauch hinzufügen und rühren, bis sich das Knoblaucharoma entfaltet. Spargel hineingeben und 4 Minuten garen, bis er allmählich weich wird. Limettensaft dazugeben und rühren, sodass der Spargel mit dem Saft bedeckt ist.
Das Kronfleisch gegen die Maserung in dünne Scheiben schneiden. Grünen Salat auf die vier Teller verteilen und das in Scheiben geschnittene Fleisch daraufgeben. Mit Chimichurri-Sauce und mit Spar-

gelbeilage servieren. Die Reste, die für ein weiteres Essen vorgesehen sind, getrennt aufbewahren (Grünzeug, Fleisch, Spargel und Salatsoße jeweils in einem eigenen Behälter), Fleisch und Spargel können noch einmal aufgewärmt werden.

Zitrusgarnelen auf rotblättrigem Salat

Garnelen sind am besten, wenn man sie vor der Zubereitung 2 Stunden mariniert, planen Sie also entsprechend viel Zeit ein. Wenn Sie einen Grill haben, können Sie die Garnelen auf Spieße stecken und grillen, sonst kochen Sie sie auf dem Herd. Radieschen gehören zu den Kreuzblütlern und enthalten Bitterstoffe wie Goitrin, das die Aufnahme von Jod durch die Schilddrüse beeinflusst. Nur 1 Radieschen pro Portion, wie in diesem Rezept, stellt aber überhaupt kein Problem dar, und Ihr Darm freut sich über wertvolle Nährstoffe und Nahrung für die freundlichen Darmbakterien.

Zutaten für 4 Portionen:
Für die Garnelen
- 120 ml Olivenöl
- ¼ Bund Petersilie, fein gehackt
- 2 EL klein gehackter Knoblauch
- 2 EL Kokos-Aminos (glutenfreie, sojafreie Würzsoße aus Kokospalmblütensaft; bitte meiden während des Ernährungsprogramms bei Hefeüberwucherung/DDFB)
- 2 EL Orangen oder Zitronensaft
- ½ TL Meersalz
- ½ TL gemahlener schwarzer Pfeffer
- 750–1000 g wild-gefangene Garnelen, ohne Schale und Darm

Für den Salat
- 2 Köpfe rotblättriger Salat, grob zerpflückt
- 1 Gurke mit oder ohne Schale, in dünne Scheiben geschnitten

- 4 Radieschen, in dünne Scheiben geschnitten
- ¼ rote Zwiebel, klein gehackt
- 2 Stangen Sellerie, fein gehackt
- 2 EL Olivenöl
- 2 EL Orangensaft
- 2 TL Apfelessig

Olivenöl, Petersilie, Knoblauch, Kokosnuss-Aminos, Orangen oder Zitronensaft, Salz und Pfeffer in einer großen Schüssel verquirlen. Garnelen zugeben und gut vermischen. Schüssel abdecken und 1–2 Stunden im Kühlschrank marinieren lassen.

Salat auf vier Teller verteilen und Gurke, Radieschen, rote Zwiebel und Sellerie daraufgeben.

Garnelen in einer großen Sauteuse ein paar Minuten bei mittlerer Hitze anbraten. Die Garnelen sind gar, wenn das Fleisch weiß und undurchsichtig ist. Garnelen auf den Salat geben und abschließend mit Olivenöl, Orangensaft und Apfelessig beträufeln. Den Salat, der für ein Resteessen vorgesehen ist, noch nicht anmachen, und die Salatzutaten getrennt voneinander aufbewahren.

Spinat-Beilagensalat mit selbst gemachtem Bio-Dressing

Wenn ich diese Salatsoße mit zur Arbeit bringe, staunen alle in meiner Klinik, wie köstlich sie aussieht. Sie sieht aber nicht nur so aus, sondern schmeckt auch so, und deshalb teile ich mein Rezept gerne mit Ihnen. Alle Zutaten sollten aus biologischem Anbau sein. Mit so einem leckeren Dressing haben Sie noch mehr Lust auf Gemüse. Für den Salat können Sie statt Spinat auch Mangold oder Kopfsalat verwenden.

Zutaten für 2 Portionen
Für das Dressing
- 250 ml Olivenöl
- 4 Knoblauchzehen, klein gehackt

- ½ TL Kurkuma
- ½ TL Ingwerpulver oder frisch geriebener Ingwer
- ¼ rote Zwiebel, klein gehackt
- 1 EL gelber Senf oder Dijon-Senf
- 120 ml Apfelessig
- ½ TL Meersalz

Für den Salat
- 80 g Spinat
- 160 g fein gehacktes Gemüse wie Gurken, Sellerie, Karotten, Spargel, Zucchini (optional)

Alle Dressingzutaten in eine mittelgroße Schüssel geben und mit dem Schneebesen verquirlen. Die gewünschte Menge über Spinat und Gemüse gießen. Die Salatsoße kann in einem geschlossenen Glasbehälter bis zu zwei Wochen lang im Kühlschrank aufbewahrt werden.

SUPPEN

Heilende Brühe für den Darm

Die heilende Brühe für den Darm ist ein großartiges Basiselement für jeden Menüplan. Die Nährstoffe in der Knochenbrühe heilen die Schleimhaut des Verdauungstrakts aus, hemmen Entzündungen und wirken beruhigend und schlaffördernd – alles, was Ihrer Schilddrüse guttut. Genießen Sie morgens eine Tasse davon oder nutzen Sie die Brühe zum Kochen von Gemüse, Fleisch und Suppen. Sie können die Brühe 3 bis 4 Tage im Kühlschrank aufbewahren und den Rest dann in BPA-freien Gefrierbeuteln oder Eiswürfelbehältern einfrieren. Wenn Sie ein Bio-Restaurant kennen, das eine solche Knochenbrühe im Angebot hat, können Sie sie auch dort genießen und müssen Sie nicht einmal selbst machen. Erkundigen Sie sich einfach genau nach den Inhaltsstoffen.

Zutaten für etwa 8 Portionen (Tassen)
- 1 Karkasse vom Bio-Huhn oder 500 g Knochen (Markknochen, Haxe usw.)
- 2 EL Apfelessig
- 1 TL Salz
- 2 Knoblauchzehen, geschält und mit einem Messerrücken zerdrückt
- 2 l Wasser
- Nach Belieben fein gehackte Karotten, Sellerie, Zwiebeln (optional)

Hühnerkarkasse oder Knochen mit Essig, Salz, Knoblauch, Wasser und Gemüse in einen Schongarer (oder in einen großen Suppenkochtopf) geben. Je nach der Größe des Topfes oder der Art der Knochen wird eventuell mehr Wasser benötigt, um die Knochen zu bedecken. Mindestens 24 Stunden im Schongarer bei sehr geringer Hitze köcheln lassen. Nach 8 Stunden Kochzeit kann schon Brühe entnommen werden, ich empfehle jedoch mindestens 24 Stunden. Wenn Sie einen Suppenkochtopf verwenden, lassen Sie die Brühe 8 bis 10 Stunden auf dem Herd köcheln.

Nach Ende der Kochzeit Knochen und Gemüse mit einem Schaumlöffel entnehmen. Die Brühe durch ein engmaschiges Sieb gießen, um noch vorhandene feste Bestandteile aufzufangen. Im Kühlschrank in Glasbehältern aufbewahren. Die Brühe kann noch Fett enthalten, das aber im Kühlschrank nach oben steigt und abgeschöpft werden kann. In Einzelportionen oder zur Verwendung in Rezepten erhitzen.

Muschelsuppe (Clam Chowder) mit weißen Süßkartoffeln und Pastinaken

Normalerweise koche ich eigentlich nicht mit Muscheln, aber da sie eine so gute Eisenquelle sind, kam ich auf den Gedanken, mich an eine Clam Chowder zu wagen, eine sämige Muschelsuppe, wie sie traditionell an der Ostküste der USA serviert wird. Am einfachsten ist es, Muscheln aus der Dose (kaufen Sie nur solche mit dem MSC-Label, das für nachhaltigen Wildfang steht) und Muschelsaft zu verwenden, aber natürlich spricht auch nichts gegen die Verwendung frischer Muscheln. Kaufen Sie in diesem Fall etwa 2 Kilo davon und lassen Sie sie in einem großen Topf in 500 ml Wasser kochen. Nach 6 bis 8 Minuten öffnen sich die Muscheln und dann schütten Sie das Wasser durch ein feinmaschiges Sieb ab. Lassen Sie die Muscheln abkühlen und lösen Sie das Muschelfleisch aus den Schalen.

Zutaten für 6 Portionen
- 200 g Speck
- 1 große süße Zwiebel, fein gehackt
- 4 weiße Süßkartoffeln, geschält und gewürfelt
- 4 Pastinaken, geschält und fein gehackt
- 1 kleiner Blumenkohl, fein gehackt
- 250 ml Muschelsaft
- Wasser, wie benötigt
- 1 Dose (400 g) Kokosmilch
- 300 g wild gefangene Muscheln (aus der Dose)
- Meersalz nach Belieben
- Gemahlener schwarzer Pfeffer nach Belieben

Eine große Pfanne auf mittlerer Stufe erhitzen. Speckstreifen hineingeben und von beiden Seiten einige Minuten knusprig braten. Aus der Pfanne herausnehmen und auf Küchenpapier abtropfen lassen. Das in der Pfanne verbliebene ausgelassene Fett in einen großen Suppenkochtopf gießen und bei mittlerer Stufe erhitzen. Währenddessen die fein gehackte Zwiebel einrühren. Nach 3 Minuten Süßkartoffeln, Pastinaken und Blumenkohl zufügen. Danach den Muschelsaft sowie Wasser hineingießen, bis das Gemüse bedeckt ist. Aufkochen und 30 Minuten zugedeckt köcheln lassen. Kokosmilch hinzugeben und mit einem Pürierstab glatt rühren (Vorsicht, die Flüssigkeit ist heiß!). Sollten Sie keinen Pürierstab haben, können Sie die Suppe portionsweise in den Mixer geben und vorsichtig mischen. Muschelfleisch zugeben, gut verrühren und mit Salz und Pfeffer abschmecken. Heiß servieren.

Curry-Kokossuppe mit Garnelen und Gemüse

Zu den beliebtesten Rezepten aus meinem ersten Buch gehört das Thai-Curry mit Garnelen. Diese Suppe ist eine Variante davon. Wenn Sie die Currypaste so gern haben wie ich, können Sie die Mengenangaben verdoppeln oder verdreifachen und die restliche Paste in einem Eiswürfelbehälter einfrieren, dann haben Sie »Currywürfel« auf Vorrat.

Zutaten für 4 Portionen:
Für die grüne Currypaste
- 1 Schalotte
- 4 Knoblauchzehen
- Etwa 2 cm langes Stück frischer Ingwer, geschält
- ½ Bund Koriander
- ½ Bund Basilikum, nur Blätter
- ½ TL Kreuzkümmel
- ½ TL gemahlener schwarzer Pfeffer
- 3 EL glutenfreie Fischsoße (nicht bei Vorliegen von Hefepilzüberwucherung/DDFB)
- 2 EL Limettensaft
- 2 EL Kokosmilch

Für das Garnelen-Curry
- Insgesamt 2 EL Kokosöl
- 1 rote Zwiebel, in Scheiben geschnitten
- 2 Brokkoliköpfe, in mundgerechte Stücke geschnitten
- 1 Blumenkohlkopf, in mundgerechte Stücke geschnitten
- 3 Karotten, geschält und in feine Streifen geschnitten
- 620 ml heilende Brühe für den Darm (siehe Seiten 415–416) oder andere Knochenbrühe
- 200 g Pilze, in Scheiben geschnitten
- 2 Dosen (400 g) Kokosmilch
- 1,5 kg Garnelen, ohne Schale und Darm
- 1 kleiner Grünkohl, in dünne Scheiben geschnitten

- ½ TL Meersalz
- 1 große Avocado, in Scheiben geschnitten

Die grüne Currypaste wird zuerst zubereitet. Alle Zutaten in einer Küchenmaschine oder einem Mixer zu einer geschmeidigen Mischung verarbeiten und beiseitestellen. Nun 1 EL Kokosöl in einem großen Suppenkochtopf erhitzen. Currypaste hinzufügen und etwa 1 Minute kochen lassen. Rote Zwiebel zugeben und 3 Minuten garen, bis die Zwiebelscheiben weich sind. Brokkoli, Blumenkohl, Karotten und 1 weiteren EL Kokosöl zugeben, weitere 3 Minuten kochen, und dann heilende Brühe für den Darm zugießen. Aufkochen lassen und bei verringerter Hitze noch 10 Minuten köcheln lassen. Pilze einrühren und 3 Minuten kochen. Kokosmilch zugießen und gut verrühren. Abschließend Garnelen und Grünkohl hinzufügen und noch ein paar Minuten kochen lassen, bis die Garnelen gar sind. Mit Salz abschmecken und mit Avocadoscheiben servieren.

HAUPTSPEISEN

GEFLÜGEL

Geflügelsalat mit getrockneten Aprikosen

Dieses Gericht ist schnell zubereitet und schmeckt viel frischer als traditionelle Geflügelsalate. Nehmen Sie sich diesen Salat zu einem Picknick im Grünen mit. Der Kokosmilchjoghurt kann selbst gemacht oder gekauft sein.

Zutaten für 6 Portionen
- 1 Ofenhähnchen (Seite 423), in Stücke gezupft
- ¼ Bund Basilikum, nur Blätter
- ¼ Bund Petersilie
- ¼ Bund Koriander
- ½ TL Meersalz

- ¼ TL gemahlener schwarzer Pfeffer
- 240 g getrocknete ungesüßte Aprikosen
- 40 g Spinat
- ½ kleine rote Zwiebel, geschält und halbiert
- Saft von 1 Zitrone
- 500 ml selbst gemachter Kokosmilchjoghurt (siehe Seiten 437–438) oder im Laden gekaufter, ungesüßter Kokosmilchjoghurt
- 1 Kopf Romanasalat oder 1 große Gurke, in Scheiben geschnitten

Das zerkleinerte Hähnchenfleisch portionsweise in eine Küchenmaschine geben und Basilikum, Petersilie, Koriander, Salz und Pfeffer hinzufügen. Hähnchen und Kräuter bei niedriger Stufe vermischen und Mischung dann in eine große Schüssel umschütten. Als Nächstes Aprikosen, Spinat, rote Zwiebel und Zitronensaft in die Küchenmaschine geben und verarbeiten, bis die Zwiebel fein gehackt ist. Diese Mischung in die Hähnchen-Kräuter-Mischung einrühren. Das Ganze dann noch gut mit dem Kokosmilchjoghurt vermischen. Kühl stellen und gekühlten Salat auf Romanasalatblättern oder mit Gurkenscheiben servieren.

Algennudelpfanne mit Geflügelfleisch und Gemüse

Dieses Rezept ist vollgepackt mit schilddrüsenstärkenden Nährstoffen. Algennudeln sind ein großartiger Jodspender, während Hähnchen Selen und Eisen enthält, die unabdingbar für ein gutes Funktionieren der Schilddrüse sind.

Zutaten für 4 Portionen:
- 2–3 EL Oliven- oder Kokosöl
- 3 x Hähnchenbrust, längs durchgeschnitten
- 2 süße Zwiebeln, gehackt
- 4 Knoblauchzehen, klein gehackt
- 3 cm langes Stück frischer Ingwer, geschält und klein gehackt
- 4 Karotten, geschält und in feine Streifen geschnitten

- 240 g Spinat
- 4 Frühlingszwiebeln, in dünne Scheiben geschnitten
- ½ TL Meersalz
- 2 EL Kokosnuss-Aminos (glutenfreie, sojafreie Würzsoße aus Kokospalmblütensaft; bitte meiden während des Ernährungsprogramms bei Hefeüberwucherung/DDFB)
- 500 g Algennudeln, in Wasser eingeweicht
- 2 Avocados, in Scheiben geschnitten

Das Öl bei mittlerer Temperatur in einer großen Pfanne erhitzen. Hähnchenbrustfilets in die Pfanne geben und etwa 10 Minuten durchbraten, nach der Hälfte der Zeit wenden. Das gegarte Fleisch auf einen Teller legen und abdecken.
Zwiebeln in die Pfanne geben und 2–3 Minuten anschwitzen. Knoblauch und Ingwer zugeben. Nach 1 Minute Karotten hineingeben und etwa 5 Minuten lang garen, bis sie allmählich weich werden. Spinat, Frühlingszwiebeln, Salz und Kokosnuss-Aminos hinzufügen. Gut durchmischen und warten, bis der Spinat zusammengefallen ist. Abschließend Algennudeln zugeben und gut mischen, bis die Nudeln heiß sind. Auf vier Teller aufteilen, mit Avocadoscheiben garnieren und mit in Streifen geschnittener Hähnchenbrust servieren.

Kokos-Hühnercurry

Dieses Rezept ist schon seit Jahren eines der Lieblingsrezepte meiner Patienten (und ich selbst liebe es auch). Es war schon in meinem ersten Buch zu finden und ich will es auch Ihnen und Ihrer Schilddrüse nicht vorenthalten.

Zutaten für 4 Portionen:
Für das Curry
- 1 EL Olivenöl
- 2 Knoblauchzehen, fein gehackt

- 1 Zwiebel, gehackt
- ½ EL Kurkuma
- ½ EL Kreuzkümmel
- 1 EL Koriander
- 1 Süßkartoffel, geschält und in etwa 1,5 cm große Würfel geschnitten
- 2 Stangen Sellerie, fein gehackt
- 4 Frühlingszwiebeln, in dünne Scheiben geschnitten
- 250 ml Wasser
- 1 TL Meersalz
- 1 Dose (400 ml) vollfette Kokosmilch
- 1 Avocado, in Scheiben geschnitten

Für das Hühnchen
- 1 EL Kokosöl
- Prise Meersalz
- 2 x Hühnerbrust, in mundgerechte Stücke geschnitten

Eine große Pfanne bei mittlerer Temperatur erhitzen. Olivenöl darin verteilen. Den Knoblauch darin anbraten, bis er leicht gebräunt ist. Die Zwiebel zugeben und noch etwas Öl, wenn nötig; dann zugedeckt etwa 3 Minuten köcheln lassen, bis die Zwiebel glasig ist. Kurkuma, Kreuzkümmel und Koriander einrühren. Süßkartoffel, Sellerie, Frühlingszwiebeln, Wasser und Salz hinzufügen. Etwa 5–7 Minuten köcheln lassen, bis die Süßkartoffelwürfel weich sind.
Während das Gemüse vor sich hin köchelt, das Kokosöl bei mittlerer Temperatur in einer hochwandigen Pfanne erhitzen. Hühnerfleisch zugeben und unter gelegentlichem Rühren für 5–10 Minuten weiterköcheln lassen, bis das Fleisch durchgegart ist.
Hühnerfleisch und Kokosmilch in die Gemüsepfanne geben und weiterköcheln lassen, damit sich die Aromen verbinden. Mit Avocadoscheiben garniert servieren.

Hühnchen aus dem Backofen

Dieses Ofenhuhn ist eine perfekte Zutat für schmackhafte Salate wie der Geflügelsalat mit getrockneten Aprikosen auf den Seiten 419–420. Die Karkasse können Sie für die heilende Brühe für den Darm (Seiten 415–416) nutzen und verwenden so sämtliche Teile.

Zutaten für 6 Portionen
- 1 ganzes Huhn (etwa 2,5 kg) ohne Innereien
- 1 EL Olivenöl
- ¾ TL Meersalz
- ½ TL gemahlener schwarzer Pfeffer
- 3 Knoblauchzehen, geschält und zerdrückt
- 1 Zitrone, in Scheiben geschnitten
- 2 EL heilende Brühe für den Darm (Seiten 415–416) oder andere Brühe (optional)
- 1 EL Apfelessig (optional)

Den Backofen auf 190 °C vorheizen. Das Huhn mit Olivenöl beträufeln und mit Salz und Pfeffer bestreuen; dies alles etwas in die Haut einreiben. Knoblauchzehen und Zitronenscheiben ins Innere legen. Das Huhn in eine Auflaufform setzen und eventuell etwas Brühe und Essig angießen. Etwa 1½ Stunden backen, bis das Fleisch gar ist und eine Kerntemperatur von 74 °C hat.

Putenfleischbällchen mit Grünkohlpesto über Spaghettikürbis

Putenfleisch enthält viel Selen und stärkt somit die Schilddrüse. Im Menüplan habe ich dieses Rezept nach dem Wildlachs mit Zucchini-Nudel-Pesto und Knoblauch-Butternusskürbis aufgeführt, damit Sie das Pesto bereits haben. Sollten Sie sich nicht an den Menüplan halten, bereiten Sie das Pesto einfach frisch zu.

Zutaten für 4 Portionen:
- 1 großer Spaghettikürbis, in zwei Längshälften geschnitten und Kerne entfernt
- 2 TL Kokosöl

Für die Fleischbällchen
- 1,5 kg Putenhackfleisch (oder 1 kg Putenhackfleisch und 500 g Schweinehackfleisch)
- 2 Knoblauchzehen, klein gehackt
- ¼ Zwiebel, fein gehackt
- 1½ TL Kurkuma
- 1½ TL gemahlener Ingwer
- 1 TL Rosmarin
- ¼ TL Meersalz
- ¼ TL gemahlener schwarzer Pfeffer
- 2 EL Kokosöl
- 60 ml heilende Brühe für den Darm (Seiten 415–416) oder Wasser
- 180 ml Toskanisches Grünkohlpesto (Seiten 438–439)

Den Backofen auf 190 °C vorheizen. Die Schnittflächen der Kürbishälften mit Kokosöl einreiben. Die Hälften mit der Schnittfläche nach unten auf ein Backblech oder in eine gläserne Auflaufform legen und 35 Minuten backen, bis der Kürbis weich ist.

Während der Kürbis im Backofen ist, das Hackfleisch, Knoblauch, Zwiebel, Kurkuma, Ingwer, Rosmarin, Salz und Pfeffer in eine große Schüssel geben. Mit den Händen gut mischen und 12 mittelgroße oder 24 kleine Fleischbällchen daraus formen.

Das Kokosöl in einer großen Sauteuse (hochwandige Pfanne) bei mittlerer Temperatur erhitzen und die Fleischbällchen darin unter Wenden von allen Seiten etwa 5 Minuten anbraten. Eventuell Brühe oder Wasser zugeben und zugedeckt weitere 3 bis 5 Minuten garen, bis das Fleisch durchgegart ist.

Wenn der Kürbis weich ist, das Blech aus dem Backofen nehmen und die Kürbishälften mit einer Küchenzange oder einem Backhandschuh umdrehen. Das Kürbisfleisch nach dem Auskühlen mit einem

Löffel herausholen und auf den Tellern verteilen (Reste in einem verschlossenen Glasbehälter im Kühlschrank aufbewahren). Zum Servieren die Fleischbällchen oben drauf legen und etwas Pesto darübergeben.

Gebackene Hähnchenbrust, serviert mit gebratenem Speck, Rosenkohl und Spinat

Nicht entbeintes Hähnchenfleisch ist saftiger als entbeintes, weshalb ich es persönlich vorziehe. Die angegebenen Garzeiten können je nach Art des Backofens etwas variieren. Benutzen Sie ein Fleischthermometer oder überprüfen Sie regelmäßig, ob das Fleisch gar ist.

Zutaten für 4 Portionen:
- 4 x nicht entbeinte Hähnchenbrust
- 60 ml Olivenöl
- ½ TL Meersalz
- ¼ TL gemahlener schwarzer Pfeffer
- 1 Knoblauchzehe, klein gehackt
- 1 TL getrockneter Thymian
- 4 Scheiben Speck
- 450 g Rosenkohl, entstielt und halbiert
- 160 g Spinat

Das Hähnchenfleisch auf beiden Seiten mit Olivenöl beträufeln und mit Salz, Pfeffer, Knoblauch und Thymian würzen. Den Backofen auf 190 °C vorheizen und das Fleisch in einer Auflaufform 30 bis 40 Minuten backen, bis es eine Kerntemperatur von 75 °C hat. Während das Fleisch im Backofen ist, eine große Pfanne bei mittlerer Temperatur erhitzen und den Speck knusprig braten. Speck aus der Pfanne herausnehmen und auf Küchenpapier abtropfen lassen. Das in der Pfanne verbliebene ausgelassene Fett in einen hitzebeständigen Glasbehälter gießen und 60 ml davon wieder in die Pfanne geben. Rosenkohl zugeben und gut vermischen. Etwa 5 Minuten garen lassen, bis das Gemüse allmählich weich wird. Spinat hineingeben und noch mal einige Minuten garen, bis der Spinat zusammengefallen ist. Zum Schluss noch die gebratenen Speckstreifen in die Pfanne hineinbröseln. Diese Mischung servieren Sie dann mit der fertigen Hähnchenbrust.

HAUPTGERICHTE

FISCH UND MEERESFRÜCHTE

Sushirollen mit Garnelen sowie mit Spinat, Karotten und Gurke

In unserem Schilddrüsen-Blog war dies eines der beliebtesten Rezepte. Nori-Blätter (gerösteter Seetang) verwöhnen Ihre Schilddrüse mit viel Jod, Zink und Eisen. Für die Sushirollen braucht es etwas Übung, machen Sie sich nichts daraus, wenn sie anfänglich nicht perfekt aussehen, schmecken werden sie Ihnen auf jeden Fall!

Zutaten für 2 Portionen:
- 4 Nori-Blätter
- 1 große Avocado, zerdrückt
- 1 etwa 2 cm langes Stück frischer Ingwer, geschält und gerieben
- 20 g Babyspinatblätter
- 10 wild gefangene Garnelen, gekocht
- 2 kleine Karotten, geschält und in dünne Scheiben geschnitten
- 1 kleine Gurke, in dünne Sticks geschnitten, die so lang wie die Nori-Blätter sind
- 2 Zitronenschnitze
- 60 ml Kokosnuss-Aminos (glutenfreie, sojafreie Würzsoße aus Kokospalmblütensaft; bitte meiden während des Ernährungsprogramms bei Hefeüberwucherung/DDFB)

Ein Nori-Blatt auf eine Sushimatte oder ein Schneidebrett legen. Mit einem flachen Löffel das Avocadofruchtfleisch gleichmäßig und dünn auf der gesamten Fläche verteilen. Zuerst etwas geriebenen Ingwer und dann den Spinat daraufgeben. Eine Reihe Garnelen entlang der unteren Kante des Nori-Blatts auslegen. Direkt oberhalb der Garnelen eine zweite Reihe aus den zerkleinerten Karotten und dann eine dritte Reihe aus den Gurkensticks bilden. Das Nori-Blatt von unten über die Zutatenreihen klappen und dann vorsichtig zu einer kompakten Sushi-Rolle einrollen. Die fertige Rolle mit einem sehr scharfen Messer in etwa 8 Stücke schneiden. Das Ganze mit den verbleibenden Nori-Blättern und Zutaten wiederholen. Die fertigen Rollen mit Zitrone beträufeln und mit Kokosnuss-Aminos zum Dippen servieren.

Wildlachs mit Zucchininudeln, Pesto und Knoblauch-Butternusskürbis

Wenn Sie sich an den Menüplan halten, bereiten Sie sich die volle Menge des Toskanischen Grünkohlpestos zu (Seiten 438–439), dann haben Sie noch einen Rest von 180 ml für die Putenfleischbällchen über Spaghettikürbis, die Sie in dieser Woche auch noch essen. Dieses Rezept sieht mit seinen zahlreichen Zutaten und Zubereitungsschritten auf den ersten Blick kompliziert aus, aber wenn Sie in aller Ruhe Schritt für Schritt vorgehen, ist im Grunde alles ganz einfach.

Zutaten für 4 Portionen:
– 1 kleiner Butternusskürbis
– Prise Meersalz

Für den Lachs
– 4 Wildlachsfilets
– 2 EL Olivenöl
– Prise Meersalz
– Prise gemahlener schwarzer Pfeffer

Für die Zucchininudeln
- 3 Zucchini
- Prise Meersalz
- 1 EL Kokosöl
- 3 Knoblauchzehen, klein gehackt
- 180 ml Toskanisches Grünkohlpesto (siehe Seiten 438–439)

Den Backofen auf 200 °C vorheizen. Für den Butternusskürbis gibt es verschiedene Zubereitungsarten. Entweder Sie schneiden ihn in zwei Längshälften (lassen Sie dabei Vorsicht walten, die Schale ist ziemlich hart), entfernen die Kerne und legen die beiden Hälften mit den Schnittflächen nach unten auf ein Backblech. Etwas Wasser hinzugeben, bis der Boden knapp bedeckt ist. Oder Sie schneiden mit einem scharfen Messer ein paar Kerben in den ganzen Kürbis und legen ihn in eine gläserne Auflaufform. Auch hier Wasser zugeben, damit der Boden knapp bedeckt ist. 30 bis 45 Minuten backen lassen, bis der Kürbis weich ist (bei einem ganzen Kürbis dauert das länger als bei zwei Hälften).

Während der Kürbis im Backofen ist, die Lachsfilets mit der Haut nach unten in eine gläserne Auflaufform legen. Mit Olivenöl beträufeln und mit Salz und Pfeffer bestreuen und dann die Form beiseitestellen (nicht in den Kühlschrank).

Zucchini mit einem Spiralschneider zu »Nudeln« schneiden. Diese in eine Schüssel geben und mit Salz bestreuen. Kokosöl in einer großen Pfanne bei mittlerer Temperatur erhitzen und klein gehackten Knoblauch zugeben. Wenn der Knoblauch anfängt, braun zu werden, vorsichtig etwa zwei Drittel der Menge entfernen und in eine kleine Schüssel geben (wird später für die Zubereitung des Kürbisses gebraucht). Zucchininudeln in die heiße Pfanne geben und im Öl mit dem restlichen Knoblauch schwenken. Bei niedriger Hitze etwa 5 Minuten dünsten lassen.

Wenn der Kürbis weich ist, aus dem Backofen nehmen. Stattdessen die Lachsfilets in den Backofen schieben und 15 bis 20 Minuten garen lassen. In dieser Zeit das Pesto zubereiten und die Zubereitung des Kürbisses abschließen.

Das Kürbisfleisch nach dem Auskühlen mit einem Löffel herausholen und in eine Schüssel geben. Eine kleine Menge für das Pesto zurückbehalten. Kürbis mit dem gebräunten Knoblauch aus der kleinen Schüssel sowie einer Prise Salz würzen und gut vermischen. Anschließend das Toskanische Grünkohlpesto zubereiten.
Den gegarten Lachs mit dem Knoblauch-Butternuss-Kürbisfleisch sowie den Zucchininudeln mit Pesto servieren.

Hawaiianische Fisch-»Tacos« mit Mangosalsa

Die Mangosalsa ist ein sehr beliebter Klassiker. Genießen Sie sie mit diesen köstlichen Fisch-Tacos. Wie Sie ja bereits wissen, gehört Rettich zu den Kreuzblütlern, Sie sollten also nicht allzu viel davon roh verzehren. Sie könnten ihn bei diesem Gericht theoretisch auch ganz weglassen, aber andererseits ist dieses Gemüse so voll von Nährstoffen wie Vitamin C und Ballaststoffen, mit denen Sie Ihre freundlichen Darmbakterien füttern, dass ich Ihnen einen Rettich pro Portion empfehle.

Zutaten für 4 Portionen:
Für den Fisch
– 4 Red-Snapper-Fischfilets (aus Wildfang)
– 2 EL Olivenöl
– 2 Zitronen, in Scheiben geschnitten
– 4 Rosmarinzweige

Für die Salsa
– 1 Mango, fein geschnitten
– 1 Avocado, fein gehackt
– ½ rote Zwiebel, fein gehackt
– ¼ Bund Koriander, fein gehackt
– Saft 1 kleinen Zitrone
– 2 bis 3 TL Zitronenschale

- 1 EL Olivenöl
- Prise Meersalz (oder nach Belieben mehr)
- Prise gemahlener schwarzer Pfeffer (oder nach Belieben mehr)

Für »Tacos«
- 8 Blätter von Eisbergsalat oder rotblättrigem Salat
- 4 Wassermelonen-Rettiche, in Scheiben geschnitten

Den Backofen auf 220 °C vorheizen. Snapper-Filets in eine große Auflaufform oder einen Bräter legen. Mit Olivenöl beträufeln und mit Zitronenscheiben und Rosmarinzweigen bedecken. Eventuell erst mal beiseitestellen, der Fisch soll Zimmertemperatur haben, bevor er in den Ofen kommt.
In einer Schüssel Mango, Avocado, rote Zwiebel, Koriander, Zitrone, Zitronenschale, Olivenöl, Salz und Pfeffer gut vermischen.
Snapper etwa 15 Minuten garen, bis sich die Haut leicht ablöst. Dann stückweise auf die Salatblätter verteilen und Mangosalsa und Rettichscheiben daraufgeben.

Wild gefangener Kabeljau mit Salbei-Pastinaken-Püree und Spargel

Kabeljau enthält viel Jod und Selen, beides Nährstoffe, die Ihre Schilddrüse benötigt, um optimal zu funktionieren. Cremiges Pastinakenpüree und Spargel sind ideale Beilagen zu diesem Fisch. Wenn Sie einen Pürierstab haben, können Sie die Pastinaken direkt im Topf zu Püree verarbeiten und müssen Sie nicht in einen Mixer oder eine Küchenmaschine umschütten.

Zutaten für 4 Portionen:
Für den Fisch
- 4 Kabeljaufilets aus Wildfang
- 2 EL Olivenöl

- Saft von 1 Zitrone
- Prise Meersalz

Für den Spargel
- 2 Bund Spargel, gewaschen und Enden abgeschnitten
- 2 EL Olivenöl

Für das Pastinakenpüree
- 3–4 Pastinaken, geschält und fein gehackt
- 6 Karotten, geschält und fein gehackt
- 2 Knoblauchzehen, geschält und zerdrückt
- 2 Stangen Sellerie, fein gehackt
- 2 Frühlingszwiebeln, in dünne Scheiben geschnitten
- ½ kleine braune Zwiebel, fein gehackt
- 750 ml heilende Brühe für den Darm (siehe Seiten 415–416) oder Wasser
- 125 ml ungesüßte Vollfett-Kokosmilch
- 5 Salbeiblätter
- ½ TL Meersalz
- ¼ TL gemahlener schwarzer Pfeffer

Den Backofen auf 200 °C vorheizen. Kabeljaufilets in eine Auflaufform oder einen Bräter legen. Mit Olivenöl und Zitronensaft beträufeln und mit Salz würzen; mit Zitronenscheiben und Rosmarinzweigen bedecken. Erst mal zur Seite stellen, der Fisch soll Zimmertemperatur haben, bevor er in den Backofen kommt.
In eine zweite Auflaufform die Spargel auslegen und mit Olivenöl beträufeln. Beiseitestellen.
Gehackte Pastinaken, Karotten, Knoblauch, Sellerie, Frühlingszwiebeln und Zwiebel in einem großen Kochtopf mit Knochenbrühe verrühren. Zum Kochen bringen und 25 Minuten köcheln lassen.
Währenddessen Kabeljaufilets und Spargel in den Backofen geben und 20 Minuten garen lassen, bis sich die Fischhaut leicht ablöst und der Spargel weich ist.

Flüssigkeit aus dem Gemüsetopf abschütten (Sie können die Flüssigkeit aufbewahren und am nächsten Tag anderes Gemüse darin kochen), die festen Bestandteile in einen Mixer oder eine Küchenmaschine geben und Kokosmilch, Salbeiblätter, Salz und Pfeffer zugeben. Zu einem Brei mixen und mit dem Kabeljau und dem Spargel servieren.

HAUPTGERICHTE

RINDFLEISCH

Rinderleber mit Speck und Rosmarin

Leber sollte unbedingt vermehrt auf Ihrem Speiseplan stehen, denn dieses »Superfood« versorgt Sie mit Eisen, B- und anderen fettlöslichen Vitaminen. Machen Sie sich keine Sorgen wegen Giftstoffen, denn die Leber speichert diese nicht, sondern hilft dem Körper dabei, sie zu verarbeiten. Für dieses leckere Gericht verwenden Sie am besten eine Gusseisenpfanne, darin entfaltet sich der Geschmack am besten. Notfalls geht aber auch eine andere Pfanne.

Zutaten für 2 bis 4 Portionen:
- 6 Speckscheiben
- 220 g Rinderleber (Tier aus Weidehaltung)
- Insgesamt 2 TL Rosmarin
- Gusseisenpfanne bei mittlerer Temperatur erhitzen. 3 Speckscheiben hineingeben, darauf die Leber und darauf noch einmal 3 Speckscheiben legen. Mit 1 TL Rosmarin bestreuen. Etwa 5 Minuten braten, dann das Fleisch umdrehen. Den übrigen Rosmarin darüber streuen und weitere 5 Minuten braten. Fleischstück noch einmal wenden und weitere 1 bis 3 Minuten in der Pfanne lassen, bis die Leber durchgebraten und der Speck knusprig ist.

Steak aus Weidefleisch mit in Thymian gegartem Wurzelgemüse

Dieses Steak können Sie in einer Pfanne oder auf dem Grill zubereiten. Es handelt sich um ein einfaches Rezept, das zeigt, wie elegant und köstlich die Ernährung gemäß dem Schilddrüsen-Programm nach der Myers-Methode sein kann.

Zutaten für 2 Portionen:
- Etwa 250 g Steak (Tier aus Weidehaltung)
- 1 TL Meersalz
- ¼ TL gemahlener schwarzer Pfeffer
- 1–2 TL Olivenöl
- 1 Süßkartoffel, geschält und gewürfelt
- 2 Karotten, geschält und in Scheiben geschnitten
- 2 Pastinaken, geschält und in Scheiben geschnitten
- 3 TL Olivenöl
- ½ TL Meersalz
- 2 TL getrockneter Thymian

Den Backofen auf 190 °C vorheizen. Steak mit Salz und Pfeffer bestreuen und bei Zimmertemperatur etwa 30 Minuten ruhen lassen. Süßkartoffel, Karotten und Pastinaken auf ein Backblech legen und 3 TL Olivenöl darübergeben. Mit Salz und Thymian bestreuen. In Backofen etwa 45 Minuten garen lassen, bis das Gemüse weich ist. Etwa 25 Minuten, nachdem das Gemüse in den Backofen geschoben wurde, eine große Pfanne bei hoher Temperatur erhitzen. Steak mit Olivenöl beträufeln und dann vorsichtig in die heiße Pfanne legen. Nach 3 bis 4 Minuten – das Fleisch darf nicht an der Pfanne festkleben – Steak wenden und bis zum gewünschten Garpunkt braten. Aus der Pfanne nehmen und vor dem Servieren 10 Minuten stehen lassen. Mit dem Gemüse sowie einem Spinatsalat mit selbst gemachter Salatsoße (siehe Seiten 410–411) servieren.

HAUPTGERICHTE

SCHWEINEFLEISCH

Kurz angebratener Cranberry-Grünkohl mit Speck auf Süßkartoffeln

Cranberrys sind eine gute Jodquelle und stärken somit Ihre Schilddrüse. Laden Sie Gäste zum Essen ein oder verwöhnen Sie Ihre Familie mit diesem Gericht. Alle, die bisher über Grünkohl die Nase gerümpft haben, werden angenehm überrascht sein.

Zutaten für 4 Portionen:
Für die Süßkartoffeln
- 4 Süßkartoffeln, jeweils in zwei Längshälften geschnitten
- 4 TL Kokosöl

Für den Cranberry-Grünkohl mit Speck
- 8 Speckscheiben
- 1 Bund Grünkohl (etwa 12 Stängel), Strunk jeweils entfernt und Blätter in dünne Streifen geschnitten
- 40 g ungesüßte getrocknete Cranberrys
- 1 EL Apfelessig
- ¼ TL Meersalz

Den Backofen auf 200 °C vorheizen. Jeweils ½ TL Kokosöl auf die Innenseiten der Süßkartoffelhälften verteilen. Süßkartoffeln mit der Schnittfläche nach unten auf ein Backblech legen und etwa 45 Minuten backen, bis sie weich sind und leicht karamellisieren.
Während die Süßkartoffeln im Backofen sind, eine große Sauteuse bei mittlerer Temperatur erhitzen und den Speck portionsweise knusprig braten. Speck aus der Pfanne herausnehmen und auf Küchenpapier abtropfen lassen. Zu dem in der Pfanne verbliebenen Fett den Grünkohl geben und ihn bei niedriger Hitze garen. Wenn er all-

mählich weich wird, eventuell überschüssiges Fett abgießen und getrocknete Cranberrys, Apfelessig und Meersalz in die Pfanne geben. Zum Schluss noch den gebratenen Speck hineinbröseln. Alles gut vermischen und auf gebackenen Süßkartoffeln servieren.

HAUPTGERICHTE

LAMMFLEISCH

Griechische Lammfrikadelle mit Kokos-Tsatsiki und Zucchini-Halbmonden

Auch mit Lammfleisch können Sie Ihrer Schilddrüse etwas Gutes tun, weil es nämlich viel Zink enthält. Sie können dieses Rezept nur mit Lammfleisch zubereiten oder, falls Ihnen das Fleisch zu mager ist, einen Teil durch Schweinefleisch ersetzen. Durch die zahlreichen Zutaten ergeben sich sehr komplexe Geschmacksnoten. Ich wünschte mir, Sie könnten sie alle genießen, aber wenn ihnen dieses oder jenes nicht zusagt, können Sie das Rezept auch vereinfachen. Rucola gehört zu den Kreuzblütlergewächsen, Sie sollten also nicht übermäßig viel davon verzehren. 20 g Rucola pro Portion sind aber ganz sicher kein Problem (falls Ihnen Rucola nicht schmeckt, ersetzen Sie ihn durch gemischtes Grünzeug).

Zutaten für 4 Portionen:
Für die Tsatsiki-Sauce
- 250 ml Kokosmilchjoghurt (Seiten 437–438)
- 1 EL Zitronensaft
- 1 EL Olivenöl
- 1 EL frischer Dill, fein gehackt
- ½ TL Meersalz
- 1 große Gurke

Für die Frikadellen
- insgesamt 3 EL Kokosöl
- 1 süße Zwiebel, klein gehackt
- 3 Knoblauchzehen, klein gehackt
- etwa 2 cm langes Stück frischer Ingwer, geschält und klein gehackt
- 500 g Lammhackfleisch
- 250 g Schweinehackfleisch
- 120 g Oliven, entsteint und fein gehackt
- 1½ EL frischer Dill, fein gehackt
- 1 EL frische Minze, fein gehackt
- ½ TL Kreuzkümmel
- ½ TL getrockneter Thymian
- 1 TL Meersalz
- 1 TL gemahlener schwarzer Pfeffer
- g Rucola

Für die Zucchini
- 1 EL Kokosöl
- 2 Zucchini, in Halbmonde geschnitten

Tsatsiki-Sauce: Joghurt, Zitronensaft, Olivenöl, Dill und Salz in einer mittelgroßen Schüssel verrühren. Die Gurke quer in zwei Hälften schneiden. Eine Hälfte in dünne Scheiben schneiden und beiseitestellen. Die andere Hälfte in kleine Würfel schneiden und in die Tsatsiki-Sauce geben. Gut vermischen und wie die Gurkenscheiben vorerst in den Kühlschrank stellen.
Zur Zubereitung der Frikadellen erhitzen Sie 2 EL Kokosöl bei mittlerer Temperatur in einer großen Sauteuse (hochwandige Pfanne). Zwiebel zugeben und anschwitzen, bis sie anfängt, braun zu werden. Knoblauch und Ingwer hinzufügen und etwa 1 Minute schmoren. Herdplatte abstellen und Zwiebelmischung in eine große Schale geben. Pfanne erst einmal beiseitestellen, sie wird später noch für die Burger gebraucht. Hackfleisch, gehackte Oliven, Dill, Minze, Kreuzkümmel, Thymian, Salz und schwarzen Pfeffer zu der Zwiebelmischung in der Schüssel geben und vermischen. Zu 4 Frikadellen formen.

Das verbleibende Kokosöl in die Sauteuse geben und bei mittlerer Temperatur erhitzen. Frikadellen etwa 5 Minuten auf jeder Seite garen, bis sie ganz durchgebraten sind (falls Sie nur Lammfleisch verwenden, dauert es wahrscheinlich etwas weniger lang). Frikadellen auf einen Teller legen und danach in der Pfanne noch die Zucchini kurz anbraten, bis sie bräunlich werden (eventuell dafür noch etwas Kokosöl in die Pfanne geben).
Frikadellen auf Rucola und mit einem Klacks Tsatsiki anrichten. Mit den Gurkenscheiben und Zucchini-Halbmonden servieren.

BEILAGEN UND SNACKS

Kokosmilchjoghurt

Es kann sich schwierig gestalten, im Handel einen Kokosmilchjoghurt zu finden, der weder Zucker noch andere Zutaten enthält, die Sie gemäß dem Myers-Programm meiden sollten. Ich schlage Ihnen deshalb vor, sich selbst einen Kokosmilchjoghurt zuzubereiten. Bitte planen Sie für die Zubereitung genügend Zeit ein, der Joghurt muss über Nacht oder einen ganzen Tag lang fermentieren. In diesem Rezept dient Tapiokastärke als Verdickungsmittel; falls Ihr Bio-Laden Tapioka nicht im Produktsortiment hat, kaufen Sie notfalls Rindergelatine, aber bitte auch nur im Bio-Laden. Statt 1 Esslöffel Tapioka verwenden Sie einen ¾ Esslöffel Gelatine.

Zutaten für etwa 250 ml
- 1 Dose (400 g) Vollfett-Kokosmilch
- 1 Kapsel laktosefreies Probiotikum
- 1EL Tapiokastärke
- ½ Messlöffel Paleo-Proteinpulver (optional)
- Kokosmilchdose über Nacht in den Kühlschrank stellen, damit der Inhalt eindickt.

Kokosmilch in eine mittelgroße Schale geben und Inhalt der probiotischen Kapsel in die Kokosmilch einrühren. Tapiokastärke zugeben und mit dem Schneebesen gut vermischen. Schaleninhalt in ein sauberes Einweckglas schütten und dicht verschließen.
Das Einweckglas an einem warmen Ort aufstellen, zum Beispiel in einen ungeheizten Backofen mit angeschaltetem Licht oder in einen Kleiderschrank. Die Kokosmilch 18 bis 24 Stunden fermentieren lassen. Der Geschmack hängt von der Länge des Fermentationsprozesses ab, je länger, desto säuerlich-herber der Joghurt. Joghurt danach im Kühlschrank 5 Stunden abkühlen lassen. Bei erhöhtem Proteinbedarf vor dem Genießen noch Paleo-Proteinpulver zufügen (Pulver in 80 ml warmem Wasser auflösen und dann in den Joghurt einrühren).

Toskanisches Grünkohlpesto

Dieses Rezept eignet sich hervorragend zur Resteverwertung von Butternusskürbis. Ich bereite mir dieses Pesto, das viel Selen und Zink enthält, gerne am Wochenende zu, damit ich die ganze Woche Vorrat habe. Es ist eine wunderbare Beigabe zu proteinreichen Speisen und Salat und eignet sich auch als Gemüse-Dip.

Ergibt etwa 380 ml Pesto
- 2 EL Kokosöl
- 1 Bund Grünkohl, grob gehackt
- 40 g frischer Spinat
- 8 Knoblauchzehen, geschält und zerdrückt
- 1 Bund Basilikum
- 120 ml Olivenöl
- 80 ml Zitronensaft
- ½ TL Meersalz
- 200 g klein geschnittener Butternusskürbis (optional, aber ideal als Zutat)

Kokosöl in einer großen Pfanne bei mittlerer Temperatur erhitzen. Grünkohl, Spinat und Knoblauch zugeben und etwa 5 Minuten weich kochen. In den Mixer geben, Basilikum, Olivenöl, Zitronensaft, Salz und Kürbis hinzufügen und mixen, bis eine cremige Konsistenz erreicht ist. Lässt sich in einem gut verschlossenen Glasbehälter bis zu 5 Tagen im Kühlschrank aufbewahren. Den Rest dann in Eiswürfelbehältern einfrieren (im Gefrierschrank 3 bis 6 Monate haltbar).

Einfacher Sardinensnack

Diesen Snack wollen Sie vielleicht nicht jeden Tag essen, aber auf jeden Fall versorgt er Sie gut mit Jod und Selen. Um den Jodgehalt noch zu erhöhen, können Sie die Sardinen in Algenblätter einwickeln.

Zutaten für 2 Portionen:
- 1 EL Kokosöl
- ¾ rote Zwiebel, in dünne Scheiben geschnitten
- 2 Knoblauchzehen, klein gehackt
- 2 Dosen Sardinen zu 100 g (in Öl oder Wasser)
- Saft von 1 Zitrone
- Prise Meersalz

Kokosöl in einer mittelgroßen Pfanne bei mittlerer Temperatur erhitzen. Zwiebel hinzufügen und 1 bis 2 Minuten anschwitzen. Knoblauch und dann nach 1 weiteren Minute Sardinen und Zitronensaft hinzugeben. Gut durchmischen und die Sardinen 4 bis 5 Minuten garen, nach der Hälfte der Zeit wenden. Mit Meersalz würzen.

Gurken-Algen-Salat

Genießen Sie diesen jodhaltigen Algensalat als kleinen Imbiss oder als Beilage zu einem Fischgericht.

Zutaten für 4 Portionen:
- 20 g Wakame-Algen, in 2 bis 3 cm lange Stücke geschnitten
- 2 Gurken, geschält, entkernt und gehackt

Für das Dressing
- 1½ EL Kokosnuss-Aminos (glutenfreie, sojafreie Würzsoße aus Kokospalmblütensaft; bitte meiden während des Ernährungsprogramms bei Hefeüberwucherung/DDFB)
- 2 EL Apfelessig
- 1 EL Olivenöl
- Saft von ½ kleinen Zitrone
- Etwa 1 cm langes Stück frischer Ingwer, geschält und klein gehackt
- Prise Meersalz, nach Belieben
- Algen 5 bis 10 Minuten in warmem Wasser einweichen, abgießen. Algen und Gurken in einer großen Schüssel mischen.

Für das Dressing alle Zutaten mit einem Schneebesen vermischen. Die gewünschte Menge über den Salat gießen und servieren.

DESSERTS

Feiner Kakaopudding

Ich weiß schon, was Sie jetzt denken – Schokoladenpudding, ist das wirklich erlaubt? Aber ja doch, denn dieser köstliche Pudding wird ohne Milch zubereitet! Er wird mit Honig gesüßt, aber eben doch gesüßt, weshalb Sie ihn sich als Wochenendleckerei aufsparen und nur eine kleine Portion essen sollten.

Zutaten für 4 bis 6 Portionen:
- 2 große Avocados
- 3 EL Kakao
- 3 EL Rohhonig
- 1 TL Zimt
- ¼ TL Meersalz
- 1 TL Vanille
- 1 TL geriebene Orangenschale (optional)

Avocados, Kakao, Honig, Zimt, Salz und Vanille in eine Küchenmaschine oder einen Mixer geben und cremig mixen. Vor dem Servieren 20 Minuten kühl stellen. Mit geriebener Orangenschale garnieren.

Eis am Stiel aus cremigem Fruchtsmoothie

Dieses hausgemachte Eis am Stiel schmeckt Kindern und Erwachsenen und ist noch dazu nährstoffreich. Die Mischung aus Spinat, Mango und Ananas ergibt eine poppig hellgrüne Farbe. Mit dunkleren Früchten wie Himbeeren oder Kirschen erhalten Sie ein dunkelgrünes Eis.

Zutaten für zehn Eis am Stiel, jeweils etwa 10 cm lang
- 1 Avocado
- 2 Bananen
- 80 g Babyspinat
- 250 ml Kokosmilch
- 220 g gefrorene Früchte (z. B. Mango und Ananas)

Alle Zutaten in den Mixer geben und zu einer cremigen Masse mixen. In Eis-Am-Stiel-Förmchen gießen (gefüllte Förmchen ein paar Mal leicht auf den Küchentisch klopfen, um eventuelle Luftbläschen aufzulösen). Mindestens 3 Stunden gefrieren lassen. Zum Herausnehmen des Eises muss das Förmchen möglicherweise kurz in warmes Wasser getaucht werden.

Schmackhafter Obstsalat mit Kokosschlagsahne

Freuen Sie sich auf dieses leckere Dessert mit frischen Früchten und einer wunderbar cremigen Kokosschlagsahne.

Zutaten für 4 Portionen:

Für die Kokosschlagsahne
- 400 ml vollfette Kokosmilch, zumindest 3 Stunden im Kühlschrank aufbewahren
- 1 TL Zimt
- ¼ TL Meersalz
- Stevia nach Belieben (optional)

Für den Obstsalat
- 160 g Brombeeren
- 160 g Erdbeeren, geputzt und halbiert
- 160 g Heidelbeeren
- ½ kleine Ananas, in mundgerechte Stücke geschnitten
- 1 kleine Zitrone

Die oberste cremige Schicht der Kokosmilch abnehmen und in eine mittelgroße Schüssel geben, den wässrigen Teil in der Dose belassen. Zimt, Salz und eventuell Stevia zugeben. Mit dem Schneebesen oder Pürierstab zur gewünschten Konsistenz aufschlagen.

Die gewaschenen Beeren und die Ananas in einer großen Schüssel locker vermischen. Zitronenschale auf einen Teller abreiben und dann Zitrone in dünne Scheiben schneiden. Die geriebene Schale auf die Früchte streuen und mit Zitronenscheiben garnieren. Zusammen mit der Kokosschlagsahne servieren.

Zitrone-Kokos-Makronen mit dunklen Schokoladenstreuseln

Zum Schluss noch eine absolute Köstlichkeit! Eine perfekte Leckerei, wenn Sie noch ein paar Kohlenhydrate zu sich nehmen möchten.

Zutaten für 20 Makronen
- 180 g ungesüßte Kokosflocken
- 5 Datteln, entsteint und grob gehackt
- 1 TL Vanille
- ¼ TL Meersalz
- 80 ml Zitronensaft
- 1 TL Zitronenschale
- 2 EL Kokosmilch

Für die Schokoladengarnitur
- 2 EL Kakao
- 2 EL Kokosöl
- Prise Meersalz

Kokosflocken, Datteln, Vanille, Salz, Zitronensaft, Zitronenschale und Kokosmilch in eine Küchenmaschine geben und einige Minuten mixen. Mischung in eine mittelgroße Teigschüssel umschütten. Diesen Makronenteig mithilfe zweier Esslöffel in kleine Häufchen auf ein Backblech setzen.
Für die Schokoladenstreusel den Kakao, Kokosöl und Salz in einem kleinen Topf bei niedriger Temperatur erhitzen. Öfters umrühren. Wenn die Zutaten gut miteinander verbunden sind, über die Makronen streuen. Vor dem Servieren mindestens 20 Minuten kühlen. Die übrig bleibenden Makronen in einem luftdichten Behälter im Kühlschrank aufbewahren.

Adressen und Bezugsquellen

Dr. Amy Myers, online

Verbinden Sie sich online mit mir, um hilfreiche Informationen und Tipps zu erhalten.
Meine Webseite: www.amymyersmd.com
Die Myers-Community: www.amymyersmd.com/community
Myers-Podcasts: http://www.amymyersmd.com/category/podcast
Facebook: www.facebook.com/amymyersmd
Twitter: @ainy myersmd
Instagram: @amymyersmd
Pinterest: www.pinterest.com/amymyersmd

Begleitmaterial zur Myers-Methode

Auf meiner Webseite www.amymyersmd.com finden Sie unter anderem folgende Angebote zum Bestellen:
The Autoimmune Solution (englische Originalfassung des Buches *Die Autoimmun-Lösung*)
The Thyroid Connection (englische Originalfassung des Buches *Die Schilddrüsen-Revolution*)
The Myers Way Autoimmune Solution Program (Das Autoimmun-Lösungs-Programm)
The Myers Way Comprehensive Elimination Diet Program (Kurs, mit dem Sie die für Sie beste Ernährungsweise herausfinden können)
The Myers Way Guide to the Gut Program (Hilfe bei durchlässigem Darm)
The Myers Way Candida Control Program (Programm zur Beseitigung von Candida-Pilzen)

The Myers Way Meal Planning Tool (Tool zur Planung der Mahlzeiten bei Durchführung der Myers-Methode)

Anleitungen und Hilfsmittel zum Herunterladen

Unter www.thethyroidconnection.com habe ich Ihnen zahlreiche praktische Anleitungen, E-Books und andere Hilfsmittel zusammengestellt, die während der Durchführung des Schilddrüsen-Programms und danach sehr hilfreich sein können.

The Power of Food Guide

Bezugsquellen und Links für den Online-Kauf von biologischen, gentechnikfreien Lebensmitteln sowie Tipps für den Einkauf in Ihrem Lebensmittelladen vor Ort.

The Tame Your Toxins Guide

Ein Leitfaden, wie Sie Zimmer für Zimmer giftige Chemikalien und Materialien aus Ihrem Zuhause entfernen, sowie eine Auflistung empfohlener Hersteller von schadstofffreien Haushaltsartikeln und Körperpflegeprodukten.

The Stress Solution Guide

Übungen zum Stressabbau, ein Stresstagebuch, Tipps zum Entspannen, Angaben, wo Sie noch mehr Informationen zum Thema Stressbewältigung finden, und mögliche Bezugsquellen von HeartMath, Binaural Beats und anderen empfohlenen Produkten.

The Thyroid Connection Shopping List

Übersichtlich gegliederte, wöchentliche Einkaufslisten für alle Mahlzeiten während Ihres 28-Tage-Programms.

The Myers Way Meal-Planning Tool

Interaktives Software-Tool für den 28-Tage-Menüplan des Schilddrüsen-Programms: Ändern Sie Portionsgrößen, entfernen Sie Gerichte und Snacks, fügen Sie neue hinzu und lassen Sie sich dann automatisch eine entsprechend angepasste Einkaufsliste generieren.

The Thyroid Connection Symptom Tracker

Tool zum Erfassen möglicher Symptome und Entzündungen während des 28-Tage-Programms sowie in der Zeit danach, wenn Sie bestimmte Lebensmittel wieder in Ihren Speiseplan aufnehmen.

The Thyroid Connection Supplements

Liste der Nahrungsergänzungsmittel, die zur Einnahme während des Programms empfohlen werden, und vertrauenswürdige (Online-) Anbieter der Produkte.

Food Reintroduction Recipe eBook

Rezepte für die Wiedereinführung von Nahrungsmitteln nach Absolvierung des 28-Tage-Programms.

The Thyroid Connection Summit

Ich habe für meinen im Oktober 2016 online abgehaltenen Schilddrüsen-Kongress (www.thyroidconnectionsummit.com) 35 führende Wissenschaftler und Ärzte zu den Ursachen von Schilddrüsenfehlfunktionen befragt.

Ärzte für Functional Medicine

Ärzte für Functional Medicine identifizieren und behandeln die Ursachen Ihrer Schilddrüsenfehlfunktion.

Austin UltraHealth

Die Ärzte, diplomierten Krankenschwestern und Ernährungsberaterinnen in meiner Klinik behandeln Patienten aus aller Welt, die an Schilddrüsen- und Autoimmunerkrankungen, Darminfektionen und anderen chronischen Krankheiten leiden.
5656 Bee Caves Rd., Suite D-203
Austin, Texas 78746
(512) 383-5343
info @amymyersmd.com
www.amymyersmd.com/become-a-patient

The Institute for Functional Medicine (IFM)

Ich selbst wurde an diesem Institut ausgebildet. Wenn Sie nicht in der Lage sind, in meine Klinik in Austin zu kommen, dann besuchen Sie die Website des IFM, www.functionalmedicine.org. Unter »Find a practitioner« können Sie Ihr Land eingeben und finden dann einige Ärzte und Ärztinnen aufgeführt, die Functional Medicine praktizieren. Die Functional Medicine identifiziert und behandelt Krankheitsursachen und bedient sich dabei einer systembiologischen Methodik. Arzt und Patient arbeiten in einer therapeutischen Partnerschaft zusammen. Dieser evolutionäre Fortschritt in der angewandten Medizin wird den Anforderungen an das Gesundheitssystem im 21. Jahrhundert besser gerecht.

IFU- Institut für Functional Medicine und Umweltmedizin

Das Institut für Umweltmedizin (IFU) mit Sitz in Wolfhagen wurde bereits vor 30 Jahren von dem Arzt und Buchautor Klaus-Dietrich Runow gegründet. Das IFU Diagnostic Center ist offizieller Lizenzpartner der größten US-amerikanischen Laboratorien auf dem Sektor der Umwelt- und Ernährungsmedizin.

Internetadressen zum Thema Schilddrüsenerkrankungen

Schilddrüsenguide – unabhängiger Internetwegweiser zu Erkrankungen der Schilddrüse: www.schilddruesenguide.de
Die Bedeutung der Blutwerte der Schilddrüse: www.grossesblutbild.de/schilddruese-blutwerte.html
Schilddrüsenwerte: www.netdoktor.de/laborwerte/schilddruesenwerte/
Schilddrüsenunterfunktion: www.zentrum-der-gesundheit.de/schilddruesenunterfunktion.html
Internet-Community zur Myers-Methode: www.amymyersmd.com/community
Informationen zu Hashimoto: www.hashimotosawareness.org
ThyroidChange (gemeinnützige Organisation für Schilddrüsenpatienten): www.thyroidchange.org
National Academy of Hypothyroidism (für Patienten mit Schilddrüsenunterfunktion): www.nahypothyroidism.org
Internationale Schilddrüsenvereinigung: http://www.thyroid-fed.org/tfi-wp/

Gesundes Essen

Einkaufsratgeber Greenpeace

Greenpeace führt regelmäßig Tests zur Pestizidbelastung von Obst und Gemüse durch und hat bereits mehrere jährliche Pestizidratgeber herausgegeben. »Essen ohne Pestizide – Einkaufsratgeber für Obst und Gemüse« (https://www.greenpeace.de/files/20120201-Einkaufsratgeber-Essen-ohne-Pestizide.pdf).

The Power of Food Guide

Bezugsquellen und Links für den Online-Kauf von biologischen, gentechnikfreien Lebensmitteln sowie Tipps für den Einkauf von gesundem, vollwertigem Essen in Ihrem Lebensmittelladen vor Ort. Zu finden unter www.thethyroidconnection.com.

The Myers Way Meal-Planning Tool

Interaktives Software-Tool, mit dem Sie in Hunderten von Rezepten stöbern können, die für das 28-Tage-Schilddrüsen-Programm geeignet sind. Daraus erstellen Sie sich Ihren ganz persönlichen Wochenmenüplan und die dazu passende Einkaufsliste. Zu finden unter http://store.amymyersmd.com/shop/the-myers-way-meal-planning/.

Genetisch veränderte Organismen (GVO)

Institute for Responsible Technology (IRT)

Das IRT (www.responsibletechnology.org) ist eine umfassende Ressource für die GVO-Forschung, die auch praktische Tipps für fundierte und bewusste Entscheidungen zu GVOs bietet.

The Environmental Working Group

Auf der Website der Umweltorganisation EWG finden Sie Tipps, wie Sie beim Einkaufen genetisch veränderte Lebensmittel vermeiden. Die EWG bietet darüber hinaus zahlreiche weitere Veröffentlichungen und Hilfsmittel, so zum Beispiel eine Übersicht über die am wenigsten mit Quecksilber belasteten Fischarten. Bezüglich Obst und Gemüse veröffentlicht die EWG eine immer wieder aktualisierte Liste mit den sogenannten »Dreckigen Dutzend« und den »Sauberen 15«, auf der die am stärksten pestizidbelasteten bzw. die sichersten Obst- und Gemüsesorten verzeichnet sind. Mit der von der EWG entwickelten App »Skin Deep« lässt sich überprüfen, wie schadstoffbelastet bestimmte Marken von Körperpflegeprodukten sind.

Toxine

The Tame Your Toxins Guide

Unter dieser Überschrift finden Sie auf www.thethyroidconnection.com alle Hilfsmittel und Ratgeber, die im Kapitel »Kampf gegen die Toxine« in diesem Buch erwähnt wurden. Außerdem finden Sie hier einen Leitfaden, wie Sie Zimmer für Zimmer giftige Chemikalien und Materialien aus Ihrem Zuhause entfernen, sowie eine Auflistung empfohlener Hersteller von schadstofffreien Haushaltsartikeln und Körperpflegeprodukten.

Biologische Zahnmedizin

Einen biologisch arbeitenden Zahnarzt in Ihrer Region finden Sie unter www.bnz.de, der Website des Bundesverbandes der naturheilkundlich tätigen Zahnärzte in Deutschland e.V.
Auch auf der internationalen Website www.iabdm.org finden Sie entsprechende Zahnärzte in deutschsprachigen Ländern (unter »Find a practitioner« das gewünschte Land angeben).

CitriSafe

Auf der Website www.citrisafecertified.com finden Sie sichere Waschmittel, Haushaltsreiniger sowie zum Beispiel Shampoos für Mensch und Haustier, die alle eine schimmelentfernende Wirkung haben.

Stressbewältigung

The Stress-Solution Guide

In diesem Leitfaden auf www.thethyroidconnection.com finden Sie alle Produkte zum Stressabbau, die ich in diesem Buch erwähnt habe. Hinzu kommen Übungen zum Stressabbau, ein Stresstagebuch, Tipps zum Entspannen, Angaben zu weiteren Informationsquellen zum Thema Stressmanagement und mögliche Bezugsquellen von HeartMath, Binaural Beats und anderen empfohlenen Produkten.

Deutsche Ärztegesellschaft für Akupunktur

Auf der Website www.daegfa.de/Home.aspx finden Sie im Patienten-Portal unter »Arzt-Schnellsuche« einen erfahrenen Akupunkturarzt in Ihrer Nähe (einfach gewünschte Postleitzahl eingeben).

Neurofeedback

Interessante Informationen zu dieser Therapieform und ihren verblüffenden Ergebnissen finden Sie zum Beispiel unter www.eeginfo-neurofeedback.de. Klicken Sie auf »Therapeuten-Suche«, um eine Liste von Neurofeedback-Therapeuten angezeigt zu bekommen.

Floating

Floating-Center gibt es mittlerweile in ganz Deutschland und Europa. Auf www.floating-verband.de/drupal/anbieter finden Sie einen Floating-Tank in Ihrer Nähe.

Danksagung

Während ich dieses Buch schrieb, hatte ich heftig mit körperlichen Problemen aufgrund von Schimmelbelastung zu kämpfen. Wenn Sie mir bis in diesem Buch hierher gefolgt sind, wissen Sie ja, dass ich aufgrund meiner Gene für die schädlichen Wirkungen von giftigem Schimmel sehr anfällig bin. Im Laufe meines Lebens hatte ich schon einige Male an durch Schimmel bedingten Symptomen zu leiden. Es wird gesagt, dass bei Schimmelpilzallergikern die Allergieschübe im Laufe der Jahre in immer kürzeren Abständen kommen. Diese Behauptung kann ich nur bestätigen. Mitten während der Arbeit an diesem Buch gerieten mein Leben und meine Gesundheit aus den Fugen. Ein Buch zu schreiben ist allein schon eine Heidenarbeit, wenn dann noch die Aufgabe hinzukommt, sich zu heilen, kann beides zusammen schnell zu einer nicht zu bewältigenden Herausforderung werden. Vielleicht kennen Sie das afrikanische Sprichwort: »Um ein Kind zu erziehen, braucht es ein ganzes Dorf«. In meinem Fall waren mehrere Dörfer notwendig, um mich in die Lage zu versetzen, das Buch fertigzustellen, wieder gesund zu werden und meine Lebenssituation zu normalisieren. Nur durch die Liebe, Hingabe, Stärke und Unterstützung der folgenden Personen ist mir das gelungen. Ohne euch wäre ich gescheitert. Ich danke euch Dorfbewohnern aus ganzem Herzen!

Mein Buch-Dorf

Rachel Kranz: Zusammen sind wir unschlagbar dynamisch. Ich schätze dein Arbeitstempo, dein Organisationstalent, dein kreatives Denken. Danke auch, dass du an den Tagen, an denen ich mich ganz meiner Gesundheit widmen musste, einfach übernommen hast.
Brianne Williams, du bist ein Gottesgeschenk. Mit deiner Arbeit und

deinen Ideen als Ernährungswissenschaftlerin bist du eine unglaubliche Bereicherung für meine Patienten und für mich. Und jetzt hast du dich noch auf ein ganz neues Abenteuer eingelassen – du bist Mutter geworden! Du wirst eine klasse Mutter sein und Rowan darf sich darauf freuen, so gut ernährt zu werden wie kaum jemals ein anderes Kind.

Tracy Behar, danke dass du an mich glaubst und mir hilfst, mein Wissen zu verbreiten. Du bist eine stupende Redakteurin und triffst mit deinen Vorschlägen immer genau ins Schwarze.

Stephanie Tade, du bist so viel mehr als eine Agentin. Du bist mir Vertraute, Beraterin, Mutmacherin und Freundin. Danke für die vielen aufmunternden Worte und dafür, dass dieses Buch so schnell erscheinen konnte.

Mein Austin-UltraHealth-Dorf

Das Team in meiner Klinik Austin UltraHealth: Ihr sorgt dafür, dass unsere Patienten hervorragend betreut werden und die Klinikabläufe reibungslos funktionieren. Nur weil Ihr mir den Rücken freihaltet, kann ich meinen zahlreichen Aktivitäten außerhalb der normalen Arbeit nachgehen. Danke an Kathryn Arenz, Seth Osgood, Christine Maren, Taylor Morgan, Taylor Hohmann, Caroline Balter, Stephanie Wallace und den Rest des Teams.

Meine Patienten: Ein riesengroßes, aus tiefstem Herzen kommendes Dankeschön an euch, dass ihr auf mich baut. Euer Vertrauen in die Myers-Methode und euer Wille, wieder gesund zu werden, ist die beste Motivation für mich, morgens aufzustehen. Es ist ein Glück, mit euch arbeiten zu können. Danke für eure Flexibilität und euer Verständnis, als ich monatelang vor allem mit meiner eigenen Gesundheit und außerdem mit dem Buch beschäftigt war.

Mein AMMD, LLC-Dorf

Mein großartiges Online-Shop- und Marketing-Team: Ihr sorgt dafür, dass wir mit unserer Plattform AMMD, LLC Menschen auf der ganzen Welt auf ihrer Gesundheitsreise begleiten können. Ihr helft ihnen über unsere kostenfreie Online-Community, Blogs, Newsletter, Online-Programme, Posts in den sozialen Medien, Telefongespräche und E-Mails. Und nicht zuletzt natürlich mit unseren qualitativ hochwertigen Nahrungsergänzungsmitteln. Danke an Jordyn Davenport, Susan Scambray, Ali Fine (der auch die Illustrationen in diesem Buch erstellt hat) und den Rest des Teams für alles, was ihr für mich und für unsere Community tut. Ladys, ihr *rockt*!

Und danke an alle, die ich nie persönlich kennengelernt habe, die aber gemäß der Myers-Methode leben und ihrer Familie, Freunden und allen, die es wissen wollen, davon erzählen. Ihr seid die Graswurzelbewegung, die dabei hilft, dass sich das Gesicht der Medizin allmählich verändert. Ich applaudiere euch und schicke jedem und jeder einzelnen ein dickes Dankeschön!

Mein Gesundheits-Dorf

Ich hätte es nie so weit gebracht ohne die Gemeinschaft der Ärzte für Functional Medicine und der anderen ganzheitlichen Ärzte, die mir in den schwierigsten Phasen meines Lebens zur Seite standen, um mich bei der Wiederherstellung meiner Gesundheit zu unterstützen. Mein unendlicher Dank geht insbesondere an die Ärzte Darin Ingles, David Haase, John Bandy, Richie Shoemaker und Robert Thoreson sowie an Kimberley Patterson, Cassandra Bradford, Tony Hoffmann, Eric Althouse, Walter und Sandy Hayhurst und Conny Zack von Sunlighten Sauna.

Nur wenige Menschen verstehen wirklich, wie es ist, wenn man so allergisch gegen Schimmelpilze ist, dass man sich wirklich aller Gegenstände entledigen muss, die einen bisher umgeben haben. Zu meinem Dorf der Schimmelkrieger, die aus eigener Erfahrung verstanden haben, was ich durchmachen musste, gehören Susanne, Ann, Sophia, Ryen, Margaret, Carla und Adam. Danke an euch für eure Großzügigkeit, für die endlosen Telefongespräche, die Unterstützung und Ratschläge und dafür, dass ich allmählich wieder Atem schöpfen konnte.

Mein IFM-Dorf

Danke an Mark Myman, David Perlmutter, Jeff Bland, Sidney Baker und Frank Lipman, die Ärzte des Institute for Functional Medicine, die mir mit ihrer Pionierarbeit den Weg gebahnt haben, ihr Wissen großzügig mit mir geteilt und mich unterstützt und beraten haben. Ebenfalls bedanken möchte ich mich bei den Wissenschaftlern im Journal Club, die mich mit ihrer Genialität und ihrem Engagement immer wieder inspirieren. Ich kann mich glücklich schätzen, die Ärztinnen und Ärzte Kara Fitzgerald, Todd Lepine, David Brady, Patrick Hanaway, Bethany Hays, Michael Stone und Tom Shultz zu meinen Kollegen und Freunden zählen zu dürfen.

Mein Heimatdorf

Cresta, Kaylee, Kenzie und Eric Foster, danke dass ihr Mocha aus ganzem Herzen gern habt und sie bei euch aufnehmt, wenn sie nicht bei mir sein kann. Eure Hilfe ist von unschätzbarem Wert für mich. Danke an Dad, Chris, Janie, Xave und überhaupt an meine ganze große Familie für eure uneingeschränkte Zuneigung und Unterstützung. Christian hat mir sehr bei der Zusammenstellung der Literaturangaben geholfen.
Mein liebevoller Schutzengel, meine Mama. Sie lehrte mich, niemals die Gegebenheiten einfach hinzunehmen, neugierig zu sein und Fragen zu stellen, eigene Wege zu gehen und keine Angst davor zu haben, anders zu sein und für das einzutreten, woran ich glaube. Ich verdanke es meiner Mutter, zu der Frau und Ärztin geworden zu sein, die ich heute bin.
Mein allergrößter Dank geht an Xavier, meinen Ehemann, Liebsten und Seelenverwandten. Das erste Jahr nach unserer Heirat verging wie im Flug. Wir haben in diesem einem Jahr so viele Hochs und Tiefs erlebt wie andere in ihrer ganzen Ehezeit nicht. Mein Mann hat wortwörtlich alles für mich aufgegeben und dabei geholfen, mich gesund zu pflegen. Xavier, du bist mein Ein und Alles. Ich liebe dich unendlich!

Anhang A – Brief an Ihren Arzt

Das folgende Schreiben können Sie Ihrem Arzt übergeben, um zu erreichen, dass Sie umfassend(er) untersucht werden:

Lieber Kollege, liebe Kollegin,
zuerst möchte ich mich kurz vorstellen: Ich bin Ärztin und Autorin des 2017 erschienenen Buchs *Die Schilddrüsen-Revolution*. Davor habe ich als Ärztin schon mehrere Tausend Patienten behandelt, die alle mit irgendeiner Art von Schilddrüsenfehlfunktion in meine Praxis kamen, sei es Hashimoto, Morbus Basedow oder eine nicht autoimmune Über- oder Unterfunktion der Schilddrüse. Im kollegialen Geist und im Sinne einer optimalen Patientenversorgung möchte ich einige Informationen mit Ihnen teilen, die ich für meine Arbeit sehr hilfreich fand und die auch für Sie von Nutzen sein könnten.
Wie Sie ja wissen, sind es mehrere Faktoren, die im Zusammenwirken eine Fehlfunktion der Schilddrüse begünstigen. Diese in der einschlägigen Literatur gut dokumentierten Faktoren werden in der ärztlichen Ausbildung leider immer noch vernachlässigt. Ein Beispiel: Chronische Entzündungen wirken sich negativ auf die Schilddrüsenfunktion aus und werden von einem schwachen Darm noch verschlimmert. Wenn dann noch eine Autoimmunstörung ins Spiel kommt, sind alle Voraussetzungen für einen Teufelskreis gegeben. Gesellt sich eine Schwäche der Nebenniere – die als Teil des endokrinen Systems eng mit der Schilddrüsenfunktion verbunden ist – hinzu, können sich die Probleme weiter verschlimmern. Darüber hinaus können die Xeno-Östrogene aus Industriechemikalien und Toxinen eine Schilddrüsenfehlfunktion verstärken und belasten das Immunsystem zusätzlich.
Die Ernährungsweise eines Menschen wirkt sich ebenfalls auf seine Schilddrüse aus. So sind zum Beispiel Jod und Tyrosin essenziell für

die Schilddrüsenhormonbildung. Selen wird für die Umwandlung von T4 in T3 benötigt, und ohne ausreichend Vitamine D und A gelangt kein T3 in die Zellen.

Sowohl die einschlägige Literatur als auch meine eigenen Erfahrungen aus dem klinischen Alltag lassen mich zu dem Schluss kommen, dass insbesondere Patienten mit einer Schilddrüsenunterfunktion in sehr vielen Fällen nicht genau genug diagnostiziert und behandelt werden. Bei einer unvollständigen Erfassung der Schilddrüsenblutwerte (oftmals werden zum Beispiel nur TSH, manchmal zusammen mit freiem T4, gemessen), erhalten Patienten unter Umständen nicht die Behandlung, von der sie wirklich profitieren würden. Und wenn lediglich Standardreferenzbereiche herangezogen werden, gibt es viele Patienten, deren Werte in diesen Bereichen liegen und die trotzdem mit einer Schilddrüsenschwäche zu kämpfen haben. Im Jahr 2002 empfahl die American Association of Clinical Endocrinologists die Anwendung enger gefasster Referenzbereiche, da bei der Festlegung der ursprünglichen Bereiche auch Menschen mit einer Schilddrüsenunterfunktion mit einbezogen worden waren. Ich selbst stelle meine Diagnosen sogar auf der Basis noch engerer optimaler Bereiche, und dementsprechend erhalten wirklich alle meiner Patienten, die medizinische Hilfe benötigen, diese Hilfe auch.

Schließlich möchte ich noch anmerken, dass nach meiner Erfahrung Tests auf schilddrüsenspezifische Antikörper von besonderer Wichtigkeit sind, da sich anhand solcher Antikörper der Ausbruch einer Autoimmunerkrankung lange im Voraus absehen lässt, manchmal bis zu fünf Jahre vorher. Wenn ein Patient weiß, dass er bestimmte Antikörper im Blut hat, kann er seine Autoimmunschwäche mithilfe der in meinen zwei Büchern (auch das 2015 erschienene *Die Autoimmun-Lösung* stammt von mir) beschriebenen Veränderungen in seiner Lebens- und Ernährungsweise zumindest eindämmen.

In *Die Schilddrüsen-Revolution* gebe ich Empfehlungen, welche Blutwerte untersucht werden sollten, und nenne engere Referenzbereiche als die üblichen. Sie finden meine Empfehlungen auch als Anlage zu diesem Schreiben. Ich möchte Sie dringend bitten, die aufgelisteten Tests alle durchzuführen und die Ergebnisse auf der Grundlage meiner enger gefassten Referenzbereiche zu analysieren, damit der Patient oder die Patientin, der/die Ihnen dieses Schreiben vorliegt, die bestmögliche medizinische Behandlung erhält. Weitere Informationen finden Sie übrigens auf meiner Webseite www.amymyersmd.com. Vielen Dank für Ihre Zeit und Aufmerksamkeit.

Amy Myers, MD

Empfohlene Blutuntersuchungen und Referenzbereiche

Blutuntersuchungen und Referenzbereiche bezüglich Schilddrüsenhormone:

- TSH: 1–2 µIU/ml oder weniger (Schilddrüsenhormonpräparate, die neben T4 auch T3 enthalten, haben eventuell eine Suppression des TSH zur Folge)
- fT4: >1,1 ng/dl
- fT3: > 3,2 pg/ml
- rT3: Verhältnis rT3:fT3 weniger als 10:1
- Thyreoperoxidase-Antikörper (TPO-AK): < 9 IU/ml oder negativ
- Thyroglobulin-Antikörper (Tg-AK): < 4 IU/ml oder negativ
- TSH-Rezeptor-Antikörper (TRAK): 1,75 IU/l oder negativ
- Thyreoidea-stimulierende Immunglobuline (TSI): < 1,3 TSI-Index

Blutuntersuchungen und Referenzbereiche bezüglich Nährstoffe, die für eine optimale Schilddrüsenfunktion erforderlich sind:

- Eisen/Ferritin (im Serum): normal 12–150 ng/ml; optimal 75–100 ng/ml
- Vitamin D (im Serum): normal 30–100 ng/ml; optimal 50–70 ng/ml
- Vitamin A (im Serum): normal 0,30–1,20 mg/l; optimal 0,8–1 mg/l
- Homocystein (im Serum): normal 4–15 mmol/l; optimal 7–8 mmol/l
- Selen (in den RBK): normal 120–300 µg/dl; optimal 200–250 µg/dl
- Zink (in den RBK): normal 790–1500 µg/dl; optimal 1000–1200 µg/dl

- Magnesium (in den RBK): normal 1,5–3,1 mmol/l; optimal 2,5–3,0 mmol/l
- RBK = rote Blutkörperchen

Anhang B – Entgiften Sie Ihr Zuhause

In Kapitel 8 habe ich beschrieben, wie die erste Verteidigungslinie gegen Giftstoffe in Innenräumen aussehen sollte. Wenn Sie noch weitere Maßnahmen ergreifen möchten, finden Sie nachstehend zusätzliche Vorschläge, absteigend nach Wichtigkeit.

Reinigungsmittel

Viele herkömmliche Putzmittel enthalten bromierte Flammschutzmittel und perfluorierte Chemikalien, die beide weder Ihrer Schilddrüse noch Ihrem Immunsystem guttun. Kaufen Sie Ökoreiniger!

Matratzen

Muten Sie Ihrer Schilddrüsen- und Immunfunktion keine schadstoffbelastete Matratze zu. Der Körper entgiftet nachts und sollte in dieser Zeit nicht mit Toxinen strapaziert werden. Kaum ein Matratzenbezug kommt zum Beispiel ohne das giftige Halbmetall Antimon aus, das zur Produktion von Polyesterfasern oder als Flammhemmer eingesetzt wird. Entscheiden Sie sich deshalb am besten für eine Matratze aus 100 Prozent natürlichem Latex mit einer Auflage aus Biowolle.

Bettwäsche

Kaufen Sie Bettwäsche aus biologischen, unbehandelten Materialien ohne Brandhemmer, Pestizide, Bleichmittel und chemische Farbstoffe.

Polstermöbel

Denken Sie an die vielen Stunden, in denen Sie es sich auf Ihrem Sofa gemütlich machen. Wenn Sie sich für ein »schwer entflammbares« Möbelstück entschieden haben, nehmen Sie in Kauf, dass Sie auf einem giftigen Bezug sitzen. Mineralölbasierte Polyurethan-Schaumstoffe in Polstermöbeln und Rohspanplatten, die Formaldehyd an die Raumluft abgeben, setzen noch einen drauf. Wählen Sie besser Vollholz, natürlichen Latexschaum, Wollkissen und natürliches Stoffmaterial.

Teppiche

Herkömmliche Teppiche können jahrelang gesundheitsschädliche Chemikalien und Gifte aus dem Flor und den Gummiunterlagen ausgasen. So enthalten schmutz- und wasserabstoßend ausgerüstete Teppiche PFOA, eine Chemikalie mit Verdacht auf krebserregende Wirkung. In neuerer Zeit wird zur Herstellung von Teppichen auch PFAS verwendet, eine Substanz, der ebenfalls eine krebserregende Wirkung sowie das Hervorrufen von Geburtsdefekten nachgesagt werden. Gummiunterlagen und Klebstoffe schließlich können die Entstehung von Asthma, Allergien, neurologischen Problemen und Krebs begünstigen. Entscheiden Sie sich besser für Woll- oder Baumwollteppiche, recycelte Teppichfliesen ohne Haftbeschichtung oder solche aus nachwachsendem Material wie Bambus oder Kork.

Farben

Besorgen Sie sich Farben ohne flüchtige organische Verbindungen (VOC-frei). Am besten, Sie erkundigen sich eingehend im Fachhandel und/oder informieren sich im Internet (manche VOC-freien Farben eignen sich beispielsweise nur als Farbgrundlage und Sie müssen dann unbedingt darauf achten, dass die Farben, mit denen Sie darüberstreichen, auch giftfrei sind).

Vorhänge und Gardinen

Es wird Sie nicht mehr überraschen, dass auch Vorhänge üblicherweise mit Feuerschutzmitteln, Pestiziden, Bleichmitteln und Farbstoffen behandelt werden. Ich empfehle Ihnen deshalb Produkte aus unbehandelter Baumwolle oder Leinen oder Bambusrollos.

Handdesinfektionsmittel

Handdesinfektionsmittel sollten Sie am besten ganz meiden, weil sie nämlich nicht nur eventuell schädliche Bakterien, sondern vor allem auch die »guten« abtöten, die Sie für ein gesundes Mikrobiom benötigen. Manche dieser Mittel enthalten *Triclosan*, das im Verdacht steht, das Wachstum von Leberkrebszellen zu fördern (Labormäuse, die bei entsprechenden Versuchen mit Triclosan in Kontakt kamen, hatten ein höheres Risiko, Leberkrebs zu entwickeln). Das von manchen Herstellern stattdessen verwendete *Benzalkoniumchlorid* ist auch nicht viel besser, da es die Entstehung von Asthma begünstigt. Wenn Sie viel unterwegs sind und es keine Möglichkeit zum Händewaschen gibt, wählen Sie ein auf Ethanol basierendes Produkt.

Anhang C – Biologische Zahnmedizin

Es sind nicht nur die Amalgamfüllungen, die Probleme im Mundbereich verursachen können. Wurzelbehandlungen, Weisheitszahnextraktionen, Zahnspangen, Halteelemente, Zahnfüllungen, Kronen und Hohlräume können ebenfalls Entzündungen auslösen, die Ihr Immunsystem belasten und Ihre Schilddrüsenfunktion schwächen. Ich kann Ihnen gar nicht genügend ans Herz legen, einen biologisch arbeitenden Zahnarzt aufzusuchen, der die Gefahren konventioneller Zahnbehandlungen kennt und selbst nur biokompatible Materialien verwendet.
Vergessen Sie nicht, dass auch der Mund ein Teil Ihres Organismus ist und dass alles, was sich im Mund befindet, sich auf das gesamte

Immunsystem auswirkt, denn Sie sind diesen Materialien ständig ausgesetzt.

Ein ganzheitlich arbeitender Zahnarzt kann mittels einer Blutprobe feststellen lassen, welche Materialien Sie eventuell nicht vertragen. Eine gute Alternative sind zum Beispiel die Produkte der deutschen Firma VOCO, die fast immer biokompatibel sind.

Am wichtigsten ist es erst einmal, dass Sie sich Amalgamfüllungen entfernen lassen. Solche Füllungen setzen sich aus Quecksilber, Silber, Zinn und Kupfer zusammen. Sehen Sie sich im Internet das Video der International Academy of Oral Medicine and Toxicology (IAOMT) an, das eindeutig zeigt, wie Quecksilber aus einem Zahn mit einer Amalgamfüllung freigesetzt wird, sobald er nur minimal bearbeitet wird, so wie beim Zähneputzen zum Beispiel (www.youtube.com/watch?v=9ylnQ-T7oiA). Im Film ist es ein Zahn, der sich nicht mehr im Mund eines Menschen befindet, in der Realität würden Sie das freigesetzte Quecksilber einatmen. Man mag es kaum glauben, dass ein so extrem schädlicher Stoff, ein schleichendes Nervengift, in der konventionellen Zahnmedizin immer noch regelmäßig Verwendung findet.

Übrigens ist nicht nur Quecksilber, sondern auch Zinn toxisch. Das Kupfer in der Amalgamfüllung wiederum sorgt dafür, dass die Quecksilberfreisetzung noch verstärkt wird. Wenn Sie außerdem Goldkronen oder andere Metallkronen im Mund haben, potenziert das die schädlichen Auswirkungen des Quecksilbers noch. Ein Grund ist, dass dann ein galvanischer Strom entsteht, der mit den natürlichen elektrischen Strömen in Ihrem Körper konkurriert.

Gehen Sie also unbedingt zu einem Zahnarzt, der sich der biologischen Zahnheilkunde verschrieben hat, und lassen Sie sich Ihre Amalgamfüllungen auf eine sichere Weise entfernen. Lassen Sie dies nicht von einem reinen Schulmediziner durchführen, da diese oftmals wichtige Vorsichtsmaßnahmen nicht beachten und Sie möglicherweise nicht ausreichend vor Quecksilberdämpfen schützen.

Wurzelbehandlungen können ebenfalls Entzündungen hervorrufen. Bei einer Wurzelbehandlung wird der Nerv eines Zahns abgetötet, der Zahn selbst bleibt im Mund und ist danach ein Bakterienherd.

Und da ein solcher Zahn nicht so wie lebende anatomische Strukturen mit Blut versorgt wird, können die Bakterien weder durch Immunfaktoren oder Killerzellen noch durch Antibiotika beseitigt werden. Falls Sie an einer autoimmunen Schilddrüsenfehlfunktion leiden, rate ich Ihnen zu einer Ozonbehandlung oder gleich einer Zahnentfernung.

Ein dritter möglicher Problembereich sind *Kavitationen*, also »Löcher« in einem Knochen, besonders häufig im Kiefer. Nehmen wir einmal an, Ihnen wird ein Weisheitszahn entfernt. Über der Lücke bildet sich dann im Laufe der Zeit Zahnfleisch, die in dem Hohlraum angesiedelten Bakterien werden eingeschlossen, und das Immunsystem muss sich täglich damit herumschlagen. Wenn Ihr Immunsystem bereits durch eine Krankheit belastet ist, sollten Sie aber unbedingt alle zusätzlichen Risikofaktoren vermeiden. Ein ganzheitlicher Zahnarzt kann die betroffene Stelle öffnen, sie spülen und mit Ozon gegen die Bakterien vorgehen. Ihr Immunsystem wird dankbar dafür sein.

Auch Zahnspangen und -klammern aus Edelstahl können problematisch sein. Einer der dafür verwendeten Legierungsbestandteile ist nämlich vielfach Nickel, das Allergien auslösen kann. Ein biologisch arbeitender Zahnarzt verwendet dieses Material nicht.

Zahnärzte, die sich der Bio-Zahnmedizin verschrieben haben, finden Sie am einfachsten mittels einer Online-Suche. Vielleicht gibt Ihnen auch Ihr Arzt für Funktionelle Medizin eine entsprechende Empfehlung. Auf der Webseite www.iaomt.org sind unter »Search for a Dentist« unter der Länderliste einige Zahnärzte aufgeführt, die in der Schweiz und in Österreich biologische Zahnmedizin praktizieren. Wenn Sie sichergehen wollen, stellen Sie Ihrem neuen Zahnarzt drei Fragen, bevor Sie einen Termin vereinbaren. Fragen Sie ihn, ob er Kofferdam verwendet, eine Kunststofffolie, die Sie bei der Amalgamentfernung vor dem Quecksilber schützt. Aus seiner Antwort auf die Frage, ob und wie er sich und seine Mitarbeiter schützt, erkennen Sie, ob er sich der Gefährlichkeit des freigesetzten Quecksilbers ausreichend bewusst ist. Und schließlich können Sie sich noch erkundigen, ob er einen *Amalgamabscheider* verwendet, der verhindert, dass Amalgampartikel über das Abwasser in die Umwelt gelangen.

Über Amalgam und seine Gefahren gibt es zahlreiche Bücher und Einträge im Internet. Sehen Sie sich in Ihrer Buchhandlung und online um.

Anhang D – Chelat-Therapie

In Kapitel 8 haben Sie gelesen, dass Schwermetalle im Körper sich nachteilig auf Ihre Schilddrüse, Ihr Immunsystem und Ihre gesamte Gesundheit auswirken können. Sollten Sie nach drei Monaten mit dem Schilddrüsen-Programm nach der Myers-Methode nicht die gewünschte Besserung erzielt haben, ist zu überlegen, ob das mit Ihrer Schwermetallbelastung zu tun haben könnte. Das gilt besonders, wenn einer oder mehrere der folgenden Risikofaktoren auf Sie zutreffen:

- Sie haben kein gefiltertes Trink- oder Duschwasser.
- Sie haben oder hatten Amalgamfüllungen.
- Sie essen öfter als einmal pro Woche Thunfisch (Thunfisch ist stark mit Quecksilber belastet).
- Sie leiden immer wieder an Hefepilzüberwucherungen (manchmal sind die Hefen zum Schutz vor dem Quecksilber vorhanden).
- Sie wohnen in der Nähe eines Kohlekraftwerks
- Sie haben einige Zeit in China verbracht (dort befinden sich viele Kohlekraftwerke).
- Sie haben einen oder mehrere Mutationen (SNPS) auf dem MTHFR-Gen (siehe Seite 233).

Ein Arzt oder eine Ärztin für Funktionelle Medizin kann Ihre Schwermetallbelastung feststellen, zum Beispiel mithilfe der folgenden Tests:

- Blutanalyse. Ein Test der roten Blutkörperchen lässt drei bis vier Monate (die Lebensdauer von roten Blutkörperchen) rückwirkend eine Aussage hinsichtlich der Belastung mit Schwermetallen zu.

- Ein DMPS-Test wird benutzt, um kumulative Schwermetallbelastungen im Körper festzustellen. Dabei geben Sie zuerst eine Urinprobe ab, und danach wird Ihnen eine Lösung mit DMPS (Dimercaptopropansulfonsäure) verabreicht. Diese wirkt als Mobilisationssubstanz, das heißt sie beschleunigt die natürliche Ausscheidung von im Körper, vor allem in den Knochen, akkumulierten Schwermetallen. Während der darauf folgenden sechs Stunden geben Sie dann immer wieder Urinproben ab, die auf ihren Schwermetallgehalt getestet werden.

Wenn der Arzt es aufgrund der Testergebnisse als nötig erachtet, wird er bei Ihnen eine Ausleitung der Schwermetalle in die Wege leiten, bei geringeren Werten eventuell mit Korianderkraut (Cilantro) und anderen natürlichen Substanzen, bei einer höheren Belastung durch Chelatisierung mit DMSA (Dimercaptobernsteinsäure). Das wird wahrscheinlich so ablaufen, dass Sie eine Zeit lang mehrmals am Tag DMSA einnehmen und dann wieder eine Pause einlegen. Der ganze Prozess kann drei bis sieben Monate dauern, und nach weiteren drei Monaten wird noch eine Nachuntersuchung durchgeführt. Während dieser ganzen Zeit sollten Sie die Entgiftungswege unterstützen, zum Beispiel mit vielen Mineralien und dem Antioxidans Glutathion; fragen Sie den Arzt danach.

Warnhinweis: Vor einer Chelattherapie oder einem Chelattest muss Ihr Darm ausgeheilt sein. Sie müssen die Entgiftungswege öffnen und gut unterstützen. Durch die Chelattherapie gelangen Gifte aus den Knochen in das Verdauungssystem, damit sie über den Urin ausgeschieden werden können. Falls Sie einen durchlässigen Darm haben oder Ihre Entgiftungswege nicht gut funktionieren, resorbieren Sie all diese Gifte in Ihr System. Mit einem Arzt, der Ihnen zu einer Chelattherapie rät, ohne sich zu vergewissern, dass Ihr Darm gesund ist, sollten Sie nicht zusammenarbeiten.

Anhang E – Schimmel und Mykotoxine

Etwa 25 Prozent der Menschen sind genetisch bedingt für die schädlichen Wirkungen von giftigem Schimmel anfällig. Deshalb frage ich alle meine Patienten, ob sie möglicherweise einer Schimmelbelastung ausgesetzt sind. Natürlich ist das nicht die erste Frage, die ich stelle, zuerst klären wir die Themen Ernährung, Darmgesundheit, Toxine, Infektionen und Stress ab. Aber wenn hinsichtlich dieser Aspekte alles in Ordnung zu sein scheint und Sie trotzdem von Schilddrüsensymptomen betroffen sind oder immer wieder mit Candida-Pilzen oder Hefepilzüberwucherungen zu kämpfen haben oder an einer Autoimmunstörung leiden, die ganz plötzlich, sozusagen wie aus dem Nichts aufgetreten ist, dann könnte Schimmel eine Rolle spielen.

Denken Sie daran: Drei Viertel der Menschen sind *nicht* anfällig für Erkrankungen durch Schimmelpilze. Es könnte also durchaus sein, dass Sie als Einzige in der Familie oder in der WG oder im Kollegenkreis Symptome entwickeln.

Über Freisetzung von flüchtigen organischen Verbindungen (VOCs) verursachen bestimmte Schimmelpilze ein schlechtes Raumklima und damit einhergehend bei manchen Menschen körperliche Beschwerden. Die häufigsten Schimmelarten, die solche giftigen Mykotoxine abgeben, sind:

- *Aspergillus*
- *Fusarium*
- *Paecilomyces*
- *Penicillium*
- *Stachybotrys*
- *Trichoderma*

Zu den möglicherweise durch Schimmel bedingten Symptomen gehören:

- ADS/ADHS
- Angstzustände

- Autoimmunität
- Chronisches Müdigkeitssyndrom
- Depressive Verstimmungen
- Erschöpfung
- Fibromyalgie
- Hautausschläge aller Art, einschließlich Ekzemen
- Kopfschmerzen
- Neurologische Probleme
- Schlaflosigkeit

Risikofaktoren, bei denen ich hellhörig werde und an eine mögliche Schimmelbelastung denke, sind:

- Häuser, die schon älter sind
- Häuser mit undichten Stellen
- Häuser mit Zwischendecken
- Häuser mit niedrigen Kellern
- Häuser, die in den Hang gebaut sind
- Häuser mit Flachdach
- feuchtes Klima

Auch wenn Sie in einem großen Apartmentkomplex wohnen oder in einem großen Bürogebäude, einem Hotel oder einer Schule arbeiten, haben Sie ein erhöhtes Risiko, mit Schimmel in Berührung zu kommen. Besonders gilt das, wenn das jeweilige Gebäude über ein zentrales System für Heizung, Lüftung und Klimatechnik verfügt, über das Mykotoxine aus schimmligen Bereichen in scheinbar unbelastete Bereiche gelangen können.

Test auf giftigen Schimmel

Üblicherweise angebotene Tests konzentrieren sich auf die Luftqualität und auf Schimmelsporen. Für Sie sind aber eigentlich nur die Schimmelarten interessant, die giftige Mykotoxine abgeben. Sie könnten ein Stück Ihres Luftfilters abschneiden und es an ein entsprechendes Labor einschicken (siehe »Adressen und Bezugsquellen«) oder sich an einen Baubiologen wenden.

Ich empfehle aber, nicht zuerst Ihre Wohnumgebung zu testen, sondern erst einmal sich selbst. Für vier spezifische Mykotoxine gibt es einen Urintest. Allerdings könnten Sie bei einem negativen Testergebnis natürlich trotzdem mit einem anderen Mykotoxin belastet sein. Eine effektivere Lösung wäre, dass Sie für eine gewisse Zeit »umziehen«, zu Verwandten, Freunden oder in eine Pension zum Beispiel, wo Sie vor Schimmel sicher sind. Sie sollten so wenig wie möglich mitnehmen, denn auch Ihr Lieblingskissen und das Kuscheltier Ihres Kindes können mit mikroskopischen Mengen von Schimmel befallen sein. Wenn es Ihnen nach etwa zehn Tagen besser geht, und erneut schlechter, sobald Sie wieder zu Hause sind, könnte das an Schimmelpilzen liegen. Auch der Arbeitsplatz kann belastet sein. Sie könnten deshalb eine andere Person, die in Ihrem Haushalt wohnt, testen lassen. Reagiert diese Person – auch ohne Symptome – positiv, können Sie von einer Belastung zu Hause ausgehen. Wenn nicht, ist wohl eher der Arbeitsplatz (oder die Schule oder Uni) das Problem.

Problemlösung

Wenn Sie das Problem festgestellt haben, müssen Sie entweder endgültig umziehen beziehungsweise den Arbeitsplatz wechseln oder aber Ihre Wohn-/Arbeitsumgebung sanieren, also den Schimmel gründlich entfernen lassen. In beiden Fällen müssen Sie sich danach entgiften, das heißt die Mykotoxine binden, damit diese aus dem Körper ausgeschieden werden können. Ich empfehle Ihnen folgende Vorgehensweise:

- Beauftragen Sie eine Firma, die Schimmelsanierungen durchführt. Während der Sanierungsarbeiten können Sie nicht zu Hause wohnen.
- Nehmen Sie bis zu dreimal am Tag 300 mg Glutathion ein, das Ihren Körper bei der Entgiftung unterstützt. Unter »Adressen und Bezugsquellen« finden Sie die von mir empfohlenen Marken. Die meisten anderen Produkte werden vom Körper nicht sehr effektiv resorbiert und sind deshalb nicht empfehlenswert.

- Zweimal am Tag nehmen Sie 1,5 bis 3 Gramm Glukomannane, die die Toxine binden, sodass sie auf sichere Weise aus dem Körper ausgeschieden werden können. Alternativ können Sie dreimal am Tag 4 Gramm des Arzneistoffs Cholestyramin einnehmen, der ist allerdings rezeptflichtig.

Wenden Sie sich an einen Arzt für Funktionelle Medizin, der Ihnen Antipilzmittel verschreiben sowie entsprechende Blutuntersuchungen veranlassen kann.

Eine englischsprachige Webseite, auf der Sie interessante Informationen zum Thema Schimmelgifte finden, ist www.survivingmold.com.

Ausgewählte Literatur

Kapitel 1: Die Schilddrüsen-Krise

About Your Thyroid. *AACE Thyroid Awareness.* http://www.thyroidawareness.com/about-your-thyroid.

Bahn, R, Burch, H, Cooper, D, et al. Hyperthyroidism and Other Causes of Thyrotoxicosis: Management Guidelines of the American Thyroid Association and American Association of Clinical Endocrinologists. *Endocrine Practice.* 2011; 17(3): 456–520. doi: 10.4158/ep.17.3.456.

Blackwell, J. Evaluation and Treatment of Hyperthyroidism and Hypothyroidism. Journal of the American Academy of Nurse Practitioners. 2004; 16(10): 422–425.

Blum, MR, Wijsman, LW, Virgini, VS, et al. Subclinical Thyroid Dysfunction and Depressive Symptoms among Elderly: A Prospective Cohort Study. *Neuroendocrinology.* 2015.

Cappola, AR, Cooper, DS. Screening and Treating Subclinical Thyroid Disease: Getting Past the Impasse. *Annals of Internal Medicine.* 2015; 162(9): 664. doi: 10.7326/m15-0640.

Garber, JR, Cobin, RH, Gharib, H, et al. Clinical Practice Guidelines for Hypothyroidism in Adults: Cosponsored by the American Association of Clinical Endocrinologists and the American Thyroid Association. *Thyroid.* 2012; 22(12): 1200–1235.

General Information/Press Room. American Thyroid Association. 2016. http://www.thyroid.org/media-main/about-hypothyroidism/.

Hashimoto's Disease. National Institute of Diabetes and Digestive and Kidney Diseases. 2014. http://www.niddk.nih.gov/health-information/health-topics/endocrine/hashimotos-disease/pages/fact-sheet.aspx.

Hypothyroidism. National Institute of Diabetes and Digestive and Kidney Diseases. 2013. http://www.niddk.nih.gov/health-information/health-topics/endocrine/hypothyroidism/Pages/fact-sheet.aspx.

Ittermann, T, Völzke, H, Baumeister, SE, Appel, K, Grabe, HJ. Diagnosed thyroid disorders are associated with depression and anxiety. *Social Psychiatry and Psychiatric Epidemiology.* 2015; 50(9): 1417–1425.

Krysiak, R, Drosdzol-Cop, A, Skrzypulec-Plinta, V, Okopien, B. Sexual function and depressive symptoms in young women with thyroid autoimmunity and subclinical hypothyroidism. *Clinical Endocrinology.* 2015; 84(6): 925–931.

Lefevre, ML. Screening for Thyroid Dysfunction: U.S. Preventive Services Task Force Recommendation Statement. *Annals of Internal Medicine.* 2015; 162(9): 641. doi: 10.7326/m15-0483.

Marino, M, Latrofa, F, Menconi, F, Chiovato, L, Vitti, P. Role of genetic and non-genetic factors in the etiology of Graves' disease. *Journal of Endocrinological Investigation*. 2014; 38(3): 283–294.

Massoudi, MS, et al. Prevalence of thyroid antibodies among healthy middle-aged women. Findings from the thyroid study in healthy women. *Annals of Epidemiology*. 1995; 5(3): 229–233.

Mayo Clinic Staff. Hyperthyroidism Symptoms. Mayo Clinic. 2015. http://www.mayoclinic.org/diseases-conditions/hyperthyroidism/basics/symptoms/con-20020986.

———. Hypothyroidism (underactive thyroid): Symptoms and Causes. Mayo Clinic. 2015. http://www.mayoclinic.org/diseases-conditions/hypothyroidism/symptoms-causes/dxc-20155382.

Najafi, L, Malek, M, Hadian, A, Valojerdi, AE, Khamseh, ME, Aghili, R. Depressive symptoms in patients with subclinical hypothyroidism – the effect of treatment with levothyroxine: a double-blind randomized clinical trial. *Endocrine Research*. 2015; 40(3): 121–126.

Orth, DN, Shelton, RC, Nicholson, WE, et al. Serum Thyrotropin Concentrations and Bioactivity During Sleep Deprivation in Depression. *Archives of General Psychiatry*. 2001; 58(1): 77.

Patil, A. Link between hypothyroidism and small intestinal bacterial overgrowth. *Indian Journal of Endocrinology and Metabolism*. 2014; 18(3): 307.

Saran, S, Gupta, B, Philip, R, et al. Effect of hypothyroidism on female reproductive hormones. *Indian Journal of Endocrinology and Metabolism*. 2016; 20(1): 108.

Schindler, AE. Thyroid function and postmenopause. *Gynecological Endocrinology*. 2003; 17(1): 79–85. Stagnaro-Green, A, Abalovich, M, Alexander, E, et al. Guidelines of the American Thyroid Association for the Diagnosis and Management of Thyroid Disease During Pregnancy and Postpartum. *Thyroid*. 2011; 21(10): 1081–1125.

Stockigt, JR, and Braverman, LE. Update on the Sick Euthyroid Syndrome. *Diseases of the Thyroid*. Totowa, NJ: Humana Press, 1997, 49–68.

Thyroid Disease: Know the Facts. Thyroid Foundation of Canada. 2016. http://www.thyroid.ca/know_the_facts.php.

Thyroid Disease and Menopause: Symptoms, Causes, Treatments. WebMD. 2015. http://www.webmd.com/menopause/guide/symptoms-thyroid-vs-menopause.

The Thyroid and You: Coping with a Common Condition. *NIH Medline Plus*, 2012: 22–23.

Treatment Options. Graves' Disease and Thyroid Foundation. http://www.gdatf.org/about/about-graves-disease/treatment-options/.

Yeung, S. Graves' Disease. *Medscape*. May 2014. http://emedicine.medscape.com/article/120619-overview.

Kapitel 2: Ihnen KANN geholfen werden

Arem, R. The Thyroid Solution: A Mind-Body Program for Beating Depression and Regaining Your Emotional and Physical Health. New York: Ballantine Books, 1999.

Davis, W. Wheat belly: lose the wheat, lose the weight, and find your path back to health. Emmaus, PA: Rodale, 2011.

Kimura, H, Caturegli, P. Chemokine Orchestration of Autoimmune Thyroiditis. *Thyroid*. 2007; 17(10): 1005–1011.

Ruggeri, RM, Vicchio, TM, Cristani, M, et al. Oxidative Stress and Advanced Glycation End Products in Hashimoto's Thyroiditis. *Thyroid*. 2016; 26(4): 504–511.

Shomon, MJ. *Living Well with Hypothyroidism: What Your Doctor Doesn't Tell You ... That You Need to Know*. New York: Harper Collins, 2002.

Wu, H, Gu, G, Zhou, W, Wu, Y, Jiang, K, Yu, S. Relationship between occupational stressors and serum levels of thyroid hormones in policemen. *Zhonghua Lao Dong Wei Sheng Zhi Ye Bing Za Zhi*. 2015; 33(10): 727–730.

Kapitel 3: Die Schilddrüse kurz erklärt

Abdullatif, HD, Ashraf, AP. Reversible Subclinical Hypothyroidism in the Presence of Adrenal Insufficiency. *Endocrine Practice*. 2006; 12(5): 572–575.

Andersson, M, Takkouche, B, Egli, I, et al. Current global iodine status and progress over the last decade towards the elimination of iodine deficiency. *Bulletin of the World Health Organization*. 2005; 83: 518–525.

Canaris, GJ, Tape, TG, Wigton, RS. Thyroid disease awareness is associated with high rates of identifying subjects with previously undiagnosed thyroid dysfunction. *BMC Public Health*. 2013; 13(1): 351.

Chen, K, Yan, B, Wang, F, et al. Type 1 5'-deiodinase activity is inhibited by oxidative stress and restored by alpha-lipoic acid in HepG2 cells. *Biochemical and Biophysical Research Communications*. 2016; 472(3): 496–501.

Devdhar, M, Ousman, YH, Burman, KD. Hypothyroidism. *Endocrinology and Metabolism Clinics of North America*. 2007; 36: 595–615.

Flores-Rebollar, A, Moreno-Castaneda, L, Vega-Servín, NS, López-Carrasco, G, Ruiz-Juvera, A. Prevalence of autoimmune thyroiditis and thyroid dysfunction in healthy adult Mexicans with a slightly excessive iodine intake. *Nutrición Hospitalaria*. 2015; 32(2): 918–924.

Fukao, A, Takamatsu, J, Miyauchi, A, Hanafusa, T. Stress and Thyroid Disease. Endocrine Diseases. iConcept Press, 2015.

Hanaway, P. Thyroid Dysfunction: The Role of Nutrients, Toxins and Stress. 2012. https://www.gdx.net/presentations/webinars/thyroid-dysfunction-the-role-of-nutrients-toxins-stress.pdf.

Hernandez, A, Quignodon, L, Martinez, ME, Flamant, F, Germain, DLS. Type 3 Deiodinase Deficiency Causes Spatial and Temporal Alterations in Brain T3 Signaling that Are Dissociated from Serum Thyroid Hormone Levels. *Endocrinology*. 2010; 151(11): 5550–5558.

How does the thyroid work? *PubMed Health*. 2015. http://www.ncbi.nlm.nih.gov/pubmedhealth/pmh0072572/.

Kawicka, A, Regulska-Ilow, B, Regulska-Ilow, B. Metabolic disorders and nutritional status in autoimmune thyroid diseases. *Postepy Hig Med Dosw Poste,py Higieny i Medycyny Dos'wiadczalnej.*

Kellman, R. Low Thyroid in Men: Not Just a Woman's Issue. *US News and World Report Health.* 2015. http://health.usnews.com/health-news/patient-advice/articles/2015/07/21/low-thyroid-in-men-not-just-a-womans-issue.

Kimura, H, Caturegli, P. Chemokine Orchestration of Autoimmune Thyroiditis. *Thyroid.* 2007; 17(10): 1005–1011.

Lazarus, JH. The importance of iodine in public health. *Environmental Geochemistry and Health.* 2015; 37(4): 605–618.

Liu, L, Wang, D, Liu, P, et al. The relationship between iodine nutrition and thyroid disease in lactating women with different iodine intakes. *British Journal of Nutrition.* 2015; 114(09): 1487–1495.

Mizokami, T, Li, AW, El-Kaissi, S, Wall, JR. Stress and Thyroid Autoimmunity. *Thyroid.* 2004; 14(12): 1047–1055.

Patrick, L. Thyroid disruption: mechanism and clinical implications in human health. *Alternative Medicine Review.* 2009 Dec; 14(4): 326–46. Erratum in *Alternative Medicine Review.* 2010 Apr; 15(1): 58.

Shivaraj, G, Prakash, BD, Sonal, V, et al. Thyroid function tests: a review. *European Review for Medical and Pharmacological Sciences.* 2009; 13: 341–349.

Sikic, D, Lüdecke, G, Lieb, V, Keck, B. Side effect management of tyrosine kinase inhibitors in urology: Fatigue and hypothyroidism. *Urologe A.* 2016.

Stone, MB, Wallace, RB. Pathophysiology and Diagnosis of Thyroid Disease. In *Medicare coverage of routine screening for thyroid dysfunction.* Washington, DC: National Academies Press, 2003, 14–20.

Thyroid Function Tests. American Thyroid Association. http://www.thyroid.org/thyroid-function-tests/.

Vanderpump, MP. The epidemiology of thyroid diseases. In Braverman, LE, Utiger, RD, ed. *The Thyroid: A Fundamental and Clinical Text.* 9th edition. Philadelphia: Lippincott, Williams and Wilkins, 2004, 398–406.

Warrell, DA, Cox, TM, Firth, JD, Weetman, AP. The thyroid gland and disorders of thyroid function. In *Oxford Textbook of Medicine.* Oxford: Oxford University Press, 2012. http://oxfordindex.oup.com/view/10.1093/med/9780199204854.003.1304_update_002#fulltextlinks.

Wu, Q, Rayman, MP, Lv, H, et al. Low Population Selenium Status Is Associated with Increased Prevalence of Thyroid Disease. *Journal of Clinical Endocrinology and Metabolism.* 2015; 100(11): 4037–4047.

Kapitel 4: Die Autoimmun-Revolution

Abu-Shakra, et al. The Mosaic of Autoimmunity: Hormonal and Environmental Factors Involved in Autoimmune Diseases – 2008. *Israel Medical Association Journal.* 2008; 10(1): 8–12.

Ashraf, R, Shah, NP. Immune System Stimulation by Probiotic Microorganisms. *Critical Reviews in Food Science and Nutrition.* 2014; 54(7): 938–956.

Bahn, R. Immunogenetics, Epigenetics and Environmental Triggers of Autoimmune Thyroid Disorders. Paper presented at Spring Meeting of the American Thyroid Association Thyroid Disorders in the Era of Personalized Medicine; 2010; Minneapolis, Minnesota.

Bonds, RS, Midoro-Horiuti, T, Goldblum, R. A structural basis for food allergy: the role of cross-reactivity. *Current Opinion in Allergy and Clinical Immunology.* 2008; 8(1): 82–86.

Brandtzaeg, P. »Gatekeeper Function of the Intestinal Epithelium.« *Beneficial Microbes.* 2013; 4(1): 67–82.

Brown, K, DeCoffe, D, Molcan, E, Gibson, DL. Corrections to Article: Diet-Induced Dysbiosis of the Intestinal Microbiota and the Effects on Immunity and Disease. *Nutrients.* 2012; 4(11): 1552–1553.

———. Diet-Induced Dysbiosis of the Intestinal Microbiota and the Effects on Immunity and Disease. *Nutrients.* 2012; 4(8): 1095–119.

Catassi, C, Bai, J, Bonaz, B, et al. Non-Celiac Gluten Sensitivity: The New Frontier of Gluten Related Disorders. *Nutrients.* 2013; 5(10): 3839–3853.

Chen, J, He, X, Huang, J. Diet Effects in Gut Microbiome and Obesity. *Journal of Food Science.* 2014; 79(4):R442–451.

Cordain, L, Toohey, L, Smith, MJ, Hickey, MS. Modulation of immune function by dietary lectins in rheumatoid arthritis. *British Journal of Nutrition.* 2000; 83(3): 207–217.

Crook, WG. *The Yeast Connection: A Medical Breakthrough.* New York: Vintage, 1986.

Decker, E, Engelmann, G, Findeisen, A, et al. Cesarean Delivery Is Associated with Celiac Disease but Not Inflammatory Bowel Disease in Children. *Pediatrics.* 2010; 125(6).

Dieterich, W. Cross linking to tissue transglutaminase and collagen favours gliadin toxicity in coeliac disease. *Gut.* 2006; 55(4): 478–484.

Doe, WF. The Intestinal Immune System. *Gut.* 1989; 30: 1679–1685.

Drago, S, Asmar, RE, Pierro, MD, et al. Gliadin, zonulin and gut permeability: Effects on celiac and non-celiac intestinal mucosa and intestinal cell lines. *Scandinavian Journal of Gastroenterology.* 2006; 41(4): 408–419.

Eberl, G. A New Vision of Immunity: Homeostasis of the Superorganism. *Mucosal Immunology.* 2010; 3(5): 450–460.

Eswaran, S, Tack, J, Chey, WD. Food: The Forgotten Factor in the Irritable Bowel Syndrome. *Gastroenterological Clinics of North America.* 2011; 40(1): 141–162.

Farrell, RJ, Kelly, CP. Celiac Sprue. *New England Journal of Medicine.* 2002; 346(3): 180–188.

Fasano, A. Celiac Disease Insights: Clues to Solving Autoimmunity. *Scientific American.* 2009.

———. Leaky Gut and Autoimmune Diseases. *Clinical Reviews in Allergy and Immunology.* 2012; 42(1): 71–78.

———. Physiological, Pathological, and Therapeutic Implications of Zonulin-Mediated Intestinal Barrier Modulation: Living Life on the Edge of the Wall. *American Journal of Pathology.* 2008; 173(5): 1243–1252.

———. Zonulin and Its Regulation of Intestinal Barrier Function: The Biological Door to Inflammation, Autoimmunity, and Cancer. *Physiological Reviews.* 2011; 91(1): 151–175.

———. Zonulin, Regulation of Tight Junctions, and Autoimmune Diseases. *Annals of the New York Academy of Sciences.* 2012; 1258(1): 25–33.

Fasano, A, Shea-Donohue, T. Mechanisms of Disease: The Role of Intestinal Barrier Function in the Pathogenesis of Gastrointestinal Autoimmune Diseases. *Nature Clinical Practice: Gastroenterology and Hepatology.* 2005; 2(9): 416–422.

Fleiner, HF, Bjoro, T, Midthjell, K, Grill, V, Asvold, BO. Prevalence of Thyroid Dysfunction in Autoimmune and Type 2 Diabetes: The Population-Based HUNT Study in Norway. *Journal of Clinical Endocrinology and Metabolism.* 2016; 101(2): 669–677.

Hardy, H, Harris, J, Lyon, E, Beal, J, Foey, A. Probiotics, Prebiotics and Immunomodulation of Gut Mucosal Defences: Homeostasis and Immunopathology. *Nutrients.* 2013; 5(6): 1869–1912.

Hausch, F, Shan, L, Santiago, NA, Gray, GM, Khosla, C. Intestinal digestive resistance of immunodominant gliadin peptides. *American Journal of Physiology – Gastrointestinal and Liver Physiology.* 2002; 283(4).

Hawrelak, JA, Myers, SP. The Causes of Intestinal Dysbiosis: A Review. *Alternative Medicine Review.* 2004; 9(2): 180–197.

Hering, NA, Schulzke, JD. Therapeutic Options to Modulate Barrier Defects in Inflammatory Bowel Disease. *Digestive Diseases.* 2009; 27(4): 450–454.

Hybenova, M, Hrda, P, Procházková, J, Stejskal, V, Sterzl, I. The role of environmental factors in autoimmune thyroiditis. *Neuro Endocrinology Letters.* 2010; 31(3): 283–289.

Institute for Functional Medicine. Advanced Practice GI Module.

———. *Textbook of Functional Medicine.* 2010.

Institute for Responsible Technology. Health Risks. www.responsible tecnology.org/health-risks.

Ji, S. *The Dark Side of Wheat: A Critical Appraisal of the Role of Wheat in Human Disease.* http://curezone.com/upload/PDF/Articles/jurplesman/DarkSideWheat_GreenMed Info.pdf.

Junker, Y, Zeissig, S, Kim, S-J, et al. Wheat amylase trypsin inhibitors drive intestinal inflammation via activation of toll-like receptor 4. *Journal of Experimental Medicine.* 2012; 209(13): 2395–2408.

Kagnoff, MF. Celiac Disease: Pathogenesis of a Model Immunogenetic Disease. *Journal of Clinical Investigation.* 2007; 117(1): 41–49.

Kharrazian, D. The Gluten, Leaky Gut, Autoimmune Connection Seminar. Apex Semina. 2013.

Kitano, H, Oda, K. Robustness Trade-Offs and Host – Microbial Symbiosis in the Immune System. *Molecular Systems Biology.* 2006; 2: 2006.0022.

Kumar, V, Jarzabek-Chorzelska, M, Sulej, J, Karnewska, K, Farrell, T, Jablonska, S. Celiac Disease and Immunoglobulin A Deficiency: How Effective Are the Serological Methods of Diagnosis? *Clinical and Vaccine Immunology.* 2002; 9(6): 1295–1300.

Lammers, KM, Lu, R, Brownley, J, et al. Gliadin Induces an Increase in Intestinal Permeability and Zonulin Release by Binding to the Chemokine Receptor CXCR3. *Gastroenterology.* 2008; 135(1).

Lankelma, JM, Nieuwdorp, M, de Vos, WM, Wiersinga, WJ. The Gut Microbiota in Sickness and Health. [In Dutch.] *Nederlands Tijdschrift voor Geneeskunde.* 2014; 157: A5901.

McDermott, AJ, Huffnagle, GB. The Microbiome and Regulation of Mucosal Immunity. *Immunology.* 2014; 142(1): 24–31.

Myers, A. *The Autoimmune Solution: Prevent and Reverse the Full Spectrum of Inflammatory Symptoms and Diseases.* New York: HarperOne, 2015.

Pellegrina, CD, Perbellini, O, Scupoli, MT, et al. Effects of wheat germ agglutinin on human gastrointestinal epithelium: Insights from an experimental model of immune/epithelial cell interaction. *Toxicology and Applied Pharmacology.* 2009; 237(2): 146–153.

Pizzorno, JE, Murray, MT. *Textbook of Natural Medicine.* 4th ed. London: Churchill Livingstone, 2012.

Proal, AD, Albert, PJ, Marshall, TG. The Human Microbiome and Autoimmunity. *Current Opinion in Rheumatology.* 2013; 25(2): 234–240.

Rescigno, M. Intestinal Microbiota and Its Effects on the Immune System. *Cellular Microbiology.* 2014.

Rogier, EW, Frantz, AL, Bruno, MEC, et al. Secretory antibodies in breast milk promote long-term intestinal homeostasis by regulating the gut microbiota and host gene expression. *Proceedings of the National Academy of Sciences.* 2014; 111(8): 3074–3079.

Sapone, A, Lammers, KM, Casolaro, V, et al. Divergence of gut permeability and mucosal immune gene expression in two gluten-associated conditions: celiac disease and gluten sensitivity. *BMC Medicine.* 2011; 9(1): 23.

Sapone, A, Lammers, KM, Mazzarella, G, et al. Differential Mucosal IL-17 Expression in Two Gliadin-Induced Disorders: Gluten Sensitivity and the Autoimmune Enteropathy Celiac Disease. *International Archives of Allergy and Immunology.* 2010; 152(1): 75–80.

Sapone, A, Magistris, LD, Pietzak, M, et al. Zonulin Upregulation Is Associated with Increased Gut Permeability in Subjects with Type 1 Diabetes and Their Relatives. *Diabetes.* 2006; 55(5): 1443–1449.

Sathyabama, S, Khan, N, Agrewala, JN. Friendly pathogens: prevent or provoke autoimmunity. *Critical Reviews in Microbiology.* 2013; 40(3): 273–280.

Shaoul, R, Lerner, A. Associated Autoantibodies in Celiac Disease. *Autoimmunity Reviews.* 2007; 6(8): 559–565.

Shoaie, S, Nielsen, J. Elucidating the interactions between the human gut microbiota and its host through metabolic modeling. *Front Genet Frontiers in Genetics.* 2014; 5.

Shor, DB-A, Barzilai, O, Ram, M, et al. Gluten Sensitivity in Multiple Sclerosis. *Annals of the New York Academy of Sciences.* 2009; 1173(1): 343–349.

Sollid, LM, Jabri, B. Triggers and Drivers of Autoimmunity: Lessons from Coeliac Disease. *Nature Reviews: Immunology.* 2013; 13(4): 294–302.

Thompson, T, Lee, AR, Grace, T. Gluten Contamination of Grains, Seeds, and Flours in the United States: A Pilot Study. *Journal of the American Dietetic Association.* 2010; 110(6): 937–940.

Togami, K, Hayashi, Y, Chono, S, Morimoto, K. Involvement of intestinal permeability in the oral absorption of clarithromycin and telithromycin. *Biopharmaceutics and Drug Disposition.* 2014; 35(6): 321–329.

Tripathi, A, Lammers, KM, Goldblum, S, et al. Identification of human zonulin, a physiological modulator of tight junctions, as prehaptoglobin-2. *Proceedings of the National Academy of Sciences.* 2009; 106(39): 16799–16804.

Vieira, S, Pagovich, O, Kriegel, M. Diet, microbiota and autoimmune diseases. *Lupus.* 2014; 23(6): 518–526.

Vojdani, A, Tarash, I. Cross-Reaction Between Gliadin and Different Food and Tissue Antigens. *Food and Nutrition Sciences.* 2013; 4(1): 20–32.

West, CE, Jenmalm, MC, Prescott, SL. The gut microbiota and its role in the development of allergic disease: a wider perspective. *Clinical and Experimental Allergy.* 2014; 45(1): 43–53.

Yu, LC-H. Host-microbial interactions and regulation of intestinal epithelial barrier function: From physiology to pathology. *World Journal of Gastrointestinal Pathophysiology.* 2012; 3(1): 27.

Kapitel 5: Warum Ärzte manchmal falschliegen

AACE Medical Guidelines for Clinical Practice for the Evaluation and Treatment of Hyperthyroidism and Hypothyroidism. *Endocrine Practice.* 2002; 8(6).

Anjana, Y, Tandon, OP, Vaney, N, Madhu, SV. Cognitive status in hypothyroid female patients: event-related evoked potential study. *Neuroendocrinology.* 2008; 88(1): 59–66.

Bahn, RS, Burch, HB, Cooper, DS, et al. Hyperthyroidism and Other Causes of Thyrotoxicosis: Management Guidelines of the American Thyroid Association and American Association of Clinical Endocrinologists. *Thyroid.* 2011; 21(6): 593–646.

Christenson, RH, Duh, S-H, Clarisse, DE, Zorn, N. Thyroid function testing evaluated on three immunoassay systems. *Journal of Clinical Laboratory Analysis.* 1995; 9(3): 178–183.

Cordova, RA, Vignola, G. The utility of FT4 serum in newborns at risk for congenital hypothyroidism (CH). *Southeastern Asian Journal of Tropical Medicine Public Health.* 2003; 34(3): 152–153.

Duntas, LH, Biondi, B. New insights into subclinical hypothyroidism and cardiovascular risk. *Semin Thromb Hemost.* 2011; 37(1): 27–34.

Ehrenkranz, J, Bach, PR, Snow, GL, et al. Circadian and Circannual Rhythms in Thyroid Hormones: Determining the TSH and Free T4 Reference Intervals Based Upon Time of Day, Age, and Sex. *Thyroid.* 2015; 25(8): 954–961.

Faix, JD. Principles and pitfalls of free hormone measurements. *Best Practice and Research Clinical Endocrinology and Metabolism.* 2013; 27(5): 631–645.

Fatourechi, V, Klee, GG, Grebe, SK, et al. Effects of reducing the upper limit of normal TSH values. *Journal of the American Medical Association.* 2003; 290: 3195–3196.

Friedberg, RC, Souers, R, Wagar, EA, Stankovic, AK, Valenstein, PN, College of American Pathologists. The origin of reference intervals. *Archives of Pathology and Laboratory Medicine.* 2007; 131(3): 348–357.

Fröhlich, E, Wahl, R. Mechanisms in Endocrinology: Impact of isolated TSH levels in and out of normal range on different tissues. *European Journal of Endocrinology.* 2015; 174(2).

Garber, JR, Cobin, RH, Gharib, H, et al. Clinical Practice Guidelines for Hypothyroidism in Adults: Cosponsored by the American Association of Clinical Endocrinologists and the American Thyroid Association. *Thyroid.* 2012; 22(12): 1200–1235.

Garber, J. New Campaign Urges People to »Think Thyroid« at Critical Life Stages and Get Tested. Hypothyroidism – Talking Points 2006. *U.S. Endocrine Disease 2006.* 2006.

Gharib, H, Cobin, R, Baskin, J. Subclinical Thyroid Disease. American Association of Clinical Endocrinologists. https://www.aace.com/files/position-statements/subclinical.pdf.

Hennessey, JV, Espaillat, R. Diagnosis and Management of Subclinical Hypothyroidism in Elderly Adults: A Review of the Literature. *Journal of the American Geriatrics Society.* 2015; 63(8): 1663–1673.

Hogervorst, E, Huppert, F, Matthews, FE, Brayne, C. Thyroid function and cognitive decline in the MRC Cognitive Function and Ageing Study. *Psychoneuroendocrinology.* 2008; 33(7): 1013–1022.

Kritz-Silverstein, D, Schultz, ST, Palinska, LA, Wingard, DL, Barrett-Connor, E. The association of thyroid stimulating hormone levels with cognitive function and depressed mood: the Rancho Bernardo study. *Journal of Nutrition, Health, and Aging.* 2009; 13(4): 317–321.

Kvetny, J, Heldgaard, PE, Bladbjerg, EM, Gram, J. Subclinical hypothyroidism is associated with a low-grade inflammation, increased triglyceride levels and predicts cardiovascular disease in males below 50 years. *Clinical Endocrinology (Oxford).* 2004; 61(2): 232–238.

Pasqualetti, G, Pagano, G, Rengo, G, Ferrara, N, Monzani, F. Subclinical Hypothyroidism and Cognitive Impairment: Systematic Review and Meta-Analysis. *Journal of Clinical Endocrinology and Metabolism.* 2015; 100(11): 4240–4248.

Ray, RA, Howanitz, PJ, Howanitz, JH. Controversies in thyroid function testing. *Clinics in Laboratory Medicine.* 1984; 4(4): 671–682.

Samuels, MH, Schuff, KG, Carlson, NE, et al. Health status, mood, and cognition in experimentally induced subclinical hypothyroidism. *Journal of Clinical Endocrinology and Metabolism.* 2007; 92(7): 2545–2551.

Surks, MI, Ortiz, E, Daniels, GH, et al. Subclinical Thyroid Disease. *Journal of the American Medical Association.* 2004; 291(2): 228.

Temizkan, S, Balaforlou, B, Ozderya, A, et al. Effects of Thyrotropin, Thyroid Hormones, and Thyroid Antibodies on Metabolic Parameters in a Euthyroid Population with Obesity. *Clinical Endocrinology.* 2016.

Thienpont, LM, Uytfanghe, KV, Houcke, SV. Standardization activities in the field of thyroid function tests: a status report. *Clinical Chemistry and Laboratory Medicine.* 2010; 48(11).

Volpé, R, Ginsberg, J. Rational Use of Thyroid Function Tests. *Critical Reviews in Clinical Laboratory Sciences.* 1997; 34(5): 405–438.

Wang, ZG, Hu, LT. Internal Quality Control Practice of Thyroid Disease Related Tests and Imprecision Analysis in China. *Clinical Laboratory.* 2014; 60(2): 301–308.

Witte, T, Ittermann, T, Thamm, M, Riblet, NBV, Völzke, H. Association Between Serum Thyroid-Stimulating Hormone Levels and Serum Lipids in Children and Adolescents: A Population-Based Study of German Youth. *Journal of Clinical Endocrinology and Metabolism.* 2015; 100(5): 2090–2097.

Kapitel 6: Ratschläge für das Gespräch mit Ihrem Arzt

Armour Thyroid. *Armour Thyroid.* 2016. http://www.armourthyroid.com/.

Azezli, AD, Bayraktaroglu, T, Orhan, Y. The Use of Konjac Glucomannan to Lower Serum Thyroid Hormones in Hyperthyroidism. *Journal of the American College of Nutrition.* 2007; 26(6): 663–668.

Bastemir, M, Emral, R, Erdogan, G, Gullu, S. High Prevalence of Thyroid Dysfunction and Autoimmune Thyroiditis in Adolescents after Elimination of Iodine Deficiency in the Eastern Black Sea Region of Turkey. *Thyroid.* 2006; 16(12): 1265–1271.

Benvenga, S, Lakshmanan, M, Trimarchi, F. Carnitine Is a Naturally Occurring Inhibitor of Thyroid Hormone Nuclear Uptake. *Thyroid.* 2000; 10(12): 1043–1050.

Benvenga, S, Ruggeri, RM, Russo, A, Lapa, D, Campenni, A, Trimarchi, F. Usefulness of l-Carnitine, a Naturally Occurring Peripheral Antagonist of Thyroid Hormone Action, in Iatrogenic Hyperthyroidism: A Randomized, Double-Blind, Placebo-Controlled Clinical Trial. *Journal of Clinical Endocrinology and Metabolism.* 2001; 86(8): 3579–3594.

Bernatoniene, J, Kopustinskiene, D, Jakstas, V, et al. The Effect of Leonurus cardiac Herb Extract and Some of Its Flavonoids on Mitochondrial Oxidative Phosphorylation in the Heart. *Planta Medica.* 2014; 80(7): 525–532.

Bischoff-Ferrari, HA. Optimal Serum 25-Hydroxyvitamin D Levels for Multiple Health Outcomes. *Sunlight, Vitamin D and Skin Cancer Advances in Experimental Medicine and Biology*: 55–71.

Bolk, N, Visser, TJ, Nijman, J, et al. Effects of evening vs. morning levothyroxine intake: a randomized double-blind crossover trial. *Archives of Internal Medicine.* 2010; 170(22): 1996–2003.

Bugleweed: How It Works. University of Michigan Health System. 2015. http://www.uofmhealth.org/health-library/hn-2055003#hn-2055003-how-it-works.

Bunevicius, R, Kazanavicius, G, Zalinkevicius, R, et al. Effects of thyroxine as compared with thyroxine plus triiodothyronine in patients with hypothyroidism. *New England Journal of Medicine* 1999; 340: 424–429.

Catargi, B, Parrot-Roulaud, F, Cochet, C, Ducassou, D, Roger, P, Tabarin, A. Homocysteine, Hypothyroidism, and Effect of Thyroid Hormone Replacement. *Thyroid*. 1999; 9(12): 1163–1166.

Cellini, M, Santaguida, MG, Gatto, I, Virili, C, Del Duca, SC, Brusca, N, Capriello, S, Gargano, L, Centanni, M. Systematic Appraisal of Lactose Intolerance as Cause of Increased Need for Oral Thyroxine. *National Center for Biotechnology Information*. U.S. National Library of Medicine, 2014. 99(8):E1454–458.

Clyde, PW, Harari, AE, Getka, EJ, et al. Combined levothyroxine plus liothyronine compared with levothyroxine alone in primary hypothyroidism: a randomized controlled trial. *Journal of the American Medical Association*. 2003; 290: 2952–2958.

Cytomel – FDA prescribing information, side effects and uses. Drugs.com. 2014. http://www.drugs.com/pro/cytomel.html.

Doi, SA, Woodhouse, NJ, Thalib, L, Onitilo, A. Ablation of the Thyroid Remnant and I-131 Dose in Differentiated Thyroid Cancer: A Meta-Analysis Revisited. *Clinical Medicine and Research*. 2007; 5(2): 87–90.

Eiling, R, Weiland, V, Niestroj, M. Improvement of symptoms in mild hyperthyroidism with an extract of *Lycopus europaeus* (*Thyreogutt mono*). *Wiener Medizinische Wochenschrift*. 2013; 163(3-4): 95–101.

Fact Sheet: Guidelines for Patients Receiving Radioiodine I-131 Treatment. *Society of Nuclear Medicine and Molecular Imaging*. http://www.snmmi.org/aboutsnmmi/content.aspx?itemnumber=5609.

Farhangi, MA, Keshavarz, SA, Eshraghian, M, Ostadrahimi, A, Saboor-Yaraghi, AA. The Effect of Vitamin A Supplementation on Thyroid Function in Premenopausal Women. *Journal of the American College of Nutrition*. 2012; 31(4): 268–274.

Food and Agriculture Organization, World Health Organization. Iron. In *Human Vitamin and Mineral Requirements*. Rome: WHO; 2002.

Gaby, AR. Sub-laboratory hypothyroidism and the empirical use of Armour thyroid. *Alternative Medicine Review*. 2004; 9: 157–179.

Gharib, H, Papini, E, Garber, JR, et al. American Association of Clinical Endocrinologists, American College of Endocrinology, and Associazione Medici Endocrinologi Medical Guidelines for Clinical Practice for the Diagnosis and Management of Thyroid Nodules – 2016 Update. *Endocrine Practice*. 2016; 22(5): 622–639.

Grozinsky-Glasberg, S, Fraser, A, Nahshoni, E, et al. Thyroxine-triiodothyronine combination therapy versus thyroxine monotherapy for clinical hypothyroidism: meta-analysis of randomized controlled trials. *Journal of Clinical Endocrinology and Metabolism*. 2006; 91: 2592–2599.

Goyal, N, Goldenberg, D. Thyroidectomy. *Medscape*. 2016. http://emedicine.medscape.com/article/1891109-overview.

Jabbar, A, Yawar, A, Waseem, S, et al. Vitamin B12 deficiency common in primary hypothyroidism. *Journal of the Pakistan Medical Association*. 2008; 58(5): 258–261.

Jones, DS. *Textbook of Functional Medicine*. Gig Harbor, WA: Institute for Functional Medicine, 2010.

Lemon Balm. University of Maryland Medical Center. 2016. https://umm.edu/health/medical/altmed/herb/lemon-balm.

Levothyroxine: MedlinePlus Drug Information. *Medline Plus*. https://www.nlm.nih.gov/medlineplus/druginfo/meds/a682461.html.

Liothyronine: MedlinePlus Drug Information. *Medline Plus*. 2010. https://www.nlm.nih.gov/medlineplus/druginfo/meds/a682462.html.

Look into Levoxyl. 2015. http://www.levoxyl.com/.

Low-Dose Naltrexone (LDN) Fact Sheet 2015. *Low-Dose Naltrexone (LDN) Fact Sheet 2015*. 2015. http://www.ldnresearchtrust.org/sites/default/files/ldn information pack(1)_0.pdf.

Low-Dose Naltrexone. *Low-Dose Naltrexone*. http://www.lowdosenaltrexone.org/.

Mackawy, AMH, Al-Ayed, BM, Al-Rashidi, BM. Vitamin D Deficiency and Its Association with Thyroid Disease. *International Journal of Health Sciences*. 2013; 7(3): 267–275.

Mancini, A, Corbo, GM, Gaballo, A, et al. Relationships between plasma CoQ10 levels and thyroid hormones in chronic obstructive pulmonary disease. *Bio-Factors*. 2005; 25(1–4): 201–204.

Menke, T, Niklowitz, P, Reinehr, T, Sousa, GJD, Andler, W. Plasma Levels of Coenzyme Q10 in Children with Hyperthyroidism. *Hormone Research*. 2004; 61(4): 153–158.

Methimazole: MedlinePlus Drug Information. *Medline Plus*. 2010. https://www.nlm.nih.gov/medlineplus/druginfo/meds/a682464.html.

Morley, JE, Russell, RM, Reed, A, Carney, EA, Hershman, JM. The interrelationship of thyroid hormones with vitamin A and zinc nutritional status in patients with chronic hepatic and gastrointestinal disorders. *American Journal of Clinical Nutrition*. 1981; 34(8): 1489–1495.

Nedrebo, B, Ericsson, U-B, Nygard, O, et al. Plasma total homocysteine levels in hyperthyroid and hypothyroid patients. *Metabolism*. 1998; 47(1): 89–93.

Nygaard, B, Jensen, EW, Kvetny, J, et al. Effect of combination therapy with thyroxine (T4) and 3,5,3'-triiodothyronin versus T4 monotherapy in patients with hypothyroidism, a double-blind, randomized cross-over study. *European Journal of Endocrinology*. 2009; 161(6): 895–902.

Oba, K, Kimura, S. Effects of vitamin A deficiency on thyroid function and serum thyroxine levels in the rat. *Journal of Nutritional Science and Vitaminology*. 1980; 26(4): 327–334.

Office of Dietary Supplements – Vitamin D. *Vitamin D – Health Professional Fact Sheet*. 2016. https://ods.od.nih.gov/factsheets/vitamind-healthprofessional/.

Owecki, M, Dorszewska, J, Sawicka-Gutaj, N, et al. Serum homocysteine levels are decreased in levothyroxine-treated women with autoimmune thyroiditis. *Endocrine Abstracts*. 2014.

Pandolfi, C, Ferrari, D, Stanic, I, Pellegrini, L. Circulating levels of CoQ10 in hypo-and hyperthyroidism. *Minerva Endocrinologica*. 1994; 19(3): 139–142.

Patient and Physician Hypothyroidism Information. Tirosint. 2015. http://www.tirosint.com/.

Propylthiouracil: MedlinePlus Drug Information. *Medline Plus*. 2011. https://www.nlm.nih.gov/medlineplus/druginfo/meds/a682465.html.

Propylthiouracil oral: Uses, Side Effects, Interactions, Pictures, Warnings and Dosing. *WebMD*. http://www.webmd.com/drugs/2/drug-8883/propylthiouracil-oral/details.

Radioactive Iodine. *American Thyroid Association.* http://www.thyroid.org/radioactive-iodine/.

Same, D. Effects of the Environment, Chemicals and Drugs on Thyroid Function. www.thyroidmanager.org. 2010. http://www.ncbi.nlm.nih.gov/pubmed/25905415.

Santini, F, Vitti, P, Ceccarini, G, et al. In vitro assay of thyroid disruptors affecting TSH-stimulated adenylate cyclase activity. *Journal of Endocrinological Investigation.* 2003; 26(10): 950–955.

Saravanan, P, Visser, TJ, Dayan, CM. Psychological well-being correlates with free thyroxine but not free 3,5,3'-triiodothyronine levels in patients on thyroid hormone replacement. *Journal of Clinical Endocrinology and Metabolism.* 2006; 91(9): 3389–3393.

Shikov, AN, Pozharitskaya, ON, Makarov, VG, Demchenko, DV, Shikh, EV. Effect of Leonurus cardiaca oil extract in patients with arterial hypertension accompanied by anxiety and sleep disorders. *Phytotherapy Research.* 2010; 25(4): 540–543.

Silberstein, EB, Alavi, A, Balon, HR, Clarke, SE, Divgi, C, Gelfand, MJ, Goldsmith, SJ, Jadvar, H, Marcus, CS, Martin, WH, Parker, JA. The SNMMI practice guideline for therapy of thyroid disease with 131I 3.0. *Journal of Nuclear Medicine.* 2012 Oct 1; 53(10): 1633–1651.

Synthroid (levothyroxine sodium tablets, USP). https://www.synthroid.com/.

Thomson, CD. Assessment of requirements for selenium and adequacy of selenium status: a review. *European Journal of Clinical Nutrition.* 2004; 58(3): 391–402.

Therapy That Works on Every Level. Unithroid. 2014. http://www.unithroid.com/.

Thyroid gland removal. *Medline Plus.* 2014. https://www.nlm.nih.gov/medlineplus/ency/article/002933.htm.

Thyroid Hormone Treatment. *American Thyroid Association.* 2016. http://www.thyroid.org/thyroid-hormone-treatment/.

Thyroiditis. *University of Maryland Medical Center.* 2014. http://umm.edu/health/medical-reference-guide/complementary-and-alternative-medicine-guide/condition/thyroiditis.

Valizadeh, M, Seyyed-Majidi, MR, Hajibeigloo, H, et al. Efficacy of combined levothyroxine and liothyronine as compared with levothyroxine monotherapy in primary hypothyroidism: a randomized controlled trial. *Endocrine Research.* 2009; 34(3): 80–89.

Verdon, F. Iron supplementation for unexplained fatigue in non-anaemic women: double blind randomised placebo controlled trial. *British Medical Journal.* 2003; 326(7399): 1124.

Waldner, C, Campbell, J, Jim, GK, Guichon, PT, Booker, C. Comparison of 3 methods of selenium assessment in cattle. *Canadian Veterinary Journal.* 1998; 39(4): 225–231.

Why Get Real. *GET REAL About Hyperthyroidism.* http://getrealthyroid.com/why-get-real/.

Wojtyniak, K, Szyman'ski, M, Matławska, I. Leonurus cardiaca L. (Motherwort): A Review of its Phytochemistry and Pharmacology. *Phytotherapy Research.* 2012; 27(8): 1115–1120.

Xue, H, Wang, W, Li, Y, et al. Selenium upregulates CD4 CD25 regulatory T cells in iodine-induced autoimmune thyroiditis model of NOD.H-2h4 mice. *Endocrine Journal*. 2010; 57(7): 595–601.

Yarnell, E, Abascal, K. Botanical Medicine for Thyroid Regulation. *Alternative and Complementary Therapies*. 2006; 12(3): 107–112.

Yokusoglu, M, Nevruz, O, Baysan, O, et al. The Altered Autonomic Nervous System Activity in Iron Deficiency Anemia. *Tohoku Journal of Experimental Medicine*. 2007; 212(4): 397–402.

Younger, J, Parkitny, L, Mclain, D. The use of low-dose naltrexone (LDN) as a novel anti-inflammatory treatment for chronic pain. *Clinical Rheumatology*. 2014; 33(4): 451–459.

Zeng, X, Yuan, Y, Wu, T, Yan, L, Su, H. Chinese herbal medicines for hyperthyroidism. *Protocols Cochrane Database of Systematic Reviews*. 2007.

Kapitel 7: Die Kraft der Ernährung

Abraham, GE. The History of Iodine in Medicine Part III: Thyroid Fixation and Medical Iodophobia. *The Original Internist*. 2006; 13: 71–78.

Abraham, G, Brownstein, D. Validation of the orthoiodosupplementation program: A Rebuttal of Dr. Gaby's Editorial on iodine. http://www.optimox.com/pics/Iodine/IOD-12/IOD_12.htm.

Alissa, EM, Alshali, K, Ferns, GA. Iodine Deficiency Among Hypothyroid Patients Living in Jeddah. *Biological Trace Element Research*. 2009; 130(3): 193–203.

Allah, EA, Gomaa, A, Sayed, M. The effect of omega-3 on cognition in hypothyroid adult male rats. *Acta Physiologica Hungarica*. 2014; 101(3): 362–376.

Ballantyne, S. *The Paleo Approach: Reverse Autoimmune Disease and Heal Your Body*. Las Vegas: Victory Belt, 2013.

Benvenga, S, Vigo, MT, Metro, D, Granese, R, Vita, R, Donne, ML. Type of fish consumed and thyroid autoimmunity in pregnancy and postpartum. *Endocrine*. 2015; 52(1): 120–129.

Breese Mccoy, SJ. Coincidence of remission of postpartum Graves' disease and use of omega-3 fatty acid supplements. *Thyroid Research*. 2011; 4(1): 16.

Brown, T. Medscape Medical. »The 10 Most-Prescribed and Top-Selling Medications.« *WebMD*. 2015.

Chandra, AK, Ghosh, D, Mukhopadhyay, S, Tripathy, S. Effect of bamboo shoot, Bambusa arundinacea (Retz.) Willd. on thyroid status under conditions of varying iodine intake in rats. *Indian Journal of Experimental Biology*. 2004; 42(8): 781–786.

Chandra, AK, Mondal, C, Sinha, S, Chakraborty, A, Pearce, EN. Synergic actions of polyphenols and cyanogens of peanut seed coat (Arachis hypogaea) on cytological, biochemical and functional changes in thyroid. *Indian Journal of Experimental Biology* 2015; 53(3): 143–151.

Cinemre, H, Bilir, C, Gokosmanoglu, F, Bahcebasi, T. Hematologic effects of levothyroxine in iron-deficient subclinical hypothyroid patients: a randomized, double-blind, controlled study. *Journal of Clinical Endocrinology and Metabolism*. 2009; 94(1): 151–156.

Danby, FW. Acne, Dairy, and Cancer. *Dermato-Endocrinology.* 2009; 1(1): 12–16.

Dietary Guidance 2011. National Agricultural Library, United States Department of Agriculture. http://fnic.nal.usda.gov/nal_display/index.php?info center=4&tax_level=1&tax_subject=256.

Dillman, E, Gale, C, Green, W, Johnson, DG, Mackler, B, Finch, C. Hypothermia in iron deficiency due to altered triiodothyronine metabolism. *American Journal of Physiology – Regulatory, Integrative and Comparative Physiology.* 1980; 239(5): R377-R381.

Drutel, A, Archambeaud, F, Caron, P. »Selenium and the Thyroid Gland.« *Clinical Endocrinology* 78.2 (2013): 155–164.

Fisher, DA, Delange, F. Thyroid hormone and iodine requirements in man during brain development. In Stanbury, JB, et al., eds., *Iodine in Pregnancy.* New Delhi: Oxford University Press, 1998, 1–33.

Freed, DLJ. Do Dietary Lectins Cause Disease? *British Medical Journal* 1999; 318: 1023.

Gaitan, E. Goitrogens. *Baillieres Clin Endocrinol Metab.* 1988; 2(3): 683–702.

Gärtner, R, Gasnier, BC, Dietrich, JW, Krebs, B, Angstwurm, MW. Selenium supplementation in patients with autoimmune thyroiditis decreases thyroid peroxidase antibodies concentrations. *Journal of Clinical Endocrinology and Metabolism.* 2002; 87(4): 1687–1691.

Goswami, R, Marwaha, RK, Gupta N, et al. Prevalence of vitamin D deficiency and its relationship with thyroid autoimmunity in Asian Indians: a communitybased survey. *British Journal of Nutrition.* 2009; 102(3): 382–386.

Han, TS, Williams, GR, Vanderpump, MP. Benzofuran derivatives and the thyroid. Department of Endocrinology, Royal Free and University College Medical School, Royal Free Hospital, Hampstead, London.

Haq, MRU, Kapila, R, Sharma, R, Saliganti, V, Kapila, S. Comparative evaluation of cow b-casein variants (A1/A2) consumption on Th2-mediated inflammatory response in mouse gut. *European Journal of Nutrition.* 2013; 53(4): 1039–1049.

Hinz, KM, Meyer, K, Kinne, A, Schülein, R, Köhrle, J, Krause, G. Structural Insights into Thyroid Hormone Transport Mechanisms of the L-Type Amino Acid Transporter 2. *Molecular Endocrinology.* 2015; 29(6): 933–942.

Ingenbleek, Y, McCully, KS. Vegetarianism Produces Subclinical Malnutrition, Hyperhomocysteinemia, and Atherogenesis. *Nutrition.* 2012; 28(2): 148–153.

Jönsson, T, Olsson, S, Ahrén, B, et al. Agrarian Diet and Diseases of Affluence – Do Evolutionary Novel Dietary Lectins Cause Leptin Resistance? *BMC Endocrine Disorders.* 2005; 5: 10.

Köhrle, J. The trace element selenium and the thyroid gland. *Biochimie.* 1999; 81(5): 527–533.

Köhrle, J, Gärtner, R. Selenium and thyroid. *Best Practice and Research Clinical Endocrinology and Metabolism.* 2009; 23(6): 815–827.

König, F, Andersson, M, Hotz, K, Aeberli, I, Zimmermann, MB. Ten repeat collections for urinary iodine from spot samples or 24-hour samples are needed to reliably estimate individual iodine status in women. *Journal of Nutrition.* 2011; 141(11): 2049–2054.

Konno, N, Makita, H, Yuri, K, Iizuka, N, Kawasaki, K. Association between dietary iodine intake and prevalence of subclinical hypothyroidism in the coastal regions of Japan. *Journal of Clinical Endocrinology and Metabolism*. 1994; 78(2): 393–397.

Kralik, A, Eder, K, Kirchgessner, M. Influence of zinc and selenium deficiency on parameters relating to thyroid hormone metabolism. *Hormones and Metabolic Research*. 1996; 28(5): 223–226.

Kucharzewski, M, Braziewicz, J, Majewska, U, Góz´dz´, S. Concentration of selenium in the whole blood and the thyroid tissue of patients with various thyroid diseases. *Biological Trace Element Research*. 2002; 88(1): 25–30.

Lamberg, B-A. Endemic Goitre – Iodine Deficiency Disorders. *Annals of Medicine*. 1991; 23(4): 367–372.

Laney, N, Meza, J, Lyden, E, Erickson, J, Treude, K, Goldner, W. The Prevalence of Vitamin D Deficiency Is Similar Between Thyroid Nodule and Thyroid Cancer Patients. *International Journal of Endocrinology*. 2010; 2010: 805716.

Maret, W, Sandstead, HH. Zinc requirements and the risks and benefits of zinc supplementation. *Journal of Trace Elements in Medicine and Biology*. 2006; 20(1): 3–18.

Mazokopakis, EE, Chatzipavlidou, V. Hashimoto's thyroiditis and the role of selenium. Current concepts. *Hellenic Journal of Nuclear Medicine*. 2007; 10(1): 6–8.

Mehran, S, Meilahn, E, Orchard, T, Foley et al. Prevalence of thyroid antibodies among healthy middle-aged women: Findings from the thyroid study in healthy women. *Annals of Epidemiology*. 1995; 5(3): 229–233.

Melnik, BC. Evidence for Acne-Promoting Effects of Milk and Other Insulinotropic Dairy Products. *Nestlé Nutrition Institute Workshop Series: Pediatric Program*. 2001; 67: 131–145.

Nachbar, MS, Oppenheim, JD. Lectins in the United States Diet: A Survey of Lectins in Commonly Consumed Foods and a Review of the Literature. *American Journal of Clinical Nutrition*. 1980; 33(11): 2338–2245.

Neri, DF, Wiegmann, D, Stanny, RR, et al. The effects of tyrosine on cognitive performance during extended wakefulness. *Aviation, Space, and Environmental Medicine*. 1995; 66: 313–319.

Nishiyama, S, Futagoishi-Suginohara, Y, Matsukura, M, et al. Zinc supplementation alters thyroid hormone metabolism in disabled patients with zinc deficiency. *Journal of the American College of Nutrition*. 1994; 13(1): 62–67.

Pal, A, Mohan, V, Modi, DR, et al. Iodine plus n-3 fatty acid supplementation augments rescue of postnatal neuronal abnormalities in iodine-deficient rat cerebellum. *British Journal of Nutrition*. 2013; 110(04): 659–670.

Pedersen, I, Knudsen, N, Jorgenson, H, et al. Large Differences in Incidences of Overt Hyper- and Hypothyroidism Associated with a Small Difference in Iodine Intake: A Prospective Comparative Register-Based Population Survey. *Journal of Clinical Endocrinology and Metabolism*. 2002; 87(10): 4462–4469.

Pehowich, DJ. Thyroid hormone status and membrane n-3 fatty acid content influence mitochondrial proton leak. *Biochimica et Biophysica Acta (BBA) – Bioenergetics*. 1999; 1411(1): 192–200.

Perlmutter, D. *Grain Brain*. Boston: Little, Brown, 2013.

Rayman, MP. The importance of selenium to human health. *Lancet.* 2000; 356(9225): 233–241.

Reinhardt, W, Luster, M, Rudorff, KH. Effect of small doses of iodine on thyroid function in patients with Hashimoto's thyroiditis residing in an area of mild iodine deficiency. *European Journal of Endocrinology.* 1998; 139: 23–28.

Ristic-Medic, D, Piskackova, Z, Hooper, L, et al. Methods of assessment of iodine status in humans: a systematic review. *American Journal of Clinical Nutrition.* 2009; 89: 2052S–2069S.

Roti, E, Vagenakis, G. Effect of excess iodide: clinical aspects. In Braverman, LE, Utiger, RD, eds. *The Thyroid: A Fundamental and Clinical Text,* 8th ed. Philadelphia: Lippincott, 2000, 316–329.

Sebastiano, V, Francesco, MD, Alessandro, V, Mattia, V. Environmental iodine deficiency: a challenge to the evolution of terrestrial life? *Thyroid.* 2000; 10(8): 727–729.

Simonart, T. Acne and Whey Protein Supplementation Among Bodybuilders. *Dermatology.* 2012; 225(3): 256–258.

Souza, LL, Nunes, MO, Paula, GS, et al. Effects of dietary fish oil on thyroid hormone signaling in the liver. *Journal of Nutritional Biochemistry.* 2010; 21(10): 935–940.

Teschemacher, H, Koch, G. Opioids in the Milk. *Endocrine Regulations.* 1991; 25(3): 147–150.

Thilly, CH, Vanderpas, JB, Bebe, N, et al. Iodine deficiency, other trace elements, and goitrogenic factors in the etiopathogeny of iodine deficiency disorders (IDD). *Biological Trace Element Research.* 1992; 32(1–3): 229–243.

Tóth, G, Noszái, B. Thyroid hormones and their precursors. II. Species-specific properties. *Acta Pharm Hung.* 2014; 84(1): 21–37.

Toulis, KA, Anastasilakis, AD, Tzellos, TG, et al. Selenium supplementation in the treatment of Hashimoto's thyroiditis: a systematic review and a meta-analysis. *Thyroid.* 2010; 20: 1163–1173.

Toxicological Profile for Iodine. Agency for Toxic Substances and Disease Registry, http://www.atsdr.cdc.gov/toxprofiles/tp158.html.

Triggiani, V, Tafaro, E, Giagulli, VA, et al. Role of iodine, selenium and other micronutrients in thyroid function and disorders. *Endocrine, Metabolic, and Immune Disorders – Drug Targets.* 2009; (3): 277–294.

Trumbo, P, Yates, A, Schlicker, S, Poos, M. Dietary reference intakes: Vitamin A, Vitamin K, arsenic, boron, chromium, copper, iodine, iron, manganese, molybdenum, nickel, silicon, vanadium, and zinc. *Journal of the American Dietetic Association.* 2001; 101(3): 294–301.

Urbano, G, López-Jurado, M, Aranda, P, et al. The Role of Phytic Acid in Legumes: Antinutrient or Beneficial Function? *Journal of Physiology and Biochemistry.* 2000; 56(3): 283–294.

Van Spronsen, FJ, van Rijn, M, Bekhof, J. Phenylketonuria: tyrosine supplementation in phenylalanine-restricted diets. *American Journal of Clinical Nutrition.* 2001; 73: 153–157.

Verdu, EF, Armstrong, D, Murray, JA. Between Celiac Disease and Irritable Bowel Syndrome: The »No Man's Land« of Gluten Sensitivity. *American Journal of Gastroenterology.* 2009; 104: 1587–1594.

Vojdani, A. The Characterization of the Repertoire of Wheat Antigens and Peptides Involved in the Humoral Immune Responses in Patients with Gluten Sensitivity and Crohn's Disease. *ISRN Allergy.* 2011; 1–12.

Vought, R, London, W, Brown, F, et al. Iodine Intake and Excretion in Healthy Nonhospitalized Subjects. *American Journal of Clinical Nutrition.* 1964; 15: 124–132.

Zimmermann, MB. Interactions of Vitamin A and iodine deficiencies: effects on the pituitary-thyroid axis. *International Journal for Vitamin and Nutrition Research.* 2007; 3: 236–240.

Zimmermann, MB, Adou, P, Torresani, T, et al. Persistence of goitre despite oral iodine supplementation in goitrous children with iron deficiency anemia in Côte d'Ivoire. *American Journal of Clinical Nutrition.* 2000; 71: 88–93.

Zimmermann, MB, Köhrle, J. The impact of iron and selenium deficiencies on iodine and thyroid metabolism: biochemistry and relevance to public health. *Thyroid.* 2002; 12(10): 867–878.

Kapitel 8: Der Kampf gegen die Toxine

Abdelouahab, N, Langlois, M-F, Lavoie, L, Corbin, F, Pasquier, J-C, Takser, L. Maternal and Cord-Blood Thyroid Hormone Levels and Exposure to Polybrominated Diphenyl Ethers and Polychlorinated Biphenyls During Early Pregnancy. *American Journal of Epidemiology.* 2013; 178(5): 701–713.

Abdelouahab, N, Mergler, D, Takser, L, et al. Gender differences in the effects of organochlorines, mercury, and lead on thyroid hormone levels in lakeside communities of Quebec (Canada). *Environmental Research.* 2008; 107(3): 380–392.

American Thoracic Society. HEPA Filters Reduce Cardiovascular Health Risks Associated with Air Pollution, Study Finds. *Science Daily.* 2011. www.sciencedaily.com/releases/2011/01/110121144009.htm.

Antoniou, M, Robinson, C, Fagan, J. GMO Myths and Truths: An Evidence-Based Examination of the Claims Made for the Safety and Efficacy of Genetically Modified Crops and Foods. *Earth Open Source.* 2012. http://earthopensource.org/files/pdfs/GMO_Myths_and_Truths/GMO_Myths_and_Truths_1.3.pdf.

Bergmans, H, Logie, C, Maanen, KV, Hermsen, H, Meredyth, M, Vlugt, CVD. Identification of potentially hazardous human gene products in GMO risk assessment. *Environmental Biosafety Research.* 2008; 7(1): 1–9.

Biomonitoring Summary. National Biomonitoring Program. 2013. http://www.cdc.gov/biomonitoring/perchlorate_biomonitoringsummary.html.

Björkman, L, Lundekvam, BF, Lagreid, T, et al. Mercury in human brain, blood, muscle and toenails in relation to exposure: an autopsy study. *Environmental Health.* 2007; 6(1): 30.

Boas, M, Feldt-Rasmussen, U, Skakkebaek, NE, Main, KM. Environmental chemicals and thyroid function. *European Journal of Endocrinology.* 2006; 154(5): 599–611. Review.

Boas, M, Main, KM, Feldt-Rasmussen, U. Environmental chemicals and thyroid function: an update. *Current Opinion in Endocrinology, Diabetes, and Obesity*. 2009; 16(5): 385–391. Review.

Burazor, I, Vojdani, A. Chronic Exposure to Oral Pathogens and Autoimmune Reactivity in Acute Coronary Atherothrombosis. *Autoimmune Diseases*. 2014; 2014: 1–8.

Carvalho, AN, Lim, JL, Nijland, PG, Witte, ME, Horssen, JV. Glutathione in multiple sclerosis: More than just an antioxidant? *Multiple Sclerosis Journal*. 2014; 20(11): 1425–1431.

Centers for Disease Control and Prevention. Community Water Fluoridation. www.cdc.gov/fluoridation/faqs/.

———. Fourth National Report on Human Exposure to Environmental Chemicals. 2009. www.cdc.gov/exposure report/pdf/FourthReport.pdf. (Der vierte Bericht präsentiert die Daten von 212 Chemikalien und beinhaltet die Ergebnisse landesweiter Proben von 1999–2004.)

———. Fourth National Report on Human Exposure to Environmental Chemicals. Updated Tables, July 2014. 2014. www.cdc.gov/exposurereport/pdf/FourthReport_UpdatedTables_Jul2014.pdf.

Chen, H-X, Ding, M-H, Liu, Q, Peng, K-L. Change of iodine load and thyroid homeostasis induced by ammonium perchlorate in rats. *Journal of Huazhong University of Science and Technology [Medical Sciences]*. 2014; 34(5): 672–678.

Christensen, KLY. Metals in blood and urine, and thyroid function among adults in the United States 2007–2008. *International Journal of Hygiene and Environmental Health*. 2013; 216(6): 624–632.

Clauw, DJ. Fibromyalgia: A Clinical Review. *Journal of the American Medical Association*. 2014; 311915): 1547–1555.

Connett, P. 50 Reasons to Oppose Fluoridation. Fluoride Action Network. 2012. http://fluoridealert.org/articles/50-reasons/.

Corre, LL, Besnard, P, Chagnon, M-C. BPA, an Energy Balance Disruptor. *Critical Reviews in Food Science and Nutrition*. 2015; 55(6): 769–777.

Council on Environmental Health, Rogan, WJ, Paulson, JA, Baum, C, et al. Iodine Deficiency, Pollutant Chemicals, and the Thyroid: New Information on an Old Problem. *Pediatrics*. 2014; 133(6): 1163–1166.

Crinnion, W. *Clean, Green, and Lean*. New York: John Wiley and Sons, 2010.

———. Sauna as a Valuable Clinical Tool for Cardiovascular, Autoimmune, Toxicant-induced and other Chronic Health Problems. *Alternative Medicine Review: Environmental Medicine*. 16(3): 215–225.

Darbre, PD, Harvey, PW. Paraben Esters: Review of Recent Studies of Endocrine Toxicity, Absorption, Esterase, and Human Exposure, and Discussion of Potential Human Health Risks. *Journal of Applied Toxicology*. 2008; 28(5): 561–578.

Desailloud, R, Wemeau, JL. Should we fear the perchlorate ion in the environment? *Presse Médicale*. 2016; 45(1): 107–116.

Diesendorf, M, Colquhoun, J, Spittle, B J, Everingham, DN, Clutterbuck, FW. New Evidence on Fluoridation. *Australia and New Zealand Journal of Public Health*. 1997; 21(2): 187–190.

Di Pietro, A, Baluce, B, Visalli, G, Maestra, SL, Micale, R, Izzotti, A. Ex vivo study for the assessment of behavioral factor and gene polymorphisms in individual susceptibility to oxidative DNA damage metals-induced. *International Journal of Hygiene and Environmental Health*. 2011; 214(3): 210–218.

Dr. Ben Lynch Network Sites. MTHFR.Net. http://MTHFR.net.

Ellingsen, DG, Efskind, J, Haug, E, Thomassen, Y, Martinsen, I, Gaarder, PI. Effects of low mercury vapour exposure on the thyroid function in chloralkali workers. *Journal of Applied Toxicology*. 2000; 20(6): 483–489.

Environmental Working Group and Commonweal. PFOA (Perfluorooctanoic Acid). Human Toxome Project. www.ewg.org/sites/humantoxome/chemicals/chemical.php?chemid=100307.

Environmental Working Group. EPA Proposes to Phase Out Fluoride Pesticide. 2011. www.ewg.org/news/testimony-official-correspondence/epa-proposes-phase-out-fluoride-pesticide.

———. EWG's 2014 Shopper's Guide to Pesticides in Produce. 2014. www.ewg.org/foodnews/.

———. EWG's Healthy Home Tips for Parents. 2008. http://static.ewg.org/reports/2008/EWGguide_goinggreen.pdf.

———. EWG's Skin Deep Cosmetics Database. www.ewg.org/skindeep/.

———. FDA Should Adopt EPA Tap Water Health Goals as Enforceable Limits for Bottled Water. 2008. www.ewg.org/news/testimony-official-correspondence/fda-should-adopt-epa-tap-water-health-goals-enforceable.

———. Is Your Bottled Water Worth It?: Bottle Vs. Tap – Double Standard. 2009. www.ewg.org/research/your-bottled-water-worth-it/bottle-vs-tap-double-standard.

———. Over 300 Pollutants in U.S. Tap Water. 2009. www.ewg.org/tapwater/.

———. Pollution in People: Cord Blood Contaminants in Minority Newborns. 2009. http://static.ewg.org/reports/2009/minority_cord_blood/2009-Minority-Cord-Blood-Report.pdf.

Erdemgil, Y, Gözet, T, Can, Ö, Ünsal, I, Özpınar, A. Perchlorate levels found in tap water collected from several cities in Turkey. *Environmental Monitoring and Assessment*. 2016; 188(3).

Faber, S, Cluderay, T. 1,000 Chemicals. *EnviroBlog*. Environmental Working Group. 2014. www.ewg.org/enviroblog/2014/05/1000-chemicals.

Fujinami, RS, Herrath, MGV, Christen, U, Whitton, JL. Molecular Mimicry, Bystander Activation, or Viral Persistence: Infections and Autoimmune Disease. *Clinical Microbiology Reviews*. 2006; 19(1): 80–94.

Gallagher, CM, Meliker, JR. Mercury and thyroid autoantibodies in U.S. women, NHANES 2007–2008. *Environment International*. 2012; 40: 39–43.

Gasnier, C, Dumont, C, Benachour, N, Clair, E, Chagnon, MC, Séralini, GE. Glyphosate-Based Herbicides Are Toxic and Endocrine Disruptors in Human Cell Lines. *Toxicology*. 2009; 262(3): 184–191.

Geens, T, Dirtu, AC, Dirinck, E, et al. Daily intake of bisphenol A and triclosan and their association with anthropometric data, thyroid hormones and weight loss in overweight and obese individuals. *Environment International*. 2015; 76: 98–105.

Genetics Home Reference. What Are Single Nucleotide Polymorphisms (SNPs)? http://ghr.nlm.nih.gov/handbook/genomicresearch/snp.

Ghosh, H, Bhattacharya, S. Thyrotoxicity of the chlorides of cadmium and mercury in rabbit. *Biomedical and Environmental Sciences*. 1992; 5(3): 236–240.

Gill, RF, McCabe MJ, Rosenspire, AJ. Elements of the B Cell Signalosome Are Differentially Affected by Mercury Intoxication. *Autoimmune Diseases*. 2014; 2014: 1–10.

Guilford, FT, Hope, J. Deficient Glutathione in the Pathophysiology of Mycotoxin-Related Illness. *Toxins* [Basel]. 2014; 6(2): 608–623.

Horton, MK, Blount, BC, Valentin-Blasini, L, et al. Co-occurring exposure to perchlorate, nitrate and thiocyanate alters thyroid function in healthy pregnant women. *Environmental Research*. 2015; 143: 1–9.

Houlihan, J, Wiles, R, Thayer, K, Gray, S. Body Burden: The Pollution in People. Environmental Working Group. 2003.

Huggins, HA. *Uninformed Consent: The Hidden Dangers in Dental Care*. Newburyport, MA: Hampton Roads Publishing, 1999.

Hybenova, M, Hrda, P, Procházková, J, Stejskal, VD, Sterzl, I. The Role of Environmental Factors in Autoimmune Thyroiditis. *Neuro Endocrinology Letters*. 2010; 31(3): 283–289.

Institute for Functional Medicine. Advanced Practice Detoxification Modules. www.functionalmedicine.org/conference.aspx?id=2744&cid=35&section=t324.

Jain, RB, Choi, YS. Interacting effects of selected trace and toxic metals on thyroid function. *International Journal of Environmental Health Research*. 2016; 26(1): 75–91.

Jiang, Y, Guo, X, Sun, Q, Shan, Z, Teng, W. Effects of Excess Fluoride and Iodide on Thyroid Function and Morphology. *Biological Trace Element Research*. 2016; 170(2): 382–389.

Jianjie, C, Wenjuan, X, Jinling, C, Jie, S, Ruhui, J, Meiyan, L. Fluoride caused thyroid endocrine disruption in male zebrafish (*Danio rerio*). *Aquatic Toxicology*. 2016; 171: 48–58.

Kaur, S, White, S, Bartold, PM. Periodontal Disease and Rheumatoid Arthritis: A Systematic Review. *Journal of Dental Research*. 2013; 92(5): 399–408.

Kharrazian, D. The Potential Roles of Bisphenol A (BPA) Pathogenesis in Autoimmunity. *Autoimmune Diseases*. 2014; 2014: 1–12.

Kinch, CD, Kurrasch, DM, Habibi, HR. Adverse morphological development in embryonic zebrafish exposed to environmental concentrations of contaminants individually and in mixture. *Aquatic Toxicology*. 2016; 175: 286–298.

Knott, KK, Schenk, P, Beyerlein, S, Boyd, D, Ylitalo, GM, O'Hara, TM. Blood-based biomarkers of selenium and thyroid status indicate possible adverse biological effects of mercury and polychlorinated biphenyls in Southern Beaufort Sea polar bears. *Environmental Research*. 2011; 111(8): 1124–1136.

Kumarathilaka, P, Oze, C, Indraratne, S, Vithanage, M. Perchlorate as an emerging contaminant in soil, water and food. *Chemosphere*. 2016; 150: 667–677.

Leung, AM, Pearce, EN, Braverman, LE. Environmental perchlorate exposure. *Current Opinion in Endocrinology and Diabetes and Obesity*. 2014; 21(5): 372–376.

Li, J, Liu, Y, Kong, D, Ren, S, Li, N. T-screen and yeast assay for the detection of the thyroid-disrupting activities of cadmium, mercury, and zinc. *Environmental Science and Pollution Research*. 2016; 23(10): 9843–9851.

Liang, S, Zhou, Y, Wang, H, Qian, Y, Ma, D, Tian, W, Persaud-Sharma, V, et al. The Effect of Multiple Single Nucleotide Polymorphisms in the Folic Acid Pathway Genes on Homocysteine Metabolism. *BioMed Research International.* 2014; 2014.

Liu, Q, Ding, MH, Zhang, R, Chen, HX, et al. Study on mechanism of thyroid cytotoxicity of ammonium perchlorate. *Zhonghua Lao Dong Wei Sheng Zhi Ye Bing Za Zhi.* 2013; 31(6): 418–421.

Llop, S, Lopez-Espinosa, M-J, Murcia, M, et al. Synergism between exposure to mercury and use of iodine supplements on thyroid hormones in pregnant women. *Environmental Research.* 2015; 138: 298–305.

Lunder, S. Flame Retardants Are Everywhere in Homes, New Studies Find. *EnviroBlog.* Environmental Working Group. 2012. www.ewg.org/enviroblog/2012/12/toxic-fire-retardants-are-everywhere-homes-new-studies-find.

Maffini, MV, Trasande, L, Neltner, TG. Perchlorate and Diet: Human Exposures, Risks, and Mitigation Strategies. *Current Environmental Health Reports.* 2016; 3(2): 107–117.

Mervish, NA, Pajak, A, Teitelbaum, SL, et al. Thyroid Antagonists (Perchlorate, Thiocyanate, and Nitrate) and Childhood Growth in a Longitudinal Study of U.S. Girls. *EHP Environmental Health Perspectives.* 2015; 124(4).

Mesnage, R, Gress, S, Defarge, N, Séralini, GE. Human Cell Toxicity of Pesticides Associated to Wide Scale Agricultural GMOs. *Theorie in der Ökologie.* 2013; 17: 118–120.

Meyer, E, Eagles-Smith, CA, Sparling, D, Blumenshine, S. Mercury Exposure Associated with Altered Plasma Thyroid Hormones in the Declining Western Pond Turtle (Emys marmorata) from California Mountain Streams. *Environmental Science and Technology.* 2014; 48(5): 2989–2996.

Minoia, C, Ronchi, A, Pigatto, P, Guzzi, G. Effects of mercury on the endocrine system. *Critical Reviews in Toxicology.* 2009; 39(6): 538–538.

Myers, A. Episode 11: Chemical-free and Gluten-free Skin Care with Bob Root. *The Myers Way.* 2013. http://www.amymyersmd.com/2013/07/tmw-episode-11-chemical-free-gluten-free-skin-care-with-bob-root/.

———. Episode 12: Biological Dentistry with Stuart Nunnally, DDS. *The Myers Way.* 2013. http://www.amymyersmd.com/2013/07/tmw-episode-12-biological-dentistry-with-stuart-nunnally-dds/.

———. Episode 17: Green Beauty With W3LL PEOPLE. The Myers Way. 2013. Available at http://www.amymyersmd.com/2013/08/tmw-episode-17-green-beauty-with-w3ll-people/.

Nakazawa, DJ. *The Autoimmune Epidemic: Bodies Gone Haywire in a World Out of Balance and the Cutting Edge Science That Promises Hope.* New York: Simon and Schuster, 2008.

Null, G. Fluoride: Killing Us Softly. *Global Research.* 2013. www.globalresearch.ca/fluoride-killing-us-softly/5360397.

Nuttall, SL, Martin, U, Sinclair, AJ, Kendall, MJ. Glutathione: In Sickness and in Health. *Lancet.* 1998; 351(9103): 645–646.

Ong, J, Erdei, E, Rubin, RL, Miller, C, Ducheneaux, C, O'Leary, M, Pacheco, B, et al.

Mercury, Autoimmunity, and Environmental Factors on Cheyenne River Sioux Tribal Lands. *Autoimmune Diseases.* 2014. Article ID 325461.

Patrick, L. Thyroid disruption: mechanism and clinical implications in human health. *Alternative Medicine Review.* 2009 Dec; 14(4): 326-46. Review. Erratum in: *Alternative Medicine Review.* 2010; 15(1): 58.

Pinhel, MADS, Sado, CL, Longo, GDS, et al. Nullity of GSTT1/GSTM1 related to pesticides is associated with Parkinson's disease. *Arq Neuro-Psiquiatr Arquivos de Neuro-Psiquiatria.* 2013; 71(8): 527–532.

Porreca, I, Severino, LU, D'Angelo, F, et al. »Stockpile« of Slight Transcriptomic Changes Determines the Indirect Genotoxicity of Low-Dose BPA in Thyroid Cells. *PLoS ONE.* 2016; 11(3).

Procházková, J, Sterzl, I, Kucerova, H, Bartova, J, Stejskal, VD. The Beneficial Effect of Amalgam Replacement on Health in Patients with Autoimmunity. *Neuro Endocrinology Letters.* 2004; 25(3): 211–218.

Reisman, RE, Mauriello, PM, Davis, GB, Georgitis, JW, DeMasi, JM. A Double-Blind Study of the Effectiveness of a High-Efficiency Particulate Air (HEPA) Filter in the Treatment of Patients with Perennial Allergic Rhinitis and Asthma. *Journal of Allergy and Clinical Immunology.* 1990; 85(6): 1050–1057.

Richard, S, Moslemi, S, Sipahutar, H, Benachour, N, Seralini, GE. Differential Effects of Glyphosate and Roundup on Human Placental Cells and Aromatase. *Environmental Health Perspectives.* 2005; 113(6): 716–720.

Rogers, JA, Metz, L, Yong, VW. Review: Endocrine Disrupting Chemicals and Immune Responses: A Focus on Bisphenol-A and Its Potential Mechanisms. *Molecular Immunology.* 2013; 53(4): 421–430.

Romano, ME, Webster, GM, Vuong, AM, et al. Gestational urinary bisphenol A and maternal and newborn thyroid hormone concentrations: The HOME Study. *Environmental Research.* 2015; 138: 453–460.

Root, B. *Chemical-Free Skin Health.* M42 Publishing, 2010.

Samsel, A, Seneff, S. Glyphosate, Pathways to Modern Diseases II: Celiac Sprue and Gluten Intolerance. *Interdisciplinary Toxicology.* 2013; 6(4): 159–184.

———. Glyphosate's Suppression of Cytochrome P450 Enzymes and Amino Acid Biosynthesis by the Gut Microbiome: Pathways to Modern Diseases. *Entropy.* 2013; 15: 1416–1463.

Sarkar, C, Pal, S. Ameliorative Effect of Resveratrol Against Fluoride-Induced Alteration of Thyroid Function in Male Wistar Rats. *Biological Trace Element Research.* 2014; 162(1-3): 278–287.

Schaller, J. *Mold Illness and Mold Remediation Made Simple: Removing Mold Toxins from Bodies and Sick Buildings.* Tampa, FL: Hope Academic Press, 2005.

Schell, LM, Gallo, MV. Relationships of putative endocrine disruptors to human sexual maturation and thyroid activity in youth. *Physiology and Behavior.* 2010; 99(2): 246–253.

Schell, LM, Gallo, MV, Denham, M, Ravenscroft, J, Decaprio, AP, Carpenter, DO. Relationship of Thyroid Hormone Levels to Levels of Polychlorinated Biphenyls, Lead, p,p'-DDE, and Other Toxicants in Akwesasne Mohawk Youth. *Environmental Health Perspectives.* 2008; 116(6): 806–813.

Seymour, GJ, Ford, J, Cullinan, MP, Leishman, S, Yamazaki, K. Relationship Between Periodontal Infections and Systemic Disease. *Clinical Microbiology and Infection.* 2007; 13(4): 3–10.

Shoemaker, RC. *Mold Warriors: Fighting America's Hidden Health Threat.* Baltimore: Gateway Press, 2005.

———. *Surviving Mold: Life in the Era of Dangerous Buildings.* Baltimore: Otter Bay Books, 2010.

Sigurdson, T, Fellow, S. Exposing the Cosmetics Cover-Up: True Horror Stories of Cosmetic Dangers. Environmental Working Group. 2013. www.ewg.org/research/exposing-cosmetics-cover/true-horror-stories-of-cosmetic-dangers.

Singh, N, Verma, K, Verma, P, Sidhu, G, Sachdeva, S. A comparative study of fluoride ingestion levels, serum thyroid hormone and TSH level derangements, dental fluorosis status among school children from endemic and non-endemic fluorosis areas. *SpringerPlus.* 2014; 3(1): 7.

Sirota, M, Schaub, MA, Batzoglou, S, Robinson, WH, Butte, AJ. Autoimmune Disease Classification by Inverse Association with SNP Alleles. *PLoS Genetics.* 2009; 5(12): e1000792.

Smith, JM. Genetically Engineered Foods May Cause Rising Food Allergies – Genetically Engineered Corn. In the Institute for Responsible Technology newsletter *Spilling the Beans.* 2007.

Smith, JM, Institute for Responsible Technology. *Genetic Roulette.* Institute for Responsible Technology; 2012. http://geneticroulettemovie.com.

Song, GG, Bae, SC, Lee, YH. Association of the MTHFR C677T and A1298C Polymorphisms with Methotrexate Toxicity in Rheumatoid Arthritis: A Meta-Analysis. *Clinical Rheumatology.* 2014.

Steinmaus, CM. Perchlorate in Water Supplies: Sources, Exposures, and Health Effects. *Current Environmental Health Reports.* 2016; 3(2): 136–143.

Steinmaus, C, Pearl, M, Kharrazi, M, et al. Thyroid Hormones and Moderate Exposure to Perchlorate during Pregnancy in Women in Southern California. *EHP Environmental Health Perspectives.* 2015.

Stejskal, J, Stejskal, VD. The Role of Metals in Autoimmunity and the Link to Neuroendocrinology. *Neuro Endocrinology Letters.* 1999; 20(6): 351–364.

Surviving Mold website. www.survivingmold.com.

Tan, SW, Meiller, JC, Mahaffey, KR. The endocrine effects of mercury in humans and wildlife. *Critical Reviews in Toxicology.* 2009; 39(3): 228–269.

Teens Turning Green. Sustainable Food Resources: Dirty Thirty. http://www.teensturninggreen.org/wordpress/wp-content/uploads/2013/03/dirtythirty-10-11-10.pdf.

Tiwari, V, Bhattacharya, L. Adverse effects of mercuric chloride on thyroid of mice, *Musculus albinus,* and pattern of recovery of the damaged activity. *Journal of Environmental Biology.* 2004; 25(1): 109–111.

U.S. Environmental Protection Agency. Ground Water and Drinking Water. http://water.epa.gov/drink/.

———. Indoor Air Quality (IAQ). www.epa.gov/iaq/.

———. Perfluorooctanoic Acid (PFOA) and Fluorinated Telomers. www.epa.gov/oppt/pfoa/pubs/pfoainfo.html.

———. Targeting Indoor Air Pollutants: EPA's Approach and Progress. March 1993. http://nepis.epa.gov

———. TSCA Chemical Substance Inventory. www.epa.gov/oppt/existingchemicals/pubs/tscainventory/basic.html.

Wada, H, Cristol, DA, Mcnabb, FA, Hopkins, WA. Suppressed Adrenocortical Responses and Thyroid Hormone Levels in Birds near a Mercury-Contaminated River. *Environmental Science and Technology.* 2009; 43(15): 6031–6038.

Wang, N, Zhou, Y, Fu, C, et al. Influence of Bisphenol A on Thyroid Volume and Structure Independent of Iodine in School Children. *PLoS ONE.* 2015; 10(10).

Williams, RH, Jaffe, H, Taylor, JA. Effect of Halides, Thiocyanate and Propylthiouracil upon the Distribution of Radioiodine in the Thyroid Gland, Blood and Urine. *American Journal of the Medical Sciences.* 1950; 219(1): 7–15.

Wu, Y, Beland, FA, Fang, J-L. Effect of triclosan, triclocarban, 2,2',4,4'-tetrabromodiphenyl ether, and bisphenol A on the iodide uptake, thyroid peroxidase activity, and expression of genes involved in thyroid hormone synthesis. *Toxicology in Vitro.* 2016; 32: 310–319.

Yang, H, Xing, R, Liu, S, Yu, H, Li, P. g-Aminobutyric acid ameliorates fluoride-induced hypothyroidism in male Kunming mice. *Life Sciences.* 2016; 146: 1–7.

Yang, J, Chan, KM. Evaluation of the toxic effects of brominated compounds (BDE-47, 99, 209, TBBPA) and bisphenol A (BPA) using a zebrafish liver cell line, ZFL. *Aquatic Toxicology.* 2015; 159: 138–147.

Zeng, Q, Cui, YS, Zhang, L, et al. Studies of fluoride on the thyroid cell apoptosis and mechanism. *Zhonghua Yu Fang Yi Xue Za Zhi.* 2012; 46(3): 233–236.

Zhao, H, Chai, L, Wang, H. Effects of fluoride on metamorphosis, thyroid and skeletal development in Bufo gargarizans tadpoles. *Ecotoxicology.* 2013; 22(7): 1123–1132.

Zoeller, RT. Environmental chemicals impacting the thyroid: targets and consequences. *Thyroid.* 2007; 17(9): 811–817.

———. Environmental chemicals targeting thyroid. *Hormones (Athens).* 2010; 9(1): 28–40.

Zoeller, RT, Rovet, J. Timing of thyroid hormone action in the developing brain: clinical observations and experimental findings. *Journal of Neuroendocrinology.* 2004; 16(10): 809–818.

Kapitel 9: Die Sache mit den Infektionen

Alam, J, Kim, YC, Choi, Y. Potential Role of Bacterial Infection in Autoimmune Diseases: A New Aspect of Molecular Mimicry. *Immune Network.* 2014; 14(1): 7–13.

Allen, K, Shykoff, BE, Izzo Jr., JL. Pet Ownership, but Not ACE Inhibitor Therapy, Blunts Home Blood Pressure Responses to Mental Stress. *Hypertension.* 2001; 38: 815–820.

American College of Rheumatology. Study Provides Greater Understanding of Lyme Disease-Causing Bacteria. Press release. 2009.

Bach, J-F. The Effect of Infections on Susceptibility to Autoimmune and Allergic Diseases. *New England Journal of Medicine.* 2002; 347: 911–920.

Brady, DM. Molecular Mimicry, the Hygiene Hypothesis, Stealth Infections, and Other Examples of Disconnect Between Medical Research and the Practice of Clinical Medicine in Autoimmune Disease. *Open Journal of Rheumatology and Autoimmune Diseases.* 2013; 3: 33–39.

Broccolo, F, Fusetti, L, Ceccherini-Nelli, L. Possible Role of Human Herpesvirus 6 as a Trigger of Autoimmune Disease. *Scientific World Journal.* 2013; 2013: 1–7.

Brucker-Davis, F, Hiéronimus, S, Fénichel, P. Thyroid and the environment. *Presse Médicale.* 2016; 45(1): 78–87.

Casiraghi, C, Horwitz, MS. Epstein-Barr virus and autoimmunity: the role of a latent viral infection in multiple sclerosis and systemic lupus erythematosus pathogenesis. *Future Virology.* 013; 8(2): 173–182.

Chastain, EML, Miller, SD. Molecular Mimicry as an Inducing Trigger for CNS Autoimmune Demyelinating Disease. *Immunological Reviews.* 2012; 245(1): 227–238.

Collingwood, J. The Power of Music to Reduce Stress. *Psych Central.* http://psychcentral.com/lib/the-power-of-music-to-reduce-stress/000930?all=1.

Cusick, MF, Libbey, JE, Fujinami, RS. Molecular Mimicry as a Mechanism of Autoimmune Disease. *Clinical Reviews in Allergy and Immunology;* 2012; 42(1): 102–111.

Davis, SL. Environmental Modulation of the Immune System via the Endocrine System. *Domestic Animal Endocrinology;* 1998; 15(5): 283–289.

Delogu, LG, Deidda, S, Delitala, G, Manetti, R. Infectious Diseases and Autoimmunity. *Journal of Infection in Developing Countries.* 2001; 5(10): 679–687.

Desailloud, R, Hober, D. Viruses and thyroiditis: an update. *Virology Journal.* 2009; 6(1): 5.

Draborg, AH, Duus, K, Houen, G. Epstein-Barr Virus in Systemic Autoimmune Diseases. *Clinical and Developmental Immunology.* 2013; 2013: 1–9.

Ercolini, AM, Miller, SD. The Role of Infections in Autoimmune Disease. *Clinical and Experimental Immunology.* 2009; 155(1): 1–15.

Getts, DR, Chastain, EML, Terry, RL, Miller, SD. Virus Infection, Antiviral Immunity, and Autoimmunity. *Immunological Reviews.* 2013; 255(1): 197–209.

Institute for Functional Medicine. The Challenge of Emerging Infections in the 21st Century: Terrain, Tolerance, and Susceptibility. *Annual International Conference,* Bellevue, Wash., 2011.

Janegova, A, Janega, P, Rychly, B, Kuracinova, K, Babal, P. The role of Epstein-Barr virus infection in the development of autoimmune thyroid diseases. *Endokrynologia Polska.* 2015; 66(2): 132–136.

Kaňková, Š, Procházková, L, Flegr, J, Calda, P, Springer, D, Potluková, E. Effects of Latent Toxoplasmosis on Autoimmune Thyroid Diseases in Pregnancy. *PLoS ONE.* 2014; 9(10).

Patil, AD. Link between Hypothyroidism and Small Intestinal Bacterial Overgrowth. *Indian Journal of Endocrinology and Metabolism.* 2014; 18(3): 307–309.

Pender, MP. CD8+ T-Cell Deficiency, Epstein-Barr Virus Infection, Vitamin D Deficiency, and Steps to Autoimmunity: A Unifying Hypothesis. *Autoimmune Diseases.* 2012; 2012: 1–16.

Rajič, B, Arapović, J, Raguž, K, Babić, SM, Maslać, S. Eradication of Blastocystis Hominis Prevents the Development of Symptomatic Hashimoto's Thyroiditis: A Case Report. *National Center for Biotechnology Information*. U.S. National Library of Medicine. 2015; 9(7): 788–791.

Rashid, T, Ebringer, A. Autoimmunity in Rheumatic Diseases Is Induced by Microbial Infections via Crossreactivity or Molecular Mimicry. *Autoimmune Diseases*. 2012: 1–9.

Sfriso, P, Ghirardello, A, Botsios, C, et al. Infections and autoimmunity: the multifaceted relationship. *Journal of Leukocyte Biology*. 2009; 87(3): 385–395.

Shapira, Y, Agmon-Levin, N, Selmi, C, et al. Prevalence of anti-toxoplasma antibodies in patients with autoimmune diseases. *Journal of Autoimmunity*. 2012; 39(1–2): 112–116.

Smolders, J. Vitamin D and Multiple Sclerosis: Correlation, Causality, and Controversy. *Autoimmune Diseases*. 2011; 2011: 1–3.

Szymula, A, Rosenthal, J, Szczerba, BM, Bagavant, H, Fu, SM, Deshmukh, US. T cell epitope mimicry between Sjögren's syndrome Antigen A (SSA)/Ro60 and oral, gut, skin and vaginal bacteria. *Clinical Immunology*. 2014; 152(1–2): 1–9.

Tomer, Y, Davies, TF. Infection, Thyroid Disease, and Autoimmunity. *National Center for Biotechnology Information*. U.S. National Library of Medicine. 1993; 14(1): 107–120.

Tozzoli, R, Barzilai, O, Ram, M, et al. Infections and autoimmune thyroid diseases: Parallel detection of antibodies against pathogens with proteomic technology. *Autoimmunity Reviews*. 2008; 8(2): 112–115.

Uchakin, PN, Parish, DC, Dane, FC, et al. Fatigue in Medical Residents Leads to Reactivation of Herpes Virus Latency. *Interdisciplinary Perspectives on Infectious Diseases*. 2011; 2011: 1–7.

Vojdani, A. A Potential Link Between Environmental Triggers and Autoimmunity. *Autoimmune Diseases*. 2014; 2014: 1–18.

Wasserman, EE, Nelson, K, Rose, NR, et al. Infection and thyroid autoimmunity: A seroepidemiologic study of TPOaAb. *Autoimmunity*. 2009; 42(5): 439–446.

Wucherpfennig, KW. Mechanisms for the Induction of Autoimmunity by Infectious Agents. *Journal of Clinical Investigation*. 2001; 108(8): 1097–1104.

———. Structural Basis of Molecular Mimicry. *Journal of Autoimmunity*. 2001; 16(3): 293–302.

Yang, CY, Leung, PS, Adamopoulos, IE, Gershwin, ME. The Implication of Vitamin D and Autoimmunity: A Comprehensive Review. *Clinical Reviews in Allergy and Immunology*. 2013; 45(2): 217–226.

Kapitel 10: Die Stress-Lösung

Adrenal Fatigue website. www.adrenalfatigue.org.

Al-Massadi, O, Trujillo, M, Senaris, R, et al. The vagus nerve as a regulator of growth hormone secretion. *Regulatory Peptides*. 2011; 166(1-3): 3–8.

Assaf, AM. Stress-Induced Immune-Related Diseases and Health Outcomes of Pharmacy Students: A Pilot Study. *Saudi Pharmaceutical Journal*. 2013; 21(1): 35–44.

Attia, AMM, Ibrahim, FAA, El-Latif, NAA, et al. Therapeutic antioxidant and anti-inflammatory effects of laser acupuncture on patients with rheumatoid arthritis. *Lasers in Surgery and Medicine*. 2016.

Blase, KL, van Dijke, A, Cluitmans, PJ, Vermetten, E. Efficacy of HRV-biofeedback as additional treatment of depression and PTSD. *Tijdschr Psychiatr*. 2016; 58(4): 292–300.

Burkhart, K, Phelps, JR. Amber Lenses to Block Blue Light and Improve Sleep: A Randomized Trial. *Chronobiology International*. 2009; 26(8): 1602–1612.

Canadian Agency for Drugs and Technologies in Health. Neurofeedback and Biofeedback for Mood and Anxiety Disorders: A Review of the Clinical Evidence and Guidelines – An Update [Internet]. CADTH Rapid Response Reports.2014. www.ncbi.nlm.nih.gov/pubmed/25411662.

Cheon, E-J, Koo, B-H, Choi, J-H. The Efficacy of Neurofeedback in Patients with Major Depressive Disorder: An Open Labeled Prospective Study. *Applied Psychophysiology and Biofeedback*. 2015; 41(1): 103–110.

Fan, S. Floating Away: The Science of Sensory Deprivation Therapy. *The Crux*. 2014. http://blogs.discovermagazine.com/crux/2014/04/04/floating-away-the-science-of-sensory-deprivation-therapy/#.vz58c2qriff.

Ghosh, T, Jahan, M, Singh, A. The efficacy of electroencephalogram neurofeedback training in cognition, anxiety, and depression in alcohol dependence syndrome: A case study. *Industrial Psychiatry Journal*. 2014; 23(2): 166.

Godbout, JP, Glaser, R. Stress-Induced Immune Dysregulation: Implications for Wound Healing, Infectious Disease, and Cancer. *Journal of Neuroimmune Pharmacology*. 2006; 1(4): 421–427.

Gomez-Merino, D, Drogou, C, Chennaoui, M, Tiollier, E, Mathieu, J, Guezennec, CY. Effects of Combined Stress during Intense Training on Cellular Immunity, Hormones and Respiratory Infections. *Neuroimmunomodulation*. 2005; 12(3): 164–172.

Grossman, P, Niemann, L, Schmidt, S, Walach, H. Mindfulness-Based Stress Reduction and Health Benefits: A Meta-Analysis. *Journal of Psychosomatic Research*. 2004; 57(1): 35–43.

Huang, WQ, Zhou, QZ, Liu, XG, et al. Effects of Acupuncture Intervention on Levels of T Lymphocyte Subsets in Plasma and Thymus in Stress-induced Anxiety Rats. *Zhen Ci Yan Jiu*. 2015; 40(4): 265–269.

Innes, KE, Selfe, TK, Khalsa, DS, Kandati, S. Effects of Meditation versus Music Listening on Perceived Stress, Mood, Sleep, and Quality of Life in Adults with Early Memory Loss: A Pilot Randomized Controlled Trial. *Journal of Alzheimer's Disease*. 2016.

Irwin, M, Daniels, M, Risch, SC, Bloom, E, Weiner, H. Plasma cortisol and natural killer cell activity during bereavement. *Biological Psychiatry*. 1988; 24(2): 173–178.

Kabat-Zinn, J, Massion, AO, Kristeller, J, Peterson, LG, Fletcher, KE, Pbert, L, Lenderking, WR, et al. Effectiveness of a Meditation-Based Stress Reduction Program in the Treatment of Anxiety Disorders. *American Journal of Psychiatry*. 1992; 149(7): 936–943.

Khansari, DN, Murgo, AJ, Faith, RE. Effects of Stress on the Immune System. *Immunology Today*. 1990; 11: 170–175.

Kjellgren, A, Sundequist, U, et al. Effects of flotation-REST on muscle tension pain. *Pain Research and Management.* 2001; 6(4): 181–189.

Kobayashi, I, Lavela, J, Bell, K, Mellman, TA. The Impact of Posttraumatic Stress Disorder Versus Resilience on Nocturnal Autonomic Nervous System Activity as Functions of Sleep Stage and Time of Sleep. *Physiology and Behavior.* 2016.

Kok, BE, Coffey, KA, Cohn, MA, et al. How Positive Emotions Build Physical Health: Perceived Positive Social Connections Account for the Upward Spiral Between Positive Emotions and Vagal Tone. *Psychological Science.* 2013; 24(7): 1123–1132.

Labrique-Walusis, F, Keister, KJ, Russell, AC. Massage Therapy for Stress Management: Implications for Nursing Practice. *Orthopedic Nursing.* 2010; 29(4): 254–257.

Lampert, R, Tuit, K, Hong, K-I, Donovan, T, Lee, F, Sinha, R. Cumulative stress and autonomic dysregulation in a community sample. *Stress.* 2016: 1–11.

Le Scouamec, RP, Poirier, RM, Owens, JE, Gauthier, J, Taylor, AG, Foresman, PA. Use of binaural beat tapes for treatment of anxiety: a pilot study of tape preference and outcomes. *Alternative Therapies in Health and Medicine.* 2001; 7(1): 58–63.

Liu, Y, Wheaton, AG, Chapman, DP, Croft, JB. Sleep Duration and Chronic Diseases among US Adults Age 45 Years and Older: Evidence from the 2010 Behavioral Risk Factor Surveillance System. *Sleep.* 2013; 36(10): 1421–1427.

Lutz, B. An Institutional Case Study: Emotion Regulation with HeartMath at Santa Cruz County Children's Mental Health. *Global Advances in Health and Medicine.* 2014; 3(2): 68–71.

Masuda, A, Kihara, T, Fukudome, T, Shinsato, T, Minagoe, S, Tei, C. The effects of repeated thermal therapy for two patients with chronic fatigue syndrome. *Journal of Psychosomatic Research.* 2005; 58(4): 383–387.

Masuda, A, Miyata, M, Kihara, T, Minagoe, S, Tei, C. Repeated Sauna Therapy Reduces Urinary 8-Epi-Prostaglandin F 2α. *Japanese Heart Journal.* 2004; 45(2): 297–303.

Masuda, A, Nakazato, M, Kihara, T, Minagoe, S, Tei, C. Repeated Thermal Therapy Diminishes Appetite Loss and Subjective Complaints in Mildly Depressed Patients. *Psychosomatic Medicine.* 2005; 67(4): 643–647.

Mccraty, R, Atkinson, M, Lipsenthal, L, Arguelles, L. New Hope for Correctional Officers: An Innovative Program for Reducing Stress and Health Risks. *Applied Psychophysiology and Biofeedback.* 2009; 34(4): 251–272.

Mccraty, R, Zayas, MA. Cardiac coherence, self-regulation, autonomic stability, and psychosocial well-being. *Frontiers in Psychology.* 2014; 5.

———. Intuitive Intelligence, Self-regulation, and Lifting Consciousness. *Global Advances in Health and Medicine.* 2014; 3(2): 56–65.

Moncayo, R, Moncayo, H. The WOMED model of benign thyroid disease: Acquired magnesium deficiency due to physical and psychological stressors relates to dysfunction of oxidative phosphorylation. *BBA Clinical.* 2015; 3: 44–64.

Mooventhan, A, Shetty, G, Anagha, N. Effect of electro-acupuncture, massage, mud, and sauna therapies in patient with rheumatoid arthritis. *Journal of Ayurveda and Integrative Medicine.* 2015; 6(4): 295–299.

Myers, A. Episode 10: Sleep Expert Dan Pardi. *The Myers Way.* 2013. http://www.amymyersmd.com/2013/06/tmw-episode-10-sleep-expert-dan-pardi/.

Nasirinejad, F, Hoomayoonfar, H. Study on the Effects of Vagus Nerve in Controlling of Testosterone Secretion. *Razi Journal of Medical Sciences*. 1999; 6(1): 58–65.

O'Keane, V, Dinan, TG, Scott, L, Corcoran, C. Changes in Hypothalamic-Pituitary-Adrenal Axis Measures After Vagus Nerve Stimulation Therapy in Chronic Depression. *Biological Psychiatry*. 2005; 58(12): 963–968.

Padmanabhan, R, Hildreth, AJ, Laws, D. A prospective, randomised, controlled study examining binaural beat audio and pre-operative anxiety in patients undergoing general anaesthesia for day case surgery. *Anaesthesia*. 2005; 60(9): 874–877.

Panossian, A, Wikman, G. Evidence-based efficacy of adaptogens in fatigue, and molecular mechanisms related to their stress-protective activity. *Current Clinical Pharmacology*. 2009 Sep; 4(3): 19–219.

Panossian, A, Wikman, G, Kaur, P, Asea, A. Adaptogens exert a stress-protective effect by modulation of expression of molecular chaperones. *Phytomedicine*. 2009 Jun; 16(6–7): 617–622.

Prasad, R, Kowalczyk, JC, Meimaridou, E, Storr, HL, Metherell, LA. Oxidative Stress and Adrenocortical Insufficiency. *Journal of Endocrinology*. 2014; 221(3):R63–R73.

Ravalier, JM, Wegrzynek, P, Lawton, S. Systematic review: complementary therapies and employee well-being. *Occupational Medicine (Lond)*. 2016.

Reyna-Garfias, R, Barbosa-Cabrera, E, Drago-Serrano, ME. Stress Modulates Intestinal Secretory Immunoglobulin A. *Frontiers in Integrative Neuroscience*. 2013; 7: 86.

Ruotsalainen, JH, Verbeek, JH, Mariné, A, Serra, C. Preventing occupational stress in healthcare workers. *Sao Paulo Medical Journal*. 2016; 134(1): 92.

Sapolsky, R. *Why Zebras Don't Get Ulcers*. New York: Holt, 2004.

Schoenberg, PLA, David, AS. Biofeedback for Psychiatric Disorders: A Systematic Review. *Applied Psychophysiology and Biofeedback*. 2014; 39(2): 109–135.

Segerstrom, SC, Miller, GE. Psychological Stress and the Human Immune System: A Meta-Analytic Study of 30 Years of Inquiry. *Psychological Bulletin*. 2004; 130(4): 601–630.

Shaffer, F, Mccraty, R, Zerr, CL. A healthy heart is not a metronome: an integrative review of the heart's anatomy and heart rate variability. *Frontiers in Psychology*. 2014; 5.

Sripongngam, T, Eungpinichpong, W, Sirivongs, D, Kanpittaya, J, Tangvoraphonkchai, K, Chanaboon, S. Immediate Effects of Traditional Thai Massage on Psychological Stress as Indicated by Salivary Alpha-Amylase Levels in Healthy Persons. *Medical Science Monitor Basic Research*. 2015; 21: 216–221.

Summa, KC, Turek, FW. Chronobiology and Obesity: Interactions between Circadian Rhythms and Energy Regulation. *Advances in Nutrition: An International Review Journal*. 2014; 5(3).

Talley, G. About Floating Guide. Float Tank Solutions. http://www.floattanksolutions.com/product/free-guide-float-tanks-20-page-primer/.

Verkuil, B, Brosschot, JF, Tollenaar, MS, Lane, RD, Thayer, JF. Prolonged Non-metabolic Heart Rate Variability Reduction as a Physiological Marker of Psychological Stress in Daily Life. *Annals of Behavioral Medicine*. 2016.

Wahbeh, H, Calabrese, C, Zwickey, H. Binaural Beat Technology in Humans: A Pilot

Study to Assess Psychologic and Physiologic Effects. *Journal of Alternative and Complementary Medicine.* 2007; 13(1): 25–32.

Wang, Y, Kondo, T, Suzukamo, Y, Oouchida, Y, Izumi, S-I. Vagal Nerve Regulation Is Essential for the Increase in Gastric Motility in Response to Mild Exercise. *Tohoku Journal of Experimental Medicine.* 2010; 222(2): 155–163.

Weiland, TJ, Jelinek, GA, Macarow, KE, et al. Original sound compositions reduce anxiety in emergency department patients: a randomised controlled trial. *Medical Journal of Australia.* 2011; 195(11): 694–698.

Wilson, J, Wright, JV. *Adrenal Fatigue: The 21st Century Stress Syndrome.* Smart Publications, 2001.

Zubeldia, JM, Nabi, HA, Del Río, MJ, Genovese, J. Exploring new applications for Rhodiola rosea: can we improve the quality of life of patients with short-term hypothyroidism induced by hormone withdrawal? *Journal of Medicinal Food.* 2010 Dec; 13(6): 1287–1292.

Kapitel 11: Das Schilddrüsen-Programm nach der Myers-Methode in der Praxis

Cordain, L, SB, Eaton, A, Sebastian, N, Mann, S, Lindeberg, BA, Watkins, O'Keefe, JH, et al. Origins and Evolution of the Western Diet: Health Implications for the 21st Century. *American Journal of Clinical Nutrition.* 2005; 81(2): 341–354.

García-Nino, WR, Pedraza-Chaverrí, J. Protective Effect of Curcumin Against Heavy Metals-Induced Liver Damage. *Food and Chemical Toxicology.* 2014; 69C: 182–201.

Gleeson, M. Nutritional Support to Maintain Proper Immune Status During Intense Training. *Nestlé Nutrition Institute Workshop Series.* 2013; 75: 85–97.

Harris, E, Macpherson, H, Pipingas, A. Improved Blood Biomarkers but No Cognitive Effects from 16 Weeks of Multivitamin Supplementation in Healthy Older Adults. *Nutrients.* 2015; 7(5): 3796–3812.

Institute for Functional Medicine. *Clinical Nutrition: A Functional Approach Textbook.* 2nd ed. 2004.

———. Functional Perspectives on Food and Nutrition: The Ultimate Upstream Medicine. Annual International Conference, San Francisco, CA, May 29–31, 2014. www.functionalmedicine.org/conference.aspx?id=2711&cid=35&section=t281.

———. *Textbook of Functional Medicine.* September 2010. www.functionalmedicine.org/listing_detail.aspx?id=2415&cid=34.

Kazi, YF, Saleem, S, Kazi, N. Investigation of Vaginal Microbiota in Sexually Active Women Using Hormonal Contraceptives in Pakistan. *BMC Urology.* 2012; 18(12): 22.

Krause, R, Schwab, E, Bachhiesl, D, Daxböck, F, Wenisch, C, Krejs, GJ, Reisinger, EC. Role of Candida in Antibiotic-Associated Diarrhea. *Journal of Infectious Diseases.* 2001; 184(8): 1065–1069.

Lieberman, S, Enig, MG, Preuss, HG. A Review of Monolaurin and Lauric Acid: Natural Virucidal and Bactericidal Agents. *Alternative and Complementary Therapies.* 2006; 12(6): 310–314.

Ludvigsson, JF, Neovius, M, Hammarström, L. Association Between IgA Deficiency and Other Autoimmune Conditions: A Population-Based Matched Cohort Study. *Journal of Clinical Immunology.* 2014; 34(4): 444–451.

Naglik, JR, Moyes, DL, Wächtler, B, Hube, B. *Candida albicans* Interactions with Epithelial Cells and Mucosal Immunity. *Microbes and Infection.* 2011; 13(12–13): 963–976.

Nicholson, JK, Holmes, E, Kinross, J, Burcelin, R, Gibson, G, Jia, W, Pettersson, S. Host-Gut Microbiota Metabolic Interactions. *Science.* 2012; 336(6086): 1262–1267.

Ogbolu, DO, Oni, AA, Daini, OA, Oloko, AP. In Vitro Antimicrobial Properties of Coconut Oil on Candida Species in Ibadan, Nigeria. *Journal of Medicinal Food.* 2007; 10(2): 384–387.

Özdemir, Ö. Any Role for Probiotics in the Therapy or Prevention of Autoimmune Diseases? Up-to-Date Review. *Journal of Complementary and Integrative Medicine.* 2013; 10.

Patavino, T, Brady, DM. Natural Medicine and Nutritional Therapy as an Alternative Treatment in Systemic Lupus Erythematosus. *Alternative Medicine Review.* 2001; 6(5): 460–471.

Scrimgeour, AG, Condlin, ML. Zinc and Micronutrient Combinations to Combat Gastrointestinal Inflammation. *Current Opinion in Clinical Nutrition and Metabolic Care.* 2009; 12(6): 653–660.

Spampinato, C, Leonardi, D. Candida Infections, Causes, Targets, and Resistance Mechanisms: Traditional and Alternative Antifungal Agents. *BioMed Research International.* 2013. Article ID 204237.

Truss, CO. Metabolic Abnormalities in Patients with Chronic Candidiasis: The Acetaldehyde Hypothesis. *Journal of Orthomolecular Psychiatry.* 1984; 13(2): 66–93.

Van de Wijgert, JH, Verwijs, MC, Turner, AN, Morrison, CS. Hormonal Contraception Decreases Bacterial Vaginosis but Oral Contraception May Increase Candidiasis: Implications for HIV Transmission. *AIDS.* 2013; 27(13): 2141–2153.

Vojdani, A, Rahimian, P, Kalhor, H, Mordechai, E. Immunological Cross-Reactivity Between Candida albicans and Human Tissue. *Journal of Clinical and Laboratory Immunology.* 1996; 48(1): 1–15.

Wang, G, Wang, J, Ma, H, Ansari, G, Khan, MF. N-Acetylcysteine protects against trichloroethene-mediated autoimmunity by attenuating oxidative stress. *Toxicology and Applied Pharmacology.* 2013; 273(1): 189–195.

Wilhelm, SM, Rjater, RG, Kale-Pradhan, PB. Perils and Pitfalls of Long-Term Effects of Proton Pump Inhibitors. *Expert Review of Clinical Pharmacology.* 2013; 6(4): 443–451.

Wright, J, Lenard, L. *Why Stomach Acid Is Good for You: Natural Relief from Heartburn, Indigestion, Reflux, and GERD.* New York: M. Evans, 2001.

Zakout, YM, Salih, MM, Ahmed, HG. Frequency of Candida Species in Papanicolaou Smears Taken from Sudanese Oral Hormonal Contraceptives Users. *Biotech and Histochemistry.* 2012; 87(2): 95–97.

Rezeptregister

Algennudelpfanne mit Geflügelfleisch und Gemüse 420–421
Ananas-Taco-Salat mit Weiderindfleisch 408–409

Beeren-Kokoscreme-Parfait mit Kakaopulver und Orangenschale 407–408
Beilagen und Snacks 437–440
Birnen-Petersilie-Smoothie 399–400

Cranberry-Grünkohl mit Speck auf Süßkartoffeln 434–435
Cranberry-Ingwer-Saft 402
Curry-Kokossuppe mit Garnelen und Gemüse 418–419

Darmheilungs-Kollagentee nach Myers 404
Desserts 440–443

Eis am Stiel aus cremigem Fruchtsmoothie 441

Feiner Kakaopudding 440–441
Fisch und Meeresfrüchte 426–432
Frühstück 404–408

Gebackene Hähnchenbrust, serviert mit gebratenem Speck, Rosenkohl und Spinat 425–426
Geflügel 419–426
Geflügelsalat mit getrockneten Aprikosen 419–420
Gemüse-Rinderhack-Frühstücksmischung 405–406
Gemüsesaft mit Fenchel und Rote Bete 402
Getränke 401–404
Grapefruit- und Avocado-Spinat-Salat mit zerkleinertem Hühnerfleisch 409–410
Griechische Lammfrikadelle mit Kokos-Tsatsiki und Zucchini-Halbmonden 435–437
Grüner Smoothie mit Ingwer und Avocado 401
Gurken-Algen-Salat 440

Haschee aus Süßkartoffeln und Grünzeug 404–405
Hawaiianische Fisch-»Tacos« mit Mangosalsa 429–430
Heidelbeer-Kokoscreme-Smoothie 399

Heilende Brühe für den Darm   415–416
»Heilwasser« nach Myers   403
Hühnchen aus dem Backofen   423

Klassischer grüner Saft   403
Kokos-Hühnercurry   421–422
Kokosmilchjoghurt   437–438
Kronfleisch mit Chimichurri-Sauce und Spargelsalat mit Knoblauch-Limetten-Sauce   411–413

Lammfleisch   435–437

Muschelsuppe (Clam Chowder) mit weißen Süßkartoffeln und Pastinaken   416–417

Putenfleischbällchen mit Grünkohlpesto über Spaghettikürbis   423–425

Rindfleisch   432–433
Rinderleber mit Speck und Rosmarin   432

Salate   408–415
Sardinensnack   439
Schmackhafter Obstsalat mit Kokosschlagsahne   442
Schweinefleisch   434–435
Smoothies   398–401
Spinat-Beilagensalat mit selbst gemachtem Bio-Dressing   414–415
Spinatsalat mit Kammmuscheln und einer Granatapfel Vinaigrette   410
Steak aus Weidefleisch mit in Thymian gegartem Wurzelgemüse   433
Suppen   415–419
Sushirollen mit Garnelen sowie mit Spinat, Karotten und Gurke   426–427

Toskanisches Grünkohlpesto   438–439

Wild gefangener Kabeljau mit Salbei-Pastinaken-Püree und Spargel   430
Wildlachs mit Zucchininudeln, Pesto und Knoblauch-Butternusskürbis   427–429

Zimt-Apfel-Frühstückswürste   406–407
Zimt-Kakao-Smoothie   400
Zitrone-Kokos-Makronen mit dunklen Schokoladenstreuseln   443
Zitrusgarnelen auf rotblättrigem Salat   413–414

Sachregister

Adaptogene (Kräuter) 261, 324, 325
Adrenalin 96, 133, 203
Akupunktur 36, 99, 129, 275, 276
Alkohol 62, 115, 204, 287, 297, 298, 313, 393, 395, 396
Antibiotika 43, 115, 117, 143, 185–188, 202, 225, 226, 249–251, 291, 302, 463
Autoimmun-Lösung, Die 23, 41, 53, 67, 73, 77, 105, 110, 111, 192, 239, 406, 444

Basaltemperatur (BT) 155, 156, 190
Betablocker 17, 72, 107, 165, 167, 168, 309
Binaurale Beats 268, 269, 272, 273
Biofeedback 269–271, 277
Biologische Zahnmedizin 231, 450, 461–463
Blastocystis hominis 247, 248, 250
Bluttest, -untersuchung 18, 24, 56, 57, 60, 64, 65, 69, 75, 87, 88, 125, 130, 131, 139, 140, 153, 157, 176–178, 189, 248, 257, 259, 458, 469
»Brief an Ihren Arzt« 456

Candida *siehe Dünndarmfehlbesiedlung*
Carnitin 167, 308,
CoEnzym Q10 167, 309
Cortisol 66, 90, 91, 96, 100, 101, 120, 129, 133, 136, 184, 256, 259, 261, 273–277

Depression 12, 20, 23, 31, 32, 36, 40, 48, 49, 52, 64, 72, 76, 112, 131, 141, 143, 145, 152, 185, 256, 314

DHEA 262
Dünndarmfehlbesiedlung (DDFB) 24, 46, 64, 115, 117, 200, 204, 187, 226, 246–250, 292, 294, 300, 302, 303, 316, 317, 320, 408, 413, 418, 421, 426, 440, 466
Durchlässiger Darm (Leaky Gut) 21, 43, 46, 95, 113–118, 120, 186, 188, 189, 198–200, 225, 226, 233, 243, 256, 297, 300, 303, 319, 444, 465

Eisen 36, 89, 94, 95, 136, 153, 158, 182, 187, 188, 195, 201, 208, 302, 304, 30,6, 307, 318, 399, 404, 416, 420, 426, 432, 458
Entzündungsfördernde Nahrungsmittel 11, 22, 95, 106, 120, 144, 173, 184, 187–189, 193, 202–205, 233, 243, 248, 285, 288, 289, 291, 298
Epstein-Barr-Virus 119, 139, 240, 242, 244, 245, 248, 249, 251, 322

Floating 276, 277, 280, 451
Fluorid 214–216, 219, 223, 224
Functional Medicine 21–24, 34, 42, 46, 51, 64, 71, 73–77, 107, 108, 134, 140, 155, 177, 217, 235, 248, 259, 262, 324, 394, 446, 447, 454, 455

Gentechnisch veränderte Organismen (GVO) 201, 225, 226, 291, 297, 449
Getrocknete Schilddrüse 24, 121, 160–164, 174

Glucomannane 166, 309
(L-)Glutamin 157, 251, 320
Glutathion 233, 238, 305, 312, 313, 394, 465, 468
Glutenunverträglichkeit 116, 118, 201
Goitrogene 187, 188, 190, 192, 193, 195, 293
Graves 300
GSTM1-Gen 232, 233, 394

Haarausfall 10, 19, 29, 31, 32, 56, 57, 152, 168–170, 186
Hashimoto 15, 16, 46, 72, 105, 107, 108, 119, 121, 128, 163, 164, 172–174, 207, 212, 236, 239, 240, 244, 246, 247, 300, 306, 314, 316, 318, 320, 392, 448, 456
HeartMath 269–272, 280, 445, 450
Helicobacter pylori 246, 248, 249
Hepatitis 18, 245, 248
Herpesvirus 119, 139, 240, 242–244, 248, 249, 322, 323
Herzfrequenzvariabilität (HFV) 269–271
Herzgespann (*Leonurus cardiaca*) 165, 166, 310
Hirnanhangsdrüse 82, 83
Hormonersatztherapie 30, 43, 44, 57, 58, 61, 72, 185
Hypophyse 35, 82–84, 93, 95, 96, 100, 101, 119, 125, 132, 139, 258
Hypothalamus 35, 82–84, 96, 100, 101, 182, 194

Infrarotsauna 234, 238, 272

Jod 36, 85, 86, 89, 92, 94, 95, 133, 136, 154, 155, 175, 181, 182, 187, 193–196, 212–218, 223, 224, 293, 303–306, 402, 413, 420, 426, 430, 434, 439, 440, 456

Kalzium 168, 171, 201, 202, 224, 302, 307, 315, 404

Krankenversicherung 151, 152, 157, 171, 175–177
Krebs 14, 72, 112, 170, 172, 191, 216, 218, 219, 305, 460, 461
Kropf 31, 64, 156, 157, 187, 190

Lauricidin (Monolaurin) 322, 249, 251
Leaky Gut siehe *Durchlässiger Darm*
Levothyroxin 24, 159–162, 164
Liothyronin siehe *Trijodthyronin*
Low-Dose Naltrexone (LDN) 172
Luftfilter 221, 222, 237, 467
Lupus 67–69, 73, 105, 152, 245, 314

Magnesium 154, 224, 261, 272, 305, 325, 326, 404, 459
Mikrobiom 186, 187, 200, 226, 249, 250, 317, 461
Mitochondrien 91–93, 309
Molekulare Mimikry 44, 117–121, 128, 189, 193, 199, 202, 240, 241, 246, 291
Monolaurin siehe *Lauricidin*
Morbus Basedow 16, 20, 22, 46, 72, 105, 107, 119, 137, 165, 171–174, 191, 192, 213, 217, 240, 244–247, 254–257, 280, 281, 320, 392, 456
MTHFR-Gen 232, 233, 304, 325, 394, 464
Multivitamin(präparat) 88, 194–196, 300, 302–304, 306, 307, 325–327, 393
Mykotoxine 115, 235, 236, 466–468

Nebennieren 32, 47, 48, 50, 66, 82, 90, 95, 96, 100, 103, 133, 192, 203, 229, 257–262, 266 276, 281, 325, 328, 456
Nebennierendrüsen 47, 96,
Nebennierenschwäche 64, 100, 257–261, 266, 273, 286, 300, 323, 325
Neurofeedback 36, 277, 278, 280, 451
Nitrat 218, 227

Omega-3-Fettsäure 36, 182, 187, 195, 300, 301, 326, 327, 393
Osteoporose 40, 64, 168
Östrogen 10, 44, 57, 58, 87, 88, 94, 103, 129, 136, 229, 256, 262, 456

Paleo-Proteinpulver 291, 398–401, 437, 438
Perchlorat 213, 214, 227
Pestizide 211, 216, 225–227, 398, 448, 449, 459, 461
Pfeiffersche Drüsenfieber 240, 244
Phthalate 229–231
Probiotika 186, 188, 226, 249–251, 302, 315, 317, 319
Propylthiouracil (PTU) 16, 168, 169

Quecksilber 92, 211–214, 221, 226, 227, 229, 231, 232, 237, 238, 290, 449, 462–464

Radiojodtherapie 16, 18, 19, 53, 54, 70, 72, 107, 169–171, 191

Saccharomyces boulardii 250
Schilddrüsenhormonresistenz 85, 93, 102, 139, 256
Schimmel 192, 235, 236, 450, 452, 454, 466–469
Schwermetalle 43, 92, 212, 220, 225, 231, 232, 234, 464, 465
Selen 36, 89, 94, 95, 133, 136, 154, 158, 175, 182, 187, 188, 193–196, 265, 306, 410, 420, 422, 430, 438, 439, 457, 458
Serotonin 49, 143, 206, 256, 274
Sexualhormone 35, 39, 44, 50, 57, 58, 131, 132, 145, 185, 206, 214, 262
Sjögren-Syndrom 245
SNPs (genetische Mutation) 210, 232–234, 238, 286, 300, 304, 307, 312, 325, 394, 464
Stressoren 59, 97, 99, 134, 256, 257
Stressreduktion 255, 257, 265, 267, 275, 276

T1 83, 85, 161, 163
T2 83, 85, 161, 163
T3 (Trijodthyronin) 83, 85–95, 102, 103, 121, 122, 126–130, 132–139, 142, 147, 153, 157, 159–163, 168, 174, 175, 182, 186, 189, 192–195, 205, 212, 214, 236, 303, 305, 306, 457, 458
T3, Freies 85, 89, 92, 93, 103, 121, 122, 126–130, 132–134, 136–139, 142, 147, 153, 157, 174, 182, 189, 192, 195, 205, 256, 303, 458
T3, Reverses 85, 91–93, 102, 121, 122, 127, 128, 130, 134, 147, 153, 157, 174, 189, 256, 458
T4 (Thyroxin) 83–89, 91–93, 95, 102, 103, 121, 128, 132, 135, 139, 142, 147, 159–161, 163, 165, 168, 174, 175, 182, 186, 193–195, 212, 214, 256, 305, 306, 310, 457, 458
T4, Freies 85, 121, 122, 126, 127, 129, 132, 133, 136, 137, 138, 142, 147, 153, 157, 174, 189, 192, 205, 256, 457, 458
Tg-AK (Thyroglobulin-Antikörper) 68, 85, 113, 137, 147, 153, 458
Thyroxin-bindendes Globulin (TBG) 57, 85, 87, 88, 93, 94, 103, 129, 136, 256
Toxoplasmose 247, 248, 250
TPO-AK (Thyroperoxidase- Antikörper) 68, 85, 113, 121, 122, 128, 137, 147, 153, 192, 306, 458
TRH (Thyreoliberin) 82, 83
Trijodthyronin 85, 86, 161, 305, 306
TSH (Thyreotropin) 83–85, 93, 104, 119, 121, 122, 125–127, 132, 137–139, 142, 146, 147, 153, 157, 165, 166, 174, 185, 189, 192, 303, 457, 458
Tyrosin 36, 85, 94, 95, 133, 136, 175, 187, 193, 194, 456

Verdauungsenzyme 187, 251, 321
Vitamin A   136, 153, 175, 182, 187, 188, 193, 195, 303, 399, 457, 458
Vitamin B   36, 95, 182, 187, 188, 193, 195, 204, 208, 261, 303, 304, 307, 317, 325, 394
Vitamin C   261, 304, 311, 399, 429
Vitamin D   36, 95, 136, 153, 168, 175, 182, 187, 188, 193, 195, 305, 307, 393, 457, 458

Wolfstrappkraut *(Lycopus virginicus)*   310

Yersinia enterocolitica   119, 139, 240, 245, 246, 248, 249, 251

Zink   36, 89, 94, 95, 133, 136, 154, 175, 182, 187, 188, 193, 194, 201, 249, 306, 410, 426, 435, 438, 458
Zitronenmelisse *(Melissa officinalis)*   166, 310, 311

Meine Geschichte

Menschen zu helfen, ist meine Leidenschaft.

Das ist der Grund, warum ich mich als junge Frau für den Einsatz beim Peace Corps gemeldet habe, warum ich Ärztin geworden bin und warum ich nie aufgehört habe, zu lernen und zu forschen, mich Herausforderungen zu stellen und mich weiterzuentwickeln. Am Ende meiner Suche stand die meiner Meinung nach beste Heilmethode. Mein Ehrgeiz besteht darin, so viele Menschen an so vielen Orten auf so viele Arten wie nur irgend möglich zu erreichen, also nicht nur Patienten, die mich in meiner Praxis aufsuchen können. Ich will die Menschen außerdem möglichst früh erreichen, bevor sie komplett am Ende ihrer Kräfte sind.

Schulmedizinische Behandlungen sind vielfach reine Standardbehandlungen. Ich aber glaube nicht an das Schema F, wenn es um das Thema Gesundheit geht, dazu ist der menschliche Körper viel zu komplex. Bei der Funktionellen Medizin werden Behandlungen speziell auf die individuellen Bedürfnisse des Einzelnen maßgeschneidert. Es gibt keine zwei Menschen, die vollkommen identisch sind. Jeder Mensch hat ein ganz eigenes Erbgut, eine ganz eigene Physiologie. Die gleiche Krankheit kann verschiedene Ursachen haben, und die Therapie muss dementsprechend angepasst werden.

Jedes Element Ihrer Krankheitsgeschichte ist wie in einem Netz mit den anderen verbunden und gibt wichtige Hinweise zu Ihrem aktuellen Gesundheitszustand. Ich möchte alles wissen und versuche bei meinen Patienten, die Verbindungen zwischen den einzelnen Faktoren und die dem Problem zugrunde liegenden Ursachen zu finden, anstatt nur Symptome zu behandeln.

An diejenigen, die mich nicht persönlich aufsuchen können, möchte ich mein Wissen über andere Kanäle weitergeben: meine Bücher und E-Books, Podcasts, Onlinekurse, meine Webseite und meinen Blog. Auf Wunsch biete ich auch telefonische Beratungen an. Ich lebe übrigens selbst so, wie ich es Ihnen empfehle, das heißt ich predige nicht Wasser und trinke Wein, auch im wortwörtlichen Sinne nicht. In meiner Klinik durfte ich schon bei vielen Patienten ganz erstaunliche gesundheitliche Veränderungen miterleben. Und nun wollen wir sehen, wie ich auch Ihnen helfen kann.

Autoimmunerkrankungen erfolgreich behandeln

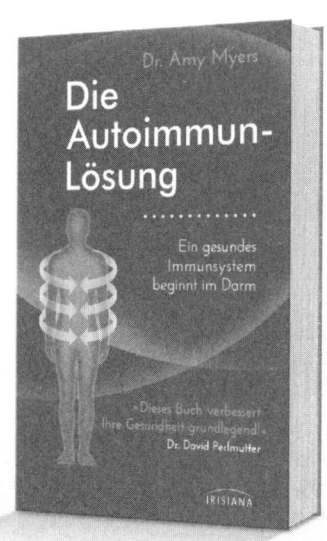

**DR. AMY MYERS
DIE AUTOIMMUN-LÖSUNG**
Ein gesundes Immunsystem
beginnt im Darm

448 Seiten
Mit Tabellen und Grafiken
22,99 € [D]
ISBN 978-3-424-15310-1

Die Schulmedizin behandelt meist nur die Symptome von Autoimmunerkrankung und verabreicht Medikamente mit zum Teil starken Nebenwirkungen. Dr. Amy Myers kümmert sich dagegen um die Ursachen und hat damit bereits Tausenden Patienten geholfen. Der Schlüssel für eine erfolgreiche Behandlung liegt im Darm. Zuerst muss der „Leaky Gut" (durchlässige Darm) geheilt werden. Dr. Myers stellt ein 30-Tage-Programm mit Rezepten vor, die alle wichtigen Nährstoffe liefern. Außerdem gibt sie Tipps zur Vermeidung von Umweltgiften, zur Heilung von Infekten sowie zur Stressreduktion.

Leseprobe unter WWW.IRISIANA.DE

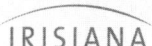

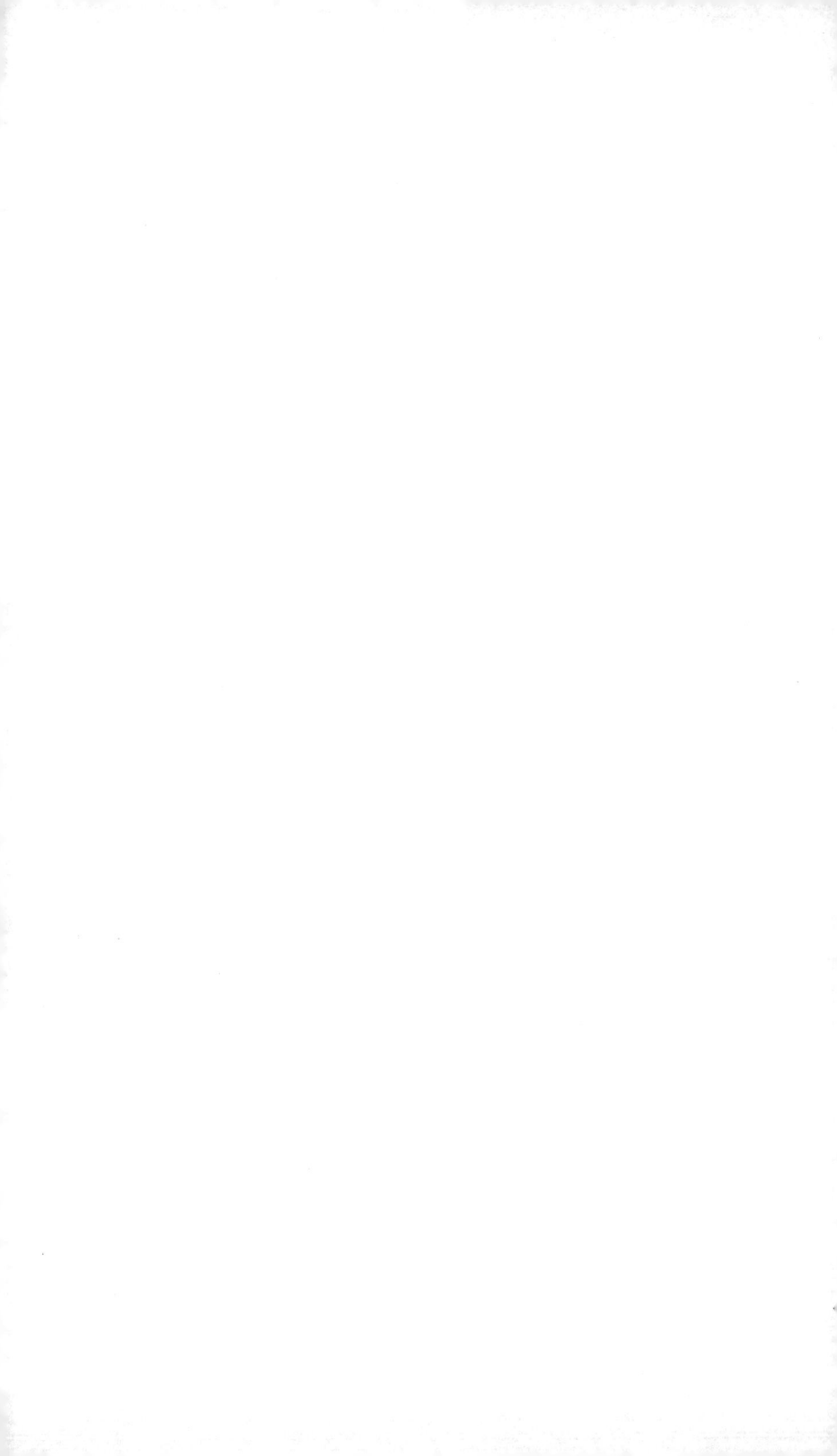